SCHIZOPHRENIA AND PSYCHOSES IN LATER LIFE

NEW PERSPECTIVES ON TREATMENT, RESEARCH, AND POLICY

노년기 조현병과 정신병

치료, 연구 및 정책에 대한 새로운 관점

Carl I. Cohen · Paul D. Meesters 편저

김용식 · 주은정 · 정희연 · 이규영 · 김세현 공역

학지사

Schizophrenia and Psychoses in Later Life:
New Perspectives on Treatment, Research, and Policy
by Carl I. Cohen and Paul D. Meesters

역자 서문

2014년 11월 조현병 관련 정책 토론회에서 역자는 인사말로 1990년대 말 새로운 정신병 약물들이 도입되면서, 소위 '난치'라는 딱지가 붙은 환자들에게 필요한 입원 기간이나 횟수가 많게는 1/4 정도로 감소되었다고 하였다. 그렇다면 많은 '조현병' 이웃이 우리와 다름없이 일하고, 사랑하고, 생활을 꾸려 가는 구체적 체험이 일상화가 되어야 할 텐데 안타깝게도 그렇지 못하다. 현실적으로는 의학적 회복이 이루어졌다 하더라도 바로 정상적인 활동을 해 내기가 어렵다. 그러므로 모두의 지혜를 모아서 조현병 환자에게도 밝은 미래가 보장될 수 있도록 해야 함을 역설하였다.

그로부터 10년이 지난 오늘에 필자가 부딪치는 문제는 정말 많은 환자들이 감탄할 정도로 호전되었지만 이들이 이제는 역자와 함께 나이가 들어간다는 것이다. 통계 보고에 따르면 일반 인구보다 고령화 조현병 환자의 수는 더 빠른 속도로 증가한다고 알려져 있다. 이와 관련된 현실적 문제는 이들을 돌보고 있는 부모들이 고령화되어 멀지 않은 미래에 돌아가실 확률이 높아졌다는 것이다. 이는 그렇지 않아도 주변과 대인관계가 원만하지 못하였던 노년의 조현병 환자가 고립과 유기의 위험에 놓이게 될 가능성이 높아진다는 것을 의미한다. 게다가 노화의 생물학적 현상과 항정신병약물의 장기적 사용과의 상호작용은 신체적인 질환의 동반 가능성을 더욱 증가시킬 것인데 고령화 조현병 환자들이 이에 얼마나 합리적으로 대처할지가 우려된다.

역자는 이런 문제에 대한 대처의 가장 기본은 문제의 핵심을 파악하여 선제적으로 대응하는 것이라 생각하였다. 이를 위하여 나이 들어 가면서, 조현병 환자의 '정신병리'는 어떻게 변화되는지, 조현병 환자에서도 소위 일반 인구에서 말하는 '성공적 노화'를 기대할 수 있는 것인지, 그리고 변해 가는 의료 환경과 신체적 상태에 맞도록 기존의 약물학적 치료의 '적정화'를 어떻게 이루어야 하는지에 대한 검토가 필수적이라 생각하였다. 이를 어떻게 풀어 갈지 생각하고 있던 차에 2019년 Cambridge 대학 출판사에서 발행한 Cohen과 Meesters의 『Schizophrenia and Psychoses in Later Life: New Perspectives on Treatment, Research, and Policy』를 발견하게 되었다. 역자는 평소 어떤 책을 제대로 읽는 좋은 방법 중 하나는 이를 번역하는 것으로 생각하고 있었기에 이번에도 뜻을 같이한 주은정, 정희연, 이규영, 김세현 교수와 이를 번역하게 되었으며, 박정수 학생이 함께 도움을 주었다. 이 번역서가 여러 독자들이 이 문제에 대한 해법을 함께 생각하는 기회가 되어 오랜 투병을 이어 온 '노년의 조현병 환자'분들이 보다 나은 삶을 누릴 수 있도록 하는 데 조금이라도 도움이 되었으면 하는 바람이다.

이 책을 번역하면서도 누가 출판을 맡아 주실지 고민을 많이 하였는데 흔쾌히 이를 받아 주신 학지사 여러분께 감사를 표한다. 그리고 역자가 이런 의미 있는 일을 할 수 있도록 믿고 도와주신 독지가 여러분께 마음속 깊은 감사를 드린다.

역자를 대표하여 2025년 2월

김용식

서문

노인 조현병 환자들에 대한 의학적 관리에 위기가 커지고 있다. 21세기 일사분기 동안 미국과 유럽에서 조현병을 앓고 있는 노인(55세 이상으로 정의)의 수가 두 배로 증가할 것으로 예상된다. 2025년에는 미국 조현병 환자의 4분의 1은 노인일 것으로 예상되고, 전 세계적으로도 60세 이상 조현병 환자는 2050년에는 두 배로 늘어나 약 1,000만 명에 이를 것으로 보인다. 이러한 노인 인구의 증가는 그간 젊은이들에 초점을 맞추어 만들어진 치료 관리 시스템에 엄청난 부담이 될 것으로 보인다. 특히, 개발도상국에서는 도시화와 산업화의 증가로 인해 전통적인 사회 구조에 뚜렷한 변화가 일어나고, 이로 인해 노인들이 고립되거나 심지어 버려지고 있기 때문에 더욱 염려스럽다. 노년층에 대한 연구, 정책 및 치료의 차이를 다룬 책이 최근에 출판된 바는 없었다. 1987년 낸시 밀러(Nancy Miller)와 진 코헨(Gene Cohen)의 『조현병과 노화(Schizophrenia and Aging)』라는 이 분야에서 한 획을 긋는 책이 출판된 바 있었다. 이 책의 편집자 중 한 명(Carl Cohen)이 1987년에 발행된 책의 내용에 최신 정보를 담고 임상 치료와 정책에 대하여 더 많은 정보를 추가하여 『노년기 조현병(Schizophrenia into Later Life)』을 2003년에 출판하였다. 이후 두 권의 책, 2004년에 출판된 필립 하비(Phillip Harvey)의 『노년기 조현병: 연령의 증가가 증상과 질병의 경과에 미치는 영향(Schizophrenia in Late Life: Aging Effects on Symptoms and Course of Illness)』과 2005년에 출판된 앤 하셋(Anne M. Hassett), 데이비드 에임스(David Ames), 그리고 에드먼드 추(Edmond Chiu)의 『노인 정신병(Psychoses in Elderly)』이 코헨의 책과 같은 주제를 많이 다룬 바 있다. 그러므로 마지막으로 이 주제에 대한 책이 출간된 지는 10년이 넘었다.

노인 조현병 환자에 대한 새로운 연구가 증가하고 있다

특히, 지난 10년 동안 노인 조현병 환자의 경과, 관련 위험 인자, 치료에 대한 연구 논문의 양과 질이 눈에 띄게 늘어났다. 예를 들어, 미국과 유럽에서는 관해, 회복, 우울증, 음성 증상, 삶의 질, 지역사회 통합, 성공적인 노화, 인지 기능, 적응 기능, 대처 전략 및 신체 건강에 대한 다양한 연구가 진행되었다. 협력적인 치료 및 사례 관리 전략과 같은 다양한 모델 프로그램과 함께 인지 교정 치료, 사회기술 훈련, 인지행동치료 및 자기 관리 기법과 같은 새로운 치료 전략이 만들어졌다. 또한 최근 몇 년 동안 증상의 경과와 장기적인 결과에 대해 중요한 통찰을 제공하는 종단적 데이터가 등장했다. 중요한 것은, 이들 종단적 데이터는 조현병 환자의 성인기 후기는 '정지 상태(state of quiescence)'라는 일반적인 믿음에 반하는 내용을 보여 주고 있다는 것이다.

노인에서 발생하는 다른 정신병에 대한 관심이 증가하고 있다

노인에서 조현병 이외에 다른 정신병의 진단과 관리에 대한 관심도 증가하고 있다. 정신병은 노년기에 가장 흔한 경험 중 하나이며 평생 위험률(lifetime risk)이 23%이다. 55세 이상 인구 중 정신병의 유병률은 3%이며, 이 비율은 나이가 들수록 상당히 증가한다. 정신병은 일차적(정신장애로 인한 것) 또는 이차적(의학적 또는 신경학적 장애로 인한)일 수 있다. 노년의 정신병적 장애의 약 5분의 3은 이차적인 것이다. 노년기 발병 정신병을 보이는 노인 환자에 대해서는 신중한 평가가 필요하다. 일차적 정신병과 이차적 정신병을 구별할 수 있는 확실한 병리학적 징후는 없다. 또한, 일차적 장애를 나타내는 것으로 생각되었던 증상이 시간이 지나면서 이차적 장애로 인한 것으로 드러날 수 있다. 이 책은 주로 조현병에 초점을 맞추고 있지만 노년기 조현병 이외의 정신병에 대한 진단과 치료에 더 많은 관심을 기울일 필요가 있다는 인식에서 노년기 정신병에 대한 자료를 추가하였다.

노년기 조현병의 새로운 패러다임이 부상하고 있다

이 책에서는 북미와 유럽의 연구진이 지역사회에 거주하는 중년 및 노인 조현병 환자를 대상으로 수행한 많은 연구 결과를 통합하려고 하였다. 이러한 연구는 증상 차원의 결과(예: 양성 증상, 인지)와 전반적인 결과(예: 관해, 회복)에 대한 중요한 자료를 제공하고 있다. 일반적으로 동일한 연령대의 지역사회 비교군을 포함시켰기 때문에 독자들은 노년기 조현병 환자의 상대적 성취 정도를 평가할 수가 있다. 놀랍게도 연구자들은 노년기 조현병 환자들이 광범위한 측면에서 양호한 결과를 보인다는 것을 발견하였다. 더욱이 많은 개별적이거나 전반적 결과 척도들이 잠재적으로 개선 가능한 다양한 사회적 및 임상적 변수와 관련이 있었다.

종합하면, 최근의 연구들은 노년기 조현병의 결과적인 상태를 다양한 지표들이 구성하는 하나의 역동적인 과정으로 개념화하는 새로운 패러다임의 출현을 보여 준다. 이러한 패러다임의 변화는 어떤 개념으로 고령화 인구에 대한 연구, 정책 및 임상 치료를 해 나갈 것인가라는 측면에서 중요하다. 이 책의 발판은 노년기 조현병과 관련하여 새롭게 대두되고 있는 이 새로운 패러다임이 될 것이다. 이 패러다임에는 아래의 요소들이 포함된다.

1. 서로 연관성이 낮은 것으로 여겨졌던 증상(예: 양성 및 음성 증상, 우울증, 인지 기능)과 전반적인 변수(예: 관해, 회복, 지역사회 통합, 성공적인 노화)를 종합하여 결과에 대한 보다 정교한 접근 방식이 등장했다.
2. 진단 평가는 노년기에 훨씬 더 복잡하고 장애 간의 명확한 구분이 이루어지지 않을 수 있다.
3. 일반적으로 대부분의 조현병의 결과는 20세기 동안 믿어 왔던 것보다는 더 양호하지만 장기 관해(long-term remission)는 그다지 대단하지 않고(more modest), 경과에는 많은 가능한 궤적이 있다.
4. 노년기 조현병은 증상이나 결과의 변화가 거의 없는 정지 상태가 아니다.
5. 노년기 조현병의 경과와 결과는 정신의학 회복 모델과 노인학의 생애 과정

의 관점에서 이해될 수 있다.

6. 치료에는 다양한 결과 차원을 다루는 포괄적인 약리학적 접근과 혁신적인 심리사회적 접근의 조합이 필요하다. 다양한 결과를 고려할 때 치료에 대한 개별화된 접근이 필수적이다.

이 책은 노년기 조현병과 관련하여 새롭게 부상하는 이러한 새로운 패러다임 변화와 일치하는 임상 치료, 연구 및 정책에 대한 지침을 제공할 것이다. 특히, 이 책의 강점은 노화와 조현병에 대한 다양한 관점을 융합한다는 것이다. 많은 저자들이 노화뿐만 아니라 생물정신의학, 사회정신의학, 사회학, 인류학, 사회사업, 심리학, 신경심리학과 같은 다른 학문 분야에 대한 배경지식을 가지고 있다. 이 책은 주요 대상 독자층인 임상가, 연구자, 서비스 제공자, 정책 입안자들에게 노년기 조현병의 인구통계학적 및 임상적 특성, 치료 접근 방식, 연구 전략, 경제 및 보건 정책 문제에 대한 심층적인 정보를 제공하고자 한다.

마지막으로, 이 책은 환자와 가족에게도 가치가 있어야 한다고 생각한다. 이와 관련하여 토론토 대학의 정신과 의사이자 명예 교수인 메리 시먼(Mary V. Seeman)의 말을 인용하고자 한다. 2005년 70세의 나이에 「노화와 조현병의 유사점(Parallels between Aging and Schizophrenia)」이라는 제목의 논문에서 매우 개인적인 통찰을 언급하였다. "내가 나이를 먹고 노화의 허약함에 대처하기 위해 고군분투하면서, 나는 조현병의 어려움과 씨름하고 극복하는 내 환자들의 회복력에 감탄한다. 조현병의 연구는 주로 결함, 즉 환자들이 겪는 많은 어려움에 대한 연구가 주를 이룬다. 질병으로 인한 제약을 수용하고 적응하는 능력, 즉 환자의 성취를 축하하는 경우는 거의 없다." 분명히 환자는 조현병을 치료할지 말지 여부에 대한 선택권이 없지만 임상의와 사회 전체는 확실히 치료를 선택할 수 있다. 임상가는 자주 '잃어버린 사례'로 여겨지는 고령의 조현병 환자에 대한 편견을 극복해야 한다. 사회는 노인 조현병 환자에 대해 나이 들었고, 또한 심각한 정신질환을 앓고 있다는 이중적인 낙인에 대응할 수 있는 방법을 적극적으로 모색해야 한다. 그러한 노력은 환자뿐 아니라 사회 자체에도 도움이 될 것이다.

차례

SECTION 03

결과 및 경과

SECTION 04

사회적 기능과 기분

SECTION 05

치료와 서비스

14 노인 조현병 환자를 위한 모델 프로그램 및 개입 • 299

Stephen J. Bartels, Peter R. DiMilia, & Heather Leutwyler

15 조현병 환자의 연령 증가에 따라 변화하는 보호자의 요구 • 331

Harriet P. Lefley & Brian R. Ghezelaiagh

16 일생 동안 조현병과 함께 살아가는 개인적 경험: 대처 전략과 주관적 관점 • 349

Tova Band-Winterstein, Hila Avieli, & Peli Mushkin

Section 1 역학, 역사적 배경, 질병 현상학 및 진단

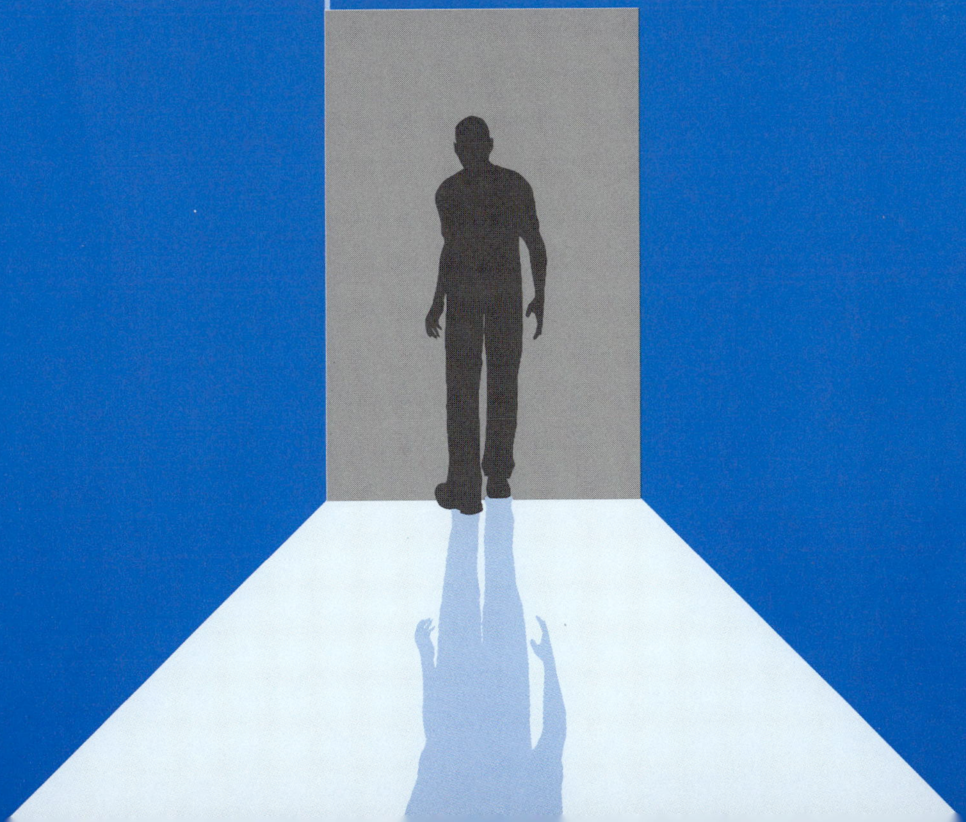

Schizophrenia and Psychoses in Later Life

01

정신병의 역학: 방법론적 문제와 경험적 발견

Robert Sigström M.D. Ph.D. & Deborah Gustafson Ph.D.

서론

이 장은 이 책 전체에 걸쳐 제시된 연구 결과와 관련된 노인의 정신과적 증상 및 장애 연구에 관한 몇 가지 일반적인 주제에 대한 논의로 시작하려고 한다. 이 논의에 이어 노인의 정신병적 장애의 역학에 대한 경험적 연구 결과를 검토할 것이다.

역학

역학 분야에는 질병 부담 연구(유병률 및 발병률)와 질병의 위험 인자, 진행 과정 및 결과에 대한 연구가 포함된다. 역학은 질병의 병인을 이해하는 방법일 뿐만 아니라 임상의의 서비스 계획 및 지침(예: 특정 인구 집단에서 흔한 질병에 대한 인식 증진에도 유용하게 사용된다. 생활 환경에 있어 세계적 및 지역적 차이가 살아가면서 무엇에 노출되는지에 영향을 미치기 때문에 특정 질병에 대한 역학 연구는 시공간 별로 사회에 따라 다른 결과가 나올 수 있다. 따라서 질병의 유병률과 발병률, 위험 인자 및 예후의 시간 경과에 따른 일반적 경향을 밝히기 위해서는 다양한 사회에서 역학 조사가 수행되어야 하고 또한 반복적으로 수행되어야 한다.[1] 역학 연구는 이를 추구함에 있어서 다양한 자료와 방법을 사용할 수 있다. 대부분의 역학 연구는 관찰 연구이다. 즉, 개인 수준이 아닌 모집단 또는 집단 수준에서 어떤 개입 없이 연구가 이루어진다. 정신의학에서 일반적으로 사용되는 관찰 역학(observational epidemiology) 연구 설계는 다음과 같다.

- **종단적 '코호트' 연구:** 하나 이상의 표본 또는 '코호트'를 대상으로 결과 및 관련 위험 요소를 시간이 지남에 따라 전향적으로 추적한다.
- **'사례-대조군' 연구:** 관심 있는 질병 또는 결과가 있는 환자 또는 '사례'를 다양한 위험 인자에 대한 질병 또는 결과가 없는 환자(대조군)와 비교하는 후향적 조사를 말한다.
- **횡단적 연구:** 한 시점에서의 자료를 조사한다. 횡단적 연구는 연구 중인 전체 인구에 대한 자료를 제공한다는 점에서 사례-대조군 연구와 구별될 수 있다. 사례-대조군 연구는 일반적으로 특정 질병이나 장애가 있는 사람들에게만 초점을 맞추고 그러한 질병이나 장애가 없는 사람들과 비교한다.

사례-대조군 연구는 전향적 연구보다 비용과 시간이 적게 들기 때문에 정신의학의 역학에서 더 자주 사용된다. 예를 들어, 자주 사용되는 접근 방식 중 하나는 관할 구역(catchment area)의 인구 표본을 선택하고 참가자와의 인터뷰 또는 자기 보고형 설문지를 통해 수집된 정보를 기반으로 장애 사례를 정의하는 것이다. 또 다른 접근 방식은 건강 관리 등록 및 또는 병원 기록을 활용하여 관할 구역 내 장애 사례를 확인하는 것이다. 관할 구역의 나머지 주민들은 장애가 없는 것으로 가정한다. 이러한 서로 다른 디자인의 강점과 약점이 노년기 정신병 연구와 관련하여 검토될 것이다.

정신병에 대한 관찰적인 역학 연구 문헌 평가 시 일반적인 고려 사항

정신병적 장애에 대한 보다 구체적인 논의에 앞서 관찰적인 역학 연구 문헌을 평가할 때 몇 가지 일반적인 문제를 고려하는 것이 중요하다.

1. 임상 결과를 정의하는 것이 중요한데 정신병에 있어서 이는 쉬운 일이 아니다. 정신병의 역학 연구에서 연구들 간에 증상과 기능을 정의하고 일관되게 진단하는 방법이 부족하다. 결과적으로 연구 간의 비교 및 결과의 재현이 어려워진다. 그러나 진단 기준의 차이 및 또는 이러한 기준의 운용 방법이 다름에도 불구하고 유사한 연관성이 관찰된다면, 이는 보다 강력한 연관성을 나타내는 것이라 할 수 있다.
2. 정신장애들 사이의 정신과적 증상의 중복은 이미 알려져 있다. 예를 들어, 기저에 깔린 치매 신경병리가 정신병적 증상을 유발하여 진단을 혼란스럽게 할 수 있다.
3. 인구 집단의 민족 인구학적 특성은 중요하다. 연구 표본에 대한 적절한 기술은 데이터의 적절한 해석, 후속 조치 및 보조 연구 계획, 개입 및 궁극적 예방 영역을 파악하는 데 필수적이다.
4. 위험에 노출된 연령과 결과가 발생하는 연령은 정신 역학에서 매우 중요하다. 정신과적 결과는 초년, 중년 및 노년기의 발병 연령과 특징을 보인다. 위험 연관성은 노출이 측정되는 시기와 결과가 나타나는 시기에 따라 다를 수 있다.
5. 노출과 결과 사이의 연관성 타이밍은 생리학적 '노출'에 대한 기저에 깔린 신경병리학적 변화의 영향 및 중간 표현형 및 임상 표현형의 발현에서 매우 중요하다. 예를 들어, 치매 역학에서 중년기에 측정했을 때 체중, 혈압 및 혈중 콜레스테롤 수치는 노년기 발병 치매 위험 증가와 관련이 있다. 그러나 이들

을 노년기에 측정했을 때는 위험 요소가 아닐 수 있으며 때로는 보호적인 경우도 있다.

6. 노출 지속 기간은 '부하'에 관한 정보가 된다. 스트레스 요인에 대한 감수성과 노출 기간의 개인차는 생리학적 및 병태생리학적 반응과 결합된 환경 요인에 대한 행동 반응과 연관되어 있다.
7. 연구 대상 인구의 생존 시간은 위험에 노출된 인구 집단에서 노년의 정신과적 결과를 평가하는 데 중요하다. 노년기의 정신과적 결과는 생존자, 즉 노년기까지 살아온 사람에서 관찰될 수 있기 때문이다.
8. 출생 코호트는 노출의 역할과 결과 특성에 있어 중요하다. 신경 발달 가설뿐만 아니라 식이 및 대기 오염과 같은 노출의 시간 경과에 따른 경향을 고려할 때 그러하다. 또한, 출생 코호트는 급속한 기술 변화 및 정신장애 및 동반 질환에 대한 약리학적 치료의 발전을 반영하게 된다.
9. 모든 연구는 연구의 결론에 도달하기 위해 사용된 연구 설계 및 분석 전략에 주목하는 것이 반드시 필요하다. 포괄적인 추적 조사, 적절한 노출 평가 및 사망률을 포함한 최종적인 결과 자료를 포함하는 종단적 연구만이 '진정한' 위험을 계산할 수 있는 유일한 방법이다. 사례-대조군 연구와 같은 다른 연구 설계는 위험 및 상관관계 추정에 대한 잠정적인 자료를 제공한다.
10. 세계 인구의 고령화로 인해 위험은 증가하고 있으며 앞으로도 계속 증가할 것이다. 일반적으로 나이가 들수록 증가하는 다중 공존질환으로 인해 병인적 노출이나 지표를 식별하기가 어렵게 된다.
11. 신경 영상 또는 체액 기반 바이오마커가 제공하는 것과 같은 유전적 또는 기타 바이오마커의 이용 가능성의 증가는 위험 노출 및 결과 모두의 개선뿐만 아니라 위험 계층화(risk stratification)에 대한 새로운 접근 방식을 가능하게 할 것이다.

이러한 사항은 〈표 1-1〉에 요약되어 있다.

표 1-1 정신병에 대한 관찰 역학 문헌을 평가할 때의 일반적인 고려 사항

- 결과의 정의 및 측정
- 다양한 정신장애에서 공통으로 나타나는 증상들
- 노출 연령 또는 결과 발생 연령
- 노출과 결과의 시간관계(예: 중년기 노출 vs. 노년기 노출)
- 노출 정도('부하')
- 노출의 기간과 지속성
- 생존 요인
- 출생 코호트
- 연구 설계 및 분석 전략
- 경쟁적 위험
- 바이오마커

역학 연구에서 정신병 정의

노년기 정신병에 대한 역학 연구는 노년기 우울증에 대한 역학 연구보다 훨씬 부족하다. 이는 노년기 정신병에 대한 명명 및 연구를 위한 진단 기준에 대한 합의가 부족하였고[2] 정신병에 대한 연구가 우울증에 대한 연구보다 방법론적으로 더 어려운 면이 있기 때문이다.

측정 대 평가

정신의학은 설명과 해석을 모두 목표로 하는 '하이브리드 과학'이다. 이러한 목표는 역사 전반에 걸쳐 변증법적 긴장 관계에 있었다.[3), 4)] 설명적이고 정량적인 연구는 자연과학의 방법을 사용하여 객관성을 추구한다. 그러나 정신의학 연구는 항상 주관적인 경험의 해석에 의존하는데 그 이유는 정신의학적 증상과 징후는 혈당 수치를 측정하는 것과 같이 측정할 수 있는 대상이 아니기 때문이다.[5)] 이러한 점에서 일상적인 건강 관리 또는 연구 맥락에서 이루어지는 인터뷰나 설문지

조사 등 모든 자료 수집에는 연구 참가자와 인터뷰하는 사람, 양쪽 모두의 평가 또는 일종의 판단이 포함되게 된다.[6)~8)]

정신병 증상에 대한 정보 수집

주관적 경험을 객관화하고 정량화하는 문제는 타당성의 문제이다. 즉, 어떤 과학적 방법이 풀고자 하는 문제에 적합하고 실제 상황에 부합하는 것을 얼마나 잘 포착하는지에 대한 것이다.[9)] 노년기 정신병의 역학 연구에 사용된 방법을 검토한 결과, 정신병 연구에서 유효한 방법에 대한 가정이 기분 및 불안장애에 대한 역학 연구의 가정과 다르다는 것을 알 수 있었다. 정신병에 대한 대부분의 역학 연구는 임상 전문가가 수집 및 또는 검토한 정보에 의존한다. 따라서 정신병적 증상의 발견과 평가를 위해서는 사람의 신념과 지각을 평가하는 임상 기술이 필요하다. 훈련받은 일반인에 의하여 실시되는 구조화된 인터뷰나 심지어는 자기 보고 증상 척도를 활용하는 노년기 우울증에 대한 대부분의 역학 연구에서는 이러한 가정이 적용되지 않았던 것으로 보인다.

이러한 방법론적 전제의 근거는 다음과 같다. 현실과의 접촉 상실 또는 '병식 부족'은 정신병의 중요한 특성 중 하나로 여겨진다. 따라서 우울증이나 불안이 있는 사람들과 달리 정신병이 있는 대부분의 사람은 자신의 믿음과 경험을 정신과적 증상 자체로 평가하지 않는다. 그들이 '망상이나 환각을 가지고 있는지'에 대한 질문은 분명히 '위음성(false negative)' 사례[1]로 이어질 것이다.[10)] 효과적인 정보를 얻기 위해서는 정신병적 증상에 대한 질문이 간접적이어야 하고 질문을 명확하게 할 여지가 있어야 한다. 이는 정신병적 증상에 관한 질문의 표면 타당도(face validity)를 떨어뜨려, 연구 참가자가 그 의도를 이해하지 못하도록 한다. 그러나 정신병적 증상과 유사한 믿음과 경험(텔레파시를 통한 의사소통에 대한 믿음 등)은

1 이러한 표현은 증상이 실제로 있을 때 존재하지 않는 '최적 표준(gold standard)'을 참조하여 작성되었으므로 따옴표 안에 표시하였다. 그러나 이 표현은 본 논의의 목적에 유용하다.

일반 인구 집단에서 드문 일이 아니다.[11), 12)] 면담자나 피면담자가 어떤 종류의 경험을 탐색하고 있는지에 대해 잘못된 개념을 갖게 되면 '위양성(false positive)' 비율이 '진양성(true positives)'[10), 13)~15)] 비율을 넘어서는 결과를 초래한다. 이러한 정신병과 유사한 경험은 임상적인 정신병 장애와 연속선상에 있을 수 있으므로 전자에 대한 연구가 후자를 설명하는 데 도움이 될 수 있다.[11), 16)~18)] 그러나 이러한 현상 사이에 중요한 질적 차이가 있는 경우, 정신병과 유사한 경험은 오히려 실상을 흐리게 할 수 있다.[19), 20)]

다른 이유로, 정신병 증상의 질적 측면은 노인을 대상으로 한 연구에서 특히 중요하다. 이 연령대에서는 치매, 섬망, 약물 사용 및 또는 신체장애의 맥락에서 정신병적 증상이 종종 나타날 수 있다. 실제로, 이와 같은 질환은 정신과 진료 상황에서도 새롭게 발병한 정신병적 증상을 보이는 노인 환자의 상당한 비율에서 최종 진단 되는 것으로 밝혀졌다.[22)~24)] 예를 들어, 약물 또는 신체적 장애로 인한 환각 및 망상은 정신장애로 인한 환각 및 망상과 그 정의가 다르지 않다. 정신병적 질환의 질(예: 환각, 망상적 내용의 양식)과 맥락에 대한 전문가의 판단은 정신질환으로 인한 정신병적('일차' 정신병적 장애) 증상을 보고하고 그러한 증상의 상관관계를 연구하는 것을 목표로 하는 연구에서 매우 중요하다. 노인에서는 형태와 내용 면에서 정신병적 증상에 대한 두 가지 원인, 즉 신체적 또는 신경학적 질병과 조현병이 공존하고 있을 수 있다는 것을 인식하는 것이 중요하다.

정신병 증상이 있는 사람은 이전에 겪었던 부정적인 경험 때문에 이를 드러내는 것을 꺼릴 수 있다.[26)] 이는 조현병보다 망상장애 및 정신병적 증상의 사례를 찾는 데 있어 더 중요할 수 있는데, 조현병은 행동장애 또는 전반적인 기능 손상의 징후로 인해 진단이 겉으로 드러날 가능성이 더 높기 때문이다.[27)] 따라서 연구가 참가자와의 면담에만 의존하는 경우 정신병 사례를 놓칠 수 있다. 다른 중요한 정보 출처는 주요 정보 제공자와의 인터뷰 및 의무기록이 된다.[28)]

정신병 발견과 관련된 이러한 문제 외에도 정신병을 가진 사람은 다른 사람들보다 역학 연구에 참여하는 것을 꺼릴 수 있다.[29)] 연구 대상이 되는 현상이 매우 드물기 때문에 소수의 개별 비참가자가 포함된 선택 편향은, 예를 들어 유병률 추

정치에 상대적으로 높은 영향을 미칠 수 있다.[30)]

건강 관리 등록을 기반으로 한 연구

건강 관리 등록(health care registers) 및 또는 병원 기록에서 정보를 얻으면 연구 참여 거부 문제는 피할 수 있다. 건강 관리 자료를 활용한 많은 연구에서는 등록된 진단 코드를 사용하여 장애 사례를 정의하는 반면, 다른 연구에서는 특정 진단을 받은 것으로 기록된 환자의 의무 기록을 검토하여 정보를 추가한다. 등록 연구는 누군가가 정신병적 장애에 대한 진단 기준을 충족하는지 여부를 확인하기 위해 적은 인적 자원만 필요로 하기 때문에, 국가 전체의 인구를 포함하는 매우 큰 연구 표본을 확보할 수 있다는 것이 큰 장점이다. 이 경우 일상적인 의료에서 정신병의 발견 및 진단에 전문가의 판단이 포함될 것으로 예상되고, 진단이 장기간에 걸쳐 수집된 임상적 관찰에 기초한다고 기대될 수 있지만, 연구자들이 진단 과정을 통제할 수 없으며 의료 시스템 내에서 임상의가 하는 진단에 의존할 수밖에 없다는 측면이 있다. 의무 기록에 대한 전문가의 검토는 이러한 문제를 방지하지만 더 많은 인력이 필요하고 관할 구역의 크기가 제한될 수 있다. 또 다른 문제는 등록 연구는 의료 서비스에서 확인된 사례만 포착한다는 것이다. 이 편향의 크기는 알려져 있지 않지만 조현병의 경우에도 상당할 수 있다. 38세까지 반복 검사를 받은 출생 코호트에 대한 종단 연구에서 약물치료나 병원 기록으로 확인할 수 있는 조현병의 누적 발생률이 2%인 것으로 확인되었다.[31)] 이 코호트의 추가적인 1.7%는 공식적으로 조현병 진단 기준을 충족했지만 의료 서비스에서 (아직) 진단받지 않은 상태였다. (현재) 의료 서비스에서 확인되지 않은 사례는 덜 심각할 수도 있지만, 이러한 사례의 확인은 진정한 질병 부담을 추정하고 노년기 정신병의 진정한 위험 요소와 결과를 연구하는 데 중요하다.[32)]

노년기 정신병의 역학

유병률

노인에서 정신병적 증상의 유병률은 1%에서 13.4% 사이로 추정된다.[28), 33~44)] 포함된 연구의 유병률 중앙값은 3%이다. 서유럽의 한 연구에 따르면 나이가 들수록 정신병적 증상의 유병률이 증가하여 65~74세에서는 2% 미만이었지만 85~94세 및 95~104세에서는 각각 4%와 7%로 나타났다.[36)]

노인의 비정동성 정신병적 장애(non-affective psychotic disorders)의 유병률은 0.1%에서 4.7% 사이인 것으로 보고되고 있다. 참고문헌은 〈표 1-2〉에 나와 있다. 검토된 연구의 유병률의 중앙값은 1.2%이다. 대부분의 연구에서는 조현병이 가장 흔한 장애로 밝혀졌다. 한 연구에서는 발병 연령에 따른 조현병의 유병률을 보고했는데, 조기 발병 조현병(early-onset schizophrenia)의 경우 0.35%, 후기 발병 조현병(late-onset schizophrenia)(40세에서 59세 사이)의 경우 0.14%, 초후기 발병 조현병 유사 정신병(very-late-onset schizophrenia-like psychosis: VLOSP)(60세 이상에서 발병)의 경우 0.05%의 유병률을 보였다. 노인의 망상장애의 현재 유병률은 두 연구에서 0.04%[26)]와 0.03%[45)]로 매우 드문 것으로 나타났다. 그러나 다른 연구에서는 망상장애의 평생 유병률이 0.46%로 파악되었고,[46)] 또 다른 연구에서는 망상장애가 조현병(2.0%)[47)]보다 더 흔한 것으로 나타났다. 일부 연구에서 보고된 망상장애의 유병률이 매우 낮은 것은 앞에서 언급한 방법론적 요인으로 인해 과소평가되었기 때문일 것이다.

정신병적 장애는 40세 이전에 발병하는 경우가 가장 많고 가장 흔한 정신병적 장애인 조현병의 사망률이 일반인보다 2~3배 높기 때문에,[48)] 정신병적 장애의 시점 유병률(point prevalence)은 나이가 들수록 감소할 것으로 예상할 수 있다. 검토한 유병률 연구 중 하나만이 이를 조사했으며 노년층에서 조현병이 연령 증가에 따라 발생 빈도가 약간 낮은 것으로 나타났다.[45)] 망상장애는 드물기 때문에 연

표 1-2 DSM 기준에 의거한 노년기 정신병적 장애의 유병률 추정치 연구

연구	연도	평가 도구	진단 기준	나이	사례수	유병률		
						여	남	전체
Gothenburg H85[47)]	1986	CPRS	DSM-III-R 조현병, 망상장애, 상세 불명의 정신병적 장애	85	484	4.6	4.9	4.7
MRC ALPHA[26)]	1986	GMS	DSM-III-R 조현병, 망상장애, 상세 불명의 정신병적 장애	≥65	5222	미상	미상	0.2
NCS-R[13)]	2002	CIDI	DSM-IV 비정동성 정신병적장애	≥60	≥60	≥60	≥60	0.2
PIF Study^{a}[46)]	2002	CIDI 선별 검사, SCID, 의무기록, 전문가 의견	DSM-IV 비정동성 정신병적장애	≥65	미상	2.67	1.71	2.32
ESPRIT[68)]^{b}	2000	MINI	DSM-IV 정동성/비정동성 정신병적 장애	≥65	1873	1.5	1.9	1.7
Amsterdam Study^{c}[45)]	2008	MINI-plus, 전문가 의견	DSM-IV 조현병 스펙트럼 장애	≥60	185/26351^{d}	0.90	0.44	0.71

CPRS: 종합적 정신병리 평가 척도(Comprehensive Psychopathological Rating Scale)
GMS: 노인 정신 상태 검사(Geriatric Mental State)
CIDI: 종합 국제진단면접(Composite International Diagnostic Interview)
SCID: DSM-IV의 제1축 장애의 구조화된 임상적 면담(Structured Clinical Interview for DSM-IV-Axis-1 Disorders)
MINI: 간이 국제 신경정신과적 면담(Mini International Neuropsychiatric Interview)

평생 유병률 추정치를 다룬 연구 *a*를 제외한 모든 유병률 추정치는 최근 1년 기준이다. 치매는 연구 *b*를 제외한 모든 연구에서 정신병적 장애의 제외 기준이었다. 연구 표본에서 중등도 내지 심한 치매를 제외한 연구 *c*를 외에는 대부분의 연구에서 유병률 수치는 치매를 가진 사람을 포함한 전체 인구를 포함한 것이다. 연도는 연구가 시작된 연도를 나타낸다. *d*는 관할 구역 인구(분모)에 있는 환자(분자)의 사례 등록 연구이다.

령에 따른 유병률의 추이를 살펴보기가 어렵다.

발생률

노인에서의 정신병적 증상의 발생률은 소수의 연구에서 보고된 바 있다. 누적 발생률은 3.6년의 추적 기간 동안 6%[33], 7년의 추적 기간 동안 8%,[49] 70대에서 사망 또는 90세까지 추적하였을 때 4.8%[50]로 나타났다.

초후기 발병 조현병 유사 정신병적 장애(65세 이후)의 발생률에 대한 메타 분석이 발표되었다.[51] 1960년부터 2016년에 걸쳐 총 41개의 관련 연구가 있었으며, 그중 25개가 통합 발생률을 산출하는 데 사용될 수 있었다. 이처럼 긴 기간에 걸쳐 이루어지기 때문에 메타 분석에 포함된 연구는 진단 기준, 사례 정의 및 데이터 소스와 같은 중요한 측면에서 이질적이었다. 이 연구는 100,000인년(person-years)당 7.5건의 조현병 발생률을 보고하였다. 주목할 만한 것은, 소수의 연구를 기반으로 했지만 정동 정신증(affective psychosis)의 발생률은 상당히 높았다는 점이다(100,000인년당 30.9건).

위험 인자

가장 흔한 정신병적 장애인 조현병의 평생 위험은 여성보다 남성에서 더 높지만,[52), 53] 노년기 정신병적 장애의 유병률에서 유의한 성별 차이는 발견되지 않았다(〈표 1-2〉). 여성의 조현병 발병 연령은 더 늦은 것으로 보고되고 있다.[54] 한 연구[45]에 따르면 노인의 조현병 유병률은 남성보다 여성에서 2배 더 높았다. 이는 부분적으로 조기 발병 조현병 여성이 노년까지 생존할 가능성이 더 높다는 것을 반영할 수 있지만, 노년 여성이 노년 남성보다 정신병 발병률이 더 높은 것으로 보인다.[51]

임상 경험, 횡단적 인구 집단(cross-sectional population) 연구 및 사례-대조군 연구에 따르면 일반적으로 감각장애(시각 또는 청각), 사회적 고립 및 편집증적 병전 성격 특성이 노년기의 정신병 증상의 위험 요소로 여겨진다.[28), 39), 55)] 또한 정신병적 증상과 구조적 뇌 병리, 예를 들어 기저핵 석회화[56)] 사이의 연관성이 보고되고 있다.[55)]

노년기 발병 정신병의 위험 인자에 대한 체계적 문헌 고찰(systematic review)이 발표되었다.[57)] 여기에는 11개의 연구가 포함되었으며 모두 종단 설계가 적용되었다. 시간적 선행성은 일어날 수 있는 위험 인자와 질병 사이의 인과관계에 대한 전제 조건 중 하나이다.[58)] 그런데 이 문헌 고찰에 포함된 연구들은 연구 설계, 사례 정의, 표본의 기준 연령 및 추적 관찰 기간과 같은 중요한 요소들에 있어 매우 이질적이었다. 문헌 고찰 결과, 시각장애, 정신병적 증상의 병력, 인지기능장애, 나쁜 신체 건강 및 부정적인 생활 사건이 위험 인자로 나타났다. 연령의 증가와 여성의 성별은 노년기 발병 정신병의 위험 인자로 밝혀지지 않았고 사회적 고립에 대한 결과는 모호하였다.

예후 및 결과

사망률

정신병적 장애[59)~63)]와 정신병적 증상[28), 33)]은 노인의 사망률과 관련이 있다. 정신병적 장애가 있는 사람과 일반 인구 사이의 잘 알려진 건강 격차는 노년기에도 지속된다. 그러나 조현병 유무에 따른 사망률 차이는 젊은 연령 그룹에 비해 노인에서 더 작다.[62)] 초과 사망률은 여성보다 남성에서 더 높다.[59), 61)] 신체 질환이 노년기 정신병이 있는 사람들의 주된 사망 원인이며, 일반 인구에서와 마찬가지로 순환기 질환이 가장 흔한 사망 원인이다.[62)] 초후기 발병 조현병 유사 정신병(VLOSLP)을 가진 사람에서 연령과 성별을 일치시킨 조기 발병 조현병이 있는 사람보다 사망률이 더 높은 것으로 보이지만,[61)] 다른 변수를 조정한 후에 보면 유병 기간은 사망률에 거의 또는 전혀 영향을 미치지 않는 것으로 보인다.[59), 61)] 사망률이 더 높은 것은 사망률과 밀접한 관련이 있는 치매가 초후기 발병 조현병 유사 정신병으로 잘못 진단되었을 가능성이 있을 것으로 보인다.[61]

치매와의 연관성

조현병[64]과 노년기 조현병[65]은 치매 위험 증가와 관련이 있다. 이 연관성은 다수 인자일 가능성이 높다. 가능한 원인으로는 일반 인구에 비해 높은 뇌혈관 질환 및 약물 남용이 포함된다.[65] 중요한 병인론적 질문은 노년기에 새로 발병하는 정신병적 증상이 얼마나 치매의 전구 증상인가 하는 것이다. 3년에서 10년간의 추적 조사를 실시한 여러 인구 집단 연구에서는 기존에 정신병적 증상을 갖고 있거나,[28], [44], [49] 처음 정신병적 증상을 경험한 노령층,[50] 노년기 발병 망상장애[66] 및 초후기 발병 정신병적 장애[65]를 진단받은 노령층에서 우발적 치매의 상대적 위험이 높음을 보고하고 있다. 정신병적 증상이 있는 사람에 대한 연구에서 나중에 치매로 진단된 비율은 매우 다양하다(15%에서 60% 사이). 이러한 연구 결과는 이들 중 소수만이 2년 이내에 치매에 걸린다는 것을 발견한 노년기 정신병에 대한 초기 임상 연구와 부합한다.[67]

결론

- 노년기 정신병에 대한 역학 연구는 몇 가지 방법론적 문제를 제기하고 있으며 노년기 정신병의 위험 요인 및 예후에 관한 수준 높은 연구는 상대적으로 적다.
- 노년기 정신병의 유병률에 대한 보고는 정신병적 증상의 경우 1~13.4%, 비정동성 정신병적 장애의 경우 0.2~4.7% 범위로 매우 다양하다.
- 노년기 정신병과 관련된 것으로 밝혀진 위험 요인으로는 감각장애, 사회적 고립, 편집증적 성격, 구조적 뇌 이상, 인지기능장애, 나쁜 신체 건강 및 부정

적인 생활 사건 등이 있다.

- 노년기 정신병이 있는 사람은 일반 인구보다 사망률이 현저히 높고 치매 발병 위험이 증가한다.
- 치매가 없는 노인에서 새로 발병하는 정신병적 증상은 이후 치매 발병 위험이 더 크다는 것을 암시하지만 위험에 처한 사람의 비율은 연구마다 상당히 다르다. 치매 발병 위험이 더 높은 사람들을 명확히 하기 위해 향후 연구가 필요하다.
- 미래 연구를 위한 방법론적 목표 중 일부는 다음과 같다. 결과 정의의 표준화 강화; 유전자 및 기타 바이오마커의 도입 확대; 생애 과정에서 중요한 위험 요인에 대한 노출, 그것의 축적 및 지속 기간에 대한 깊은 이해; 노화 및 정신 질환을 수반하는 다수의 질병이환 상태에 대한 인식; 다제 약물 사용 환경 및 그것이 정신과적 결과에 미치는 영향에 대한 관심.

주석

1. Skoog I. Dementia: dementia incidence-the times, they are a-changing. *Nature Reviews Neurology*. 2016; *12*(6): 316-318.
2. Howard R, Rabins PV, Seeman MV, Jeste DV; The International Late-Onset Schizophrenia Group. Late-onset schizophrenia and very-late-onset schizophrenia-like psychosis: an international consensus. *American Journal of Psychiatry*. 2000; *157*(2): 172-178.
3. Kendler KS, Muñoz RA, Murphy G. The development of the Feighner criteria: a historical perspective. *American Journal of Psychiatry*. 2010; *167*: 134-142.
4. Kandel ER. A new intellectual framework for psychiatry. *American Journal of Psychiatry*. 1998; *155*: 457-469.
5. Marková IS, Berrios GE. Epistemology of psychiatry. *Psychopathology*. 2012; *45*(4): 220-227.
6. Berrios GE, Marková IS. Is the concept of "dimension" applicable to psychiatric objects? *World Psychiatry*. 2013; *12*(1): 76-78.
7. Stanghellini G. The puzzle of the psychiatric interview. *Journal of Phenomenological Psychology*. 2004; *35*(2): 173-195.

8. Brugha TS, Bebbington PE, Jenkins R. A difference that matters: comparisons of structured and semi-structured psychiatric diagnostic interviews in the general population. *Psychological Medicine*. 1999; *29*(5): 1013-1020.

9. Kendell R, Jablensky A. Distinguishing between the validity and utility of psychiatric diagnoses. *American Journal of Psychiatry*. 2003; *160*(1): 4-12.

10. Spitzer RL. Psychiatric diagnosis: are clinicians still necessary? *Comprehensive Psychiatry*. 1983; *24*(5): 399-411.

11. van Os J, Hanssen M, Bijl RV, Ravelli A. Strauss (1969) revisited: a psychosis continuum in the general population? *Schizophrenia Research*. 2000; *45*(1-2): 11-20.

12. Johns LC, Cannon M, Singleton N, et al. Prevalence and correlates of self-reported psychotic symptoms in the British population. *British Journal of Psychiatry*. 2004; *185*: 298-305.

13. Kessler RC, Birnbaum H, Demler O, et al. The prevalence and correlates of nonaffective psychosis in the National Comorbidity Survey Replication(NCS-R). *Biological Psychiatry*. 2005; *58*(8): 668-676.

14. Schultze-Lutter F, Renner F, Paruch J, et al. Self-reported psychotic-like experiences are a poor estimate of clinician-rated attenuated and frank delusions and hallucinations. *Psychopathology*. 2014; *47*(3): 194-201.

15. Ochoa S, Haro JM, Torres JV, et al. What is the relative importance of self reported psychotic symptoms in epidemiological studies? Results from the ESEMeD-Catalonia Study. *Schizophrenia Research*. 2008; *102*(1): 261-269.

16. McGrath JJ, Saha S, Al-Hamzawi A, et al. Psychotic experiences in the general population: a cross-national analysis based on 31261 respondents from 18 countries. *Journal of the American Medical Association Psychiatry*. 2015; *72*(7): 697-705.

17. Nuevo R, Chatterji S, Verdes E, et al. The continuum of psychotic symptoms in the general population: a crossnational study. *Schizophrenia Bulletin*. 2012; *38*(3): 475-485.

18. Bebbington PE, McBride O, Steel C, et al. The structure of paranoia in the general population. *British Journal of Psychiatry*. 2013; *202*: 419-427.

19. David A. Why we need more debate on whether psychotic symptoms lie on a continuum with normality. *Psychological Medicine*. 2010; *40*(12): 1935-1942.

20. Stanghellini G, Langer ÁI, Andra Ambrosini A, Cangas A.J. Quality of hallucinatory experiences: differences between a clinical and a non-clinical sample. *World Psychiatry*. 2012; *11*(2): 110-113.

21. Reinhardt MM, Cohen CI. Late-life psychosis: diagnosis and treatment. *Current Psychiatry*

Reports. 2015; *17*(2): 1-13.

22. Webster J, Grossberg GT. Late-life onset of psychotic symptoms. *American Journal of Geriatric Psychiatry*. 1998; *6*(3): 196-202.
23. Javadpour A, Sehatpour M, Mani A, Sahraian A. Assessing diagnosis and symptoms profiles of late-life psychosis. *GeroPsych*. 2013; *26*(4): 205.
24. Louhija UM, Saarela T, Juva K, Appelberg B. Brain atrophy is a frequent finding in elderly patients with first episode psychosis. *International Psychogeriatrics*. 2017; *29*(11): 1925-1929.
25. Knäuper B, Wittchen H-U. Diagnosing major depression in the elderly: evidence for response bias in standardized diagnostic interviews? *Journal of Psychiatric Research*. 1994; *28*(2): 147-164.
26. Copeland JR, Dewey ME, Scott A, et al. Schizophrenia and delusional disorder in older age: community prevalence, incidence, comorbidity, and outcome. *Schizophrenia Bulletin*. 1998; *24*(1): 153-161.
27. American Psychiatric Association. *Diagnostic and Statistical Manual of Mental Disorders*, 5th edn. Arlington, VA: American Psychiatric Association; 2013.
28. Östling S, Skoog I. Psychotic symptoms and paranoid ideation in a nondemented population-based sample of the very old. *Archives of General Psychiatry*. 2002; *59*(1): 53-59.
29. Allgulander C. Psychoactive drug use in a general population sample, Sweden: correlates with perceived health, psychiatric diagnoses, and mortality in an automated record-linkage study. *American Journal of Public Health*. 1989; *79*(8): 1006-1010.
30. Kessler RC, Little RJ, Groves RM. Advances in strategies for minimizing and adjusting for survey nonresponse *Epidemiologic Reviews*. 1995; *17*(1): 192-204.
31. Fisher HL, Caspi A, Poulton R, et al. Specificity of childhood psychotic symptoms for predicting schizophrenia by 38 years of age: a birth cohort study. *Psychological Medicine*. 2013; *43*(10): 2077-2086.
32. Cohen P, Cohen J. The clinician's illusion. *Archives of General Psychiatry*. 1984; *41*(12): 1178-1182.
33. Henderson AS, Korten AE, Levings C, et al. Psychotic symptoms in the elderly: a prospective study in a population sample. *International Journal of Geriatric Psychiatry*. 1998; *13*(7): 484-492.
34. Sigström R, Skoog I, Sacuiu S, et al. The prevalence of psychotic symptoms and paranoid ideation in non-demented population samples aged 70-82 years. *International Journal of*

Geriatric Psychiatry. 2009; *24*(12): 1413–1419.

35. Östling S, Börjesson-Hanson A, Skoog I. Psychotic symptoms and paranoid ideation in a population-based sample of 95-year-olds. *American Journal of Geriatric Psychiatry*. 2007; *15*(12): 999–1004.

36. Östling S, Bäckman K, Waern M, et al. Paranoid symptoms and hallucinations among the older people in Western Europe. *International Journal of Geriatric Psychiatry*. 2013; *28*(6): 573–579.

37. Soares WB, Ribeiz SR, Bassitt DP, De Oliveira MC, Bottino CM. Psychotic symptoms in older people without dementia from a Brazilian community-based sample. *International Journal of Geriatric Psychiatry*. 2014; *30*(5): 437–445.

38. Livingston G, Kitchen G, Manela M, Katona C, Copeland J. Persecutory symptoms and perceptual disturbance in a community sample of older people: the Islington study. *International Journal of Geriatric Psychiatry*. 2001; *16*(5): 462–468.

39. Forsell Y, Henderson AS. Epidemiology of paranoid symptoms in an elderly population. *British Journal of Psychiatry*. 1998; *172*: 429–432.

40. Christenson R, Blazer D. Epidemiology of persecutory ideation in an elderly population in the community. *American Journal of Psychiatry*. 1984; *141*(9): 1088–1091.

41. Cohen CI, Magai C, Yaffee R, Walcott-Brown L. Racial differences in paranoid ideation and psychoses in an older urban population. *American Journal of Psychiatry*. 2004; *161*(5): 864–871.

42. Lyketsos CG, Steinberg M, Tschanz JT, et al. Mental and behavioral disturbances in dementia: findings from the Cache County Study on Memory in Aging. *American Journal of Psychiatry*. 2000; *157*(5): 708–714.

43. Subramaniam M, Abdin E, Vaingankar J, et al. Prevalence of psychotic symptoms among older adults in an Asian population. *International Psychogeriatrics*. 2016; *28*(7): 1211–1220.

44. Köhler S, Allardyce J, Verhey FR, et al. Cognitive decline and dementia risk in older adults with psychotic symptoms: a prospective cohort study. *American Journal of Geriatric Psychiatry*. 2013; *21*(2): 119–128.

45. Meesters PD, de Haan L, Comijs HC, et al. Schizophrenia spectrum disorders in later life: prevalence and distribution of age at onset and sex in a Dutch catchment area. *American Journal of Geriatric Psychiatry*. 2012; *20*(1): 18–28.

46. Perälä J, Suvisaari J, Saarni SI, et al. Lifetime prevalence of psychotic and bipolar I disorders in a general population. *Archives of General Psychiatry*. 2007; *64*(1): 19–28.

47. Skoog I, Nilsson L, Landahl S, Steen B. Mental disorders and the use of psychotropic drugs in an 85-year-old urban population. *International Psychogeriatrics*. 1993; *5*(1): 33-48.
48. Saha S, Chant D, McGrath J. A systematic review of mortality in schizophrenia: is the differential mortality gap worsening over time? *Archives of General Psychiatry*. 2007; *64*(10): 1123-1131.
49. Soares WB, Dos Santos EB, Bottino CMC, Elkis H. Psychotic symptoms in older people without dementia from a Brazilian community-based sample: a seven years' follow-up. *PLoS One*. 2017; *12*(6): e0178471.
50. Östling S, Palsson SP, Skoog I. The incidence of first-onset psychotic symptoms and paranoid ideation in a representative population sample followed from age 70-90 years. Relation to mortality and later development of dementia. *International Journal of Geriatric Psychiatry*. 2007; *22*(6): 520-528.
51. Stafford J, Howard R, Kirkbride JB. The incidence of very late-onset psychotic disorders: a systematic review and meta-analysis, 1960-2016. *Psychological Medicine*. 2017: 1-12.
52. Pedersen CB, Mors O, Bertelsen A, et al. A comprehensive nationwide study of the incidence rate and lifetime risk for treated mental disorders. *Journal of the American Medical Association Psychiatry*. 2014; *71*(5): 573-81.
53. McGrath J, Saha S, Welham J, El Saadi O, MacCauley C, Chant D. A systematic review of the incidence of schizophrenia: the distribution of rates and the influence of sex, urbanicity, migrant status and methodology. *British Medical Council Medicine*. 2004; *2*(1): 13.
54. Castle DJ, Murray RM. The epidemiology of late-onset schizophrenia. *Schizophrenia Bulletin*. 1993; *19*(4): 691-700.
55. Almeida OP, Howard RJ, Levy R, David AS. Psychotic states arising in late life (late paraphrenia): the role of risk factors. *The British Journal of Psychiatry*. 1995; *166*(2): 215-228.
56. Östling S, Andreasson LA, Skoog I. Basal ganglia calcification and psychotic symptoms in the very old. *International Journal of Geriatric Psychiatry*. 2003; *18*(11): 983-987.
57. Brunelle S, Cole MG, Elie M. Risk factors for the late-onset psychoses: a systematic review of cohort studies. *International Journal of Geriatric Psychiatry*. 2012; *27*(3): 240-252.
58. Hill AB. The environment and disease: association or causation? *Proceedings of the Royal Society of Medicine*. 1965; *58*(5): 295.
59. Meesters PD, Comijs HC, Smit JH, et al. Mortality and its determinants in late-life schizophrenia: a 5-year prospective study in a Dutch catchment area. *American Journal of*

Geriatric Psychiatry. 2016; *24*(4): 272–277.

60. Talaslahti T, Alanen HM, Hakko H, et al. Mortality and causes of death in older patients with schizophrenia. *International Journal of Geriatric Psychiatry*. 2012; *27*(11): 1131–1137.

61. Talaslahti T, Alanen HM, Hakko H, et al. Patients with very-late-onset schizoprhenia-like psychosis have higher mortality rates than elderly patients with earlier onset schizophrenia. *International Journal of Geriatric Psychiatry*. 2015; *30*(5): 453–459.

62. Kredentser MS, Martens PJ, Chochinov HM, Prior HJ. Cause and rate of death in people with schizophrenia across the lifespan: a population-based study in Manitoba, Canada. *Journal of Clinical Psychiatry*. 2014; *75*(2): 154–161.

63. Almeida OP, Hankey GJ, Yeap BB, et al. Mortality among people with severe mental disorders who reach old age: a longitudinal study of a community-representative sample of 37892 men. *PloS One*. 2014; *9*(10): e111882.

64. Ribe AR, Laursen TM, Charles M, et al. Long-term risk of dementia in persons with schizophrenia: a Danish population-based cohort study. *Journal of the American Medical Association Psychiatry*. 2015; *72*(11): 1095–1101.

65. Kørner A, Lopez AG, Lauritzen L, Andersen PK, Kessing LV. Late and very-late first-contact schizophrenia and the risk of dementia-a nationwide register based study. *International Journal of Geriatric Psychiatry*. 2009; *24*(1): 61–67.

66. Kørner A, Lopez AG, Lauritzen L, Andersen PK, Kessing LV. Delusional disorder in old age and the risk of developing dementia-a nationwide register-based study. *Aging and Mental Health*. 2008; *12*(5): 625–629.

67. Roth M. The natural history of mental disorder in old age. *The British Journal of Psychiatry*. 1955; *101*(423): 281-301.

68. Ritchie K, Artero S, Beluche I, et al. Prevalence of DSM-IV psychiatric disorder in the French elderly population. *British Journal of Psychiatry*. 2004; *184*: 147–152.

02

노인 조현병 환자를 위한 돌봄 방식

Donna McAlpine Ph.D. & Ellen McCreedy Ph.D.

평균적으로 조현병 환자는 조현병이 없는 사람들보다 수명이 짧지만,[1] 많은 조현병 환자들이 이제는 노년까지 잘 살아가고 있다. 노인 인구 비율이 증가하는 인구 통계학적 변화에 따라 조현병을 포함한 노인의 정신건강 관리 필요성이 커지고 있다.[2)~4)] 일부 조현병 환자의 경우 노화는 증상의 감소 또는 심지어 관해와 관련이 있다. 조현병은 평생에 걸쳐 가장 심각한 정신건강 상태 중 하나로 간주되며 심각한 장애, 사회적 역할의 붕괴, 사회경제적 불이익 및 전반적인 삶의 질 저하와 관련된다.[2), 4), 5)] 조현병의 경제적 부담에 대한 추정치는 매우 다양하지만,[6] 그 규모가 상당하다는 데 의견이 일치한다. 미국에서의 가장 최근의 추정치에 따르면 2013년 조현병으로 인한 직간접적 총 비용은 약 1,560억 달러이며, 직접 의료 비용은 전체의 약 4분의 1을 차지했다.[7] 조현병 환자를 돌보는 비용은 나이가 들수록 증가하고 다른 동반 질환이 누적될수록 증가한다.[8]

그동안 연구의 관심이 젊은 조현병 환자에게 쏠려 있었지만, 노인 조현병 환자들이 직면한 문제는 젊은 조현병 환자와는 다를 가능성이 높기 때문에 관심을 쏟을 필요가 있다. 노화와 함께 조현병 환자는 인지 문제 또는 신체적 쇠퇴와 같은 노화에 따른 의학적 질환의 발병에 직면하고 있으므로 추가적인 건강 관리가 필요한 것이다. 심각한 정신질환이 없는 노인들과 비교할 때 조현병 환자는 경제적

약자가 될 가능성이 더 높고 가족 지원이 적으며 건강 관리 시스템을 찾아가는 데 더 큰 어려움을 겪을 가능성이 높다. 이 장에서는 노인 조현병 환자들의 정신건강 서비스 이용 패턴에 대해 설명하고자 한다. 제시된 자료는 현상을 기술한 것일 뿐이며 치료 패턴의 차이를 설명하기 위한 것이 아니다. 가능한 한 55세 이상과 65세 이상으로 구분하여 자료를 제시하였다. 다양한 환경에서 치료를 받는 노인 인구의 규모와 특성, 서비스 비용에 대한 추정치는 기존 국가 조사의 한계로 인해 잠정적인 수치이다. 그러나 제시된 자료는 일부 기준점을 제공하고, 서비스의 격차를 파악하며, 잠재적인 미래 보건 시스템의 필요성을 지적하는 데 도움이 된다.

노년층의 조현병 유병률 추세

노년기 조현병 환자군은 젊었을 때 처음 발병해서 고령의 사람과 40세 이후에 발병한 늦게 발병한 조현병 환자군으로 구성된다.[9] 연구자와 임상가들은 후자를 다시 늦게 발병한 조현병과 60세 이후 발병한 매우 늦게 발병한 조현병 유사 정신병으로 구분하고 있다.[9]

미국에서 지역사회의 조현병의 유병률을 추정하려고 시도한 최초의 대규모 역학 연구는 1980년대 초에 수행된 ECA(Epidemiologic Catchment Area) 연구로, 65세 이상 인구 중 조현병의 유병률을 0.3%로 추정했다. 전체 인구에 대한 유병률 추정치는 1.5%였다.[10] ECA 연구에서는 노인의 조현병 추정 유병률에 있어 성별, 인종 또는 민족에 따른 유의미한 차이가 나타나지 않았다.

ECA는 다양한 정신장애에 대한 전국적 추정치를 제공하기 위한 첫 번째 시도였지만 이 자료는 조현병 환자, 특히 노인층에 대해서는 표본 크기가 작다는 한계가 있다. 또한 진단 기준에 45세 이후에 발병하는 조현병이 포함되지 않았고 조현병을 앓고 있는 노인이 거주할 가능성이 높은 지역에서 충분히 표본 추출을 하지 않았기 때문에 ECA가 노년기 조현병의 유병률을 과소평가하고 있다고 주장하는 사람들도 있다.[11]

정신장애의 유병률 추정하기 위해 설계된 미국의 가장 최근 전국 조사는 NCS-R (National Comorbidity Survey Replication)이다.[12] 연구자들은 비정동성 정신병(NAP)의 증상을 발견하기 위한 선별 도구를 사용하였고, 응답자가 있다고 한 증상에 대해 임상의가 DSM 장애의 가능성이 있는(possible), 가능성 있을 것 같은(probable) 또는 가능성이 없는(unlikely) 증상 인지 여부에 대한 평가를 하였다. 가능성이 있는, 또는 가능성 있을 것 같은 장애의 증상을 하나 이상 가진 응답자에 대한 진단을 결정하기 위해 전체적인 진단 인터뷰를 실시했다. 이 연구에서 도출된 추정치에 따르면 NAP의 평생 유병률은 약 0.5%이고 연간 유병률은 약 0.3%이다. 60세 이상 인구의 연간 유병률은 약 0.2%로 추정되었다. 조현병이 NAP 증례의 대부분을 차지하고 있음에도 불구하고 표본 크기가 작았기 때문에 연구진은 조현병에 대한 구체적인 추정을 할 수 없었다. 또한 표본 크기가 작았기 때문에 연구자들은 NAP 유병률의 인구통계학적 차이도 발견할 수 없었다.

Wu 등은 건강 보험 청구의 광범위한 행정 데이터를 사용하여 미국에서 연간 조현병 유병률 추정치를 도출하였는데[13] 조현병의 전체 연간 유병률을 남성의 경우 0.54%, 여성의 경우 0.49%로 추정했다. 65세 이상 노인의 경우 추정치는 남성 0.55%, 여성 0.84%였으며 노인 인구의 전체 연간 유병률은 0.71%이었다. 이것은 보험 청구 데이터에서 진단을 받은 사람들만 포함했기 때문에 조현병의 실제 유병률의 하한을 나타내는 것일 수 있다. 다만 대부분의 조현병 환자는 어느 정도 치료를 받을 가능성이 높다.

저자들은 55세 이상 노인과 65세 이상 노인의 두 그룹에 대해 조현병의 유병률을 추정하였다. 0.71%가 조현병의 실제 유병률에 가깝다고 가정하면 2015년에 미국에서 65세 이상 인구 중 조현병을 앓고 사람은 약 340,500명으로 추정된다. 미국 노인 인구가 증가함에 따라 노인 조현병 환자 인구도 증가할 것이다. [그림 2-1]에서 볼 수 있듯이 2030년까지 65세 이상 조현병 환자 인구는 50% 이상 증가할 것이다. 2045년까지 65세 이상 조현병 환자는 60만 명 이상이 될 것이고 2060년까지 700,000에 육박할 것으로 추정된다. 물론 55세 이상 인구의 유병률을 조사하면 그 수치는 훨씬 더 놀라운데 2060년에는 그 수가 100만 명을 넘어설 것으로 보인다.

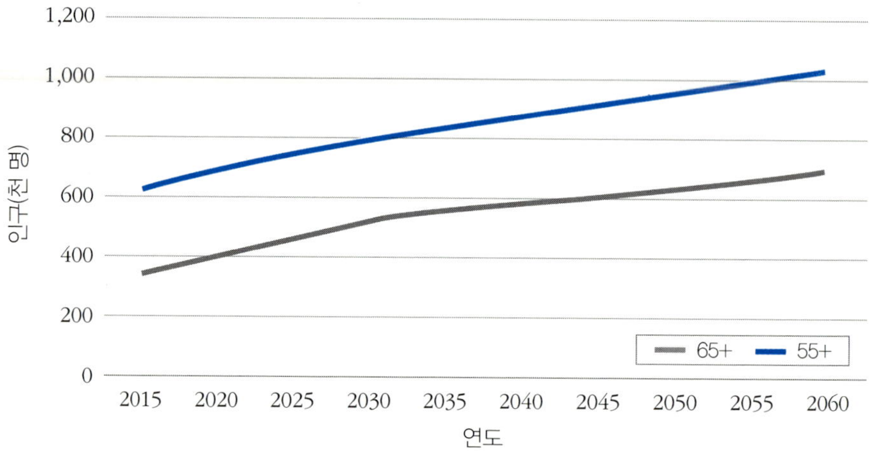

[그림 2-1] 2015~2060년 미국 내 노인 조현병 인구 추정치
출처: 총 인구 추정치는 매년 7월 1일의 인구 조사(US Census Bureau 2014)에서 얻었다.

인구가 고령화됨에 따라 전체 조현병 환자 중 노인이 차지 하는 비중이 더욱 커질 것이다. Wu 등은 일반 인구에서 진단된 조현병의 전체 유병률이 0.51%에서 0.53% 사이인 것으로 추정한다. 하한선을 적용하면 2015년에 65세 이상 조현병 환자가 전체 조현병 환자의 약 20%를 차지했다. 2030년까지 이 비율은 29%로 증가하고 2060년까지 조현병 환자의 1/3이 65세 이상이 될 것이며 50% 이상이 55세 이상이 될 것이다. 따라서 조현병으로 인한 부담을 줄이는 것을 목표로 하는 정책과 프로그램은 노인 인구 돌봄에 필요한 것들에 초점을 맞추어야 할 것이다.

노인 조현병 환자의 증가는 기존 치료 시스템에 문제를 야기할 것이다. 현재 서비스 이용 패턴을 조사하면 향후 수십 년 동안 직면하게 될 문제 유형을 미리 알 수 있을 것이다. 이 장의 뒷부분에서는 입원 환자 치료, 요양원 치료, 외래 환자 치료 및 신체 건강 관리의 네 가지 영역에서 서비스를 검토하고자 한다. 노인 조현병 환자를 위한 정신 보건 관리 재원 마련에 대해서도 논의하고자 한다.

입원 환자 부문: 정신과 및 종합병원

1950년대 이후 정신병원에 입원하고 있는 성인 인구는 1955년 말 550,000명 이상에서 현재 40,000명 미만으로 급격히 감소했다.[14] 정신병원에서 치료를 받는 환자 수를 줄이는 탈원화(deinstitutionalzation)는, 특히 노인의 정신건강 관리 패턴에 큰 영향을 미쳤다. 1962년부터 1972년까지 주립 정신병원 입원 환자의 수가 크게 감소함에 따라 요양원(nursing home)에 거주하는 정신질환 노인 환자의 수는 훨씬 더 큰 비율로 증가하여, 요양원이 정신병원을 대체하는 가장 일반적인 시설 요양의 형태가 되었다.[15]

정신건강 서비스를 제공하는 데 있어 정신병원의 역할이 예전보다 줄어들었지만, 특히 중증 정신질환이 있는 환자에게는 중요한 돌봄 영역이다. 2014년에 주립 정신병원에서 정신건강 서비스를 받은 55세 이상 성인의 약 55%가 조현병 또는 관련 상태의 진단을 받았다.[16] 2000년대 초반 주립병원에 입원하는 65세 이상 환자의 수가 약간 증가하여 정신병원이 서비스 제공에 더 큰 역할을 할 수 있는 것으로 나타났는데, 증가의 대부분은 법의학 병상에서 발생하였던 것으로 보인다.[17]

정신병원의 병상이 감소함에 따라 종합병원은 점차 정신질환 치료의 일반적인 진료 현장이 되었다.[18] 2004년까지 지역사회 병원에 입원한 성인의 약 4분의 1이 정신건강 문제로 인한 것이었다.[19] 종합병원에서의 치료에는 정신과 병동의 병상과 일반 병상(scatter bed)이라고도 하는 일반 병동의 병상이 포함된다. 1990년대 정신병원의 병상이 감소함에 따라 종합병원의 정신과 병상은 증가하였다. 예를 들어, 1992년에서 2002년 사이에 정신과 진단을 받은 노인 메디케어 수혜자의 장기 입원 병원에서의 재원자는 50% 이상 감소한 반면 종합병원에서의 재원자는 증가했다.[20] 종합병원에서의 증가는 일반 병상보다는 정신과 병동에 재원이 증가하는 것에 기인했다.[20]

종합병원에서 치료를 받는 노인 조현병에 대한 가장 최근의 자료는 HCUP (Healthcare Cost and Utilization Project; 의료 비용 및 활용 프로젝트)의 일환으로 수집된 NIS(National Inpatient Sample; 전국입원환자 표본)에서 얻어진 것이다.[21] NIS는 미국 전역의 연방 정부가 아닌, 단기 종합 및 전문병원의 퇴원 환자 확률 표본이다. NIS는 지역 내의 병원을 표본 추출한 다음 선택된 병원에서 퇴원 환자의 체계적인 표본을 추출한다. 데이터는 2014년에 수집되었고 추정치는 전국적 대표성을 위해 가중치가 부여되었다.

〈표 2-1〉에서 볼 수 있듯이, 2014년에 종합병원에서 조현병 주 진단을 받은 65세 이상 환자의 퇴원 건수는 약 40,000건이었고, 기록상 어디든 조현병 진단이 있는(주 진단이 아닌) 환자들의 퇴원 건수는 약 250,000건이었다. 55세 이상에서 조현병 주 진단을 받은 퇴원 건은 100,000건이 조금 넘었고 기타 진단에 조현병이 있는 퇴원 건수는 이보다 4배 더 많았다. 65세 이상에서 조현병 주 진단을 받은 퇴원 환자는 종합병원에서 치료를 받은 일반 노인 인구(44.7%)보다 남성(38.7%)이 더 적었다. 조현병 주 진단으로 퇴원한 사람들은 또한 조현병 주 진단 없이 퇴원한 사람들보다 젊었다. 두 연령대(55세 이상 및 65세 이상)의 평균 재원 기간은 각 연령 그룹의 전체 퇴원 인구와 비교하였을 때 조현병 주 진단을 받은 사람들이 가장 길었고, 65세 이상은 약 5일, 55세 이상은 7일 더 길었다. 조현병의 주 진단을 받은 노인 환자는 일반 인구보다 공공 병원에서 치료를 받을 가능성이 더 높았다. 65세 이상의 사람들은 일반 인구보다 공공 종합병원에서 치료를 받을 가능성이 거의 3배 더 높았다. 특히, 55세 이상에서 인종 차이가 심했는데 55세 이상에서는 퇴원 환자의 40%가 유색인종이었던 반면 다른 연령대의 전체 퇴원 인구에서는 유색인종이 약 25%에 불과하였다. 마지막으로, 조현병으로 입원한 사람들은 사회경제적으로 취약한 지역 출신이었다. 예를 들어, 조현병 주 진단을 받고 퇴원한 환자의 약 40%가 중위 소득이 40,000불 미만인 지역에 거주하고 있었고, 이는 퇴원한 전체 환자에서 28%인 것에 비하여 높은 비율이었다.

요약하자면, 조현병 주 진단을 받은 고령 환자는 전체 고령 환자에 비해 평균 재원 기간이 더 길고 유색인종, 여성, 경제적 취약 계층, 좀 더 젊은 환자일 가능성이 높았다.

표 2-1 2014년 조현병 진단을 받은 55세 이상 종합병원 퇴원 환자의 특성

	55세 이상			65세 이상		
	조현병 주 진단	기타 조현병 진단 기록 (주 진단 외)	전체	조현병 주 진단	기타 조현병 진단 기록 (주 진단 외)	전체
퇴원 건수	101,939	428,675	17,270,707	39,940	246,275	12,327,770
인구 100,000명당 비율	114.88	483.1	19,463.46	83.50	514.90	25,774.14
재원 기간(일)	12.26	8.25	5.23	10.50	7.88	5.27
남성(%)	46.98	47	46.72	38.73	41.70	44.70
Medicare 등록(%)	64.09	73.06	71.92	85.42	89.24	89.24
공공 병원(%)	13.76	12.55	11.23	30.64	11.87	10.63
85세 이상(%)	4.6	11.59	16.43	11.74	20.17	23.02
유색인종(%)	41.74	32.95	24.50	35.59	27.08	34.11
중위 소득 $40,000 미만 지역 거주(%)	40.32	36.43	28.31	35.47	32.6	27.05

출처: 전국 입원환자 표본(Nationwide Inpatient Sample)에 대한 분석[21]

요양원

중증 정신질환을 앓고 있는 사람들은 입원 중인 정신병원에서 퇴원해서 바로 요양원(nursing homes)이나 요양소(rest homes)를 포함한 다른 시설로 가는 경우가 많다. 이러한 과정을 시설전환(trans-institutionalization)이라고 한다.[22)~25)] 조현병이나 기타 심각한 정신질환이 있는 사람들의 돌봄 요구에 부합하는 시설이 요양원에는 부족하지만,[26)] 지역사회에 널리 이용할 수 있는 다른 대안이 있는 것도 아니고, 치료에 대해 적합한 수가 지급 체계가 항상 마련되어 있는 것도 아니다.[27)] 횡시설화의 영향에 대한 우려는 미국 요양원의 안전 및 품질에 대한 일반적인 우려와 일치했다.[28)] 이러한 우려에 대한 대응으로 1987년 옴니버스 예산 조정

법(OBRA-87)이 통과되었다. 정신건강과 관련하여 OBRA-87은 요양원 수준의 치료가 필요한 사람만 입원하도록 입원 전 선별 검사와 정신건강 문제와 서비스 요구 사항을 선별하기 위하여 매년 거주자에 대한 심사를 의무화했다. OBRA-87 법은 요양원에서 제공되는 치료의 질을 개선하고,[29] 지역사회에서 더 나은 서비스를 받을 수 있는 심각한 정신질환이 있는 젊은 사람들의 요양원 입원을 줄였다.[30] 그러나 조현병이 있는 중년 및 노년층은 정신질환이 없는 성인에 비해 여전히 요양원에 입원할 위험이 더 높다.[31] 심각한 정신질환을 앓고 있는 많은 노인들은 요양원 입원 시 낮은 수준의 돌봄이 필요한 상태(low-care status)로 분류되어 제한이 적은 환경에서 생활할 수 있게 된다.[32] 일단 요양원에 들어가면 심각한 정신질환이 있는 대부분의 사람은 정신건강 서비스 제공자로부터 어떤 돌봄도 받지 못한다.[32]

OBRA-87 법은 또한 CMS 인증 요양원에 거주하는 사람들에 대한 정기적인 표준화된 평가를 의무화했다. 이러한 표준화된 거주자 평가는 거주자의 선호도, 일상생활 활동의 결함, 진단, 인지 상태 및 전반적인 건강 상태에 대한 정보를 제공한다. 이러한 평가에서 수집된 데이터를 MDS(Minimum Data Set)라고 한다. 조현정동장애 및 조현형 장애를 포함한 조현병의 현재 진단은 거주자 평가(MDS, v.3.0, 섹션 I)에서 파악된다. 2015년의 국가 MDS 데이터를 사용하여 조현병이 없는 65세 이상 거주자 1,169,497명과 조현병이 있는 65세 이상 거주자 64,207명이 확인되었다. 이 인구에는 퇴원 후 단기 재활을 위해 요양원에 입소한 사람은 포함되지 않았다.

〈표 2-2〉에서 볼 수 있듯이 요양원에 입소한 55세 이상 인구 중 조현병 진단을 받은 사람은 전체 요양원 입소자보다 훨씬 젊었다. 조현병 진단을 받은 거주자의 약 30%가 80세 이상인 반면, 조현병이 없는 거주자는 70%가 80세 이상이었다. 흑인의 비율은 조현병이 없는 거주자(12%)에 비해 조현병이 있는 거주자(21%)에서 훨씬 더 높았다.

조현병이 있는 거주자는 조현병이 없는 거주자보다 인지 및 신체적 장애가 덜하였다. 조현병 환자 집단 내에서는 상당한 동반 질환이 있었다. 조현병이 있는

표 2-2 2015년 조현병이 있는 55세 이상 요양원 거주자와 조현병이 없는 55세 이상 거주자(장기 거주자에 한함, 시설 거주 일수 90일 이상)의 특성

거주자 특성	조현병 없음		조현병 있음		장기 거주자	
	55세 이상 (1,285,256)	65세 이상 (1,169,497)	55세 이상 (92,694)	65세 이상 (64,207)	55세 이상 (1,377,950)	65세 이상 (1,233,704)
남성(%)	32.59	30.40	42.63	36.95	33.26	30.74
80세 이상(%)	63.98	70.31	20.70	29.89	61.07	68.21
백인(%)	79.47	78.47	69.01	68.83	78.76	77.97
흑인(%)	13.04	11.84	22.95	21.06	13.71	12.32
히스패닉(%)	5.04	4.91	6.16	6.10	5.11	4.98
중등도 또는 심각한 인지장애(%)	46.38	48.31	35.6	40.38	45.63	47.90
ADL 장애 수, 평균(SD)	5.05(3.1)	5.13(3.0)	3.40(3.3)	3.86(3.3)	4.94(3.1)	5.70(3.1)
시설에 머문 기간, 평균(SD)	1.62(2.2)	1.62(2.1)	2.46(3.4)	2.55(3.5)	1.67(2.3)	1.67(2.2)
지난주에 항정신병약물을 복용한 경우(%)	17.51	17.01	83.27	80.95	21.93	20.34
지난주에 정신건강 전문가에게 진찰을 받음(%)	2.36	2.35	5.09	5.02	2.50	2.48

출처: the Minimum Data Set, 2015에서.

요양원 거주자 중 40%가 중등도 내지 심각한 인지장애가 있는 반면 조현병이 없는 거주자에서는 48%에 달했다. 평균적으로 조현병이 있는 요양원 거주자는 걷기, 옷 입기 또는 먹기와 같은 일상 생활의 네 가지 활동에 광범위하거나 전폭적인 지원이 필요하였다. 조현병이 없는 요양원 거주자는 일상생활의 다섯 가지 활동에 대해 광범위하거나 전폭적인 지원이 필요하였다. 조현병 진단을 받은 요양원 거주자는 조현병이 없는 거주자보다 시설에 더 오래 있었다. 조현병이 있는 노인 거주자의 평균 체류 기간은 2.5년이었고 조현병이 없는 거주자의 평균 체류 기간은 1.6년이었다.

조현병이 있는 장기 요양원 거주자에서 항정신병약물의 사용률이 높았다. 조현병 거주자의 80%가 지난 7일 동안 항정신병약물을 투여 받은 반면, 조현병이 없는 거주자는 17%만이 항정신병약물을 투여 받은 것으로 나타났다. 항정신병약물은 조현병 치료의 주요 구성 요소이다. IOM 보고서와 후속으로 1987년 OBRA 법 통과 이후, 국가 정책은 치매의 행동 증상을 관리하기 위해 항정신병약물의 부적절한 사용을 줄이는 방향으로 바뀌었다. 요양원에서 부적절한 항정신병약물 사용을 줄이는 데 국가적으로 초점을 맞추면 조현병 환자와 같이 이러한 약물 투여에 대한 적절한 적응증을 가진 사람들이 제대로 치료받지 못하게 될 것이라는 우려가 있었다. OBRA-87 법은 치매의 행동 증상을 치료하기 위해 항정신병약물의 부적절한 사용을 성공적으로 줄였지만,[33] 이러한 약물에 대한 적절한 적응증을 가진 거주자들은 여전히 높은 비율로 항정신병약물을 투여받고 있었다. MDS에서 정신건강 서비스 이용률을 측정하는 유일한 척도는 입소자가 지난 1주 이내에 어떤 유형의 정신건강 전문가를 만났는지 여부이다. 이 변수에서 조현병이 있는 65세 이상의 장기 요양원 거주자가 조현병이 없는 요양원 거주자보다 지난 일주일 이내에 정신건강 전문가를 만날 가능성이 아주 약간 더 높았다(각각 5% 및 2%). 그 이유 중 하나는 정신건강 전문가가 조현병이 없는 요양원 거주자의 치매와 관련된 행동 문제에 대해서도 상담하기 때문일 것이다.

요약하면, 요양원에 거주하는 노인 조현병 환자는 조현병이 없는 요양원 거주자보다 더 젊고 백인이 아닐 가능성이 더 크다. 조현병이 있는 사람은 조현병이 없는 사람보다 요양원에서 더 오래 거주했지만 조현병이 없는 사람보다 인지 및 신체적 문제가 적었다. 5%는 일주일 이내에 정신건강 전문가를 만났고 80%는 항정신병약물을 처방받았다.

외래 환자에 대한 돌봄

노인 조현병 환자에 대한 대부분의 돌봄은 시설 이외의 환경에서 이루어진다. 그러나 이러한 환자에 대한 외래 치료 패턴에 대한 연구는 거의 없다. 정신장애가 있는 노인에 초점을 맞춘 연구에 따르면 노인은 젊은 사람들보다 정신건강 치료를 받을 가능성이 낮다.[34)] 심각한 정신질환을 앓고 있는 사람들 중에서조차 노인 환자는 젊은 환자보다 치료를 받고 있을 가능성이 훨씬 낮다.[35)]

Medicare[1]는 65세 이상을 위한 외래환자 서비스의 주요 비용 지불자이다. 따라서 Medicare 청구에 기반한 데이터 분석은 이 인구에 대한 외래환자 서비스 이용 패턴에 대한 몇 가지 증거를 제공할 수 있는데 Lisa Dixon 등은 1991년에 조현병과 관련된 서비스 청구가 있는 12,000명 이상의 Medicare 등록자의 전국 표본을 대상으로 통원 치료의 이용과 비용을 조사했다.[36)] 그들은 정신건강 외래 서비스를 이용한 조현병 진단을 받은 65세 이상 Medicare 등록자가 개인 치료, 그룹 치료, 가족 치료 또는 정신과 신체 치료(최소한의 심리치료와 약물 관리)를 포함하여 지난 1년 동안 약 4.8회 정도 외래를 방문했다고 보고하였다. 이 연구는 Medicare에 가입한 사람들조차 조현병을 앓고 있는 많은 사람들이 서비스를 받지 못했다

1 Medicare는 65세 이상 및 특정 장애나 질환이 있는 65세 미만의 사람들을 위한 연방 건강보험이다. Medicare는 연방 기관인 Centers for Medicare & Medicaid Services가 운영하고 대상자가 어느 주에 거주하든지 상관없이 일정한 보장을 제공한다. (출처: U.S. Department of Health and Human Services, 2022, December 8. What's the difference between Medicare and Medicaid? Retrieved June 24, 2024, from https://www.hhs.gov/answers/medicare-and-medicaid/what-is-the-difference-between-medicare-medicaid/index.html)

는 것을 보여 주었는데 조현병이 있는 Medicare 등록자의 약 25%는 1년 동안 통원 치료에 대한 청구가 없었고 65세 이상은 젊은 성인보다 서비스를 받지 않을 가능성이 높았다. 데이터에는 다른 출처(예: Medicaid[2])에서 지급한 청구가 포함되어 있지 않지만 통원 치료에 대한 Medicare 청구가 없는 사람이 많았다는 것은 조현병이 있는 많은 노인들이 적절한 치료를 받지 못하고 있음을 시사한다.

신체 건강 관리

조현병은 사망 위험이 더 높다. 전 세계의 연구를 검토한 결과, Laursen, Nordentoft 및 Mortensen은 조현병 환자의 기대 수명이 일반 인구보다 약 20년 짧다고 결론지었다.[37] 미국의 20~64세 Medicaid 코호트에서 Olfson 등은 7년간 조현병 환자의 사망률이 약 3.5배 더 높다는 사실을 밝혔다.[38]

가장 허약하고 건강하지 못한 사람들이 젊은 나이에 사망할 가능성이 높기 때문에 조현병을 앓고 있으면서도 나중까지 살아남은 사람은 이 장애를 가진 가장 회복력 있고 건강한 사람들에 속한다. 그러하긴 하지만, 대부분의 연구에서는 조현병이 있는 노인이 조현병이 없는 동년배보다 많은 만성 질환의 발병률이 더 높다는 것을 발견했다. 이러한 이환율의 증가는 부분적으로 조현병 장기 치료로 인한 부작용과 관련이 있을 수 있다. 일반적인 항정신병약물은 비만, 콜레스테롤 상

2 Medicaid는 연방정부와 주정부가 공동으로 운영하는 프로그램으로, 소득과 자원이 제한된 일부 사람들의 의료 비용을 보조한다. 연방 정부는 모든 주의 Medicaid 프로그램이 따라야 할 일반적인 규칙을 정하지만, 각 주는 자체 프로그램을 운영하므로 자격 요건과 혜택이 주마다 다를 수 있다. Medicaid는 Medicare가 일반적으로 보장하지 않는 요양원 케어 및 개인 케어 서비스와 같은 혜택을 제공한다. (출처: U.S. Department of Health and Human Services, 2022, December 8. What's the difference between Medicare and Medicaid? Retrieved June 24, 2024, from https://www.hhs.gov/answers/medicare-and-medicaid/what-is-the-difference-between-medicare-medicaid/index.html)

승 및 당뇨병과 같은 대사 문제의 위험을 증가시킨다.[39] Hendrie 등은 65세 이상의 환자를 대상으로 한 대규모 관찰 연구에서 조현병 환자에서 갑상선 기능 저하증, 심부전, 만성 폐쇄성 폐질환, 울혈성 심부전 및 치매의 위험이 더 높다는 것을 밝혔다.[40] 더욱이 초과 사망률은 노년기에도 지속되었으며, 건강 상태, 건강 행동 및 인구 통계학적 특성을 통제한 후에도 사망 위험이 약 25% 증가하였다.

일반적으로 연구에 따르면 조현병 환자는 신체적 건강 문제로 치료를 제대로 받지 못할 수 있고 예방적 치료를 이용하는 비율이 낮고,[41] 건강 관리가 지연되거나 포기하는 비율이 더 높다고 한다.[42] 전국적인 연구에 따르면 정신병적 장애(자가 보고된 조현병 또는 기타 편집증 또는 망상장애로 정의됨)가 있는 환자는 정신장애가 없는 환자보다 일차 진료를 받을 가능성이 적었다. 또한 진료를 받을 수 없거나 비용 때문에 진료가 지연되거나 필요한 처방약을 받을 수 없다고 보고하는 경향이 더 높았다.[42]

안타깝게도, 노인 조현병 환자의 건강 관리 경험에 대한 연구는 거의 없다. 연구에 따르면 노인 조현병 환자는 조현병이 없는 노인에 비해 입원[40]을 하거나 의사를 방문[43]할 가능성이 더 높았다고 한다. 이렇게 건강 관리 시스템과의 접촉이 많아짐에도 불구하고 노인 조현병 환자는 일반 인구보다 신체 건강 문제에 대한 치료를 받을 가능성은 낮았다. 소규모 지역사회 연구에서 Vahia 등은 고혈압이나 심장병이 있는 사람이 조현병이 동반되어 있는 경우에는 이에 대한 치료를 받을 가능성이 낮다는 사실을 발견했다.[43] 또 다른 소규모 연구에서 조현병이 있는 여성은 그렇지 않은 여성보다 산부인과 진료를 받을 가능성이 낮았다.[44]

주거와 같은 일반적인 심리사회적 요구뿐만 아니라 동반된 정신 및 신체 건강 문제를 더 잘 해결해야 할 필요성으로 인해 서비스 제공의 협력적인 돌봄(collaborative care) 모델에 대한 요구가 커지고 있다. 이러한 모델은 전문 정신건강 제공자와 일차 의료 제공자가 의사소통하는 방식의 비교적 점진적 변화에서부터 정신 및 신체 건강 서비스가 함께 있어서 건강 관리 및 사회 서비스 분야의 다양한 전문가가 환자의 요구를 위해 팀을 이루는 완전히 통합된 모델에 이르기까지 다양하다.[45] 일반적으로 협력적인 치료 모델의 어떤 특징이 가장 중요한지는 명확하지는 않지만, 협력적인 치료 모델이 정신장애가 있는 환자의 결과를 개선한다는 증거는 제시되고 있다.[45] 그러나 협력적인 치료 모델이 조현병에 효과적인지에 대한 증거는 충분하지 않다.[46]

통합 진료의 가장 최근의 발전된 것으로는 PCMH(Patient Centered Medical Homes), Health Homes 및 ACO(Accountable Care Organizations)가 있다.[47] Medicare를 통해 자금이 지원되는 PCMH는 주로 1차 진료 환경에서 설계되었다. Health Homes는 Medicaid 기금으로 심각한 정신질환을 포함한 만성 질환을 앓고 있는 환자에게 초점을 맞추고 있다. ACO는 의료 서비스 제공자가 운영하는 것으로, 정해진 환자 집단에 대한 비용 관리와 서비스 제공에 대한 책임을 진다. 세 가지 모델 모두 신체 및 정신건강 서비스의 연계를 개선하고, 환자의 총체적인 요구를 충족하고, 근거 기반 진료 표준을 준수하고, 의사 결정에 환자와 가족을 참여시키는 것을 목표로 한다. 초기 증거에 따르면 이러한 것들이 심각한 정신질환이 있는 사람에게 유망한 것으로 나타났다. 노스캐롤라이나의 Medicaid 등록자에 대한 연구에서 Domino 등은 1차 진료 기반 medical home에 등록된 중증 정신질환 환자는 응급실 이용이 적고 약물 순응도가 높으며 1차 및 전문 정신건강 서비스를 더 많이 이용하는 것으로 나타났다.[48] 이러한 모델이 유망하기는 하지만, 조현병을 앓고 있는 노인 인구의 요구를 해결하기 시작할 것인지는 아직은 알 수 없다. 이 책의 제7장과 제14장에서 신체 건강 문제와 치료 모델에 대한 보다 심층적인 논의를 할 것이다.

재정 문제

조현병은 일생 동안 관리해야 하는 가장 비용이 많이 드는 질환 중 하나이며, 치료 비용은 나이가 들고 다른 동반 질환을 가지고 있을수록 증가한다.[8] 많은 조현병 환자가 현역으로 일할 수 있는 기간에 경쟁력 있는 일자리를 유지하는 데 어려움을 겪기 때문에,[49] 정부 보험 프로그램은 노인 조현병 환자 치료의 경제적 부담을 대부분 담당하고 있다.

조현병 환자의 거의 90%가 Medicaid 또는 Medicare에 가입되어 있으며, 4분의 1 이상이 둘 다에 가입되어 있다.[50] 대부분의 조현병 환자는 사회보장 장애 수급을 통해 65세 이전에 Medicare 자격을 얻어 Medicare 프로그램에 가입한다.[51] 이 때문에 Medicare는 조현병 환자의 약 절반을 보장하고 있다.[52] Medicare 프로그램에 드는 비용은 상당하다. Feldman 등은 조현병 환자의 Medicare 비용은 일반 Medicare 인구에 비해 약 80% 더 높으며, 이 비용의 대부분은 높은 입원율과 관련이 있다고 추정하였다.[51]

Medicaid는 조현병 환자를 위한 장기 요양원 서비스의 주된 비용 지급자이다. 대체로 요양원 서비스에 대한 Medicaid 지급액은 개인 지급액보다 훨씬 적기 때문에 조현병 환자는 질이 낮은 요양원에 입원할 가능성이 더 높다.[53] Medicaid 수급자는 Medicaid 수급자가 집중되어 있고, 거주자 당 간호사 수가 적고 입원율이 높은 요양원에 입소하는 경향이 있다.[54), 55] Medicaid 환급액이 더 높은 주에서 Medicaid 가입자는 보다 질이 높은 요양원에 거주하게 된다.[56] Medicaid 환급액 비율을 높이면 요양원에서 조현병 환자가 받는 치료의 질에 긍정적인 영향을 미칠 수 있을 것이다.

Medicaid 또는 Medicare에 영향을 미치는 정책 변경은 조현병 환자가 받는 치료 및 관련 비용에 직접적인 영향을 미친다. 노인 조현병 환자들에게 특히 중요한 것은 2006년 Medicare에서 Medicare Part D로 알려진 외래 환자 약품 혜택(outpatient drug benefit)을 시작한 것이다. 조현병이 있는 Medicare 수혜자의 90% 이상이 저소득 보조금 자격이 있어 파트 D를 통해 외래 환자 처방약을 받는 것과 관련된 보험료가 없고 명목상 본인 부담금만 지불하면 된다는 것을 의미한다.[52] 이러한 정책 변경이 조현병 환자의 처방약에 대한 접근성을 높이는 것처럼 보였지만, 그 효과는 주마다 달랐다. 역사적으로 관대한 Medicaid plan이 있는 주에 거주하는 조현병 환자는 Part D로의 전환 후에도 만족도는 높지 않았으며,[57] 많은 조현병 환자가 정책 전환 기간 동안 치료 중단을 경험했다.[57), 58]

ACA(Patient Protection and Affordable Care Act; 환자 보호 및 의료비 부담 적정화법)

에 따라 제정된 여러 정책은 노인 조현병 환자가 의료 서비스에 접근하는 데 도움이 될 수 있다.[59] 이러한 정책에는 다음 사항이 포함된다. 기존 조건을 기반으로 한 보험 차별 금지; 빈곤층에 가까운 차상위 계층에 Medicaid 확대; 신체 질병과 동일하게 건강보험이 보장해야 하는 필수 급여의 일부로서 정신건강 서비스를 목록에 등재.[59), 60]

ACA는 또한 정신건강 서비스와 신체 건강 서비스 간의 보장의 형평성을 강화했다.[61] 2008년의 정신건강 평등 및 중독 형평법(Mental Health Parity and Addiction Equity Act)안이 찬사를 받았지만, 정신건강 및 약물 남용 조건이 보장되는 경우에만 동등한 혜택을 요구했기 때문에 이러한 서비스를 다루지 않을 유인이 생겼다. ACA는 Medicaid 플랜에서 및 개인보험에서도 정신건강이 보장되도록 요구했다. ACA는 또한 정신건강 보장 범위가 신체 건강 보험 보장 범위와 동등하도록 요구했다. 환자 및 의료 제공자를 위한 Medicare 개선법(MIPAA)은 Medicare 인구 집단 내 형평성을 더욱 확대했다.[62] 2010년 이전에는 가입자가 정신건강 외래 환자 서비스에 대해 50%의 본인 부담금을 지불하고 신체 건강 서비스의 경우 20%의 본인 부담금을 지불해야 했다. MIPPA는 단계적으로 격차를 줄여 2014년까지 정신 및 신체 건강 서비스에 대한 본인 부담금을 동일(20%)하게 만들었다.

결론

결과는 대부분의 노인 조현병 환자가 시설에서 치료를 받지 않고 있다는 사실을 강조하고 있다. 그러나 노인 조현병 환자는 더 젊은 나이에 시설에 입소할 가능성이 높으며 일단 입소하면 65세 이상의 일반 인구보다 체류 기간이 길다.

이 결과는 또한 노인 조현병 환자를 위한 서비스에 있어서 충족되지 않은 요구가 많이 있음을 나타내고 있다. 이 결과는 심각한 정신장애를 가진 성인의 거의 5분의 3이 1년 동안 전문 정신건강 서비스를 받지 않았다는 다른 연구 결과와도 일치한다.[30] 보험에 가입한 인구 중 많은 조현병 환자가 여전히 서비스를 받지 못한다는 것은 다소 놀라운 일이다. 이러한 사실은 대부분의 조현병 환자가 항정신병약물을 투여 받았지만 다른 정신건강 서비스는 받지 못하는 요양원 인구에 적용되고, 인구의 3분의 1 이상이 정신건강 서비스에 대한 청구가 없는 외래 환자 인구에도 적용된다.[36)]

사용된 데이터는 수집된 정보 유형과 적은 표본 크기로 인해 제한되어 있어 광범위한 하위 그룹 분석을 수행할 수 없다. 특히, 조현병의 인종 및 민족 하위 그룹에 대한 표본 크기는 의미 있는 분석을 허용하기에는 너무 작다. 거주지 케어, 재향 군인 관리 병원 및 요양원, 구치소 및 교도소, 성인 데이 케어 센터 등을 포함하여 이 책에서 다루지 않은 다른 환경에서 치료를 받고 있는 노인 조현병 환자가 있다. 이러한 환경에서 치료받는 노인들이 받는 서비스의 특성과 유형을 충분히 탐색할 데이터가 부족하다.

앞으로 수십 년 사이 노인 인구의 규모가 증가함에 따라 조현병 환자의 요구 사항을 충족하는 것이 훨씬 더 어려워질 것으로 보인다. 한편으로는 고무적인 몇 가지 정책 변화가 있었다. Medicare 및 Medicaid 프로그램에서 정신건강 평등을 향한 움직임, ACA에 따른 Medicaid 확장, 메디컬 홈(medical homes) 구현 및 Olmstead 결정(Olmstead decision) 이후에 등장한 커뮤니티 서비스 강조 결정은 노인 조현병 환자가 나이 들어감에 따라 필요한 신체적 · 정신적 · 사회적 서비스를 받는 데 도움이 될 수 있다. 한편 일반 병원과 정신병원 모두에서 입원환자 수용 능력 감소, 요양원에 중증 정신질환 환자를 부적절하게 배치하고 돌봄의 질을 떨어뜨리는 등 낙담하게 만드는 징조도 있다. 조현병 환자를 위한 치료에 주로 자금을 지원하는 공공 프로그램의 비용 압박은 더욱 커질 것이다. 도전 과제는 여전히 만만치 않다. 인구통계학적 변화에 근거해서 연구자와 정책 입안자가 노인 조현병 환자의 서비스 요구를 더 잘 이해하고 해결하도록 계속해서 노력하여야 할 것이다.

주석

1. C. Hjorthoj, A. E. Sturup, J. J. McGrath, et al. Years of potential life lost and life expectancy in schizophrenia: a systematic review and meta-analysis. *Lancet Psychiatry* 2017; *4*: 295-301.
2. K. Berry and C. Barrowclough. The needs of older adults with schizophrenia: implications for psychological interventions. *Clinical Psychology Review* 2009; *29*(1): 68-76.
3. C. I. Cohen and GAP Committee on Aging. Practical geriatrics: directions for research and policy on schizophrenia and older adults: summary of the GAP committee report. *Psychiatric Services* 2000; *51*(3): 299-302.
4. C. I. Cohen, P. D. Meesters and J. Zhao. New perspectives on schizophrenia in later life: implications for treatment, policy, and research. *Lancet Psychiatry* 2015; *2*(4): 340-350.
5. H. A. Whiteford, L. Degenhardt, J. Rehm, et al. Global burden of disease attributable to mental and substance use disorders: findings from the Global Burden of Disease Study 2010. *Lancet* 2013; *382*(9904): 1575-1586.
6. H. Y. Chong, S. L. Teoh, D. B. Wu, et al. Global economic burden of schizophrenia: a systematic review. *Neuropsychiatric Disease and Treatment* 2016; *12*: 357-373.
7. M. Cloutier, M. S. Aigbogun, A. Guerin, et al. The economic burden of schizophrenia in the United States in 2013. *Journal of Clinical Psychiatry* 2016; *77*(6): 764-771.
8. S. J. Bartels, R. E. Clark, W. J. Peacock, et al. Medicare and Medicaid costs for schizophrenia patients by age cohort compared with costs for depression, dementia, and medically ill patients. *American Journal of Geriatric Psychiatry* 2003; *11*(6): 648-657.
9. R. Howard, P. V. Rabins, M. V. Seeman, et al. Late-onset schizophrenia and very-late-onset schizophrenia-like psychosis: an international consensus. *American Journal of Psychiatry* 2000; *157*(2): 172-178.
10. S. J. Keith, D. A. Regier and D. S. Rae. Schizophrenic disorders. In *Psychiatric Disorders in America: The Epidemiologic Catchment Area Study*, ed L. N. Robins and D. A. Regier. New York: Free Press, 1991, 33-52.
11. B. W. Palmer, S. C. Heaton and D. V. Jeste. Older patients with schizophrenia: challenges in the coming decades. *Psychiatric Services* 1999; *50*(9): 1178-1183.
12. R. C. Kessler, H. Birnbaum, O. Demler, et al. The prevalence and correlates of non-affective psychosis in the National Comorbidity Survey Replication (NCS-R). *Biological Psychiatry* 2005; *58*(8): 668-676.
13. E. Q. Wu, L. Shi, H. Birnbaum, et al. Annual prevalence of diagnosed schizophrenia in the

USA: a claims data analysis approach. *Psychological Medicine* 2006; *36*(11): 1535–1540.

14. D. Mechanic, D. D. McAlpine and D. A. Rochefort. *Mental Health and Social Policy: Beyond Managed Care*. Boston, MA: Pearson Education, 2014.
15. R. G. Frank. The creation of Medicare and Medicaid: the emergence of insurance and markets for mental health services. *Psychiatric Services* 2000; *51*(4): 465–468.
16. Substance Abuse and Mental Health Services Administration, Center for Behavioral Health Statistics and Quality. Mental Health Annual Report: 2014. National Use of Mental Health Services. HHS Publication No.17-5033, 2017.
17. R. W. Manderscheid, J. E. Atay and R. A. Crider. Changing trends in state psychiatric hospital use from 2002 to 2005. *Psychiatric Services* 2009; *60*(1): 29–34.
18. D. Mechanic, D. D. McAlpine and M. Olfson. Changing patterns of psychiatric inpatient care in the United States, 1988–1994. *Archives of General Psychiatry* 1998; *55*(9): 785–791.
19. P. Owens, M. Myers, A. Elixhauser, et al. *Care of Adults with Mental Health and Substance Abuse Disorders in US Community Hospitals,* 2004. HCUP Fact Book No. 10. Rockville, MD: Agency for Healthcare Research and Quality, 2007.
20. D. R. Hoover, A. Akincigil, J. D. Prince, et al. Medicare inpatient treatment for elderly non-dementia psychiatric illnesses 1992–2002; length of stay and expenditures by facility type. *Administration and Policy in Mental Health and Mental Health Services Research* 2008; *35*(4): 231–240.
21. Agency for Healthcare Research and Quality. Healthcare Cost and Utilization Project(HCUP), Nationwide Inpatient Sample(NIS), 2011.
22. N. W. Bowersox, B. J. Szymanski and J. F. McCarthy. Associations between psychiatric inpatient bed supply and the prevalence of serious mental illness in Veterans Affairs nursing homes. *American Journal of Public Health* 2013; *103*(7): 1325–1331.
23. J. Avorn, P. Dreyer, K. Connelly, et al. Use of psychoactive medication and the quality of care in rest homes: findings and policy implications of a statewide study. *New England Journal of Medicine* 1989; *320*(4): 227–232.
24. J. M. Kruzich. The chronically mentally ill in nursing homes: issues in policy and practice. *Health and Social Work* 1986; *11*(1): 5–14.
25. L. J. Schmidt, A. M. Reinhardt and R. L. Kane. The mentally ill in nursing homes: new back wards in the community. *Archives of General Psychiatry 1977; 34*(6): 687–691.
26. W. E. Reichman, A. C. Coyne, S. Borson, et al. Psychiatric consultation in the nursing home: a survey of six states. *American Journal of Geriatric Psychiatry* 1998; *6*(4): 320–327.

27. R. I. Freedman and A. Moran. Wanderers in a promised land: the chronically mentally ill and deinstitutionalization. *Medical Care* 1984; *22*(12 Suppl): S1-60.
28. Institute of Medicine. *Improving the Quality of Care in Nursing Homes*. Washington, DC: The National Academies Press, 1986.
29. C. Hawes, V. Mor, C. D. Phillips, et al. The OBRA-87 nursing home regulations and implementation of the Resident Assessment Instrument: effects on process quality. *Journal of the American Geriatrics Society* 1997; *45*(8): 977-985.
30. D. Mechanic and D. D. McAlpine. Use of nursing homes in the care of persons with severe mental illness: 1985 to 1995. *Psychiatric Services* 2000; *51*(3): 354-358.
31. A. O. Andrews, S. J. Bartels, H. Xie, et al. Increased risk of nursing home admission among middle aged and older adults with schizophrenia. *American Journal of Geriatric Psychiatry* 2009; *17*(8): 697-705.
32. D. G. Shea, P. A. Russo and M. A. Smyer. Use of mental health services by persons with a mental illness in nursing facilities: initial impacts of OBRA87. *Journal of Aging and Health* 2000; *12*(4): 560-578.
33. M. D. Llorente, E. J. Olsen, O. Leyva, et al. Use of antipsychotic drugs in nursing homes: current compliance with OBRA regulations. *Journal of the American Geriatrics Society* 1998; *46*(2): 198-201.
34. P. S. Wang, M. Lane, M. Olfson, et al. Twelve-month use of mental health services in the United States: results from the National Comorbidity Survey Replication. *Archives of General Psychiatry* 2005; *62*(6): 629-640.
35. B. E. Karlin, M. Duffy and D. H. Gleaves. Patterns and predictors of mental health service use and mental illness among older and younger adults in the United States. *Psychological Services* 2008; *5*(3): 275.
36. L. Dixon, A. Lyles, C. Smith, et al. Use and costs of ambulatory care services among Medicare enrollees with schizophrenia. *Psychiatric Services* 2001; *52*(6): 786-792.
37. T. M. Laursen, M. Nordentoft and P. B. Mortensen. Excess early mortality in schizophrenia. *Annual Review of Clinical Psychology* 2014; *10*: 425-448.
38. M. Olfson, T. Gerhard, C. Huang, et al. Premature mortality among adults with schizophrenia in the United States. *JAMA Psychiatry* 2015; *72*(12): 1172-1181.
39. D. C. Henderson. Schizophrenia and comorbid metabolic disorders. *Journal of Clinical Psychiatry* 2004; *66*: 11-20.
40. H. C. Hendrie, W. Tu, R. Tabbey, et al. Health outcomes and cost of care among older adults

with schizophrenia: a 10-year study using medical records across the continuum of care. *American Journal of Geriatric Psychiatry* 2014; *22*(5): 427-436.

41. O. Lord, D. Malone and A. J. Mitchell. Receipt of preventive medical care and medical screening for patients with mental illness: a comparative analysis. *General Hospital Psychiatry* 2010; *32*(5): 519-543.
42. D. W. Bradford, M. M. Kim, L. E. Braxton, et al. Access to medical care among persons with psychotic and major affective disorders. *Psychiatric Services* 2008; *59*(8): 847-852.
43. I. V. Vahia, S. Diwan, A. O. Bankole, et al. Adequacy of medical treatment among older persons with schizophrenia. *Psychiatric Services* 2008; *59*(8): 853-839.
44. L. A. Lindamer, A. Bailey, W. Hawthorne, et al. Gender differences in characteristics and service use of public mental health patients with schizophrenia. *Psychiatric Services* 2003; *54*(10): 1407-1409.
45. M. Butler, R. L. Kane, D. McAlpine, et al. Integration of mental health/substance abuse and primary care. *AHRQ Evidence Report* 2008; *173*: 1-362.
46. S. Reilly, C. Planner, L. Gask, et al. Collaborative care approaches for people with severe mental illness. *Cochrane Database of Systematic Reviews* 2013(11): CD009531.
47. Y. Bao, L. P. Casalino and H. A. Pincus. Behavioral health and health care reform models: patient-centered medical home, health home, and accountable care organization. *Journal of Behavioral Health Services and Research* 2013; *40*(1): 121-132.
48. M. E. Domino, R. Wells and J. P. Morrissey. Serving persons with severe mental illness in primary care-based medical homes. *Psychiatric Services* 2015; *66*(5): 477-483.
49. R. Rosenheck, D. Leslie, R. Keefe, et al. Barriers to employment for people with schizophrenia. *American Journal of Psychiatry* 2006; *163*(3): 411-417.
50. E. Khaykin, W. W. Eaton, D. E. Ford, et al. Health insurance coverage among persons with schizophrenia in the United States. *Psychiatric Services* 2010; *61*(8): 830-834.
51. R. Feldman, R. A. Bailey, J. Muller, et al. Cost of schizophrenia in the Medicare program. *Population Health Management* 2014; *17*(3): 190-196.
52. Y. Zhang, S. H. Baik and J. P. Newhouse. Use of intelligent assignment to Medicare Part D plans for people with schizophrenia could produce substantial savings. *Health Affairs* 2015; *34*(3): 455-460.
53. Y. Li, X. Cai and P. Cram. Are patients with serious mental illness more likely to be admitted to nursing homes with more deficiencies in care? *Medical Care* 2011; *49*(4): 397-405.
54. M. Rahman, D. C. Grabowski, P. L. Gozalo, et al. Are dual eligibles admitted to poorer

quality skilled nursing facilities? *Health Services Research* 2014; *49*(3): 798-817.

55. M. Rahman, D. C. Grabowski, O. Intrator, et al. Serious mental illness and nursing home quality of care. *Health Services Research* 2013; *48*(4): 1279-1298.

56. V. Mor, A. Gruneir, Z. Feng, et al. The effect of state policies on nursing home resident outcomes. *Journal of the American Geriatrics Society* 2011; *59*(1): 3-9.

57. J. M. Madden, A. S. Adams, R. F. LeCates, et al. Changes in drug coverage generosity and untreated serious mental illness: transitioning from Medicaid to Medicare Part D. *JAMA Psychiatry* 2015; *72*(2): 179-188.

58. J. C. West, J. E. Wilk, D. S. Rae, et al. First-year Medicare Part D prescription drug benefits: medication access and continuity among dual eligible psychiatric patients. *Journal of Clinical Psychiatry* 2010; *71*(4): 400-410.

59. K. Beronio, S. Glied and R. Frank. How the Affordable Care Act and Mental Health Parity and Addiction Equity Act greatly expand coverage of behavioral health care. *Journal of Behavioral Health Services and Research* 2014; *41*(4): 410-428.

60. H. H. Goldman. Will health insurance reform in the United States help people with schizophrenia? *Schizophrenia Bulletin* 2010; *36*(5): 893-894.

61. J. Bartlett and R. Manderscheid. What does mental health parity really mean for the care of people with serious mental illness? *Psychiatric Clinics of North America* 2016; *39*(2): 331-342.

62. L. Ostrow and R. Manderscheid. Medicare mental health parity: a high potential change that is long overdue. *Journal of Behavioral Health Services and Research* 2010; *37*(3): 285-290.

03

노인의 정신병적 증상에 대한 평가 및 진단

Michael Reinhardt M.D., Dina Ghoneim M.D., Tessa Murante D.O.,
Eric Nelson, Paulina Vargas, & Shifra Mincer

서론

DSM-5와 세계보건기구 모두 정신병의 조작적 진단을 하는데 본질적으로 병식이 없는 환각, 망상 또는 둘 다를 요구한다.[1] 개념적으로 두 시스템 모두 정신병을 현실 검증력의 손상으로 이해한다. DSM-5의 특정 진단의 경우, 심하게 와해된 행동, 긴장증(with schizophrenia, schizophreniform, brief psychotic, and schizoaffective disorders) 및 또는 음성 증상(with schizophrenia, schizophreniform, and schizoaffective disorders)을 수반할 경우, 와해된 사고 또는 언어는 정신병적 장애 진단에서 환각 및 망상을 대체할 수 있다. 그리고 와해된 사고는 효과적인 의사소통을 방해할 정도로 심각해야 한다. 노인에서 정신병적 증상의 유병률은 환경에 따라 크게 다르며 추정치는 1~63%까지이다.[2)~4)] DSM-5에서 제공하는 정신병의 간결한 정의에도 불구하고 노인의 정신병의 임상 현상 및 치료는 근본적인 병인에 따라 상당히 다양하다. 정신병의 다양한 잠재적인 병인(일차적 정신질환 및 다른 의학적 상태에 따른 정신병적 장애, 모두)과 사용 가능한 약물학적 치료의 명확한 한계 및 잠재적인 부작용을 감안할 때 정신병의 정확한 평가 및 진단은 필수적이다. 이 장의 주요 목표는 정신병적 증상과 장애의 유병률을 조사하고, 노인의 다양한 정신병 장애 유형을 설명하고, 장애를 구별하는 데 대한 통찰력을 제공하고, 치료 전략의 개요를 제공하는 것이다.

역학

지역사회 연구

인구 조사에 따르면 치매가 아닌 노인에서 정신병 증상의 유병률은 1%에서 13.4% 사이이며 중앙값은 3.6%이다.[4] 대부분의 연구는 서구 국가에서 수행되었는데 싱가포르와 브라질의 연구에서는 약간 더 높긴 하지만 각각 5.2%와 9.1%의 비율로 비슷하였다.[5), 6] 미국에서는 Cohen 등이 뉴욕 브루클린의 노인들에서 정신병 증상의 유병률에 상당한 인종적 차이가 있다고 보고하였다. 흑인은 백인보다 정신병적 증상을 보고할 가능성이 3배 더 높았다.[7] 다음에 설명된 바와 같이 다양한 정신장애에서 정신병적 증상의 발생률이 훨씬 더 높으며 때로는 섬망, 루이소체 치매와 같은 사례에서는 80%를 넘는 경우도 있다.

고령, 감각장애, 사회적 고립, 편집증적 성격, 구조적 뇌 이상, 인지기능장애, 신체 건강 불량, 우울증, 부정적인 생활 사건, 기능장애 등 다양한 위험 요소가 노년의 정신병과 관련이 있는 것으로 밝혀졌다.[4), 5] 여러 연구에서 정신병적 증상과 우울증의 연관성이 발견되었는데, 많은 사람에게서 정신병적 증상이 단순히 양성(benign) 현상이 아닌 고통의 표현일 수 있음을 시사한다.[7]

임상 역학

정신병적 증상은 크게 두 가지 범주—일차성 정신병적 장애와 다른 원인으로 인한 정신병적 장애(이차성 정신병적 장애)—로 분류할 수 있다. 노년기 정신병 증상 중 일차성 정신장애의 직접적인 영향에 의한 것은 소수(약 5분의 2)이고 대다수는 다른 의학적 상태(약 5분의 3)에 기인한다.[2), 8)~10)] 이를 구분함에 있어 정신질환의 진단 계층(diagnostic hierarchy)을 따르는 것이 매우 중요하다. 즉, 정신질환이 있다고 결론짓기 전에 먼저 다른 의학적 병인이 있다고 가정하는 것이다. 노인에서 나타나는 정신병적 증상의 60%는 주요 신경인지장애(치매), 섬망 및 약물 남용을 포함한 기존의 의학적 상태에 기인한다. 나머지 40% 정신병 증상은 정신병적 특징을 갖는 양극성 장애 및 주요우울장애, 조현병 스펙트럼 질환을 포함한 일차성 정신질환에 기인한다. (이전 논문에서 우리는 정신병적 장애의 모든 병인을 질병, 섬망, 약물, 치매, 우울증 및 양극성 장애, 망상 및 조현병-스펙트럼 장애의 6가지 'D', the six 'Ds': Disease, Delirium, Drugs, Dementia, Depression and bipolar disorder, and Delusions and schizophrenia-spectrum disorders 라고 불렀다.)[10] 〈표 3-1〉[2), 8)~11)]은 노인의 정신병 발병에 대한 이러한 원인의 상대적 기여도를 대략적으로 설명하고 있다.

정신병적 장애가 평생 발병할 위험은 23%이지만 유병률은 거주 지역에 따라 다르다.[2), 10), 12)] 65세 이상의 주요 신경인지장애가 없는 지역사회 거주 성인의 유병률은 0~4%인 반면, 노인 입원 병동에 있는 성인의 경우 5~15%, 성인 요양원

표 3-1 노인 정신병에 대한 다양한 원인적 요인의 상대적 기여도

원인		상대적 기여도
일차성 정신병적 장애		
주요우울장애		33%
양극성 장애		5%
망상 및 조현병-스펙트럼 장애	4%	
망상장애	2%	
조현병	1%	
조현정동장애	1%	
이차성 정신병적 장애		
주요 신경인지장애(치매)		40%
의학적 질병		7%
섬망		7%
약물 중독(물질 및 의약품 남용)		4%

거주자의 경우는 63%라는 엄청난 수치를 보인다.[2), 3), 13)]

성인의 정신병 유병률의 기록은 실제와 달리 낮을 수 있다. 사람들은 정신병적 증상을 보고하는 것을 꺼려 하거나 정신병적 증상의 본질에 대한 병식이 부족할 수 있다. 주변 정보 제공자를 활용하면 이러한 요인을 최소화할 수 있지만 거의 적용되지 않는다. 또한, 노인들은 기능장애 및 고통의 정도에 있어 역치 이하 장애가 종종 있을 수 있지만 정신병에 대한 엄격한 진단 기준을 충족할 가능성은 낮은 편이다.

현재 유병률은 데이터 수집 기간에 따라서도 제한을 받게 된다. 종적 데이터는 노인의 정신병적 증상과 장애의 경과와 정도에 대해 보다 명확한 정보를 제공할 수 있을 것이다.

진단, 평가 및 치료

예비적 문제

이상적으로 Occam의 면도칼 원리는 여러 가지 의학적 진단을 하나로 단순화할 수 있지만 노인은 종종 여러 동반 질환을 가지고 있다. 따라서 노인이 이미 가지고 있는 의학적 장애에 더해 새로운 정신병적 장애를 보이는 것은 드문 일이 아니다. 예를 들어, 조현병을 앓고 있는 사람이 알츠하이머병에 걸릴 수 있다. 치매 환자는 섬망에 걸리기 쉽다. 더욱이 동반된 정신병적 장애로 인해 전형적인 병의 증상 발현을 변형시킬 수 있다. 예를 들어, 알츠하이머병에 걸린 조현병 환자는 초기에 대부분의 치매에서 일반적으로 나타나는 것보다 더 기이한 증상을 보일 수 있다.[14)] 그러나 알츠하이머병이 진행됨에 따라 보다 전형적인 치매 환자와 닮게 될 것이다.

두 번째 진단적 난제는 정신병적 증상이 신경인지장애의 전구 증상일 때 발생한다. 정신병적 증상이 있으면 치매 증후군으로 발전할 위험이 2.5~3.5배 증가한다. 새로 발병한 정신병적 증상이 있는 비치매 환자의 18.5% 내지 58%가 최초 진단 약 5년 후에 치매로 발전한다.[6] 따라서 새로 발병한 정신병 증상의 맥락에서 일차성 정신병 장애의 진단은 잠정적 진단으로 간주할 필요가 있다.

검사 및 검사실 평가

이론적으로 일차성 정신질환은 다른 의학적 상태나 물질에 의한 인과관계를 배제할 때까지 진단을 내려서는 안 된다. 그 이유는 치료가 병인에 따라 광범위하게 달라질 수 있기 때문이다. 앞서 언급한 것처럼 시간이 지남에 따라 더 많은 이차성 장애의 증상이 나타나면서 진단이 바뀔 수도 있다. 노인 정신병에 대한 잠재적인 원인은 매우 다양하기 때문에 이러한 증상을 평가하기 위해서는 포괄적인 노인 의학적 평가가 필요하다. 노인 정신병의 위험 요인으로는 인지 저하, 감각장애(청각 및 시각), 동반되는 의학적 또는 정신과적 상태, 높은 약물 부담, 약동학/약역학의 변화, 연령 관련 신경해부학적 및 신경화학적 변화 등이 있다.[10]

인지장애의 가능성이 높기 때문에 얻을 수 있는 병력은 언제든지 가능하면 주변의 정보 제공자에 의하여 확인되어야 하며, 병의 시간적 경과, 선행 요인(사회적 · 재정적 · 신체적 스트레스 요인), 정신병 증상의 시간적 변화(있는 경우), 정신병을 악화시킬 수 있는 수정 가능한 물리적 및 환경적 요인에 주의를 기울여야 한다. 이러한 요인에는 수분 섭취 상태, 통증의 존재, 변비 또는 설사, 요실금/변실금, 영양 상태, 피로, 시력 및 또는 청력장애, 환경 자극이 포함된다. 평가는 최근 낙상(잠재적 두부 손상), 급성 의학적 상태, 기타 정신과적 증상(우울/불안), 약물의 변화(부작용 또는 약물-약물 상호작용)의 병력도 고려해야 한다.[10]

정신질환으로 인한 정신병을 다른 생리적 상태로 인한 정신병과 구별하는 명확한 징후는 없지만 후자를 전자와 구별하는 데 도움이 될 수 있는 몇 가지 특징이 있다. 발병의 급성 정도(수일에서 수주), 발병 연령, 환청을 동반하지 않는 환시, 과거 정신과 병력이나 가족력의 유무, 예상보다 더 악화되거나 치료 저항성이 있는 증상, 성격 변화 후 발생하는 증상, 정신병적 증상을 유발하는 것으로 알려진

의학적 질병과 관련하여 발생하는 증상, 인지적 이상 및 약물/물질 사용 또는 남용.[10] 또한 정신병과 초조성 흥분(공격성, 전투성, 고함, 과잉 행동 및 탈억제를 나타내는 비특이적 용어)을 구별하는 것이 중요하다. 문헌에서는 종종 이 두 가지 증상을 함께 묶지만, 이를 구분하는 것이 좋은데, 인지 장애에 사용 가능한 약물학적 치료가 초조성 흥분에는 어느 정도 효과적이지만 정신병에는 최소한의 효과만 있기 때문이다.[15]

진단 과정을 돕기 위해 검사실 및 영상학적 검사를 실시하여야 한다. 진단 검사에 대한 접근 방식은 개별 환자에 맞게 조정되어야 하지만 일반적으로 포괄적인 대사 패널, 백혈구 종류별 숫자를 포함한 전체 혈구 수(complete blood count with differential), 갑상선 자극 호르몬 수치, 비타민 B12 수치, RPR 검사(Rapid plasmin regain test), 소변 검사 및 독성 검사가 포함된다. 감염성 병인(예: HIV 검사, 혈액 배양) 또는 자가면역 상태에 대한 추가적인 검사는 임상 양상에 따라 시행할 수 있다. 신경 영상 검사는 일반적으로 새로 발병하는 정신병적 장애에 적용되지만 뇌파와 수면다원검사는 사례별로 고려되어야 한다.[10]

노인 정신병의 감별 진단은 〈표 3-2〉에 요약되어 있다.

표 3-2 노인 정신병적 장애의 감별 진단과 감별점

진단명	진단기[11]에서 선별	시간 경과
섬망	• 주의와 의식의 변동 • 인지장애(새로운) • 기존의 신경인지장애로 설명되지 않음	수 시간에서 수일
경도 신경인지장애	• 한 개 이상의 인지 영역에서 병전 수행 수준에 비해 저하됨 • 인지 결손은 독립적 능력이나 일상적 활동을 방해하지 않음 • 인지 결손은 섬망으로 인한 것이 아니며 다른 질환으로 더 잘 설명되지 않음	수개월에서 수년
주요 신경인지장애	• 한 개 이상의 인지 영역에서 현저한 기능 저하 • 결손이 일상생활을 방해함 • 인지 결손은 섬망으로 인한 것이 아니며 다른 질환으로 더 잘 설명되지 않음 • 기저 병인이 명시됨	수개월에서 수년

망상장애[a,b]	• 한 가지 망상, 명백히 괴이하지 않음 • 조현병의 진단 기준을 만족하지 않음 • 정동 증상은 제한적임 • 정신사회적 기능은 현저히 손상되지 않음	>1개월에서 수년
단기 정신병적 장애[a]	• 기간을 제외하면 조현병 진단 기준과 유사함 • 정신사회적 기능의 손상이 있어야 함	수일에서 1개월
조현양상장애[a,b]	• 정신사회적 기능의 손상은 필수적이지 않음	1~개월
조현병[a,b]	• 다음 증상 중 둘 이상: 망상, 환각, 와해된 언어, 와해된 또는 긴장성 행동, 음성 증상	>6개월
후기 발병 조현병[a,b]	• 조현병의 진단 기준 만족 • >40세 발병	>6개월
초후기 발병 조현병 유사 정신병[a,b]	• 조현병의 진단 기준 만족 • >60세 발병	>6개월
조현정동장애[a]	• 기분 삽화 없이 2주 이상의 망상이나 환각이 존재 • 우울 또는 조증 증상이 전체 질병 기간의 대부분 동안 존재	>6개월
물질/약물치료로 유발된 정신병적 장애[b]	• 환각 또는 망상이 존재 • 정신증이 물질/약물치료의 생리적 효과와 직접적으로 연관되어 있음	수 시간에서 수년
다른 의학적 상태로 인한 이차성 정신병적 장애[a,b]	• 환각 또는 망상이 존재 • 정신증이 다른 의학적 상태의 병태생리와 직접적으로 연관되어 있음	수개월에서 수년

[a] 증상은 물질 사용, 다른 의학적 상태 혹은 다른 정신장애로 더 잘 설명할 수 없음.[2)]
[b] 사회적 및 또는 직업적 기능장애가 반드시 있어야 함.

특정 장애

섬망

섬망의 진단은 정신 상태의 급격한 변화를 관찰함으로써 내려진다. 이러한 정신 상태의 변화는 다른 신경인지장애로 더 잘 설명할 수 없는 인지적 변화와 함께 주의력 장애가 변동하는 것이 특징이다.[11)] 섬망의 진단은 진단용 바이오마커를 확립하기 위한 여러 노력에도 불구하고 여전히 임상적 판단에 의존한다.[16), 17)] 환각과 망상, 수면장애, 비정상적인 행동 및 정서적 불안정을 포함한 행동 증상은 섬망 중에 매우 흔하게 나타난다.[16), 18)] 특히, 환각과 망상은 섬망에서 흔하며, 유병률은 환각의 경우 40~70%, 망상의 경우 24~79%이다.[19)~21)] 섬망의 진단은 주요 신경인지장애, 우울증 및 정신병적 스펙트럼 장애를 포함한 다른 상태로 오인될 수 있는 만큼 주변의 정보 제공자가 제공하는 병력을 포함하여 환자의 병력에 대한 신중하고 포괄적인 평가가 필수적이다. 가족 및 간병인 면담을 통해 기준이 되는 평소 인지 상태에 대한 공식적인 평가를 해 두어야 한다. 정신 상태의 시간적 변화는 섬망의 주요 지표로, 다른 질환의 경우에는 몇 주에서 몇 달 또는 몇 년이지만 섬망에서의 시간적 변화는 몇 시간에서 며칠이다. 정신병 및 우울증에 대한 표준화된 선별 도구를 포함한 정신건강 치료 병력은 표준화된 인지 평가와 마찬가지로 가능할 때마다 활용되어야 한다.[16), 17)] 검사실 및 진단 검사는 섬망의 근본적인 원인을 밝히는 것을 목표로 해야 하며, 대사 이상 및 감염 병인에 대한 일상적인 검사실 및 방사선 검사 외에 자주 신경 영상 및 뇌파 검사를 포함하여야 한다.[16), 17]

진단을 돕기 위해, 표준화된 여러 도구들이 여러 모집단에 걸쳐 사용되도록 검증되었는데, 여기에는 중증도를 측정하고 치료에 대한 반응을 추적할 수 있는, the Confusion Assessment Method와 CAM-S, 4개의 'A' 테스트, 3분 진단 평가 및 병력을 얻기 위하여 간병인과 가족에 의존하는 Family Confusion Assessment Method[18), 22)~25)]가 있다.

섬망에는 다양한 '운동 아형(motor subtypes)'이 있다. 이러한 운동 아형에는 과활동, 저활동, 혼합 및 비운동 변이가 포함된다.[26), 27)] 이들은 증상 발현이 다르며 이환율과 사망률에도 차이가 있어 임상적으로 의의가 있다. Morandi 등의 최근 연구에 따르면 섬망의 21.5%가 과활동성 섬망, 38.5%가 저활동성 섬망, 27.3%가 저활동성/과활동성 섬망 혼합, 12.7%가 비운동성 섬망으로 추산하였다.[27)] 저활동성 섬망과 과활동성 섬망은 모두 정신병적 증상과 관련이 있지만, 저활동성 섬망은 임상 현장에서 간과되는 경우가 많고, 이환율 및 사망률 증가로 주목을 받고 있는 반면 과활동성 섬망은 저활동성 아형과 비교할 때 더 잘 발견되고, 결과가 개선

되고, 더 많은 항정신병약물 사용과 관련된다.[28)]

섬망의 예방 및 시의 적절한 진단과 치료는 매우 중요하다. 섬망이 장기 입원, 인지 및 기능 저하, 사망률 및 이환율 증가, 시설 입소율 증가의 전조라는 것은 잘 알려져 있다.[28)] 여러 메타 분석을 통해 다양한 예방 전략의 임상적 유용성과 비용 대비 효과가 확인되고 있다.[17)] 여기에는 조기 거동(early mobilization), 적절한 수분 공급, 수면 향상, 시간과 장소에 대한 지남력 제공, 회상(인지 자극을 위한)과 같은 치료 활동, 필요에 따라 보청기와 시각 보조기를 사용한 청력 및 시각 최적화가 포함된다.[17)]

치료와 관련하여 최근 Cochrane 메타 분석에 따르면 현재 노인의 섬망 치료를 위해 항정신병약물 또는 기타 약물 요법의 일상적인 사용을 권장할 만한 충분한 증거가 없는 것으로 나타났다.[29)] 항정신병약물의 이점에 대한 충분한 증거가 없기 때문에 항정신병약물은 심각한 수준의 초조성 흥분, 고통 또는 환자 또는 주변 사람들의 안전에 위협이 되는 경우에만 권장되며 필요한 최단 기간 동안 투여해야 한다. 현재로서는 일상적인 사용은 지지받지 못하고 있다.[17), 29)]

치매

치매(주요 신경인지장애)가 있는 노인은 노년기에 정신병 증상이 있는 환자 중 가장 큰 그룹을 구성한다. 실제로 약 40%는 병이 진행되는 동안 망상이나 환각을 경험한다.[10), 30)] 치매의 정신병적 증상은 인지 및 기능적 악화, 시설 수용률 증가, 이환율 및 사망률 증가, 간병인 소진 증가와 관련이 있다.[30), 31)] 치매 및 정신병의 맥락에서 이러한 열악한 결과를 볼 때 이들 질환의 정확한 진단 및 치료가 중요하다.

DSM-5에 따르면 주요 신경인지장애의 진단은 적어도 하나의 인지 영역에서 상당한 결함이 있고 섬망을 포함한 다른 정신적 또는 신체적 상태로는 더 잘 설명할 수 없는 사회적 또는 직업적 기능의 장애가 있는 경우에 확립된다. 알츠하이머병의 경우 기억/학습 영역과 다른 하나의 영역이 손상되어야 한다.[11)] 신경인지장애는 일반적으로 수개월에서 수년에 걸쳐 발전한다. 이 장의 앞부분에서 언급한 바와 같이 치매의 가역적 원인과 정신병의 잠재적 원인에 대한 포괄적 노인의학적 평가, 신경심리 검사, 간병인/가족력 검사, 신경영상 및 검사실 검사가 매우 중요하다. 잠재적으로 가역적인 인지 쇠퇴의 원인이 모두 확인되고 치료될 때까지 최종 진단을 보류해야 한다. 가족/간병인으로부터 얻은 병력은 환자로부터 정확하게 도출하기 어려운 증상, 기능 저하 및 질병 발병을 파악하는 데 중요하다.

환각과 망상의 존재는 주요 신경인지장애의 다양한 병인과 질병의 경과에 따라 다양하다. 표본 인구에 따라 알츠하이머병에서 환각의 유병률은 4~76%인 반면 망상은 16~70%이다. 주요 혈관 신경인지장애에서 환각의 유병률은 알츠하이머병에서 발견되는 유병률과 유사하다. 그러나 망상의 유병률은 상대적으로 낮다. 루이소체병은 환각(주로 시각, 25~83% 유병률), 망상(13~75% 유병률), 오인 증후군(misidentification syndromes 29~50%)의 세 가지 유형의 정신병 증상을 나타낸다. 파킨슨병과 관련하여 발생하는 시각적 환각(가장 흔함)은 병식을 유지하면서 양성인 경우가 많지만, 파킨슨병으로 인한 주요 신경인지장애에서 발생하는 환각은 본질적으로 더 복잡하고 고통스럽고 병식이 상실될 수 있다.[10]

알츠하이머병에서 발생하는 정신병적 증상은 가장 잘 분류될 수 있다. 시각적 환각이 가장 흔하고 청각적 환각이 그다음으로 흔하다. 다른 양상의 지각장애는 그다지 자주 발생하지는 않는다. 알츠하이머병에서 가장 흔한 망상적 믿음은 절도, 상실, 배우자의 불륜, 피해망상, 그리고 자신의 집이 자신의 것이 아니라는 믿음이다. '거울 증후(mirror sign)'(거울에 비친 사람이 자신이 아니라 낯선 사람이라고 믿음)[10]와 같은 오인도 발생할 수 있다. 망상은 일반적으로 병의 초기에 비교적 일찍 발생하고 환각은 나중에 나타난다. 문헌에 따르면 환각과 망상이 뚜렷한 임상적 · 유전적 · 병태생리학적 과정을 반영할 수 있으며 알츠하이머병의 정신병적 증상이 결과에 차등적인 영향을 미칠 수 있음을 시사한다. 환각의 존재는 망상의 존재보다 더 나쁜 예후를 나타낼 수 있다.[31), 32)] Connors 등의 보다 최근의 종단적 연구에서는 망상과 환각 모두가 알츠하이머병의 이환율과 사망률에 동등하게 기여한다는 것을 발견했다.[33]

신경인지장애 과정에서 발생하는 정신병적 증상의 치료와 관련하여 가장 최근의 전문가 가이드라인은 약물치료와 관련된 이환율 및 사망률의 가능성 때문에 약물학적 관리보다 비약물적 치료를 만장일치로 권고하고 있다.[15)]

치매에서의 정신병에 대한 비약물학적 접근

일반적으로 치매에서의 정신병에 대해서는 비약물학적 접근이 가장 우선되어야 한다. 미국 정신의학회 가이드라인(2016)에 따르면 비약물적 관리가 실패하거나 현재 증상이 환자나 간병인에게 심각한 고통을 야기하는 경우에만 약물 치료가 적용된다고 명시하고 있다. 정신병이나 초조성 흥분이 자신이나 타인에게 잠재적 위험을 갖는 경우는 약물학적 관리를 가장 우선적으로 시행할 수 있다.[15)]

비약물적 관리로는 간병인 교육, 행동 증상에 관한 문제 해결 및 간병인 지원을 포함하여 간병인에 대한 접근 방법이 가장 강력한 근거를 갖는다. 이 모든 방법은 연구 대상에서 신경정신과 증상의 상당한 감소를 보여 주고 있다.[34), 35)] 과잉 및 과소 자극, 과도한 소음, 활동 부족 및 일상생활 부족을 해결하는 성인 주간 프로그램 및 환경적 접근 방법은 모두 긍정적인 효과를 나타내었다. 음악 요법은 공격성/초조함을 줄이는 데 효과적인 것으로 나타났다. 증거가 제한적이거나 일관성이지 못한 접근 방법에는 인지 훈련, 회상 요법, 검증 요법(validation therapy), 침술, 아로마 요법 및 광선 요법이 포함된다.[15), 35~38)]

치매에서의 정신병에 대한 약리학적 접근

콜린에스테라아제 억제제 및 Memantine

대조군 연구에서는 정신병의 개선에 대해 일관성이 없었지만, 인지기능 개선제는 인지 저하를 늦추는 데 약간의 이점이 있을 뿐만 아니라 정신병을 포함한 전반적인 신경정신과적 증상을 개선시킬 수 있다는 다소의 근거가 있다.[38), 40)] 다른 신경인지 질환보다 루이소체를 동반한 주요 신경인지장애와 파킨슨병으로 인한 주요 신경인지장애의 경우 콜린에스테라아제 억제제의 이점이 더 두드러질 수 있다.[41)] 여러 연구에서 전반적인 신경정신과적 증상 부담 및 정신병의 감소와 관련하여 memantine에서도 유사한 결과를 발견했다. 그러나 이것은 후속의 대규모 무작위 대조군 연구에서는 재현되지 않았다.[42)~47)]

치매에서의 정신병 치료를 위한 항정신병약물

항정신병약물은 FDA에서 공식적으로 승인된 약물이 없음에도 불구하고 미국에서 치매 관련 정신병 치료에 광범위하게 사용되고 있다. 이러한 항정신병약물의 광범위한 사용은 블랙박스 경고와 치매 관련 정신병에 이러한 약물을 사용할 때 잠재적인 위험성에 대한 증거가 증가함에도 불구하고 일어나고 있다.[48)] 초조성 흥분, 정신병 및 공격성은 항정신병 치료에 의해 개선될 가능성이 가장 높은 증상 영역이다. 이러한 치료를 통해 폭력, 간병인의 고통, 환자의 고통, 삶의 질이 모두 개선될 수 있다.[15)] 대부분의 연구는 2세대 항정신병약물을 사용하여 이루어졌다. 이 인구 집단에서 1세대 항정신병약물에 대한 데이터가 제한적일 뿐만 아니라 1세대 항정신병약물과 2세대 항정신병약물 간의 효능 비교에 대한 데이터도 부족하다.[15)] 문헌에 따르면 부작용 프로파일은 일반적으로 1세대보다 2세대 항정신병약물에서 더 유리한 것으로 나타났다.[15)]

사망까지 이를 수 있는 잠재적인 부작용에 대한 근거가 늘어나고 있는 점을 감안할 때, 항정신병약물의 비교적 적은 이점은 더욱 줄어들게 된다. 메타 분석에 따르면 이러한 증상을 치료할 때 2세대 항정신병약물에 의한 사망 위험이 증가하는 것으로 확인되었으며, 사망 위험은 100분의 1에서 50분의 1로 증가하는 것으로 추정된다.[49), 50)] 이 반응은 용량 의존적이며 치료 시작(처음 120일) 동안 가장 높으며 치료 과정 전반에 걸쳐 적지만 위험은 지속된다.[15)] 사망 위험은 여전히 논란의 여지가 있으며 여러 전향적 연구에서 치매 환자의 사망 위험이 증가하지 않는다는 사실이 밝혀졌다.[51)] 이러한 약물의 사용과 관련된 잠재적 위험으로 인해 현재 지침에서는 치료 시작 후 4개월 이내에 감량 및 중단을 시도할 것을 권장하고 있다. 정신병 증상이 재발하면 지침은 치료 재개를 허용한다.

파킨슨병으로 인한 주요 신경인지장애 및 루이소체를 동반한 주요 신경인지장애는 심각한 부작용 가능성이 높기 때문에 치료에 어려움을 겪고 있다.

Quetiapine은 1차 선택 항정신병약물이며 quetiapine으로 부작용이 발생하거나 효과가 없는 경우 clozapine을 사용한다. 보다 최근에 새로운 약제인 5HT2A inverse agonist인 pimavanserin이 파킨슨병과 관련된 정신병에 사용하도록 승인되었다.[52), 53)] 이 약은 알츠하이머병, 루이소체 치매, 조현병에서 정신병적 증상을 완화시키는지에 대한 평가가 진행 중이다.

괴로움이나 위험한 행동으로 인해 항정신병약물이 필요한 환자의 경우 권장되는 용량 범위는 다음과 같다.[54), 55)]

- Risperidone 0.25~1.5mg
- Olanzapine 2.5~10mg
- Quetiapine 12.5~200mg
- Aripiprazole 2.5~12.5mg

항우울제

치매에서의 정신병 및 초조성 흥분에 대해 항우울제를 사용한 데이터는 거의 존재하지 않는다.[56)] 존재하는 연구 중 Cochrane 데이터베이스에서 발견된 단 2개만이 치매의 신경정신과적 증상에 대한 sertraline과 citalopram의 이점을 보여 준다. 그럼에도 불구하고 이 두 연구의 전반적인 근거의 질은 낮다.[56)~58)] 186명의 참가자를 대상으로 한 무작위, 위약 대조, 이중 맹검 연구인 알츠하이머병 시험에서 초조성 흥분에 대한 시탈로프람의 효과(The Effect of Citalopram on Agitation in Alzheimer's Disease trial CitAD 시험)에서는 시탈로프람을 투여받은 피험자가 위약에 비해 전반적인 신경정신과적 지표와 간병인의 고통에서 유의미한 개선을 보인 것으로 나타났다.[59)]

치매에서의 정신병 증상 치료에서 항우울제와 항정신병제를 비교하는 조사는 부족하다. 그러나 한 연구에서는 citalopram이 risperidone만큼 효과적이라는 것을 발견했다.[58)] 아마도 항우울제는 항정신병약물보다 내약성이 좋고 부작용이 적을 것으로 보인다. CitAD 시험에서 citalopram의 사용은 인지 악화 및 QT 연장에 대한 우려가 제기되었다.[59] 2011년 메타 분석에서 항정신병약물과 SSRI 사이에 부작용으로 인한 시험 중단에는 차이가 없었다고 하였다.[56]

다른 의학적 상태로 인한 정신병적 장애

다른 의학적 상태로 인한 정신병적 장애의 진단은 일차성 정신병적 장애의 진단에 앞서 철저히 검토되어야 한다. 이 진단은 의학적 질환의 병태생리학적 과정에 직접 기인하는 망상이나 환각이 있을 때 내려지며 섬망이 있는 동안에만 발생하는 망상이나 환각만으로는 진단할 수 없다. 환자의 평가는 병력 및 신체검사를 기반으로 한 적절한 진단 테스트와 함께 포괄적인 노인 평가를 포함하여 이 장에서 앞서 설명한 알고리즘을 따라 진행해야 한다. 정신병과 관련된 잠재적 진단은 대사, 감염, 종양 및 내분비 원인을 포함하여 무수히 많다. 이러한 질환의 치료는 먼저 정신병적 증상과 병리적으로 연결된 의학적 질환의 안정화와 함께 진행되어야 한다. 정신병적 증상이 심각하고 고통스러운 경우 항정신병약물 치료가 필요할 수 있다. 최소한의 필요량을 한시적으로 사용하는 것이 원칙이다. 항정신병약물의 선택은 환자 개개인의 병력과 동반 질환에 근거해야 한다.[10), 60)]

물질/약물 유발 정신병적 장애

정신병을 유발할 수 있는 물질의 수가 많고, 노인에서 이러한 물질에 노출되는 빈도가 높기 때문에 물질/약물 유발 정신병적 장애에 대해서 임상의는 항상 많은 고려를 해야 한다. 이 진단은 망상 및 또는 환각이 존재할 때 확립되며 물질 중독/금단 또는 약물 노출과 직접적, 시간적으로 타당하게 연관될 수 있을 때 성립된다.[61] 알코올, 대마초 및 그 파생물, 환각제, 흡입제, 진정제/수면제, 각성제를 비롯한 여러 물질들이 중독되었을 때 정신병을 유발한다.[61] 또한, 알코올 및 진정제/수면제는 금단 시 정신병과 관련이 있다.[61] 이러한 상태와 가장 흔하게 관련된 약물은 도파민 작용제, 항콜린제, 시메티딘, 코르티코스테로이드, 디곡신, 항부정맥제 및 면역 요법, 특히 인터페론이다.[62] 이 책의 출판 당시 노인의 물질/약물 유발 정신병적 장애의 치료에 대한 통제된 연구는 없었다. 물질 사용 장애에 대한 증거 기반 치료(정신치료 및 약물치료)는 물질 사용으로부터의 관해를 목표로 하여야 한다. 다른 의학적 상태로 인한 정신병적 장애와 마찬가지로 항정신병약물은 심각하거나 고통스럽거나 위험한 증상에 사용될 수 있다. 항정신병약물은 용량 및 시간에 제한을 두어야 하며 환자의 의학적 동반 질환과 질병의 특징에 따라 항정신병약물을 선택해야 한다.

조현병 스펙트럼 장애

조현병

조현병의 진단은 DSM-5 기준에 따른다. 망상, 환각, 와해된 언어, 심하게 와해되거나 긴장된 행동 및 또는 음성 증상 중 2가지 이상의 증상이 적어도 1개월 동안 활발히 나타나고 6개월 동안 지속되는 장애가 있어야 한다.[61] 이러한 진단 기준은 조기 발병 조현병과 후기 발병 조현병 모두에 적용되지만, 국제적인 후기 발병 조현병 그룹은 발병 연령에 따라 장애를 별개의 범주로 세분화할 것을 제안했다. 조기 발병 조현병은 40세 이전에 발병하는 조현병, 후기 발병 조현병은 40세에서 60세 사이에 발병하는 질환으로, 초후기 발병 조현병 유사 정신병은 60세 이후에 발생하는 질병으로 정의된다.[63] 현상학적 차이와 다양한 치료 필요성으로 인해 조현병을 이러한 그룹으로 분류하는 것은 임상적으로 중요하다. 노년기 조현병 사례의 대부분(75~80%)은 조기 발병이며, 20~25%만이 후기 발병이고, 초후기 발병 조현병 유사 정신병의 발병률은 100,000명 중 7.5명에 불과하다.[64]

노년기 조현병의 아형에는 몇 가지 임상적 · 현상학적 차이가 있다. 조기에 발병하는 조현병이 있는 노인 조현병 환자는 발병 당시 경미한 인지장애를 경험하지만 그 외에는 정상적인 인지 노화를 겪는 것으로 보인다. 정신병의 증상과 입원율이 감소함에 따라 심리사회적 기능은 나이가 들면서 개선되는 경향이 있다. 반대로, 이들은 건강한 대조군과 비교할 때 의학적 및 정신과적 동반 질환이 더 많고 기대 수명의 감소를 수반하는 신체적 노화가 가속화되는 것을 경험한다. 발병 연령은 조현병이 있는 노인에서 관찰되는 사망률 증가에 영향을 미치지 않는 것으로 보인다. 또한 노인 조현병 환자에서 우울증과 자살률은 증가한다.[65)]

후기 발병 조현병이 조기 발병 장애와 얼마나 차이가 나는지는 연구자들 사이에서 논쟁의 여지가 있다. 일반적으로 후기 발병 조현병은 조기 발병 조현병과 다양한 측면에서 다른 것으로 밝혀졌다. 여성이 남성보다 발병하기 쉽고, 환각, 망상, 와해의 발생률이 낮으며 항정신병약물의 필요량이 적다. 피해망상이 더 많고 다른 감각 양식(시각, 촉각, 후각)의 환각이 환청보다 더 흔하며, 감각장애가 더 많다.[66)~69)]

초후기 발병 조현병 유사 정신병은 조기 발병 또는 후기 발병 조현병에 비해 유전성이 적은 것으로 보이며 여성에서 더 높은 유병률을 특징으로 하고, 칸막이 피해망상(partition persecutory delusions)[1]의 유병률은 더 높고, 낮사고 장애 및 음성 증상의 유병률은 더 낮다. 그러나 일부 연구에서는 신경학적 이상의 유병률이 더 높은 것으로 나타났다.[63)]

초기 및 후기 발병 조현병에 대한 자세한 논의는 제4장에 기술되어 있다.

치료

65세 이상 조현병 환자의 치료법에 대한 문헌은 제한적이다. 2012년 Cochrane 검토에 따르면 의미 있는 검토를 위한 품질 기준을 충족하는 연구를 발견하지 못했다고 한다.[70)] 조기 발병 노인 조현병 환자에서 이용 가능한 대부분의 데이터는 risperidone 및 olanzapine 사용에 대한 근거를 보여 준다.[51), 71)] 제한적이지만 치

1 정상적으로는 통과할 수 없는 장애물을 물건이나 전파가 통과한다고 믿는 망상.

료에 내성이 있는 노인 환자에게 clozapine을 사용하는 것에 대한 근거도 있다.[72) 또 다른 연구에서는 65세 이상의 환자에서 위약보다 paliperidone의 우월성을 입증했다.[73)]

노인 조현병 환자의 항정신병약물 투여량은 젊은 환자보다 낮은 경우가 많다.[10)] 후기 발병 조현병의 경우 항정신병약물의 시작 용량은 일반적인 성인 용량의 25%여야 하며, 유지 용량은 젊은 성인 용량의 25~50%여야 한다. 마찬가지로, 조기 발병 조현병이 있는 65세 이상의 환자는 종종 더 낮은 항정신병약물 용량(일반적인 성인 용량의 50~75%)으로 유지될 수 있는 경우가 많다.[10)] 이러한 용량 범위의 임상 경험을 뒷받침하는 최근 연구에 따르면 노년기 조현병 환자에서 최근 한 연구에서는 노년기 조현병 환자에게 항정신병약물의 용량을 최대 40%까지 줄여서 사용해 보았으며, 노년기 환자에서는 치료적 범위에 드는 D2/D3 수용체의 점유율이 더 낮은 것으로 밝혀져 임상에서의 경험적인 용량 결정을 뒷받침하였다(젊은 환자에서 수용체 점유율 65~80%와 비교하여 고령 환자에서 수용체 점유율은 50~60%).[74)]

임상 경험과 전문가 합의 지침은 노년기 조현병에 대해 다음과 같은 항정신병약물(용량 범위 포함)의 사용을 지지한다.[60)]

- Risperidone 1.25~3.5mg
- Quetiapine 100~300mg
- Olanzapine 7.5~15mg
- Aripiprazole 15~30mg

이 책의 제13장에 정신병적 장애에 대한 약물학적 접근법에 대해 광범위한 검토가 되어 있다.

노년기 조현병의 비약물학적 관리

가능하다면 조현병에 대한 비약물학적 개입은 1차적으로 시행하거나 약물 요법과 동시에 사용되어야 한다. 최근 몇 년 동안 이 인구 집단에 증거 기반 방법론의 진보가 이루어졌다. 이러한 접근 방식의 전반적인 이점에는 지역사회 생활 기술/기능, 자기효능감 및 음성 증상 부담의 단기 개선이 포함된다.[75)~80)]

제14장에서 조현병의 다양한 비약물학적 접근에 대한 개요를 설명하였다.

조현정동장애

노인의 조현정동장애에 대한 연구는 부족하지만, 현존하는 데이터는 조현정동장애가 역학 및 임상적으로 양극성 장애보다 조현병과 더 유사하다는 것을 일관되게 발견하였다. Meesters와 공동 저자는 60세 이상의 성인에서 조현정동장애의 12개월 유병률을 0.14%로 추정했다.[81)] 노인 조현병 환자들과 달리 조현정동장애 환자들은 더 높은 치료 저항성, 자살 위험 및 질병의 중증도를 보인다.[82)] 우울형 조현정동장애 환자는 양극성 유형보다 자살 위험이 더 높을 수 있다.[83)]

조현정동장애의 치료에 대한 연구는 젊은 환자와 노인 환자 모두에서 미미하다. 조현정동장애가 있는 환자는 노년의 조현병에 대한 연구에 포함되었다.[51)] 젊은 환자의 치료에서 추정하여 제시된 권장 사항에는 낮은 용량의 항정신병약물부터 시작하고(필요에 따라 천천히 증량) 기분 안정제와 항우울제를 가장 낮은 유효용량으로 주의해서 사용하는 것이 권장된다.[10)]

망상장애

망상장애는 DSM-5에 따라 현저한 환각 없이 기괴하지 않은 망상이 1개월 이상 지속되는 것으로 진단한다.[84)] 노인에서 망상장애의 유병률은 0.03%로 추정되며 여성에서 조금 더 많고 사회적 기능의 손상을 보이지만 인지, 성격 또는 직업 기능에 대한 변화는 거의 없다.[85), 86)]

망상장애의 치료는 잘 연구되지 않았다. 이 질환의 발병 연령이 높은 편 (성인 중기 또는 후기)임에도 불구하고, 65세 이상 환자의 망상장애 치료에 대한 구체적인 연구는 아직 없다. 젊은 환자에 대한 문헌을 검토한 결과 risperidone과 olanzapine이 이 장애에 가장 널리 사용되는 치료제이며, 그 효과에 대한 증거는 제한적이다.[87] Risperidone과 olanzapine은 한때 망상장애의 1차 치료제로 여겨졌던 pimozide만큼 효과적인 것으로 밝혀졌다.[87]

정신병적 특징을 동반한 주요우울장애

주요우울장애(MDD)는 55세 이상 성인에서 흔한 장애로 유병률이 4~7%로 추정된다.[88)~90)] 65세 이상의 경우 National Comorbidity Survey Replication에서 12개월 유병률이 2.6%, 평생 유병률은 9.8%이다.[90] DSM−5 MDD의 정신병은 진단 지정자(diagnostic specifier)로 표시되며, '정신병적 특징이 있음'은 '기분 [일치] 정신병적 특징' 또는 '기분 [불일치] 정신병적 특징'을 사용하여 추가로 분류될 수 있다.[11] 전자는 '개인의 부적절감, 죄책감, 질병, 죽음, 허무주의 또는 마땅한 처벌과 같은 전형적인 우울 주제와 일치하는' 망상과 환각으로 설명된다. 기분에 일치하지 않는 특징은 앞서 언급한 주제를 동반하지 않는 망상이나 환각, 또는 기분과 일치하지 않는 주제와 기분과 일치하는 주제가 혼합되어 있는 망상 또는 환각으로 분류할 수 있다.

노인 우울증 환자는 정신병적 특징을 가질 가능성이 더 높고 치료 저항을 나타낼 가능성이 높으며, 이는 이 인구 집단에서 뇌혈관 위험 증가와 관련되는 요인이다.[91] 최근 연구에서는 기준 뇌혈관 위험 점수가 노인의 치료 저항성에 대한 독립적인 위험 인자임이 확인되었다.[92] 또한 노인과 젊은 환자 모두에서 SSRI와 TCA가 정신병적 특징을 동반한 우울증에 효과가 적은 반면 전기경련치료는 비정신병적 우울증과 비교하여 정신병적 우울증 치료에 더 효과적이거나 동등하게 효과적이라는 일부 증거가 있다.[93] 이러한 이유로 전기경련치료는 치료 초기, 특히 허약한 노인에서 고려되어야 한다.[94), 95)]

노인을 대상으로 한 구체적인 연구는 없지만 무작위 대조군 시험과 전문가 합의에서 항정신병약물과 항우울제의 병용 요법이 단독 요법보다는 우수하다는 증거가 있으며 이는 대부분의 국제적인 지침에 반영되어 있다.[96), 97)] 이 분야에서 수행된 소수의 무작위 대조군 시험에서는 olanzapine과 sertraline(olanzapine 단독 요법에 비해) 및 olanzapine과 fluoxetine(위약 및 olanzapine 단독 요법에 비해)의 병용 요법의 효능이 입증되었다.[98), 99)]

양극성 장애

DSM-5에서 양극성 I 및 양극성 II 장애는 모두 정신병 지정자(psychotic specifier)를 가지고 있다. 조증, 경조증 또는 우울 삽화 모두에서 정신병적 증상이 나타날 수 있다는 점에 주의하는 것이 중요하다.[11)] 주요우울장애와 마찬가지로 정신병은 환각이나 망상의 존재로 정의된다. 마찬가지로, '일치' 또는 '불일치'로 분류된다. 전자는 환각이나 망상으로 구성되며, "과대성, 불사신 등의 전형적인 조증 주제이지만 특히 개인의 능력, 성취 등에 대한 다른 사람의 의심과 관련하여 의심이나 편집증의 주제가 포함될 수 있다."[11)] 일치하지 않는 정신병적 증상은 이러한 주제를 포함하지 않거나 기분과 일치하지 않는 주제와 기분과 일치하는 주제가 혼합된 환각이나 망상을 포함한다. 중요한 진단적 고려 사항은 후기 발병 양극성 장애가 종종 의학적 · 신경학적 질환에 이차적이거나 약물에 의해 유발될 수 있다는 것이다.

노인 양극성 장애 환자의 치료에 대해 이용 가능한 연구는 거의 없다. 최근 연구인 GERI-BD 시험(노인의 양극성 조증 치료 연구)에서는 divalproex와 lithium이 내약성이 우수하고 효과적이라는 것을 발견했고 lithium이 조증 점수를 더 크게 감소시키는 것으로 나타났다.[100)] 고령자에서 lithium의 사용은 고전적인 조증에 대한 탁월한 효능에도 불구하고 종종 부작용에 대한 우려를 불러일으킨다. 그러나 한 연구에서는 노인 양극성 장애 환자의 급성기 치료 이용 및 의학적 동반 이환에 있어서 lithium이 divalproex 또는 비정형 항정신병 약물과 비교하여 차이가 없음을 발견했으며, 이는 lithium이 급성적인 신체 건강 문제를 악화시키지 않는다는 것을 시사한다.[101] 분명히, 65세 이상의 환자에서 이러한 약물의 이점과 위험을 더 자세히 알아보기 위해 추가 연구가 수행되어야 할 것이다.

항정신병약물의 사용에 있어 모든 2세대 항정신병약물(clozapine 제외)은 급성 조증의 정신병에 적용되지만 노인 인구에서 사용을 제안할 증거는 제한적이다.[102] 급성 조증이 있는 고령 환자를 구체적으로 평가한 연구에서 divalproex 단일 요법보다 olanzapine 단일 요법이 우월한 것으로 나타났다.[102] 또한, quetiapine은 모든 연령대의 환자에서 조증 치료에 위약보다 더 효과적인 것으로 밝혀졌고 젊은 환자에 비해 고령의 환자에서 더 우수한 효능을 입증했다.[103] 또한 asenapine이 급성 조증을 가진 고령 환자에게 효과적일 수 있다는 소규모의 전향적 공개 시험(open-label trial)(N = 15)의 증거도 있다.[104]

결론

1. 정신병적 장애는 거의 25%의 평생 유병률로 매우 흔하며, 나이가 들수록 위험이 증가한다. 시점유병률은 설정에 따라 5~63% 범위로 다양하다. 일반 지역사회에서 노인의 정신병적 증상의 유병률은 1~13.4%이며 중앙값은 3.6%이다.
2. 정신병적 장애는 정신과적 장애의 직접적인 영향에 기인하는 1차성 장애(사례의 5분의 2)와 비정신과적 상태에 의해 야기되는 2차성 장애(사례의 5분의 3)로 나눌 수 있다. 치매는 정신병의 가장 흔한 원인이다(전체 사례의 40%).
3. 연상기호(mnemonic) 'Six Ds'는 정신병 장애의 주요 원인인 질병, 섬망, 약물, 치매, 우울증 및 조증, 망상 및 조현 스펙트럼 장애(Disease, Delirium, Drugs, Dementia, Depression and mania, and Delusions and schizophrenia-spectrum disorders)를 기억하는 데 사용할 수 있다.
4. 처음부터 기저에 있는 의학적 또는 신경학적 원인을 알아내기가 어렵기는

하지만, 치료가 병인에 따라 크게 달라질 수 있기 때문에 가능하면 다른 의학적 상태나 물질에 의한 인과관계를 배제할 때까지 일차성 정신질환으로 진단해서는 안 된다.

5. 노인의 경우 기존의 정신병적 장애와 함께 제2의 정신병적 장애가 발생할 가능성이 있다는 진단적 우려가 있다. 중요한 것은 이차성 장애가 처음에는 일차성 장애와 유사할 수 있다는 것이다.
6. 정신질환으로 인한 정신병을 다른 생리학적 상태로 인한 정신병과 구별하는 질병 징후학적(pathognomic) 징후는 없지만 후자를 전자와 구별하는 데 도움이 될 수 있는 몇 가지 특징이 있다: 급성 발병(수일에서 수주), 비전형적 발병 연령, 청각적 환각이 없는 시각적 환각, 과거 정신과 또는 가족력의 부재, 중증 또는 치료 저항성 증상, 성격 변화 후 발생하는 증상, 의학적 질병과 관련하여 발생하는 증상, 인지 이상 및 약물/물질 남용. 진단의 정확도를 향상시킬 수 있는 더 많은 생물학적 및 임상적 평가 도구를 개발하기 위한 연구가 필요하다.
7. 노년의 정신병적 장애에 대한 약물 치료를 평가하는 대조 연구는 거의 없다. 대부분의 치료 지침은 전문가 합의 패널(expert consensus panels)을 통해 개발되었다. 항정신병약물이 가장 일반적으로 사용되지만 고령 환자의 병적 상태 및 사망률 증가에 대한 우려가 있다. 5HT2A 역 효현제(inverse agonist)인 피마반세린과 같은 새로운 약제는 현재 파킨슨병에서의 정신병적 증상에 사용되는 것 이상의 유용성을 가질 수 있다.
8. 가능하면 초기에 심리사회적 개입을 시도해야 하며, 약물치료는 이러한 심리사회적 개입이 실패하거나 증상이 너무 심하여 환자나 다른 사람에게 위험을 초래할 수 있는 경우에만 사용해야 한다.

주석

1. Arciniegas, D.B., Psychosis. *Continuum: Lifelong Learning in Neurology,* 2015. *21*(3 Behavioral Neurology and Neuropsychiatry): p. 715.
2. Holroyd, S. and S. Laurie, Correlates of psychotic symptoms among elderly outpatients. *International Journal of Geriatric Psychiatry,* 1999. *14*(5): pp. 379-384.
3. Karim, S. and E.J. Byrne, Treatment of psychosis in elderly people. *Advances in Psychiatric Treatment,* 2005. *11*: pp. 286-296.
4. Sigström, R., I. Skoog, S. Sacuiu, et al., The prevalence of psychotic symptoms and paranoid ideation in nondemented population samples aged 70-82 years. *International Journal of Geriatric Psychiatry,* 2009. *24*(12): pp. 1413-1419.
5. Subramaniam, M., E. Abdin, J. Vaingankar, et al., Prevalence of psychotic symptoms among older adults in an Asian population. *International Psychogeriatrics,* 2016. *28*(7): pp. 1211-1120.
6. Soares, W.B., S.R.I. Ribeiz, D.P. Bassitt, M.C. De Oliveira, and C.M.C. Bottino, Psychotic symptoms in older people without dementia from a Brazilian community-based sample. *International Journal of Geriatric Psychiatry,* 2015. *30*(5): pp. 437-445.
7. Cohen, C.I., C. Magai, R. Yaffee, and L. Walcott-Brown, Racial differences in paranoid ideation and psychoses in an older urban population. *American Journal of Psychiatry,* 2004. *161*(5): pp. 864-871.
8. Manepalli, J.N., M. Gebretsadik, J. Hook, and G. Grossberg, Differential diagnosis of the older patient with psychotic symptoms. *Primary Psychiatry,* 2007. *14*(8): pp. 55-62.
9. Webster, J. and G.T. Grossberg, Late-life onset of psychotic symptoms. *American Journal of Geriatric Psychiatry*, 1998. *6*(3): pp. 196-202.
10. Reinhardt, M.M. and C.I. Cohen, Late-life psychosis: diagnosis and treatment. *Current Psychiatry Reports,* 2015. *17*(2): p. 1.
11. American Psychiatric Association, *Diagnostic and Statistical Manual of Mental Disorders* (DSM-5®). 2013, Arlington, VA: American Psychiatric Association.
12. Christenson, R. and D. Blazer, Epidemiology of persecutory ideation in an elderly population in the community. *American Journal of Psychiatry,* 1984. *141*(9): pp. 1088-1091.
13. Östling, S., K. Bäckman, M. Waern, et al., Paranoid symptoms and hallucinations among the older people in Western Europe. *International Journal of Geriatric Psychiatry,* 2013. *28*(6): pp. 573-579.

14. Ciompi, L., Catamnestic long-term study on the course of life and aging of schizophrenics. *Schizophrenia Bulletin,* 1980. *6*(4): p. 606.

15. American Psychiatric Association, *The American Association of Psychiatry Practice Guideline on the Use of Antipsychotics to Treat Agitation or Psychosis in Patients with Dementia.* 2016, Arlington, VA: American Psychiatric Association.

16. Inouye, S.K., R.G.J. Westendorp, and J.S. Saczynski, Delirium in elderly people. *Lancet,* 2014. *383*(9920): pp. 911-922.

17. Oh, E.S., T.G. Fong, T.T. Hshieh, et al., Delirium in older persons: advances in diagnosis and treatment. *Journal of the American Medical Association,* 2017. *318*(12): pp. 1161-1174.

18. Inouye, S.K., C.H. van Dyck, C.A. Alessi, et al., Clarifying confusion: the confusion assessment method: a new method for detection of delirium. *Annals of Internal Medicine,* 1990. *113*(12): pp. 941-948.

19. Boettger, S. and W. Breitbart, Phenomenology of the subtypes of delirium: phenomenological differences between hyperactive and hypoactive delirium. *Palliative and Supportive Care,* 2011. *9*(2): pp. 129-135.

20. Meagher, D.J., M. Moran, B. Raju, et al., Phenomenology of delirium: assessment of 100 adult cases using standardised measures. *British Journal of Psychiatry,* 2007. *190*: pp. 135-141.

21. Webster, R. and S. Holroyd, Prevalence of psychotic symptoms in delirium. *Psychosomatics,* 2000. *41*(6): pp. 519-522.

22. Inouye, S.K., C.M. Kosar, D. Tommet, et al., The CAM-S: development and validation of a new scoring system for delirium severity in 2 cohorts. *Annals of Internal Medicine,* 2014. *160*(8): pp. 526-533.

23. Bellelli, G., A. Morandi, D.H.J. Davis, et al., Validation of the 4AT, a new instrument for rapid delirium screening: a study in 234 hospitalised older people. *Age and Ageing,* 2014. *43*(4): pp. 496-502.

24. Marcantonio, E.R., L.H. Ngo, M. O'Connor, et al., 3D-CAM: derivation and validation of a 3-minute diagnostic interview for CAM-defined delirium: a cross-sectional diagnostic test study. *Annals of Internal Medicine,* 2014. *161*(8): pp. 554-561.

25. Steis, M.R., L. Evans, K.B. Hirschman, et al., Screening for delirium using family caregivers: convergent validity of the Family Confusion Assessment Method and interviewer-rated confusion assessment method. *Journal of the American Geriatrics Society,* 2012. *60*(11): pp. 2121-2126.

26. Lipowski, Z., *Delirium: Acute Confusional States*. 1990, New York: Oxford University Press, p. 97.

27. Morandi, A., S.G. Di Santo, A. Cherubini, et al., Clinical features associated with delirium motor subtypes in older inpatients: results of a multicenter study. *American Journal of Geriatric Psychiatry*. *25*(10): pp. 1064-1071.

28. Witlox, J., L.S.M. Eurelings, J.F.M. de Jonghe, et al., Delirium in elderly patients and the risk of postdischarge mortality, institutionalization, and dementia: a meta-analysis. *Journal of the American Medical Association*, 2010. *304*(4): pp. 443-451.

29. Siddiqi, N., J.K. Harrison, A. Clegg, et al., Interventions for preventing delirium in hospitalised non-ICU patients. *Cochrane Database of Systematic Reviews*, 2016: CD005563.

30. Ropacki, S.A. and D.V. Jeste, Epidemiology of and risk factors for psychosis of Alzheimer's disease: a review of 55 studies published from 1990 to 2003. *American Journal of Psychiatry*, 2005. *162*(11): pp. 2022-2030.

31. Scarmeas, N., J. Brandt, M. Albert, et al., Delusions and hallucinations are associated with worse outcome in Alzheimer disease. *Archives of Neurology*, 2005. *62*(10): pp. 1601-1608.

32. Murray, P.S., S. Kumar, M.A. Demichele-Sweet, and R.A. Sweet, Psychosis in Alzheimer's disease. *Biological Psychiatry*, 2014. *75*(7): pp. 542-552.

33. Connors, M.H., D. Ames, M. Woodward, and H. Brodaty, Psychosis and clinical outcomes in Alzheimer disease: a longitudinal study. *American Journal of Geriatric Psychiatry*. *26*(3): pp. 304-313.

34. Kales, H.C., L.N. Gitlin, and C.G. Lyketsos, Assessment and management of behavioral and psychological symptoms of dementia. *British Medical Journal*, 2015. *350*: p. h369.

35. Brodaty, H. and C. Arasaratnam, Meta-analysis of nonpharmacological interventions for neuropsychiatric symptoms of dementia. *American Journal of Psychiatry*, 2012. *169*(9): pp. 946-953.

36. Clare, L., R.T. Woods, E.D. Moniz Cook, M. Orrell, and A. Spector, Cognitive rehabilitation and cognitive training for early-stage Alzheimer's disease and vascular dementia. *Cochrane Database of Systematic Reviews*, 2003. (4): CD003260.

37. Forbes, D., I. Culum, A.R. Lischka, et al., Light therapy for managing cognitive, sleep, functional, behavioural, or psychiatric disturbances in dementia. *Cochrane Database of Systematic Reviews*, 2009(4): CD003946.

38. Thorgrimsen, L., T.P.H. Birks, L.M. Thorgrimsen, et al., Aroma therapy for dementia. *Cochrane Database of Systematic Reviews*, 2003(3): CD003150.

39. Rodda, J., S. Morgan, and Z. Walker, Are cholinesterase inhibitors effective in the management of the behavioral and psychological symptoms of dementia in Alzheimer's disease? A systematic review of randomized, placebo-controlled trials of donepezil, rivastigmine and galantamine. *International Psychogeriatrics,* 2009. *21*(5): pp. 813-824.

40. Trinh, N.H., J. Hoblyn, S. Mohanty, and K. Yaffe, Efficacy of cholinesterase inhibitors in the treatment of neuropsychiatric symptoms and functional impairment in Alzheimer disease: a meta-analysis. *Journal of the American Medical Association,* 2003. *289*(2): pp. 210-216.

41. Rolinski, M., C. Fox, I. Maidment, and R. McShane, Cholinesterase inhibitors for dementia with Lewy bodies, Parkinson's disease dementia and cognitive impairment in Parkinson's disease. *Cochrane Database of Systematic Reviews*, 2012(3): CD006504.

42. Cumbo, E. and L.D. Ligori, Differential effects of current specific treatments on behavioral and psychological symptoms in patients with Alzheimer's disease: a 12-month, randomized, open-label trial. *Journal of Alzheimer's Disease,* 2014. *39*(3): pp. 477-485.

43. Gauthier, S., H. Loft, and J. Cummings, Improvement in behavioural symptoms in patients with moderate to severe Alzheimer's disease by memantine: a pooled data analysis. *International Journal of Geriatric Psychiatry,* 2008. *23*(5): pp. 537-545.

44. Lachaine, J., C. Beauchemin, A. Crochard, and S. Bineau, The impact of memantine and cholinesterase inhibitor initiation for Alzheimer disease on the use of antipsychotic agents: analysis using the Regie de l'Assurance Maladie du Quebec Database. *Canadian Journal of Psychiatry,* 2013. *58*(4): pp. 195-200.

45. Gauthier, S., Y. Wirth, and H.J. Mobius, Effects of memantine on behavioural symptoms in Alzheimer's disease patients: an analysis of the Neuropsychiatric Inventory (NPI) data of two randomised, controlled studies. *International Journal of Geriatric Psychiatry,* 2005. *20*(5): pp. 459-464.

46. Wilcock, G.K., C.G. Ballard, J.A. Cooper, and H. Loft, Memantine for agitation/aggression and psychosis in moderately severe to severe Alzheimer's disease: a pooled analysis of 3 studies. *Journal of Clinical Psychiatry,* 2008. *69*(3): pp. 341-348.

47. McShane, R., A. Areosa Sastre, and N. Minakaran, Memantine for dementia. *Cochrane Database of Systematic Reviews,* 2006(2): CD003154.

48. Jeste, D.V., D. Blazer, D. Casey, et al., ACNP White Paper: update on use of antipsychotic drugs in elderly persons with dementia. *Neuropsychopharmacology,* 2008. *33*(5): pp. 957-970.

49. Schneider, L.S., K. Dagerman, and P.S. Insel, Efficacy and adverse effects of atypical

antipsychotics for dementia: meta-analysis of randomized, placebo-controlled trials. *American Journal of Geriatric Psychiatry,* 2006. *14*(3): pp. 191-210.

50. Schneider, L.S., K.S. Dagerman, and P. Insel, Risk of death with atypical antipsychotic drug treatment for dementia: meta-analysis of randomized placebo-controlled trials. *Journal of the American Medical Association,* 2005. *294*(15): pp. 1934-1943.

51. Jeste, D.V., Y. Barak, S. Madhusoodanan, F. Grossman, and G. Gharabawi, International multisite double-blind trial of the atypical antipsychotics risperidone and olanzapine in 175 elderly patients with chronic schizophrenia. *American Journal of Geriatric Psychiatry,* 2003. *11*(6): pp. 638-647.

52. Cummings, J., S. Isaacson, R. Mills, et al., Pimavanserin for patients with Parkinson's disease psychosis: a randomised, placebo-controlled phase 3 trial. *Lancet,* 2014. *383*(9916): pp. 533-540.

53. Fox, S.H., Pimavanserin as treatment for Parkinson's disease psychosis. *Lancet,* 2014. *383*(9916): pp. 494-496.

54. Maher, A.R., M. Maglione, S. Bagley, et al., Efficacy and comparative effectiveness of atypical antipsychotic medications for off-label uses in adults: a systematic review and meta-analysis. *Journal of the American Medical Association,* 2011. *306*(12): pp. 1359-1369.

55. Meeks, T.W. and D.V. Jeste, Beyond the black box: what is the role for antipsychotics in dementia? *Current Psychiatry,* 2008. 7(6): pp. 50-65.

56. Seitz, D.P., N. Adunuri, S.S. Gill, et al., Antidepressants for agitation and psychosis in dementia. *Cochrane Database of Systematic Reviews,* 2011(2): CD008191.

57. Finkel, S.I., J.E. Mintzer, M. Dysken, et al., A randomized, placebo-controlled study of the efficacy and safety of sertraline in the treatment of the behavioral manifestations of Alzheimer's disease in outpatients treated with donepezil. *International Journal of Geriatric Psychiatry,* 2004. *19*(1): pp. 9-18.

58. Pollock, B.G., B.H. Mulsant, J. Rosen, et al., A double-blind comparison of citalopram and risperidone for the treatment of behavioral and psychotic symptoms associated with dementia. *American Journal of Geriatric Psychiatry,* 2007. *15*(11): pp. 942-952.

59. Porsteinsson, A.P., L.T. Drye, B.G. Pollock, et al., Effect of citalopram on agitation in Alzheimer disease: the CitAD randomized clinical trial. *Journal of the American Medical Association,* 2014. *311*(7): pp. 682-691.

60. Alexopoulos, G.S., J.E. Streim, and D. Carpenter, Commentary: expert consensus guidelines for using antipsychotic agents in older patients. *The Journal of Clinical Psychiatry,* 2004.

65(suppl 2): pp. 100-102.

61. American Psychiatric Association, *Diagnostic and Statistical Manual of Mental Disorders* (DSM-5®). 2013, Arlington, VA: American Psychiatric Association.
62. Brunelle, S., M.G. Cole, and M. Elie, Risk factors for the late-onset psychoses: a systematic review of cohort studies. *International Journal of Geriatric Psychiatry*, 2012. *27*(3): pp. 240-252.
63. Howard, R., P.V. Rabins, M.V. Seeman, and D.V. Jeste, Late-onset schizophrenia and very-late-onset schizophrenia-like psychosis: An international consensus. *American Journal of Psychiatry*, 2000. *157*(2): pp. 172-178.
64. Stafford, J., R. Howard, and J.B. Kirkbride, The incidence of very late-onset psychotic disorders: a systematic review and meta-analysis, 1960-2016. *Psychological Medicine*, 2017: pp. 1-2.
65. Cohen, C.I., P.D. Meesters, and J. Zhao, New perspectives on schizophrenia into later life: Implications for treatment, policy, and research. *Lancet Psychiatry*, 2015. *2*(4): pp. 340-350.
66. Palmer, B.W., F.S. McClure, and D.V. Jeste, Schizophrenia in late life: findings challenge traditional concepts. *Harvard Review of Psychiatry*, 2001. *9*(2): pp. 51-58.
67. Vahia, I.V., B.W. Palmer, C. Depp, et al., Is late-onset schizophrenia a subtype of schizophrenia? *Acta Psychiatrica Scandinavica*, 2010. *122*(5): pp. 414-426.
68. Iglewicz, A., T.W. Meeks, and D.V. Jeste, New wine in old bottle: late-life psychosis. *Psychiatric Clinics of North America*, 2011. *34*(2): pp. 295-318.
69. Howard, R., O. Almeida, and R. Levy, Phenomenology, demography and diagnosis in late paraphrenia. *Psychological Medicine*, 1994. *24*(02): pp. 397-410.
70. Essali, A. and G. Ali, Antipsychotic drug treatment for elderly people with late-onset schizophrenia. *Cochrane Database of Systematic Reviews*, 2012. (2): CD004162.
71. Marriott, R.G., W. Neil, and S. Waddingham, Antipsychotic medication for elderly people with schizophrenia. *Cochrane Database of Systematic Reviews*, 2006(1): CD005580.
72. Suzuki, T., G. Remington, H. Uchida, et al., Management of schizophrenia in late life with antipsychotic medications: a qualitative review. *Drugs and Aging*, 2011. *28*(12): pp. 961-980.
73. Tzimos, A., V. Samokhvalov, M. Kramer, et al., Safety and tolerability of oral paliperidone extended-release tablets in elderly patients with schizophrenia: a double-blind, placebo-controlled study with six-month open-label extension. *American Journal of Geriatric Psychiatry*, 2008. *16*(1): pp. 31-43.
74. Graff-Guerrero, A., T.K. Rajji, B.H. Mulsant, et al., Evaluation of antipsychotic dose

reduction in late-life schizophrenia: a prospective dopamine D2/3 receptor occupancy study. *JAMA Psychiatry,* 2015. *72*(9): pp. 927-934.

75. Granholm, E., J.R. McQuaid, F.S. McClure, et al., A randomized, controlled trial of cognitive behavioral social skills training for middle-aged and older outpatients with chronic schizophrenia. *American Journal of Psychiatry,* 2005. *162*(3): pp. 520-529.

76. Granholm, E., J.R. McQuaid, F.S. McClure, et al., Randomized controlled trial of cognitive behavioral social skills training for older people with schizophrenia: 12-month follow-up. *Journal of Clinical Psychiatry,* 2007. *68*(5): pp. 730-737.

77. Patterson, T.L., J. Bucardo, C.L. McKibbin, et al., Development and pilot testing of a new psychosocial intervention for older Latinos with chronic psychosis. *Schizophrenia Bulletin,* 2005. *31*(4): pp. 922-930.

78. Patterson, T.L., B.T. Mausbach, C. McKibbin, et al., Functional Adaptation Skills Training (FAST): A randomized trial of a psychosocial intervention for middle-aged and older patients with chronic psychotic disorders. *Schizophrenia Research,* 2006. *86*(1-3): pp. 291-299.

79. Bartels, S.J., S.I. Pratt, K.T. Mueser, et al., Long-term outcomes of a randomized trial of integrated skills training and preventive healthcare for older adults with serious mental illness. *American Journal of Geriatric Psychiatry,* 2014. *22*(11): pp. 1251-1261.

80. Mueser, K.T., S.I. Pratt, S.J. Bartels, et al., Randomized trial of social rehabilitation and integrated health care for older people with severe mental illness. *Journal of Consulting and Clinical Psychology,* 2010. *78*(4): pp. 561-573.

81. Meesters, P.D., L. Haan, H.C. Comijs, et al., Schizophrenia spectrum disorders in later life: prevalence and distribution of age at onset and sex in a Dutch catchment area. *American Journal of Geriatric Psychiatry,* 2012. *20*(1): pp. 18-28.

82. Post, F., Schizo-affective symptomatology in late life. *British Journal of Psychiatry,* 1971. *118*(545): pp. 437-445.

83. Baran, X.Y. and R.C. Young, Bipolar and depressive types of schizoaffective disorder in old age. *American Journal of Geriatric Psychiatry,* 2006. *14*(4): pp. 382-383.

84. Kendler, K.S., Demography of paranoid psychosis (delusional disorder): a review and comparison with schizophrenia and affective illness. *Archives of General Psychiatry,* 1982. *39*(8): pp. 890-902.

85. Maher, B., Delusional thinking and cognitive disorder. *Integrative Physiological and Behavioral Science,* 2005. *40*(3): pp. 136-146.

86. Maglione, J.E., I.V. Vahia, and D.V. Jeste, Schizophrenia spectrum and other psychotic

disorders. In *The American Psychiatric Publishing Textbook of Geriatric Psychiatry*, ed. D.C. Steffens, D.G. Blazer, and M.E. Thakur, 2015.

87. Mews, M.R. and A. Quante, Comparative efficacy and acceptability of existing pharmacotherapies for delusional disorder: a retrospective case series and review of the literature. *Journal of Clinical Psychopharmacology,* 2013. *33*(4): pp. 512-519.
88. Byers, A.L., K. Yaffe, K.E. Covinsky, et al., High occurrence of mood and anxiety disorders among older adults: The National Comorbidity Survey Replication. *Archives of General Psychiatry,* 2010. *67*(5): pp. 489-496.
89. Luppa, M., C. Sikorski, T. Luck, et al., Age- and gender-specific prevalence of depression in latest-life: systematic review and meta-analysis. *Journal of Affective Disorders,* 2012. *136*(3): pp. 212-221.
90. Kessler, R.C., P. Berglund, O. Demler, et al., Lifetime prevalence and age-of-onset distributions of DSM-IV disorders in the national comorbidity survey replication. *Archives of General Psychiatry,* 2005. *62*(6): pp. 593-602.
91. Brodaty, H., G. Luscombe, G. Parker, et al., Increased rate of psychosis and psychomotor change in depression with age. *Psychological Medicine*, 1997. *27*(5): pp. 1205-1013.
92. Bingham, K.S., E.M. Whyte, B.S. Meyers, et al., Relationship between cerebrovascular risk, cognition, and treatment outcome in late-life psychotic depression. *American Journal of Geriatric Psychiatry,* 2015. *23*(12): pp. 1270-1275.
93. Nelson, E.B., Psychotic depression: beyond the antidepressant/antipsychotic combination. *Current Psychiatry Reports,* 2012. *14*(6): pp. 619-623.
94. Andreescu, C., B.H. Mulsant, A.J. Rothschild, et al., Pharmacotherapy of major depression with psychotic features: what is the evidence? *Psychiatric Annals,* 2006. *36*(1): pp. 31-38.
95. Geduldig, E.T. and C.H. Kellner, Electroconvulsive therapy in the elderly: new findings in geriatric depression. *Current Psychiatry Reports,* 2016. *18*(4): p. 40.
96. Wijkstra, J., J. Lijmer, H. Burger, et al., Pharmacological treatment for psychotic depression. *Cochrane Database of Systematic Reviews*, 2015(7): p. CD004044.
97. Leadholm, A.K., A.J. Rothschild, W.A. Nolen, et al., The treatment of psychotic depression: is there consensus among guidelines and psychiatrists? *Journal of Affective Disorders,* 2013. *145*(2): pp. 214-220.
98. Meyers, B.S., A.J. Flint, A.J. Rothschild, et al., A double-blind randomized controlled trial of olanzapine plus sertraline vs olanzapine plus placebo for psychotic depression. *Archives of General Psychiatry,* 2009. *66*(8): pp. 838-847.

99. Rothschild, A.J., D.J. Williamson, M.F. Tohen, et al., A double-blind, randomized study of olanzapine and olanzapine/fluoxetine combination for major depression with psychotic features. *Journal of Clinical Psychopharmacology,* 2004. *24*(4): pp. 365-373.

100. Young, R.C., B.H. Mulsant, M. Sajatovic, et al., GERI-BD: a randomized double-blind controlled trial of lithium and divalproex in the treatment of mania in older patients with bipolar disorder. *American Journal of Psychiatry,* 2017. *174*(11): pp. 1086-1093.

101. Rej, S., C. Yu, K. Shulman, et al., Medical comorbidity, acute medical care use in late-life bipolar disorder: a comparison of lithium, valproate, and other pharmacotherapies. *General Hospital Psychiatry,* 2015. *37*(6): pp. 528-532.

102. Sajatovic, M. and P. Chen, Geriatric bipolar disorder. *Psychiatric Clinics of North America,* 2011. *34*(2): pp. 319-333.

103. Sajatovic, M., J.R. Calabrese, and J. Mullen, Quetiapine for the treatment of bipolar mania in older adults. *Bipolar Disorder,* 2008. *10*(6): pp. 662-671.

104. Sajatovic, M., P. Dines, E. Fuentes-Casiano, et al., Asenapine in the treatment of older adults with bipolar disorder. *International Journal of Geriatric Psychiatry,* 2015. *30*(7): pp. 710-719.

||| 04 |||

조기 발병 조현병과 후기 발병 조현병의 비교

Dina Ghoneim M.D.

서론

후기 발병 조현병의 개념화는 시간이 감에 따라 진화해 왔다. 때때로 가능한 진단으로 인식되지 않았다(DSM－III에서 45세 이후에는 조현병이 진단될 수 없다고 규정하였음). 때로는 명시적으로 조현병의 별개의 아형으로 확인되기도 하였다(DSM－III－R에서와 같이). DSM－IV 및 DSM－5에서는 진단(diagnostic status)에 대한 불확실성이 계속되고 있다. 조기 발병 조현병과 동일한 질병인가? 뚜렷이 구분되는 진단적 특징을 갖춘 조현병의 특정 하위 유형인가? 아니면 아예 다른 질병인가? 현재 DSM－5[1)]에서는 조현병 진단을 위한 연령 지정자(age specifier)는 언급되어 있지 않다. 이러한 개념적 합의의 변천 과정은 다음과 같은 요인을 반영하고 있을 가능성이 있다. ① 이 장애의 이질성 및 ② 해당 주제에 대한 연구 부족.

2000년 국제 후기 발병 조현병 그룹(International Late-Onset Schizophrenia Group)이 발표한 합의문에서는 DSM－5와 달리 조기 발병 조현병과의 차이점이나 유사점을 설명하기 위해 후기 발병 조현병을 정의하려고 시도했다. 그룹은 다음과 같은 정의를 제안하였다.[2)]

1. 후기 발병 조현병: 발병 연령 40~60세
2. 초후기 발병 조현병 유사 정신병: 발병 연령 60세 이후

이러한 정의는 주로 연구를 진행하는 데 유용하게 사용되었지만 다음에서 자세히 설명되듯이 임상적 및 또는 예후적 유용성을 가질 수도 있다. 이 장에서 우리는 앞에서 정의한 후기 발병 조현병(LOS)과 초후기 발병 조현병 유사 정신병(VLOSLP)이라는 용어를 사용할 것이다. 조기 발병 조현병(EOS)은 40세 이전에 장애가 발생한 환자를 지칭하는 데 사용된다.

인구통계

LOS에 대한 정보는 부족하지만, 이 장애는 놀라울 정도로 흔하다. 40세 이후에 발병하는 사람이 이 장애로 진단된 사람의 거의 4분의 1을 차지한다.[3] 60세 이후의 조현병 발병에 대한 유병률 수치를 보고한 연구는 없다. 대신 이 연령대의 대부분의 연구는 치매 또는 섬망으로 인한 비정동성 정신병의 유병률을 보고하고 있다.

LOS 환자는 EOS 환자보다 교육 수준이 더 높은 경향을 보인다. VLOSLP 환자의 교육 수준은 평균적으로 EOS 환자와 LOS 환자의 중간 수준이지만 이러한 차이는 많은 국가에서 세월이 흐름에 따라 교육에 대한 요구의 증가로 인한 것일 수 있으며 전반적인 기능을 반영하지는 않는다. 또한, LOS 환자는 EOS 환자보다 성공적인 직장 경력을 가지고 있고 결혼한 환자도 더 많다. 마찬가지로 VLOSLP 환자는 EOS 환자보다 결혼율이 더 높은 것으로 나타났다.[4] 이와는 대조적으로, VLOSLP 환자의 사망률은 조기 발병한 노인 환자에 비해 더 높을 수 있으며, 이는 아마도 의학적 공존 질환이나 사고의 비율이 더 높기 때문일 것이다.[5]

EOS와 LOS의 성별 차이는 여러 번 재현된 일관된 인구통계학적 차이이다. LOS 환자는 EOS에 비해 여성 환자의 비율이 훨씬 더 높다. VLOSLP에서는 여성의 우

위가 더욱 두드러진다. 이러한 성별 차이의 이유는 명확하지 않다. 에스트로겐은 경도의 항도파민 작용으로 인해 조현병 발병에 대한 보호 역할을 하는데, 폐경기에서 에스트로겐이 감소하면 일부 여성에서 조현병에 대한 고유한 취약성이 드러나는 것으로 알려져 있다(이를 '에스트로겐 이론'이라고 함).[6] 실제로 에스트로겐은 뇌로 가는 혈류를 증가시키고 아밀로이드 플라크로부터 보호하며 신경영양 인자로 작용하는 것으로 입증되었다.[6] 항정신병약물의 보조제로 에스트로겐을 사용한 결과는 엇갈리고 있는데,[7),8] 최근에 도입된 선택적 에스트로겐 수용체 조절제는 가능성을 보여 주었다.[9] 에스트로겐 이론은 LOS가 발생하는 남성이나 에스트로겐의 이점이 있음에도 불구하고 40세 이전에 조현병이 발생하는 여성에 대한 설명을 하지 못하고 있다. 게다가 이론적으로는 남성은 나이가 들어감에 따라 조현병에 대해서 생물학적 및 또는 심리사회적으로 보호되는 것으로 보인다.

임상 양상

양성 및 음성 증상

대부분의 연구에 따르면 LOS 환자는 양성 증상의 중증도에 있어 EOS 환자와 크게 다르지 않은 것으로 나타났다.[10] 전반적으로, LOS 환자의 양성 증상은 잘 조직화된 망상, 피해망상, 시각적 또는 촉각적 환각, 계속적으로 비판하는 내용의 청각적 환각으로 특징지어질 가능성이 높다.[2),11] 이전 연구에 따르면 LOS 환자는 편집증 아형의 비율이 더 높고 음성 증상의 중증도가 더 낮았다.[2),12),13] 그러나 40세 이상 조현병 환자 854명을 대상으로 한 최근의 대규모 연구에서는 음성 증상의 중증도나 편집증 유형의 유병률에 차이가 없음을 발견했다.[14] 전반적으로 EOS와 LOS의 증상 표현은 서로 다르기보다는 더 비슷하다.

반면에 VLOSLP는 EOS 증상과 더 분명한 차이가 있다. 피해망상과 환청은 여전히 흔한 것이지만,[15] 양성 증상에는 신체적 망상뿐 아니라 시각적 및 촉각적 환각이 포함될 가능성이 높아진다.[5] 그러나 이 결과는 모든 연구에서 재현되지는 않았다.[4] 또한 EOS와 달리 VLOSLP의 양성 증상은 발현 시 덜 심각하고 덜 화려한 것으로 밝혀진 반면, EOS 발병 시에는 다양한 환각, 망상, 행동장애뿐만 아니라 관계, 과대 및 영향력에 대한 더 많은 망상을 가지고 있었다.[4] 대부분의 연구에서 VLOSLP 인구에서 사고 형태의 장애가 없거나 비율이 낮은 것으로 나타났지만,[16)~18)] 다시 말하지만 이것은 보편적인 소견은 아니다. [4), 15)] 음성 증상은 VLOSLP에서 매우 드문 것으로 간주된다.[2] 역사적으로, 60세 이상의 인구에서 의학적 질병, 섬망 및 신경퇴행성 상태의 비율이 증가함에 따른 진단 불확실성으로 인해 VLOSLP의 진단은 그다지 명확하게 정의되지 않았다.

인지

EOS와 LOS 모두 인지적 결함을 보인다. 대부분의 연구는 EOS에서와 같이 LOS의 인지적 결함은 일반적으로 시간이 지나도 안정적으로 유지된다고 보고했다.[10), 12), 19)] 이러한 인지적 결함의 성격과 심각성에 대한 합의는 거의 없다. 일부 연구에서는 EOS에 비해 LOS에서 심각한 인지적 결함이 덜하다고 보고했다.[12), 20)] 다른 연구에서는 중증도에 차이가 없음을 발견했다.[13), 14), 21)] Rajji 등의 2009년 연구는 LOS 환자에서 상대적으로 보존된 인지 영역에는 산술, 숫자 기호 코딩 및 어휘가 포함된다고 보고했다.[22] 대조적으로, LOS 환자는 주의력(청각 및 시각), 언어 유창성, 인지, IQ 및 시공간 구성능력 및 전반적인 인지 범주에서 EOS 환자보다 더 나쁜 경향이 있었다. 다른 연구에서는 유연성/추상화 및 학습,[12), 14)] 언어 기억 및 처리 속도[14] 테스트에서 LOS 환자에서 EOS 환자와 비교하여 상대적으로 높은 점수를 보였다. 유병 기간을 보정하였을 때 처리 속도는 훨씬 더 나은 상태를 유지했지만 유연성/추상화 및 언어 기억의 차이는 유의하지 않은 것으로 나타났다.[14] 일반적으로 인지와 관련하여 상충되는 결과는 질병 기간, 교육, 병전 지능 및 동반 질환의 차이 등의 교란 요인으로 인한 것일 수 있다.[11]

VLOSLP의 인지는 다양한 연구에서 장기적으로 치매로의 전환이 보고되었기 때문에 논란의 여지가 있는 영역이다.[23] VLOSLP 증상이 치매의 전구증상임을 시사하는 연구 결과가 여러 차례 발표되었다. 치매의 위험은 또래의 3배에 달할 수 있으며[23), 24)] 한 연구에 따르면 약 절반의 환자가 5년 추적 관찰에서 치매에 걸린 것으로 나타났다.[25] 이러한 치매 발병 경향이 이 아형의 진정한 특성을 나타내는지 아니면 초기 오진을 시사하는지는 논란의 여지가 있다. VLOSLP의 인지장애는 VLOSLP에서 학습 능력이 보존되기 때문에 알츠하이머병 환자에서 보이는 것과 다르다.[2] 전두측두엽 치매의 초기 경과는 VLOSLP와 구별하기가 매우 어려울 수 있다. 임상 진료에서 VLOSLP는 인지 저하의 보다 일반적인 원인(섬망 및 치매와 같은)이 충분히 배제된 후에만 이루어질 수 있는, 배제에 의한 진단으로 간주되어야 한다. VLOSLP를 보다 확실하게 진단하기 위해서는 더 오랜 기간 환자를 추적 관찰하여야 하는 경우가 많다.

병인에 대한 이해

신경 병리학 및 신경 영상 연구

Hahn과 동료들이 EOS와 LOS 환자를 비교한 신경 영상 연구에 대한 검토에서는 10개 연구 중 8개에서 차이가 발견되었지만 연구 전반에 걸쳐 이러한 차이에 일관성이 없었다.[26] EOS 환자와 비교하여 LOS 환자의 뇌 MRI는 일반적으로 백질 고강도, 뇌졸중, 종양 또는 위축에서 유의한 차이를 보이지 않았다.[12), 27)] 또한 EOS와 LOS 환자 모두 일부 내측 측두부 용적의 감소, 전방 상측두회[28] 및 뇌량 용적[29]의 감소를 특징으로 한다. 한 연구에 따르면 LOS와 EOS의 구별되는 특징은 LOS에서 더 큰 시상 및 뇌실 용적이라고 하였다.[30]

LOS 환자 20명을 대상으로 확산 텐서 영상(DTI) 연구는 같은 연령대의 대조군에 비해 왼쪽 두정엽과 오른쪽 후두정엽에서 백질의 연결성(integrity)이 유의하게 감소하는 것을 보여 주었다.[31] 이 연구는 DTI에서 드러난 백질의 구조와 임상 변수(PANSS 점수, 항정신병약물 용량 또는 유병 기간과 같은) 간의 상관관계를 입증하지는 못하였다. 조기 발병 조현병에 대한 이전 연구에서는 유사한 DTI 결과가 발견되지 않았다.[32] 이러한 연구 결과는 재현되어야 하지만 LOS와 EOS 사이의 신경해부학적 차이의 가능성에 대한 증거를 제시하는 것으로 보인다.

VLOSLP에 대해 잘 이루어진 신경 영상 연구는 거의 없다. 14명의 VLOSLP 환자를 대상으로 한 DTI 연구에서는 같은 연령대의 정상 대조군과 비교하여 차이를 발견하지 못했다.[33]

유전자/유전성

LOS 환자를 대상으로 한 대부분의 가족 연구는 방법론적 문제가 있지만,[22] VLOSLP 환자의 친척에서 EOS 친척보다 조현병에 대한 위험이 낮다는 근거는 있다.[34] 조현병의 유전적 기초에 대한 연구가 진행되면서 발병 연령과 관련된 잠재적 매개체로서 유전적 표적들이 확인되고 있다. 케모카인 수용체 유전자인 CCR5의 32개 염기쌍 결손은 발병 연령(최초 정신과 입원 연령으로 추정)과 상관관계가 있는 것으로 확인되었다.[35] 여러 케모카인과 레트로 바이러스에 결합하는 케모카인 수용체인 CCR5가 조현병 발병의 잠재적 염증 매개체로 관여할 수 있다고 추측된다.

염증의 역할

자가면역질환 및 감염과 조현병의 연관성 때문에 조현병의 병태생리학에서 염증의 역할을 규명하는 데 관심이 증가하고 있다.[36] 한 전향적 연구에 따르면 염증의 지표인 C-반응성 단백질(CRP) 수치가 높을수록 중년 내지 노년기에 조현병이 발병할 위험이 6~11배 더 높은 것으로 나타났다.[37] 다시 말하지만, 이 연관성을 재현하고 추가로 탐색하려면 새로운 연구가 필요할 것이다.

감각 결손의 역할

20여 년 전 Jeste는 감각 결손(시력 및 청력 악화)과 LOS 사이의 연관성을 보고했다.[38] 청력 손상과 관련하여, 이후 연구에서는 이 발견이 LOS에만 국한된 것인지 의문이 제기되고 있으며,[39] 이 연관성은 LOS 발병의 병인적 요인이라기보다는 치료 접근성에 대한 문제를 반영할 가능성이 더 크다.

치료

임상적 합의는 LOS 및 VLOSLP 환자가 항정신병약물에 잘 반응할 수 있다는 것이다. 그러나 이 분야에 대한 구체적인 연구는 거의 이루어지지 않았다. LOS 및 VLOSLP 환자는 일반적으로 EOS가 있는 젊은 환자와 고령 환자보다 더 적은 항정신병약물 용량을 필요로 한다.[10), 12] 2012년 LOS가 있는 노인 환자의 항정신병약물 치료에 대한 Cochrane 리뷰에서는 가치 있는 데이터가 거의 없는 소규모 무작위 이중 맹검 연구 하나만 보여 주었다.[40] LOS 및 VLOSLP 환자에서 정형 및 비정형 항정신병약물에 대한 개방형 연구는 참가자의 50% 이상에서 긍정적인 결과를 보여 주었다.[41] 비약물적 치료는 LOS 또는 VLOSLP에서 특별히 연구된 바 없었다.

요약

LOS와 VLOSLP는 임상의와 연구자 모두에게 진단적으로는 하나의 도전이다. 기분장애, 의학적 장애, 섬망, 치매, 약물 남용 및 감각 결손을 포함하여 노인의 망상 및 환각과 관련될 수 있는 질환이 상당히 많기 때문에 진단이 복잡하다. 또한, VLOSLP의 질병 분류학적 입장은 여전히 논쟁 중이다. 이러한 문제에도 불구하고 문헌에 따르면 EOS, LOS 및 VLOSLP 사이에 추가 조사가 필요한 다양한 의미 있

표 4-1 EOS, LOS, VLOSLP의 차이점 비교

	발병 연령	성별	증상	인지 기능	치료
조기 발병 조현병 (EOS)	<40세	남>여 (30세 전)	양성 증상의 중등도↑ 양성 증상의 다양성↑ 관계 망상 및 과대망상↑	인지 결손을 보이며, 대체로 시간이 지나면서 안정적으로 유지	보다 높은 용량의 항정신병약물이 필요할 수 있음 비약물적 치료가 효과적
후기 발병 조현병 (LOS)	40~60세	여>남	조기 발병 조현병과 같음	인지 결손을 보이며, 대체로 시간이 지나면서 안정적으로 유지	보다 낮은 용량의 항정신병약물로도 효과적일 수 있음 비약물적 치료에 대해서는 연구된 바 없음
초후기 발병 조현병 유사 정신병 (VLOSLP)	>60세	여≫남	환시/환후↑ 신체 망상↑ 양성 증상의 중등도↓ 형식 사고장애↓	일부에서 시간에 따른 인지 기능 저하↑	매우 낮은 용량의 항정신병약물로도 효과적일 수 있음 비약물적 치료에 대해서는 연구된 바 없음

는 차이점이 있다. 이러한 차이점은 〈표 4-1〉에 요약되어 있다.

주석

1. American Psychiatric Association. *Diagnostic and Statistical Manual of Mental Disorders*, 5th edn. Arlington, VA: American Psychiatric Association, 2013.
2. Howard R, Rabins PV, Seeman MV, Jeste DV; The International Late-Onset Schizophrenia Group. Late-onset schizophrenia and very-late-onset schizophrenia-like psychosis: an international consensus. *Am J Psychiatry*. 2000; *157*(2): 172-178. Consensus Development Conference Research Support, Non-U.S. Gov't Review.
3. Jeste DV, Lanouette NM, Vahia IV. Schizophrenia and paranoid disorders. In: Blazer DG, Steffens DC, eds., *Textbook of Geriatric Psychiatry*, 4th edn. Washington, DC: American Psychiatric Press, 2009: 317-331.
4. Girard C, Simard M. Elderly patients with very late-onset schizophrenia-like psychosis

and early-onset schizophrenia: cross-sectional and retrospective clinical findings. *Open J Psychiatry*. 2012; *2*: 305-316.

5. Talaslahti T, Alanen HM, Hakko H, et al. Patients with very-late-onset schizophrenia-like psychosis have higher mortality than elderly patients with earlier onset schizophrenia. *Int J Geriatr Psychiatry*. 2015; *30*(5): 453-459.
6. Seeman MV. The role of estrogen in schizophrenia. *J Psychiatry Neurosci*. 1996; *21*(2): 123-127.
7. Chua WL, de Izquierdo SA, Kulkarni J, Mortimer A. Estrogen for schizophrenia. *Cochrane Database Syst Rev*. 2005(4): CD004719.
8. Kulkarni J, Gavrilidis E, Wang W, et al. Estradiol for treatment-resistant schizophrenia: a large-scale randomizedcontrolled trial in women of child-bearing age. *Mol Psychiatry*. 2015; *20*(6): 695-702.
9. Kulkarni J, Gavrilidis E, Gwini SM, et al. Effect of adjunctive raloxifene therapy on severity of refractory schizophrenia in women: a randomized clinical trial. *JAMA Psychiatry*. 2016; *73*(9): 947-954.
10. Palmer BW, Bondi MW, Twamley EW, et al. Are late-onset schizophrenia spectrum disorders neurodegenerativ conditions? Annual rates of change on two dementia measures. *J Neuropsychiatry Clin Neurosci*. 2003; *15*(1): 45-52.
11. Maglione JE, Thomas SE, Jeste DV. Late-onset schizophrenia: do recent studies support categorizing LOS as a subtype of schizophrenia? *Curr Opin Psychiatry*. 2014; *27*(3): 173-178.
12. Jeste DV, Symonds LL, Harris MJ, et al. Nondementia nonpraecox dementia praecox? Late-onset schizophrenia. *Am J Geriatr Psychiatry*. 1997; *5*(4): 302-317.
13. Jeste DV, Harris MJ, Krull A, et al. Clinical and neuropsychological characteristics of patients with late-onset schizophrenia. *Am J Psychiatry*. 1995; *152*(5): 722-730.
14. Vahia IV, Palmer BW, Depp C, et al. Is late-onset schizophrenia a subtype of schizophrenia? *Acta Psychiatr Scand*. 2010; *122*: 414-426.
15. Girard C, Simard M. Clinical characterization of late- and very late-onset first psychotic episode in psychiatric inpatients. *Am J Geriatr Psychiatry*. 2008; *16*(6): 478-487.
16. Köhler S, van der Werf M, Hart B, et al. Evidence that better outcome of psychosis in women is reversed with increasing age of onset: a population-based 5-year follow-up study. *Schizophr Res*. 2009; *113*(2): 226-232.
17. Hassett, A. A descriptive study of first presentation psychosis in old age. *Aus NZ J Psychiatry*. 1999; *33*(6): 814-824.

18. Reeves S, Stewart R, Howard R. Service contact and psychopathology in very-late-onset schizophrenia-like psychosis: the effects of gender and ethnicity. *Int J Geriat Psychiatry.* 2002; *17*: 473-479.
19. Heaton RK, Gladsjo JA, Palmer BW, et al. Stability and course of neuropsychological deficits in schizophrenia. *Arch Gen Psychiatry.* 2001; *58*(1): 24-32.
20. Rajji TK, Mulsant BH. Nature and course of cognitive function in late-life schizophrenia: a systematic review. *Schizophr Res.* 2008; *102*(1): 122-140.
21. Heaton R, Paulsen JS, McAdams LA, et al. Neuropsychological deficits in schizophrenics: relationship to age, chronicity, and dementia. *Arch Gen Psychiatry.* 1994; *51*(6): 469-476.
22. Rajji TK, Ismail Z, Mulsant BH. Age at onset and cognition in schizophrenia: meta-analysis. *Br J Psychiatry.* 2009; *195*(4): 286-293.
23. Kørner A, Lopez AG, Lauritzen L, Andersen PK, Kessing LV. Late and very-late first-contact schizophrenia and the risk of dementia—a nationwide register based study. *Int J Geriatr Psychiatry* 2009; *24*: 61-67.
24. Lagodka A, Robert P. Is late-onset schizophrenia related to neurodegenerative processes? A review of literature. *Encephale* 2009; *35*: 386-393.
25. Brodaty H, Sachdev P, Koschera A, Monk D, Cullen B. Long-term outcome of late-onset schizophrenia: 5-year follow-up study. *Br J Psychiatry* 2003; *183*: 213-219.
26. Hahn C, Lim HK, Lee CU. Neuroimaging findings in late-onset schizophrenia and bipolar disorder. *J Geriatr Psychiatry Neurol* 2014; *27*: 56-62.
27. Rivkin P, Kraut M, Barta P, et al. White matter hyperintensity volume in late-onset and early-onset schizophrenia. *Int J Geriat Psychiatry.* 2000; *15*: 1085-1089.
28. Barta PE, Powers RE, Aylward EH, et al. Quantitative MRI volume changes in late onset schizophrenia and Alzheimer's disease compared to normal controls. *Psychiat Res Neuroim.* 1997; *68*(2): 65-75.
29. Sachdev P, Brodaty H. Quantitative study of signal hyperintensities on T2-weighted magnetic resonance imaging in late-onset schizophrenia. *Am J Psychiatry.* 1999: *156*(12): 1958-1967.
30. Corey-Bloom J, Jernigan T, Archibald S, Harris MJ, Jeste DV. Quantitative magnetic resonance imaging of the brain in late-life schizophrenia. *Am J Psychiatry.* 1995; *152*(3): 447-449.
31. Chen L, Chen X, Liu W, et al. White matter microstructural abnormalities in patients with late-onset schizophrenia identified by a voxel-based diffusion tensor imaging. *Psychiat Res Neuroim.* 2013; *212*(3): 201-207.

32. Kubicki M, Styner M, Bouix S, et al. Reduced interhemispheric connectivity in schizophrenia: tractography based segmentation of the corpus callosum. *Schizophr Res.* 2008; *106*(2-3): 125-131.

33. Jones DK, Catani M, Pierpaoli C, et al. A diffusion tensor magnetic resonance imaging study of frontal cortex connections in very-late-onset schizophrenia-like psychosis. *Am J Ger Psychiatr.* 2005; *13*(12): 1092-1099.

34. Howard R, Graham C, Sham P, et al. A controlled family study of late-onset non-affective psychosis (late paraphrenia). *Br J Psychiatry.* 1997; *170*: 511-514.

35. Rasmussen HB, Timm S, Wang AG, et al. Association between the CCR5 32-bp deletion allele and late onset of schizophrenia. *Am J Psychiatry.* 2006; *163*(3): 507-511.

36. Benros ME, Nielsen PR, Nordentoft M, et al. Autoimmune diseases and severe infections as risk factors for schizophrenia: a 30-year population-based register study. *Am J Psychiatry.* 2011; *168*(12): 1303-1310.

37. Wium-Andersen MK, Ørsted DD, Nordestgaard BG. Elevated C-reactive protein associated with late- and verylate-onset schizophrenia in the general population: a prospective study. *Schizophrenia Bull.* 2014; *40*(5): 1117-1127.

38. Jeste DV. Late-onset schizophrenia. *Int J Geriat Psychiatry.* 1993; *8*: 283-285.

39. Linszen MM, Brouwer RM, Heringa SM, Sommer IE. Increased risk of psychosis in patients with hearing impairment: Review and meta-analyses. *Neurosci Biobehav Rev.* 2016; *62*: 1-20.

40. Essali A, Ali G. Antipsychotic drug treatment for elderly people with late-onset schizophrenia. *Cochrane Database Syst Rev.* 2012; (2): CD004162.

41. Scott J, Greenwald BS, Kramer E, Shuwall M. Atypical (second generation) antipsychotic treatment response in very late-onset schizophrenia-like psychosis. *Int Psychogeriatr.* 2011; *23*: 742-748.

Section 2

생물학적, 신경인지적 및 의학적 측면

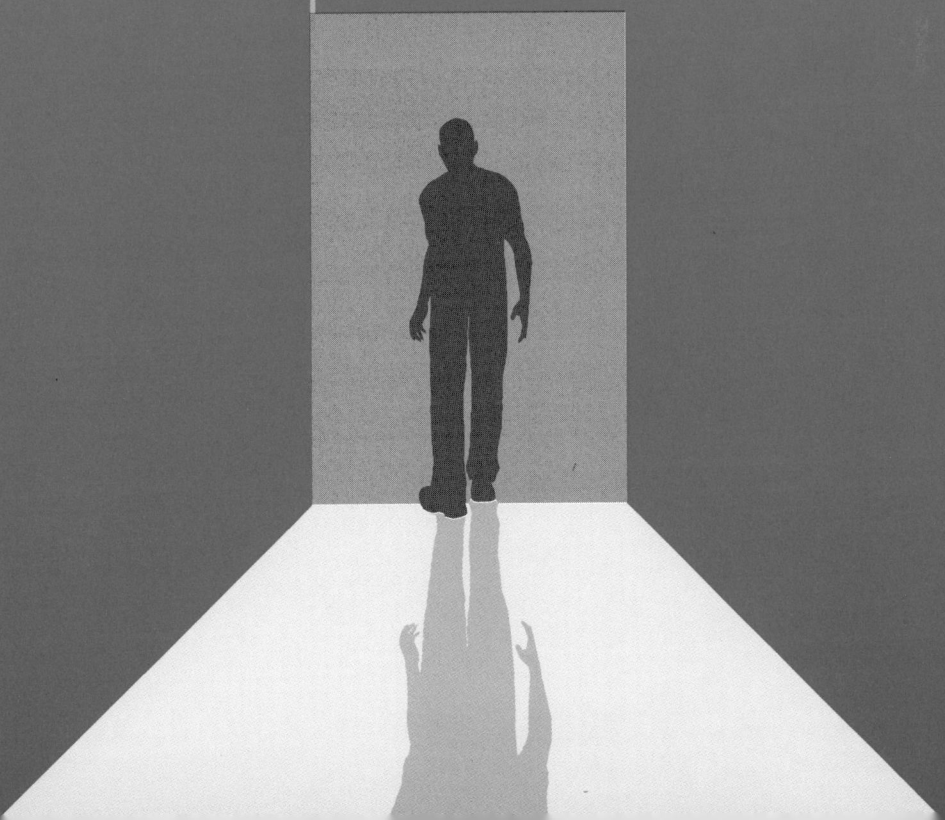

Schizophrenia and Psychoses in Later Life

05

노인 조현병 환자의 생물학적 변화

Michael B. Centorino M.D. & Susan K. Schultz M.D.

서론

향후 수십 년 동안 노인 인구가 현저히 증가할 것이므로 조현병에서 연령에 따른 생물학적 변화의 중요성은 계속 높아질 것이다. 정신건강보건 분야에서 만성 조현병과 더불어 나이에 따른 생물학적 변화와 의학적 동반 질환의 추가적인 영향은 치료적으로 중요한 도전이 된다. 이 장에서는 이러한 과제를 검토하고 다음과 같은 주요 질문을 다룬다.

1. 노화와 관련된 뇌의 변화는 조현병 환자에게 어떤 영향을 미칠 수 있는가?
2. 사후 연구를 통해 조현병의 신경퇴행성 과정에 대해 밝혀진 것은 무엇이 있는가?
3. 조현병의 신경 발달 이상이 뇌의 노화 또는 신경 퇴행을 가속화할 가능성이 있는가?
4. 신경 영상, 유전학 및 노화의 생체 지표에 대한 최근 연구는 조현병의 경과를 이해하는 데 어떤 도움을 주었는가?
5. 만성적인 약물 노출이 노년기 조현병의 생물학적 특징에 어떤 영향을 미칠

수 있는가?

여기서는 몇 가지 근간이 되는 문제를 다루고 어떤 간극이 있는지를 조명함으로써 향후 연구를 위한 기회를 제공하고자 한다.

조현병의 신경 영상

수십 년 전, 컴퓨터 단층 촬영(CT)을 이용한 연구를 통해 조현병은 발병 전은 아니더라도 질병 초기에는 식별될 수 있는 신경생물학적 이상이 있는 질병이라는 사실이 밝혀졌다. 조현병에 대한 초기 뇌 영상 연구는 뇌척수액 부피에 비해 대뇌 조직의 부족을 시사하는 뇌실 대 뇌 비율(VBR)의 증가를 보여 주었다.[1)~3)] 흥미롭게도 이것은 알츠하이머병의 초기 CT 연구에서 보고된 것과 정확히 일치하는 결과라는 것이다. 즉, VBR의 증가로 환자와 정상 대조군을 구별할 수 있다는 것이다.[4)~6)] 이러한 유사성은 VBR이 뇌실 용적을 증가시키거나 조직 용적을 감소시키는 여러 가지 병리적 과정에 의해 영향을 받는 비특이적 척도라는 사실을 보여 준다. 그러나 조현병 환자에서 생애 초기에 뇌 이상이 존재한다는 것은 이러한 신경발달상의 이상이 노화에 따른 퇴보에 대한 취약성을 제공할 가능성을 유추하게 한다.

젊은 성인 조현병 환자를 대상으로 한 신경영상 연구에서 예후적 의미가 있을 것으로 보이는 특징이 확인되었다. 예를 들어, 뇌실 확대는 음성 증상과 관련이 있을 뿐만 아니라 인지장애의 가능성 및 병전 기능 장애의 심한 정도와 관련이 있다.[7)~9)] 노년층의 조현병에 대한 형태측정학적 초기 연구에서도 뇌실 확대가 노년기의 점진적인 인지 기능 저하 및 더 심각한 음성 증상의 가능성 등 나쁜 결과와 연관됨을 보여 주었다.[10)~12)] CT를 사용한 초기 영상 연구와 달리 자기 공명 영상(MRI)은 우수한 해상도를 통해 회백질과 백질과 뇌척수액의 경계를 보다 선명하게 그려 낼 수 있다. 비고령 성인 조현병 환자에서는 전두엽 및 측두엽 피질, 편도체, 시상 및 해마를 비롯한 다양한 영역에서 조직의 부피가 감소하는 것이 밝혀졌다.[13] 대조적으로, 노년기에 발병한 조현병 연구에서는 심부 백질의 고강도 증가 같은 보다 다양한 비특이적 구조적 변화가 보고되고 있다.[14] 이 장의 뒷부분에서 논의되는 바와 같이 백질의 변화는 조현병 환자의 연령 관련 변화의 핵심 특징으로 등장하고 있다.

뇌 영상 분석의 최신 기술을 통해 연구자들은 뇌의 성숙을 반영하는 해부학적 차이를 자세히 살펴볼 수 있게 되었고, 조현병 발병으로 이어지는 뇌 발달의 차이가 질병의 발병뿐만 아니라 평생에 걸친 뇌 건강과 질병의 결과에 영향을 미치는지 여부를 확인할 수 있게 되었다. 통틀어서 이 질병의 개념에서는 비정상적인 뇌 성숙을 일으키기 쉬운, 유전적 취약성을 포함하는 태아기의 취약성이 궁극적으로 초기 성인기에 정신병 증상의 발병을 초래한다는 것이다. 이 개념은 조현병의 'two hit' 가설이라고 불리며, 이러한 신경 발달학적 시나리오가 성인의 뇌 기능과 노령화에 따른 변화의 위험에 어떻게 영향을 미칠 수 있는지에 대한 이해의 발판을 마련하였다. 한 흥미로운 연구에서는 건강한 대조군에 비해 해부학적 노화를 반영하는 것으로 알려진 표준화된 형태 측정치를 기반으로 조현병에서 뇌 노화가 가속화된다는 증거가 있는지 여부에 대해 조사했다.[15] 이 연구는 환자 그룹 간의 연대기적 연령과 신경 해부학적 연령의 차이를 조사할 수 있는 기계 학습 기반 MRI 평가를 활용했다. 여러 센터에서 추출한 조현병 환자의 젊은 층 내지 중년층에 이르는 표본에서 신경해부학적 MRI 측정을 기반으로 보았을 때 조현병 환자군에서 건강한 대조군에 비해 뇌 노화가 훨씬 더 진행된 것으로 나타났다. 그러나 이 연구에서는 다른 정신질환 환자군, 예를 들어, 주요우울증과 같은 정신질환이 있는 사람에서도 조현병에서 관찰된 것보다 그 정도는 조금 덜하지만 비슷한 형태의 진행된 노화 패턴을 보인다는 사실도 관찰했다. 이 연구는 일반적인 기준의 '노인', 즉 65세 이상의 대상자를 제외한 표본에서도 질병의 경과에 따른(또는 질병의 생애주기 내에서의) 변화를 발견했다는 점에서 의미가 있다.

조현병에 초점을 맞춘 다른 연구에서는 65세까지의 사람들을 포함했다. 예를 들어, Cropley 등의 연구에 따르면 일생 동안 점진적인 뇌 변화가 발생했으며, 질병의 첫 10년 동안 회백질의 부피 감소가 발생하며, 노년기에는 백질이 퇴화되어 노화가 가속화되는 패턴을 보인다는 증거가 관찰된다고 하였다.[16] 이 연구에는 65세까지를 포함한 전 연령대의 성인 조현병 환자가 포함되었다. 이러한 연구 결과는 조현병 환자의 뇌가 노화와 관련된 변화에 취약하다는 전제를 뒷받침한다. 이러한 변화가 유도되는 기전은 여전히 활발한 연구 분야이며, 이 장의 뒷부분에서 논의하게 될 질병 자체와 생활 습관 요인 및 약물 노출 효과 간의 상호작용 면에서 복합적이다.

조현병의 생애에 걸친 기능적 영상

기능적 영상은 조현병의 생애에 걸친 신경 활동의 변화에 관한 복잡한 질문 몇 가지에 대한 답을 제공할 수 있다. 기능적 신경 영상을 통해 인지 과제와 뇌의 부위별 활동 간의 관계를 조사할 수 있다. 초기 연구에서는 단일 광자 방출 컴퓨터 단층 촬영(SPECT) 및 양전자 방출 단층 촬영(PET)을 사용했는데, 이는 질병과 관련된 기능적 변화를 처음으로 파악하는 데 중추적인 역할을 하였다. 그러나 기능적 자기 공명 영상(fMRI)은 뇌의 기능적 과제를 가장 쉽게 검사할 수 있는 능력으로 인해 정신질환에서 뇌 기능을 검사하는 가장 일반적인 수단으로 부상하였다. fMRI는 방사선 노출을 피할 수 있다는 장점과 함께 하나의 실험 세션에서 여러 인지 과제를 검사할 수도 있다. 모든 방법을 망라하여 기능적 신경 영상 연구는 조현병 환자의 조기 발병 이상과 노년의 취약성 가능성을 모두 입증하였다. 여러 초기 영상 연구에서 조현병의 전두엽 활동이 감소하는 것으로 되어 있으며, 이는 나이가 들면서 증가하는 것으로 나타났다.[17)~20)]

전두엽 활동의 저하는 무의욕 또는 무쾌감증과 같은 음성 증상의 발현과 직접적으로 관련된 것으로 보인다. 더욱이 전두엽 활성화가 원활하지 못한 것이 조현병의 고유한 특징이고, 뇌의 노화가 전두엽 활동의 효율성 저하를 초래할 수 있다면, 생애 전반에 걸쳐 추가적인 영향을 미칠 수 있다. 이러한 개념은 노년기 조현병에 대한 임상적 특성과 일치한다. 즉, 정신병적 증상이 개선될 수 있는 것과 달리, 음성 증상은 나이가 들어감에 따라 지속되거나 악화될 수 있다.[21] 노화와 관련된 뇌 기능의 악화는 Cropley 등이 관찰한 백질 노화에 의해 매개될 수 있으며 조현병의 맥락에서 잠재적으로 가속화될 수 있다.[16] 또 다른 최근 연구에서는 fMRI를 사용하여 신경 연결성을 조사하여 기능적 뇌 활동이 백질 기능 장애에 의해 어떻게 영향을 받을 수 있는지를 조사했다.[22] 건강한 대상과 비교하여 조현병 환자에서는 cingulo-opercular 및 fronto-parietal 네트워크를 포함한 고차원 인지 기능과 관련된 뇌 네트워크의 효율성이 떨어진 것으로 나타났다.

조현병의 생애 경과에 대한 유전적 영향

인지기능장애는 정신병의 첫 번째 삽화 이전에 종종 관찰할 수 있는 조현병의 핵심 특징으로 여겨지지만, 환자에 따라 현저한 차이가 있을 수 있다. 유전적 영향이 조현병의 연령 관련 인지 변화에 어떤 영향을 미치는지 조사한 연구는 거의 없지만, 조현병의 인지 기능 장애의 유전적 요인에 대한 연구는 중요하다. 연구자들은 젊은 환자 및 중년의 환자들을 대상으로 조현병에서 인지 기능을 손상시킬 가능성이 있는 여러 가지 공통 유전적 다형성의 관계를 조사했다.[23] 대체적으로 결과는 다양했다. 이러한 결과의 다양함은 그 당시 질병의 중증도, 표본의 인구 통계적 특성 및 평가 측정을 포함한 여러가지 요인에 기인할 것이다. 또한 단일 변이보다 여러 대립 유전자 변이의 누적 효과가 더 중요할 수 있다. 결과적으로, 다유전자(polygenic) 영향은 최근의 연구에서 촉망받고 있다.

예를 들어, 최근 연구에서는 독특한 메커니즘을 통해 인지 기능에 영향을 미치는 것으로 확인된 몇 가지 기능적 효소가 주목받고 있다. 이러한 기능성 효소 중에는 도파민 및 노르에피네프린과 같은 카테콜아민의 분해를 담당하는 catechol-O-methyltransferase(COMT)가 있다. COMT의 일반적인 변이인 158Val/Met는 Met 대립유전자가 있는 경우 시냅스에서 도파민을 증가시킨다. 이 유전적 변이는 모든 사람의 인지 기능에 대해 잠재적 영향을 미치지만 조현병에서는 특히 의미가 있다. COMT는 조현병 환자에서 중요한 전전두엽 피질에서 특히 활성화되는데, 전전두엽 피질의 도파민 농도가 낮을수록 인지 능력은 저하된다.[24] Met 대립유전자를 보유하는 것은 도파민 이용 가능성을 증가시켜 조현병에서의 인지기능장애를 막아 준다는 가설이 세워졌다.[25] 현재까지 노년기의 연령 관련 인지 저하에 관한 결과는 불확실하다. 그러나 조현병 참가자 및 건강한 대조군을 포함하는 비노인 환자에 대한 여러 연구에서 Met 대립유전자 보유자는 인지 평가에서 더 나은 인지 기능을 보였다.[25]

다양한 기전을 통해 인지에 영향을 미치는 다유전자 영향의 개념으로 돌아가서, 인지적 위험이 있는 여러 장애에서 연구된 공통 변이는 apolipoprotein E(APOE) 변이이다. APOE는 시냅스 신호 전달 및 가소성에 관여하는 혈장 lipoprotein이며, 가장 많이 연구된 APOE 변이체는 epsilon−2, −3 및 −4이며, APOE epsilon−4는 대부분의 질환에서 인지기능장애와 관련되어 있지만 조현병과 인지 노화에 대한 역할은 불분명하다.[27), 27] 일부 연구에서는 APOE epsilon−4 대립유전자가 있는 양극성 정동장애 환자의 실행 기능 결핍을 시사했지만, 조현병 환자를 대상으로 한 연구에서는 APOE epsilon−4 대립유전자의 효과를 확인하지 못했다.[28] 다유전적 영향을 더 잘 평가하기 위해 여러 위치에서 대립유전자를 조사하고 인지와 같은 질병의 특성과 관련된 각 대립유전자의 효과 크기를 추정함으로써 '위험 점수(risk score)'를 계산할 수 있다. 이 '다유전자 위험 점수(polygenic risk score)'는 이러한 형질 관련 대립유전자(trait-associated alleles)의 위험점수를 합산한 것으로, 임상 변수에 대한 다수의 유전적 기여를 이해하는 데 도움이 된다. 이와 관련하여 건강 및 은퇴 연구(the Health and Retirement Study)에 참여한 지역사회 기반 대표 샘플에서 중년 및 노년층의 유전자형을 조사한 흥미로운 종단 연구가 있다.[29] 이 분석에서는 정신과 질환이 없는 노인들을 대상으로 했지만 연구자들은 조현병의 인지 기능과 관련이 있다고 생각되는 다유전자 위험 대립유전자를 적용하여 일반 인구에 영향을 미치는지 확인했다. 연구진은 이들 다유전자 위험 대립유전자는 표본을 종단적으로 조사했을 때, 특히 주의력과 공간작업기억에서 일반적인 완만한 저하와 관련이 있는 것으로 관찰했다. 그러나 알츠하이머병과 관련된 다유전자 위험 대립유전자의 다른 세트를 이 표본에서 조사했을 때, 인지 기능에 더 큰 영향을 미치는 것으로 나타났다. 이러한 소견은 조현병에서 시간이 지남에 따라 인지 기능에 영향을 미치는 유전적 영향이 치매에서와는 다를 가능성이 높다는 것을 시사한다. 이 모두를 통합하여 볼 때, 조직병리학, 임상 연구 및 다유전자 위험 분석을 통한 증거들은 조현병 환자의 노화에 따른 뇌의 변화가 노년기까지 지속되는 고유의 궤적을 갖는다는 것을 보여 준다.[30)]

조현병에서 노화의 바이오마커

조현병은 주로 심혈관 질환과 관련된 여러 가지 이유로 인해 가속화된 신체 질환 이환율 및 조기 사망률을 보인다. 대사증후군, 혈관 질환 및 사망률과 관련된 흥미로운 바이오마커(biomarker) 중 하나는 고감도 C-반응성 단백질(hs-CRP)이다. 이 바이오마커는 조현병 환자뿐만 아니라 지역사회 표본에서도 가속화된 이환율을 예측하는 것으로 알려져 있으며, 잘못된 식단이나 흡연과 같은 생활 습관 요인에 의해 악화될 수 있다. 한 연구에서는 결과에 영향을 줄 수 있는 인구통계학적 및 생활습관 요인을 통제한 후에도 조현병 여부가 더 높은 hs-CRP 수준과 관련이 있는지를 결정하기 위해 비교 표본과 조현병 또는 조현정동장애 환자의 바이오마커 hs-CRP를 조사했다. hs-CRP 수치는 조현병에서 유의하게 더 높았고, 수치가 높을수록 여성 성별, 더 심각한 음성 증상 및 더 높은 신체질환 이환율과 관련이 있는 것으로 나타났다. hs-CRP 바이오마커를 공복 혈당, HbA1c 및 BMI와 같은 나쁜 건강 위험을 보이는 바이오마커와 비교했을 때, hs-CRP 수치가 높을수록 이들 바이오마커의 유해한 상승이 있는 것으로 관찰되었다. 그러나 hs-CRP와 연령 또는 인지장애 사이에는 관련성이 없었다. 결과적으로 이는 신체적 동반 이환의 관점에서 가속화된 노화를 예측하는 바이오마커가 존재한다는 것을 보여 준다. 그러나 조현병에서 뇌 기능에 대한 장기적인 영향을 결정하기 위해

서는 노년 및 진행된 노화에 대한 종단적 연구가 필요하다.[31)]

덴마크의 대규모 코호트에서 실시된 바이오마커를 사용한 또 다른 연구는 정신과에 입원한 남성과 나머지 코호트를 비교하여 질병 위험과 조기 사망률과 관련된 바이오마커를 조사하였다. 이들 남성 정신질환군은 조현병, 약물 남용, 정동장애를 포함한 다양한 종류의 정신질환으로 나누어졌다. 정신질환이 있는 군에서 hs-CRP, IL-6 및 IL-18의 상승이 관찰되었다. 그러나 IL-10, TNF-알파 및 IFN-감마를 포함한 다른 바이오마커는 정신질환군에서 다른 코호트와 차이가 없었다. 이 코호트에서 55세까지의 사망률을 조사했을 때 정신질환이 있는 군에서 사망률이 높았으며 약물 사용 장애가 있는 군에서 조기 사망 위험이 가장 높았고 그다음이 조현병군이었다.[32)] 염증성 바이오마커를 조사한 다른 연구에서는 조현병 환자에서 TNF-알파 및 IL-6 수치가 상승하는 것으로 나타났다. 이러한 수치 상승이 더 심한 우울증 및 더 많은 동반 이환 신체 질환과 관련된다는 사실은 질환의 가속화를 암시한다. 많은 연구들이 그렇듯이 이 분석에서 표본의 평균 연령이 48.1세였기 때문에, 진행된 노화에 대한 종단적 추적 조사는 아직 이루어지지 않았다.[33)] 종합하면, 이들 바이오마커는 가속화된 노화의 위험을 일관되게 시사하고 있지만, 조현병 환자들의 수명에 미치는 영향을 완전히 이해하기 위해서는 이들이 초고령에 진입하기까지 더 오랜 기간 추적 관찰하는 연구가 필요하다.

노화에서 활발한 관심을 받게 된 바이오마커 중 하나는 텔로미어(telomere) 길이이다. 텔로미어 길이의 변화는 조현병뿐만 아니라 많은 상황에서 노화와 관련된 광범위한 유전 및 환경적 상호작용의 결과로 알려져 있다. 한 연구에서는 조현병 성인의 텔로미어 길이를 조사한 결과, 대조군에 비해 조현병 환자의 텔로미어 길이가 더 짧았는데 이는 나쁜 건강 상태를 시사하는 것이다. 환자와 이환되지 않은 형제자매 사이에 텔로미어 길이에 차이가 없었는데 이는 특정 노화 바이오마커를 매개하는 데 유전적 영향이 존재할 수 있음을 반영한다. 같은 그룹의 추가 연구에서는 텔로미어 길이 감소가 회백질 뇌 부피 감소 및 기억력 저하와 관련이 있음을 보여 주었지만, 노화가 진행됨에 따른 감소 가능성은 아직도 밝혀지지 않았다.[34)~35)]

수십 년간의 질병분류학적 연구와 생물학에 초점을 맞춘 광범위한 연구에도 불구하고 조현병의 바이오마커와 유전적 위험 요인에 대한 분석이 복잡한 것은 진단 자체의 명확성과 특이성이 부족하기 때문이다. NIMH(National Institute of Mental Health)에서 제안한 연구영역 기준 RDoC(Research Domain Criteria)과 같은 새로운 접근 방식은 신경 회로 또는 분자에 기반을 둔 방법으로 기존 진단 경계를 재평가하는 데 도전하고 있다. 이러한 흐름 속에서 한 그룹은 정신병적 장애 스펙트럼뿐 아니라 건강한 비교 대상까지 포함한 대규모 샘플에서 대규모 바이오마커 패널(신경심리학, 정지 신호, 안구의 단속 속도 조절 및 청각 자극 패러다임)을 사용했다.[36] 이러한 광범위한 접근 방법을 통하여 세 가지 신경생물학적으로 구별되는 정신증의 생물학적 유형(psychosis biotypes)을 특정할 수 있었는데 이는 일반 임상 진료에서 조현병, 조현정동장애, 또는 양극성 장애로 분류하는 것 같은 임상 진단 경계에서 벗어난 것이다. 이러한 생물학적 유형을 결정하는 감별적인 바이오마커 패턴은 전 생애에 걸쳐 연령과 관련된 변화에 있어 위험성이 상이한 정신병을 보다 광범위한 스펙트럼 내에서 특정 하위 그룹으로 구분짓는 데 도움을 줄 것이다. 예를 들어, 가장 심각한 질병인 biotype 1을 암시하는 바이오마커 패턴은 종종 입원 환자이거나 장기 치료 기관에서 치료받는 환자를 구분 지을 수 있는 반면, biomarker 2 또는 3에 해당되는 사람은 지역사회에서 관리될 가능성이 더 높을 수 있다. 생물학적 노화와 관련된 장기적인 결과는 현재 진단 범주에서 제시하는 정보 이외의 다른 요인들에 의해 좌우될 수 있다.

조현병의 신경병리학적 연구

조현병의 노화에 따른 신경영상학적 이상에 관해 앞서 논의된 관점에서 본다면, 조현병 환자는 사후 조직학적 소견에서도 건강한 사람들과 현저한 차이를 보일 것으로 예상할 수 있다. 이는 사실이지만, 신경병리학적 연구 결과들은 위에서 논의한 영상학적 연구 결과들보다 더 복잡하고 혼재되어 있다. 광범위한 사망

전 진단 평가와 엄격한 사후 분석에도 불구하고 장기간 조현병을 앓은 노인 환자의 사후 검사에서 뚜렷한 신경병리학적 변화는 아직 발견되지 않았다.[37] 마찬가지로, 다른 다양한 연구에서도 현저한 사망 전 인지 결함에도 불구하고 사후 평가에서 조현병 환자에서 유의한 차이를 입증할 수 없었다.[38)~40] 최근 수십 년 동안 세포 변화에 관해 더 많은 정보를 제공할 수 있는 새로운 영상 기술이 생겼기 때문에 조현병 환자의 사후 변화는 조현병의 노화를 연구하기 위해 자주 활용되고 있지는 않다. 그러나 비교적 최근의 한 연구에서는 만성 조현병의 배외측 전전두피질(dorsolateral prefrontal cortex), 상측두회(superior temporal gyrus) 및 전측대상회(anterior cingulate gyrus)에서의 아교세포(glia) 변화가 관련되는지를 조사했다. 이 연구는 만성 조현병 환자의 측두피질과 전두엽 피질에서 나이와 무관하게 미세아교세포(microglia)의 숫적 밀도가 특이적으로 증가 한다는 것을 보여 주었다. 이것은 조현병에서 피질 신경망(cortical neuropil) 구조가 근본적으로 다르다는 것을 반영하는 것으로 해석되었다.[41]

최근 몇 년 동안 신경망 구조(neuropil architecture)의 이상에 대한 근거가 엇갈리고 있지만, 비정상적인 미세아교세포 활성화가 염증을 유발하고, 일생 전반에 걸쳐 유해한 영향을 미칠 수 있다는 새로운 증거들이 나오고 있다.[42)~44] 종합할 때, 조현병에서의 세포 구조 및 신경세포 수의 조기 이상은 일생 동안 뚜렷한 궤적을 따라가며, 미세아교세포 활성화를 포함한 여러 요인의 영향을 받으며, 조현병에 걸리지 않은 사람에 비해 조현병 환자에서 노화에 따른 기능 저하를 더 많이 초래하는 것으로 보인다.[45] 질병 특이적인 미세아교세포 활성화의 역할이 연령과 관련된 변화의 주요 위험 요인일 가능성이 높은데, 흥미롭게도 항정신병약물이 이러한 상황에서 사이토카인 활성을 감소시키는 개선 효과가 있을 수 있다는 의견도 제시되었다.[46] 항정신병약물 치료의 의미에 대해서 누적된 부작용 위험으로 인해 그다지 고무적이지 않은 최근 연구들에 초점을 맞추어 다음에서 더 설명하고자 한다.

장기간 항정신병약물 노출의 영향

장기간 약물 사용의 혼란스러운 영향은 이미 복잡한 상황에 복잡성을 가중시킨다. 수십 년 동안 항정신병약물의 광범위한 이용 가능성을 고려할 때, 유병 기간에 걸쳐 거의 평생 동안 지속적으로 항정신병약물을 사용한 조현병 환자의 대규모 코호트는 연구 기회를 열어 주고 있다. 항정신병약물의 장기간 사용은 장점도 있고 단점도 있지만, 인슐린 혼수, 시설 수용, 신체적 구속, 수치료(hydrotherapy) 및 전전두엽 백질 절제술 같은 역사적으로 먼저 사용되었던 치료법보다는 확실히 더 나은 치료법이라고 할 수 있다.

20세기 중반에 도파민 길항제 항정신병약물의 출현으로 상당한 증상 감소와 사회적 기능이 보다 나은 시대가 열렸지만 추체외로 부작용(EPS)에서 지연성 운동장애(TD)에 이르기까지 약물 자체로 인한 많은 어려움도 함께 발생하였다. 새로운 항정신병약물은 주로 이러한 문제를 피하기 위해 고안되었지만, 이들 약물의 사용은 복부 비만, 인슐린 저항성 및 고혈압을 비롯한 대사증후군의 비율을 점진적이지만 우려할 만한 수준으로 증가시켰다. 전적으로 이러한 부작용 때문이라고 할 수는 없겠지만 75%의 환자가 치료 후 18개월 이내에 기존 및 차세대 항정신병약물을 모두 중단했다는 보고가 있다.[47), 48)]

이상 운동을 유발하는 운동계에 대한 도파민 길항작용의 장기적인 영향과 약물의 대사 효과를 함께 고려할 때 항정신병약물의 장기간 사용은 노화를 촉진하는 여러 생리학적 매개변수를 가속화할 수 있다. 이 장에서는 장기간의 항정신병약물 노출과 관련된 두 가지 주요 임상적 우려 사항을 검토하려고 한다. 첫 번째는 도파민 수용체 차단의 만성적 영향과 그로 인한 이상 운동 (abnormal movement)이다. 두 번째는 점차 더 공중보건의 문제로 인식되고 있는 대사증후군이라는 복잡한 문제이다.

노화와 항정신병약물 관련 운동장애의 상호작용

지연성 운동장애(TD)라는 용어는 1960년대에 등장했으며 불수의적 운동의 지연된 발병을 가리킨다. 그러나 항정신병약물이 출현하기 훨씬 전부터 정신병적 장애를 앓고 있는 사람의 5~10%에서 자발적 불수의적 TD 유사 운동이 기술되어 왔으며, 또한 노인의 1~8%에서 자발적 구강 안면 운동 이상 증상이 발생할 수 있다.[49] TD의 본질과 기원에 대해서는 여러 가지 이론이 있다. 역사적 모델은 만성 차단에 의한 이차적인 도파민 과민성 유발이지만, 일찍이 도파민 과민성이 이 문제를 완전히 설명하지 못한다는 것이 분명해졌다.[50] 도파민 및 콜린성 시스템의 불균형에서 노르아드레날린성 또는 GABA-성 기능 장애에 이르기까지 다수의 요인에 기인할 수 있으며, 흥분독성(excitotoxicity)도 추정되고 있다.[51]

최근 몇 년 동안 연구에서 TD에 대한 관심이 상대적으로 줄어들었지만, TD 문제가 사라졌다는 증거는 거의 없다. TD는 항정신병약물 노출 첫 4~5년 동안 직선적으로 증가하여[48), 52] 5년 후에는 약 25%, 10년 후에는 49% 그리고 25년 후에는 68%[49]의 발생률을 보이며, 연간 3~5%의 발병률을 지속적으로 보인다. 노인의 경우 TD 연간 발생률은 2.5%에서 13.6% 사이로 추정되었다.[53] 평균 chlorpromazine 150mg에 해당하는 용량으로 치료받은 노인 정신과 외래 환자(평균 연령 65.5세)에서 보고된 TD 발병률은 젊은 환자보다 3~5배 더 높았다. 이 노인 그룹은 일반적으로 더 낮은 용량을 처방 받았음에도 불구하고 1년에 20~26%, 2년에 30~52%, 3년에 42~60%의 누적 발생률을 보였다.[52), 54] 이후의 연구는 노인에서 TD의 발생이 기존의 항정신병약물과 새로운 세대의 항정신병약물로 치료한 경우에 차이가 없는 것으로 나타났다.[55] TD 발병에 대한 이 노년층의 위험비(hazard ratio)는 chlorpromazine 등가 누적 용량 10,000mg당 1.13, 일일 평균(chlorpromazine) 등가 용량 100mg당 1.28로 보고되었다.[55]

앞에서 언급한 바와 같이, 정형 항정신병약물에서 비정형 항정신병약물로 처방의 전환은 초기에 기대했던 것만큼 TD 발병을 줄이지 못하였다. 정형 항정신병약물에서 약 5.5%였던 TD 발생률이 비정형 항정신병약물에서는 치료 시작 후 5년 이내에 5.9~0.8% 범위로 TD 발병률이 개선되지 않거나 감소한다는 상반되는 연구들이 있다.[55)~57)] 또한 '가능성 있는(probable)' TD (중증도가 낮고 및 지속 기간이 한시적)와 '지속적인(persistent)' TD(지속 시간이 길고 중증도가 높음)를 구분하려는 시도가 있었는데, 항정신병약물 종류 간에 '지속적인' TD의 발생률에 차이가 없으나, 비정형 항정신병약물에서는 '가능성 있는' TD 비율이 더 낮고, 전체 TD 비율은 비슷하지만 중증 TD는 1세대 항정신병약물에 의해 유발될 가능성이 더 높다는 보고가 있다.[42)] 고령자에서 '가능성 있는' TD의 위험은 2세대에서 7%, 1세대 항정신병약물에서 23%로 보고되었다.[58)]

항정신병약물 종류 간에 EPS(5~10%)가 같은 비율로 나타남에도 불구하고 아마도 새로운 비정형('2세대'라고도 함) 항정신병약물이 cogwheel 강직, bradykinesia와 tremor 증상을 감소시킬 것이라는 기대로 인해 비정형 항정신병약물을 투여받는 환자는 기존 약물(즉, '1세대')에 비해 항콜린 보조제를 처방받을 가능성이 30배 더 낮았다. 추체외로 부작용은 가장 흔히 '파킨슨병' 증상으로 나타나는데 노년기에 특히 문제가 될 수 있으며, 대부분 피질하 퇴행성 변화와 약물의 생리적 제거율 감소로 인해 발생할 수 있다.[59)~60)] 또한, 정상적인 노화로 인해 뇌 영역 전반에 걸쳐 도파민 톤의 감소가 있으며 이는 이러한 부작용에 대한 취약성의 기초가 될 수 있고 노화와 관련된 인지 능력의 잠재적 감소를 초래할 수 있다.[61)]

뇌 노화와 약물 노출은 시간이 지남에 따라 도파민 기능에 독특한 상호작용을 일으킬 수 있다. 예를 들어, 조현병 환자 중 TD가 발병한 환자는 도파민 수용체 말단의 밀도의 저하가 있었지만, TD가 발병하지 않은 환자는 유사한 밀도 감소가 나타내지 않은 것으로 보고되었다.[62)] 일생 동안의 뇌 변화와 관련하여 일부 연구에서는 특정 뇌 형태학적 변화가 약물 사용과 관련될 수 있을 것으로 보았다. 기저핵 구조에 주로 초점을 맞춘 소견에서는 구조적 확대와 기능적 활동의 증가를 모두 포함하였다.[63)~66)]

TD 및 대사증후군에 대한 잠재적인 유전적 매개체에 대한 연구는 아직 충분히 재현되지 않았으므로 현재로서는 치료 전략에 참고가 되지 못하고 있다. 일반적으로 조현병의 이상운동에 대한 치료 개입은 오랫동안 광범위한 종류의 약물들에 의해 이루어지고 있지만, 명백하게 효과적인 치료법이 일관성 있게 발견되지 못하였다. 여기에는 amantadine, clonazepam, gingko biloba, levetiracetam, melatonin, piracetam, propranolol, resveratrol, 가지사슬 아미노산(branched-chain amino acids), 오메가-3 지방산, vitamin B6, vitamin E, zonisamide 및 tetrabenazine[50] 등이 포함된다. 최근에는 tetrabenazine과 메커니즘이 유사한 selective monoamine transporter 2 inhibitor인 valbenazine 이 TD의 증상을 개선하는 것으로 나타났다.[67] Valbenazine은 노인 인구에서 시험되지는 않았지만 앞서 언급한 tetrabenazine은 이상운동을 유발하는 다양한 질환에서 한동안 임상적으로 사용되어 왔다. Tetrabenazine은 졸음, 우울증 및 정좌불능증(akathisia)과 관련이 있으며 노인 환자에게 처방될 때 파킨슨병의 위험이 증가하는 것으로 나타났다.[68]

요약하면, TD의 발병에 대해 몇 가지 확립된 위험 요소가 있다. 여기에는 항정신병약물의 일일 복용량과 평생 누적 복용량이 많을 것, 항정신병 사용 시작 시 EPS 징후가 있을 것, 최초 노출 시점이 고령인 것 등이 포함된다. 2세대 약제가 주로 사용되는 근래에는 심각한 TD 사례가 드물다는 증거도 있지만, 임상 진료에서의 전반적인 문제는 크게 변하지 않았으며, 다음에서 논의되는 진행된 노화 및 대사 증후군과 관련된 새로운 문제에 비해 덜 중요하게 다루어지고 있다.

조현병에서 대사증후군과 연령 증가의 관계

인슐린 저항성, 고혈압, 고지혈증 및 내장 지방증을 포함한 대사증후군은 인구 전반에 걸쳐, 특히 조현병 환자에서 심각한 임상적 문제를 야기하고 있다. 대사증후군은 노화 과정에서 축적된 영향과 만성 정신병적 장애의 성공적인 관리를 달성하는 데 중요하다. 대사증후군은 약물의 영향에 의한 것으로 부분적으로 iatrogenic이라는 점을 감안할 때 긴밀한 약물 관리를 통해 개입할 수 있는 여지가 있기도 하지만 대부분의 경우 약물을 완전히 피할 수 없기 때문에 상당한 문제가 된다. 대사증후군의 전체 비율은 조현병 환자의 32.5%이며, clozapine(51.9%)이 가장 높은 비율로 보고되었고, olanzapine(28.2%) 및 risperidone(27.9%)이 그 뒤를 이었다. 약물을 전혀 투여받지 않은 환자의 유병률은 20.2%로 가장 낮았다.[69] histaminergic(H1)와 serotonergic(5-HT2c) 수용체 모두를 차단하는데 대한 친화도는 항정신병약물 간에 매우 큰 차이가 있다. 또한 항정신병약물로 인한 체중 증가는 유전성이 있는 것으로 나타났다.[69]

만성 정신장애가 있는 사람들은 많은 원인으로 인해 조기 사망할 위험이 더 크다는 것이 오랫동안 관찰되었다. 그러나 최근 자료는 대사증후군과 관련하여 특히 우려할 만하다. 예를 들어, 조현병 및 관련 정신병적 장애가 있는 사람에게서 심혈관 질환의 위험이 높고, 이로 인해 뇌졸중 및 조기 사망을 초래된다는 것이 보고되고 있다.[70] Framingham 연구에 따르면, 조현병 환자에서 협심증, 심근경색, 그리고 심장사를 포함한 관상동맥질환의 10년 위험도가 79% 증가하는 것으로 나타났다.[71]

비만과 같은 대사증후군과 관련된 질환이 뇌에 미치는 영향은 정신질환의 맥락에서 그것들이 어떻게 나타날 수 있는지를 결정하는 데 핵심적인 역할을 한다. 예를 들어, 비만으로 인한 신경 염증은 시상하부(hypothalamus), 대뇌피질(cortex), 뇌간(brainstem) 및 편도체(amygdala)에 해로운 영향을 미치는 것으로 나타났다.[72] 뇌 용적 감소와 관련이 있을 뿐만 아니라 신경염증은 인지기능장애(학습, 기억 및 주의력 결핍 포함), 뇌 유래 신경영양 인자 수준 감소, 글루타메이트 신경계의 신호 변화 및 인슐린 조절장애, 비만 표현형 유지와도 관련이 있다.[72]

지방 생성 약물을 처방받았을 경우 정상 체중을 유지하는 것은 특히 어려울 수 있으며 심각한 정신질환의 맥락에서 체중 감량은 많은 어려움을 수반한다. 오메가-3 지방산과 엽산 보충제, metformin, topiramate 및 행동 요법으로 완만한 체중 감소 반응이 나타났지만,[73] 궁극적으로 비만 예방이 가장 신중한 전략인 것으로 보인다. 초발 조현병 환자는 항정신병약물 부작용(예: 정좌불능, 체중 증가)에 더 민감하고 반응률이 높기 때문에 체중 증가와 관련이 적은 약물을 시도하는 것이 초발 또는 항정신병약물을 처음 사용하는 환자에게 특히 도움이 된다. 약물의 신중한 선택과 면밀한 모니터링은 평생 동안 문제가 있는 약물을 반복적으로 변경할 가능성을 줄이는 데 큰 도움이 될 것이다.

결론

조현병의 생물학적 노화와 관련하여 현 상태에 이르기까지 많은 요인들이 전체적으로 작용하여 지평을 넓혀 주었다. 지난 수십 년 동안의 초기 연구는 조현병에서 조기 사망률이 높다는 것을 시사했지만, 그 당시 연구 대상에는 만성 입원이라는 맥락에서 약물이 널리 보급되기 전에 발병을 겪은 사람이 포함되었다. 이와 대조적으로, 지난 수십 년 동안 지역사회 기반 프로그램과 더 많은 약물 선택에 있어 놀라운 진전이 있었다. 이러한 요인들이 함께 작용하여 환자들의 수명은 늘어났고 1세대 항정신병약물의 사용을 관리하게 되어 이로 인한 부작용은 줄어들었다. 그러나 이에 대한 대가로 대사증후군 합병증을 포함하여 만성 정신질환과 노화에 대한 장기적인 영향이 증가했다. 조현병 환자의 뇌 노화가 가속화될 위험을 줄이기 위해서는 새로운 상황에 맞춰 우리의 진료 관행을 조정하는 것이 필요하겠다.

주석

1. Johnstone E.C., C.D. Frith, T.J. Crow, J. Husband, L. Kreel. Cerebral ventricular size and cognitive impairment in chronic schizophrenia. *Lancet 308*: 924-926, 1976.
2. Weinberger D.R., E.F. Torrey, A.N. Neophytides. Lateral cerebral ventricular enlargement in chronic schizophrenia. *Arch Gen Psychiatry 36*: 735-739, 1979.
3. Pearlson G.D., D.J. Garbacz, R.H. Tompkins, et al. Lateral cerebral ventrical size in late onset schizophrenia. In *Schizophrenia and Aging*, ed. N. E. Miller, Cohen, G.D. New York: Guilford: 246-248, 1987.
4. De Leon M.J., S.H. Ferris, A.E. George, et al. Computed tomography evaluations of brain-behavior relationships in senile dementia of the Alzheimer's type. *Neurobiol Aging 1*: 69-79,

1980.

5. Naeser M.A., C. Gebhardt, H.L. Levine. Decreased computerized tomography numbers in patients with presenile dementia: detection in patients with otherwise normal scans. *Arch Neurol 37*: 401-409, 1980.
6. Veroff A.E., G.D. Pearlson, H.S. Ahn. CT scan and neuropsychological correlates of Alzheimer's disease and Huntington's disease. *Brain Cogn 1*(2): 177-184, 1982.
7. Seno H., M. Shibata, A. Fujimoto, et al. Computed tomographic study of aged schizophrenic patients. *Psychiatry Clin Neurosci 51*(6): 373-377, 1997.
8. Putnam, K.M., P.D. Harvey. Cognitive impairment and enduring negative symptoms: a comparative study of geriatric and nongeriatric schizophrenia patients. *Schizophr Bull 26*(4): 867-878, 2000.
9. Harvey M.P., P.J. Moriarty, J.I. Friedman, et al. Differential preservation of cognitive functions in geriatric patients with lifelong chronic schizophrenia: less impairment in reading compared with other skill areas. *Biol Psychiatry 47*(11): 962-968, 2000.
10. Rossi A., M. Bustini, P. Prosperini, et al. Neuromorphological abnormalities in schizophrenic patients with good and poor outcome. *Acta Psychiatr Scand 101*(2): 161-166, 2000.
11. Tandon R., J.R. DeQuardo, S.F. Taylor, et al. Phasic and enduring negative symptoms in schizophrenia: biological markers and relationship to outcome. *Schizophr Res 45*(3): 191-201, 2000.
12. Mathalon D.H., E.V. Sullivan, K.O. Lim, A. Pfefferbaum. Progressive brain volume changes and the clinical course of schizophrenia in men: a longitudinal magnetic resonance imaging study. *Arch Gen Psychiatry 58*(2): 148-157, 2001.
13. Pearlson G.D., L. Marsh. Structural brain imaging in schizophrenia: a selective review. *Biol Psychiatry 46*: 627-649, 1999.
14. Keshavan M.S., B.H. Mulsant, R.A. Sweet, et al. MRI changes in schizophrenia in late life: a preliminary controlled study. *Psych Res 60*: 117-123, 1996.
15. Koutsouleris, N., C. Davatzikos, S. Borgwardt, et al. Accelerated brain aging in schizophrenia and beyond: a neuroanatomical marker of psychiatric disorders. *Schizophr Bull 40*(5): 1140-1153, 2014.
16. Cropley V.L., P. Klauser, R.K. Lenroot, et al. Accelerated gray and white matter deterioration with age in schizophrenia. *Am J Psychiatry 174*(3): 286-295, 2017.
17. Andreasen N.C., K. Rezai, R. Alliger, et al. Hypofrontality in neuroleptic naïve patients and in patients with chronic schizophrenia: assessment with xenon 133 single-photon emission

computed tomography and the Tower of London. *Arch Gen Psychiatry 49*(12): 943-958, 1992.

18. Buchsbaum M.S., E.A. Hazlett. Functional brain imaging and aging in schizophrenia. *Schizophr Res 27*(2-3): 129-141, 1997.
19. Goldstein P.C., G.G. Brown, A. Marcus, J.R. Ewing. Effects of age, neuropsychological impairment and medication on regional cerebral blood flow in schizophrenia and major affective disorder. *Henry Ford Hosp Med J 38*(4): 202-206, 1990.
20. Dupont L.P., P.P. Lehr, G. Lamoureaux, et al. Preliminary report: cerebral blood flow abnormalities in older schizophrenic patients. *Psychiatry Res 55*(3): 121-130, 1994.
21. Harvey P.D., J. Lombardi, M. Leibman, et al. Cognitive impairment and negative symptoms in geriatric chronic schizophrenia patients: a follow-up study. *Schizophr Res* (22): 223-231, 1996.
22. Sheffield J.M., G. Repovs, M.P. Harms, et al. Evidence for accelerated decline of functional brain network efficiency in schizophrenia. *Schizophr Bull 42*(3): 753-761, 2015.
23. Snitz, B.E., A.W. Macdonald, C.S. Carter. Cognitive deficits in unaffected first-degree relatives of schizophrenia patients: a meta-analytic review of putative endophenotypes. *Schizophr Bull 32*(1): 179-194, 2006.
24. Fallon S.J., C.H. Williams-Gray, R.A. Barker, A.M. Owen, A. Hampshire. Prefrontal dopamine levels determine the balance between cognitive stability and flexibility. *Cerebral Cortex 23*(2): 361-369, 2013.
25. Ira E., M. Zanoni, M. Ruggeri, P. Dazzan, S. Tosato. COMT, neuropsychological function and brain structure in schizophrenia: a systematic review and neurobiological interpretation. *J Psychiatry Neurosci 38*(6): 366-380, 2013.
26. Niizato K., K. Genda, R. Nakamura, S. Iritani, K. Ikeda. Cognitive decline in schizophrenics with Alzheimer's disease: a mini-review of neuropsychological and neuropathological studies. *Prog Neuro-Psychopharmacol Biol Psychiatry 25*(7): 1359-1366, 2001.
27. Thabit H., S.M. Kennelly, A. Bhagarva, et al. Utilization of Frontal Assessment Battery and Executive Interview 25 in assessing for dysexecutive syndrome and its association with diabetes self-care in elderly patients with type 2 diabetes mellitus. *Diabetes Res Clin Pract 86*(3): 208-212, 2009.
28. Joober R., G. Rouleau, E. Fon, et al. Apolipoprotein E genotype in schizophrenia. *Am J Med Genet 67*(2): 235, 1996.
29. Liebers D.T., M. Pirooznia, F. Seiffudin, et al. Polygenic risk of schizophrenia and cognition

in a population based survey of older adults. *Schizophr Bull 42*(4): 984-991, 2016.

30. Mullins N., N. Perroud, R. Uher, et al. Genetic relationships between suicide attempts, suicidal ideation and major psychiatric disorders: a genome-wide association and polygenic scoring study. *Am J Med Genet B, Neuropsychiatric Genet 165B*(5): 428-437, 2014.

31. Joseph J., C. Depp, A.S. Martin, et al. Associations of high sensitivity C-reactive protein levels in schizophrenia and comparison groups. *Schizophr Res 168*(1-2): 456-60, 2015.

32. Osler M., E. Rostrup, M. Nordentoft, et al. Influence of early life characteristics on psychiatric admissions and impact of psychiatric disease on inflammatory biomarkers and survival: a Danish cohort study. *World Psychiatry 14*(3): 364-365, 2015.

33. Lee E.E., S. Hong, A.S. Martin, L.T. Eyler, D.V. Jeste. Inflammation in schizophrenia: cytokine levels and their relationships to demographic and clinical variables. *Am J Geriatr Psychiatry 25*(1): 50-61, 2017.

34. Czepielewski L.S., R. Massuda, B. Panizzutti, et al. Telomere length and CCL11 levels are associated with gray matter volume and episodic memory performance in schizophrenia: evidence of pathological accelerated aging. *Schizophr Bull 44*(1): 158-167, 2018.

35. Czepielewski L.S., R.R. MassudaMassuda, B.B. Panizzutti, et al. Telomere length in subjects with schizophrenia, their unaffected siblings and healthy controls: evidence of accelerated aging. *Schizophr Res 174*(1-3): 39-42, 2016.

36. Clementz B.A., J.A. Sweeney, J.P. Hamm, et al. Identification of distinct psychosis biotypes using brain-based biomarkers. *Am J Psychiatry 173*(4): 373-384, 2016.

37. Arnold, S.E., J.Q. Trojanowski, R.E. Gur, et al. Absence of neurodegeneration and neural injury in the cerebral cortex in a sample of elderly patients with schizophrenia. *Arch Gen Psychiatry 55*(3): 225-232, 1998.

38. Arnold S.E., J.Q. Trojanowski. Cognitive impairment in elderly schizophrenia: a dementia (still) lacking distinctive histopathology. *Schizophr Bull 22*(1): 5-9, 1996.

39. Baldessarini R.J., J.D. Hegarty, E.D. Bird, F.M. Benes. Meta-analysis of postmortem studies of Alzheimer's disease-like neuropathology in schizophrenia. *Am J Psychiatry 154*(6): 861-863, 1997.

40. Dwork A.J., E.S. Susser, J. Keilp, et al. Senile degeneration and cognitive impairment in chronic schizophrenia. *Am J Psychiatry 155*(11): 1536-1543, 1998.

41. Radewicz K., L.J. Garey, S.M. Gentleman, et al. Increase in HLA-DR immunoreactive microglia in frontal and temporal cortex of chronic schizophrenics. *J Neuropathol Exp Neurol 59*(2): 137-150, 2000.

42. Najjar S., D.M. Pearlman. Neuroinflammation and white matter pathology in schizophrenia: systematic review. *Schizophr Res 161*(1): 102-112, 2015.

43. Volk D.W. Role of microglia disturbances and immune-related marker abnormalities in cortical circuitry dysfunction in schizophrenia. *Neurobiol Dis 99:* 58-65, 2017.

44. Laskaris L.E., M.A. Di Biase, I. Everall, et al. Microglial activation and progressive brain changes in schizophrenia. *Br J Pharmacol 173*(4): 666-680, 2016.

45. Bakhshi K., S.A. Chance. The neuropathology of schizophrenia: a selective review of past studies and emerging themes in brain structure and cytoarchitecture. *Neuroscience 303*: 82-102, 2015.

46. Obuchowicz Bielecka-Wajdman, A.M., M. Paul-Samojedny, M. Nowacka. Different influence of antipsychotics on the balance between pro- and anti-inflammatory cytokines depends on glia activation: an in vitro study. *Cytokine 94*: 37-44, 2017.

47. Lieberman J.A., T.S. Stroup, J.P. McEvoy, et al. Effectiveness of antipsychotic drugs in patients with chronic schizophrenia. *N Engl J Med 353*(12): 1209-1223, 2005.

48. Jones P.B., T.R. Barnes, L. Davies, et al. Randomized controlled trial of the effect on quality of life of secondvs first-generation antipsychotic drugs in schizophrenia: Cost Utility of the Latest Antipsychotic Drugs in Schizophrenia Study (CUtLASS 1). *Arch Gen Psychiatry 63*(10): 1079-1087, 2006.

49. Lerner P.P., C. Miodownik, V. Lerner. Tardive dyskinesia (syndrome): current concept and modern approaches to its management. *Psychiatry Clin Neurosci 69*(6): 321-34, 2015.

50. Gerlach J. Prevention/treatment of tardive dyskinesia. *Acta Psychiatr Scand Suppl 291*: 117-128, 1981.

51. Lencz T., A.K. Malhotra. Pharmacogenetics of antipsychotic-induced side effects. *Dialogues Clin Neurosci 11*(4): 405-415, 2009.

52. Woerner M.G., C.U. Correll, J.M. Alvir, et al. Incidence of tardive dyskinesia with risperidone or olanzapine in the elderly: results from a 2-year, prospective study in antipsychotic-naïve patients. *Neuropsychopharmacology 36*(8): 1738-1746, 2011.

53. Woerner M.G., J.M. Alvir, B.L. Saltz, et al. Prospective study of tardive dyskinesia in the elderly: rates and risk factors. *Am J Psychiatry 155*(11): 1521-1528, 1998.

54. Jeste D.V., M.P. Caligiuri, J.S. Paulsen, et al. Risk of tardive dyskinesia in older patients: a prospective longitudinal study of 266 outpatients. *Arch Gen Psychiatry 52*(9): 756-765, 1995.

55. Lee P.E., K. Sykora, S.S. Gill, et al. Antipsychotic medications and drug-induced movement disorders other than parkinsonism: a population-based cohort study in older adults. *J Am*

Geriatr Soc 53(8): 1374-1379, 2005.

56. Woerner M.G., C.U. Correll, J.M. Alvir, et al. Incidence of tardive dyskinesia with risperidone or olanzapine in the elderly: results from a 2-year, prospective study in antipsychotic-naïve patients. *Neuropsychopharmacology 36*(8): 1738-1746, 2011.

57. Kinon B.J., S. Kollack-Walker, D. Jeste, et al. Incidence of tardive dyskinesia in older adult patients treated with olanzapine or conventional antipsychotics. *J Geriatr Psychiatry Neurol 28*(1): 67-79, 2015.

58. O'Brien A. Comparing the risk of tardive dyskinesia in older adults with first-generation and second-generation antipsychotics: a systematic review and meta-analysis. *Int J Geriatr Psychiatry 31*(7): 683-693, 2016.

59. Byne W., C. Stamu, L. White, et al. Prevalence and correlates of parkinsonism in an institutionalized population of geriatric patients with chronic schizophrenia. *Int J Geriatr Psychiatry 15*(1): 7-13, 2000.

60. Dubovsky, S.I., A.N. Dubovsky. Geriatric neuropsychopharmacology. In *Textbook of Geriatric Neuropsychiatry*, ed. Dubovsky S.L., R. Buzan, Washington DC: The American Psychiatric Press: 800-801, 2000.

61. Volkow N.D., J. Logan, J.S. Fowler, et al. Association between age-related decline in brain dopamine activity and impairment in frontal and cingulate metabolism. *Am J Psychiatry 157*: 75-80, 2000.

62. Seeman P., M. Tinazzi. Loss of dopamine neuron terminals in antipsychotic-treated schizophrenia; relation to tardive dyskinesia. *Prog Neuropsychopharmacol Biol Psychiatry 44*: 178-183, 2013.

63. Miller D.D., N.C. Andreasen, D.S. O'Leary, et al. Effect of antipsychotics on regional cerebral blood flow measured with positron emission tomography. *Neuropsychopharmacology 17*(4): 230-240, 1997.

64. Gur, R.E., V. Maany, P.D. Mozley, et al. Subcortical MRI volumes in neuroleptic-naive and treated patients with schizophrenia. *Am J Psychiatry 155*(12): 1711-1717, 1998.

65. Corson P.W., P. Nopoulos, D.D. Miller, S. Arndt, N.C. Andreasen. Change in basal ganglia volume over 2 years in patients with schizophrenia: typical versus atypical neuroleptics. *Am J Psychiatry 156*(8): 1200-1204, 1999.

66. Lang D.J., L.C. Kopala, R.A. Vandorpe, et al. An MRI study of basal ganglia volumes in first-episode schizophrenia patients treated with risperidone. *Am J Psychiatry 158*(4): 625-631, 2001.

67. Hauser R.A., S.A. Factor, S.R. Marder, et al. KINECT 3: a phase 3 randomized, double-blind, placebocontrolled trial of valbenazine for tardive dyskinesia. *Am J Psychiatry 174*(5): 476-484, 2017.
68. Kenney C., C. Hunter, J. Jankovic. Long-term tolerability of tetrabenazine in the treatment of hyperkinetic movement disorders. *Mov Disord 22*(2): 193-197, 2007.
69. Lett T.A., T.J. Wallace, N.I. Chowdhury, et al. Pharmacogenetics of antipsychotic-induced weight gain: review and clinical implications. *Mol Psychiatry 17*(3): 242-266, 2012.
70. Mitchell A.J., D. Vancampfort, K. Sweers, et al. Prevalence of metabolic syndrome and metabolic abnormalities in schizophrenia and related disorders: a systematic review and meta-analysis. *Schizophr Bull 39*(2): 306-318, 2013.
71. Jin H., D. Folsom, A. Sasaki, et al. Increased Framingham 10-year risk of coronary heart disease in middle-aged and older patients with psychotic symptoms. *Schizophr Res 125*(2-3): 295-299, 2011.
72. Guillemot-Legris O., G.G. Muccioli. Obesity-induced neuroinflammation: beyond the hypothalamus. *Trends Neurosci 40*(4): 237-253, 2017.
73. Gohlke J.M., E.J. Dhurandhar, C.U. Correll, et al. Recent advances in understanding and mitigating adipogenic and metabolic effects of antipsychotic drugs. *Front Psychiatry 28*(3): 62, 2012.

06

노인 조현병 환자의 인지 기능

Tarek K. Rajji M.D., F.R.C.P.C.

조현병은 일반적으로 초기 성인기에 나타나며 조현병에 이환된 사람들은 인생 대부분을 이 병과 함께 살아가게 된다. 이들의 짧은 수명에도 불구하고, 노인에서의 조현병의 유병률은 일반 인구의 유병률과 유사하다.[1)~3)] 따라서 일반 인구가 계속 고령화됨에 따라 조현병을 앓는 노인의 수는 계속 증가할 것이다.

인지장애는 조현병의 핵심 차원으로 간주되며 이 병을 앓고 있는 대부분의 사람들에서 나타난다.[4)] 인지장애는 조현병이 완전히 발병되기 전에 많은 사람에서 나타나기 시작하며, 이는 조현병의 신경 발달 특성과 일치한다.[5)] 이러한 인지 결함은 질병이 시작될 무렵에 그 정도가 증가하는 경향이 있지만 일반적으로 성인기 동안 그 정도는 안정적으로 유지된다. 그러나 노년기, 특히 50~60세 이후에 이러한 인지 결함의 경과는 아직 충분히 밝혀지지 않았다. 질병의 후기 단계에서 조현병 환자들은 서로 다른 궤적을 경험할 가능성이 있다. 일부는 병이 관해되고, 일부는 급속한 악화와 전반적인 기능 저하를 경험하고, 다른 일부는 상대적으로 안정적으로 유지되면서 노화와 관련 기능 저하만 경험한다. 이러한 여러 궤적의 혼재는 인지 기능에도 적용될 수 있다. 이와 같은 환자들이 경험하는 기능적 손상으로 인해 노년기 조현병의 부담이 상당히 증가하고[6), 7)] 조현병과 관련된 인지장애가 노년기의 기능에 대한 가장 강력한 예측 인자 중 하나임을 감안할 때,[8)~10)] 노

인 조현병 환자의 인지적 궤적을 푸는 것은 이 인구 집단을 돌보는 데 상당한 영향을 미칠 것이다

이 장에서는 노인 조현병 환자의 인지 및 그 경과에 대한 현재 알려진 바와 다양한 궤적을 예측할 수 있는 요인에 대하여 기술하고, 다음으로 이 인구 집단에서 인지와 기능을 향상시킬 수 있는 치료적 개입을 시험한 연구들을 요약 정리하고자 한다.

종단적 연구

노년기 조현병의 인지 궤적의 특성을 규명하기 위하여 여러 연구 그룹에서 후향적 또는 전향적으로 수집된 자료를 사용하여 종단적 코호트 연구를 수행했다.

Roth는 망상분열증(paraphrenia)의 진단 기준을 사용하여 1955년에 46명의 환자에 대해 3~4.5년 동안 추적했다. 이들은 모두 60세 이상이었고 발병 연령은 45세 이상이었다.[11] 추적관찰 기간 동안 이 환자들 중 단 한 명만이 치매에 걸렸다. 이와 대조적으로, Holden은 유사한 진단 기준을 사용하여 50세 이후에 발병한 망상분열증 환자 37명 중 13명이 최대 3년의 추적 기간 동안 치매에 걸렸다고 보고했다.[12]

현재 진단 기준을 사용한 보다 최근의 연구에서도 다양한 궤적이 보고되고 있다. 문헌에 따르면 나이가 많고 장기적으로 시설에 입소한 환자에서 알츠하이머 치매 노인 환자보다 느리기는 하지만, 예를 들면 간이정신상태검사(Mini-Mental State Examination: MMSE)[13]에서 알츠하이머 치매에서는 연간 3점씩 저하된 것과는 대조되기는 하지만, 년간 1점씩 인지 저하의 가속화를 보인다고 한다. 더욱이 이러한 가속화된 저하는 초기 성인기부터 조현병을 갖고 살았음에도 불구하고 65세 이후에 뚜렷하게 나타나는 것으로 보인다. 마지막으로, 이와 같은 저하는 최소 2년, 일반적으로 추적 기간이 더 긴 경우에 명백하게 나타난다.[14)~21)]

이와는 대조적으로, 지역사회에 거주하는 노인 조현병 환자는 같은 연령대의

건강한 비교 그룹에 비해 상대적으로 안정적인 인지 기능을 경험하는 것으로 보인다. 이러한 인지 기능의 상대적 안정성은 노년기에 조현병이 발병한 사람들(즉, 45세 이후)뿐만 아니라 성인기의 대부분을 조현병을 가지고 살았던 사람들, 즉 장기적으로 시설에 수용된 환자들에서도 뚜렷하게 나타났다[예: 주석 22)~24)].

그러나 다른 임상적 특성으로 인해 지역사회 기반 연구와 시설 기반 연구 간의 비교는 제한적이다. 지역사회 기반 연구는 최대 3년의 짧은 추적 기간을 갖는 경향이 있었다. 그들은 또한 시설 기반 연구에서와 같이 60~70대보다는 50대 중반의 환자에 초점을 맞추는 경향이 있었다. 사실, 더 장기간의 추적 연구와 고령의 지역사회 거주 환자에 대해 보고한 연구에서는 표본 크기가 작았음에도 불구하고 가속화된 인지 저하를 관찰하였다.[25)~27)]

이 두 가지 유형의 연구 간 또 다른 중요한 차이점은 시설에 수용된 환자는 지역사회에 거주하는 환자가 보이는 20점대의 전형적인 MMSE 점수와는 대조적으로 기저치에서부터 심각한 인지장애가 있어, MMSE 점수가 10점대 초반이라는 것이다. 이러한 기저치 인지장애는 장기간 시설 수용이 주요 원인일 가능성이 높다. 또한 시설에 수용된 환자는 인지 예비력이 낮아 노화에 따른 인지 저하에 대처하지 못하여 인지 기능 저하가 가속화되는 경향이 있음을 시사한다.[28)]

지역사회 기반 연구와 시설 기반 연구 사이의 이러한 차이점에도 불구하고 후자에서 관찰되는 가속화된 인지 감소는 시설 입소 그 자체 때문일 수 있다. 시설에 거주하는 환자가 경험하는 제한된 사회적 참여와 상대적으로 열악한 환경은 인지적 예비력 저하 및 인지 저하에 기여할 수 있다.[29)] 빈약한 인지 및 임상적 기능이 조현병 환자의 만성 시설 입소의 원인 중 하나이기는 하지만, 노인 조현병 환자의 다양한 인지적 궤적이 시설 입소 수용의 영향에 의해 가려질 수 있다.

인지 궤적의 이러한 다양성은 40세 이상의 조현병 환자를 대상으로 한 대규모의 비교적 장기간의 지역사회 기반 연구(평균 추적 조사 기간: 3.5년)에 의해 뒷받침되고 있다. 저자는 대상의 50%가 안정적인 인지 상태를 유지, 40%가 천천히 감소하는 인지, 10%는 빠르게 인지가 감소하는 세개의 군을 발견하였다.[30)] 중요한 것은 주거 상태가 인지가 안정적인 상태를 유지하는 환자와 감소하는 환자를 구별하는 강력한 예측 변수였다는 점이다.[31] 보다 최근에는 지역사회에 거주하는 60세 이상의 조현병 환자 103명을 대상으로 한 종단 연구(평균 조사 기간: 52개월)가 인지 궤적의 이질성 모델을 지지했다.[31] 저자는 19%가 '급격하게 감소하는 사람', 19%가 '급속하게 개선되는 사람', 62%가 상당히 안정적인 상태를 유지하고 있는 사람임을 발견하였다.

마지막으로, 비교적 최근에 실시된 덴마크의 대규모 역학 연구에 따르면 조현병이 있는 사람은 조현병이 없는 사람에 비해 치매 발병 위험이 2배가 된다고 한다.[32] 이 연구 결과는 가속화된 노화를 뒷받침하지만 그러나 이 연구는 또한 이러한 위험에 크게 영향을 주는 다양한 인구통계학적 및 임상적 특성을 보여 주고 있어, 다양한 궤적을 가진 다양한 노인 조현병 환자군이 있음을 시사한다.

노인 조현병 환자의 인지장애 양상

노인 조현병 환자는 그들이 지역사회 거주자인지 또는 만성적으로 시설에 수용되었는지에 관계없이 MMSE,[13] DRS(Dementia Rating Scale)[33] 또는 RBANS (Repeatable Battery for Assessment of Neuropsychological Status)[34]와 같은 전반적 인지 측정에서 인지장애가 있는 것으로 나타났다[MMSE[35)~45)], DRS,[38), 42), 46)~50)] RBANS[51)]].

시설에 수용된 환자는 인지 손상이 심각하여 상세한 인지 검사기 때문에 지역사회 거주 환자에 대해 더 자세히 기술되고 있기는 하지만, 전반적 인지 기능뿐 아니라, 다양한 인지 영역에 걸친 결함이 두 주거 환경 모두에서 기술되어 있다.

집행 기능 장애는 집행 기능의 복합적인 측정을 통해 노인 및 지역사회 거주 조현병 환자 사이에서 일관되게 기술되고 있다.[38), 40), 44), 45), 52), 53)] 또한, 집행 기능 장애는 인지 유연성, 문제 해결 및 clustering에 대한 개별적인 측정을 이용하여 기술되었다.[35), 43), 54)] 집행 기능 장애의 심각성은 조현병의 발병이 조기(40세 이전)인지 또는 노년기인지에 달려 있지는 않았다.[38), 43), 55)]

지역사회 거주 환자와 시설에 수용된 환자 양쪽 모두에서 시공간 능력에서 일관된 장애가 있는 것으로 기술되고 있다.[37), 39), 43), 48), 53), 54)] 흥미롭게도, 이러한 장애의 심각성은 거주 상태에 의존하지 않는 것으로 보이며,[48)] 이는 심각한 형태의 조현병에서도 일부 영역이 그다지 손상되지 않은 상태로 남아 있을 수 있음을 시사한다.

언어 유창성 장애는 시설에 수용된 환자[37), 56)]와 지역사회 거주 환자[45), 57)]에서도 일관되게 기술되었으며 집행 기능 장애와 유사하게 발병 연령에 따라 달라지지 않았다.[38), 43), 55)]

일부 학자들은 정보 처리 기능 장애는 다른 인지 영역에서 나타나는 일반적인 결함의 기초가 되는 조현병의 핵심 인지기능장애로 간주하였다.[58)] 일관되게 노인 환자, 특히 지역사회에 거주하는 환자는 건강한 노인에 비해 정신 운동 정보 처리 속도에 장애를 보인다.[38), 52), 55)] 그런데 정보 처리 장애는 핵심적인 장애라는 가설과 일관되게 발병 연령에 따라 차이가 없었다.[38), 55)]

기억력 결함은 등록과 회상 모두에서 시설에 수용된 환자뿐만 아니라 지역사회에 거주하는 환자에서도 기술되었다.[36)~38), 40), 43), 44), 47), 48), 52)~54)] 다른 인지 영역과 대조적으로, 거주 상태는 기억 손상의 중증도에 영향을 미치는 것으로 보인다. 이는 시설에 수용된 환자가 지역사회 거주자보다 더 손상된 것으로 나타났기 때문이다.[48)] 거주에 따른 이러한 차등 효과는 시설에 수용된 환자 사이에서 치매와 같은 궤적을 보이는 것과 일치한다. 나아가, 기억력 수행 능력은 노인 조현병 환자와 알츠하이머 치매 환자를 구분하는 지표가 될 수 있다. 노인 조현병 환자들은 학습 면에서는 알츠하이머 치매 환자들만큼 장애가 있지만 회상에서는 덜한 것으로 나타났는데[36), 39), 55), 59)] 이는 이들의 기억력 결함이 정보를 잊어버리는 것이 아니라 정보를 등록하지 못하는 것에 기인한다는 것을 시사한다. 이러한 연구 결과는 임상적인 치료에 영향을 미치는데, 기억 등록을 최적화할 수 있도록 노인 조현병 환자와 임상적인 의사 소통을 단순화한다면 전달되는 정보에 대한 순응도를 높일 것으로 유추할 수 있다. 또한 이러한 연구 결과는 측두엽 기능 장애가 아닌 전두엽 기능 장애가 조현병 환자의 기억장애의 원인이라는 모델을 뒷받침한다.

집행 기능인 작업 기억의 결함은 노인 조현병 환자에서 명확하게 기술되었지만 작업 기억에서 주의력을 분리한 연구에서는 주의력과 관련하여 다양한 결과를 발견하였다. 일부 연구에서는 주의력 장애가 없는 것으로 보고된 반면,[35), 40), 47)] 다른 연구에서는 장애가 있다고 보고되었다. [38), 43), 52), 53), 55)] 발병 연령은 이러한 결함을 결정하는 요인은 아니었다.[38), 43), 55)]

노인 조현병 환자의 인지와 기능

성인 조현병 환자의 인지장애가 실제 기능의 가장 강력한 예측 인자 중 하나라는 것은 잘 알려져 있지만, 노인 조현병 환자에서의 이러한 관계에 대해서는 알려진 바가 훨씬 적다[60)] 연구자들은 실제 일상생활에서의 기능을 측정하는 대신 기능적 능력 검사를 통해 이를 간접적으로 평가하였는데, 이러한 방식으로 조사한 결과, 인지 능력과 일상생활 기능 사이의 밀접한 관계는 젊은 성인부터 노인에 이르기까지 일관되게 유지된다는 것을 발견했다.[9), 10)] 따라서 이러한 연관성은 노년기의 기능 장애에 기여할 수 있는 다른 노화 관련 요인들에 의해 약화되지 않는다고 볼 수 있다.

인지 영역과 기능 사이의 특정 관계를 평가한 한 연구에서는 중년 조현병 환자들을 대상으로 연구 시작 시점의 시각 기억, 정보 처리 속도, 그리고 실행 기능이 6개월 후의 일상생활 능력을 예측할 수 있다는 것을 밝혔다.[61)] 두 번째 연구는 만성 조현병 환자들을 대상으로 연구 시작 시점에 측정한 언어 기억과 정신운동 속도가 1년 후 기능을 예측한다는 것을 발견했다.[62)] 세 번째 연구는 만성 조현정동장애 환자들을 대상으로 연구 시작 시점의 언어 학습과 기억, 그리고 지속적 주의력이 2년 후 기능적 능력까지도 예측한다는 것을 발견했다.[63)] 반면에 시설에 입원해 있는 조현병 환자들에서는 지속적인 임상 증상이 기능에 대한 인지의 영향을 압도하는 것으로 보인다.[64)]

노인 조현병 환자의 인지와 기능 향상

노인 조현병 환자의 인지나 일상 기능을 향상시키기 위해 약물 또는 비약물치료를 특별히 시험한 연구는 많지 않다.

한 연구[65)~67)]에서는 60세 이상의 조현병 환자 176명을 무작위로 olanzapine 또는 risperidone을 투여받는 그룹으로 나누어 임상 증상과 인지 기능의 변화를 평가하였다. 두 약물은 증상이나 인지에 미치는 영향에 있어 차이가 없었으며, 두 조건 모두에서 주의력과 기억력이 기준선에 비해 개선되었다.

다른 임상시험[68)]에서는 아증후군적 우울증(subsyndromal depression)을 경험하고 있는 41~75세의 조현병 환자 198명을 무작위로 citalopram 또는 위약을 투여받는 그룹으로 나누었다. 그 결과, 우울 증상의 개선과 더불어, citalopram을 투여받은 그룹에서 위약 그룹에 비해 사회적 기능이 개선되었다.

개방표지(open-label) 항정신병 약물(olanzapine과 risperidone) 용량 감소 연구에서는 50세 이상의 만성 안정 환자 37명이 항정신병 약물 용량을 40% 감소하였다. 용량 감소 결과, 선조체 전체에서 도파민 수용체의 가용성이 증가했다. 또한 용량 감소 후 인지 기능의 개선은 없었지만, 이러한 도파민 수용체 가용성과 전반적인 인지 사이의 연관성이 용량 감소 후에 나타났다.[69)]

노인 조현병 환자들이 이러한 형태의 치료에 잘 순응할 수 있음에도 불구하고,[70)] 이들을 대상으로 한 인지 교정 연구는 거의 없다.

우울증, 양극성 장애 또는 성인 조현병 환자를 대상으로 한 두 개의 임상시험에서 직업 재활에 인지 교정을 추가하는 것을 평가했다. 이 두 연구를 합쳐 45세 이상 환자 34명을 44세 이하 환자 42명과 비교했다.[71)] 젊은 그룹은 여러 인지 측정에서 개선을 보였지만, 노인 그룹에서는 개선이 없었다.

두 번째 인지 교정 연구에서는 40세 미만의 조현병 환자 55명과 40세 이상의 환자 30명을 등록했다.[72)] 젊은 참가자들은 인지적 유연성, 기억력, 계획 능력 측면에서 인지 교정의 혜택을 받았다. 반면에 나이 든 참가자들은 기억력에서만 개선을 보였다.

세 번째로 60세 이상의 조현병 환자를 대상으로 한 소규모 무작위 대조 시험(N = 29)에서는 가상 현실 인지 교정이 일반적인 치료에 비해 전반적인 인지 기능을 개선시켰다는 것을 보여 주었다.[73)]

네 번째 분석에서는 인지 교정에 대한 무작위 대조 시험과 관찰 연구에서 40세 이상의 조현병 환자(N = 57)가 40세 미만의 환자(N = 77)와 다르게 혜택을 받는지를 평가했다.[74)] 대조군에 비해 인지 교정을 받은 경우 작업 기억력이 개선된 젊은 환자들과는 대조적으로, 나이 든 환자들은 인지 교정으로부터 어떠한 혜택도 경험하지 못했다.

마지막으로, 60세 이상 환자 22명을 대상으로 한 예비 연구에서 인지 교정은 잘 받아들여지고 순응도가 높았다. 그러나 환자들은 인지 기능의 개선을 경험하지 못했다.[70)]

노인 조현병 환자의 기능을 향상시키기 위해 심리사회적 중재를 사용한 연구는 많지 않다. 이러한 연구들 중 몇 가지는 제14장에서 자세히 설명되어 있다. 이 중에서 매뉴얼화된 주간 그룹 치료(인지행동 사회적 기술 훈련, cognitive behavioral social skills training: CBSST)는 행동 증상, 의사소통 결핍, 문제해결 기술과 함께 인지 기능을 명시적인 목표로 포함한다. 24주 과정의 CBSST는 42~74세의 조현병 환자 37명을 대상으로 한 연구에서 일반적인 치료를 받은 39명의 환자들에 비해 독립적 생활 능력을 개선시키는 것으로 나타났다.[75)] 이러한 개선은 CBSST 과정이 끝난 후 1년 동안 지속되었다.[76)] 기준선의 인지 기능 수준은 CBSST와 기존 치료법 모두에 대한 환자의 반응을 예측할 수 있었다.[77)]

결론

노인 조현병 환자의 인지 기능은 환자의 전반적인 기능 수준을 결정하는 데 있어 여전히 질병의 중요한 차원이다. 따라서 인지 기능의 변화 궤적을 이해하는 것은 질병의 전반적인 경과를 더 잘 이해하고, 이 증가하는 인구 집단의 인지 기능과 그에 따른 일상 기능을 향상시킬 수 있는 중재법을 더 잘 개발하기 위해 필수적이다.

현재 연구들은 환자마다 인지 기능의 변화 양상이 다르다고 보고하는데, 이는 주로 중년기 후반의 인지 기능 수준과 거주 환경에 따른 것으로 보인다. 하지만 지역사회에서 생활하는 환자들을 대상으로 한 더 큰 규모의 장기 연구가 필요하다. 이러한 환자들이 노인 조현병 환자의 대부분을 차지하기 때문이다. 실제 임상에서 이들의 상태는 노년기에 고정되어 있지 않고, 증상도 큰 변동을 보일 수 있다.[78] 따라서 이러한 증상 변화와 서로 다른 인지 기능의 변화 패턴을 정확히 파악할 수 있는 더 큰 규모의 장기 연구가 필요하다.[79] 이런 연구를 통해 다양한 변화 패턴을 예측할 수 있는 요인들을 더 잘 이해할 수 있을 것이고, 결과적으로 이러한 요인들을 개선하고 변화 패턴을 바꾸는 것을 목표로 하는 더 효과적인 치료 방법을 개발할 수 있을 것이다.

주석

1. Cohen, C.I., Outcome of schizophrenia into later life: an overview. *Gerontologist,* 1990. *30*(6): 790-797.
2. Cohen, C.I., Directions for research and policy on schizophrenia and older adults: Summary of the GAP Committee report. *Psychiatric Services,* 2000. *51*(3): 299-302.
3. Gurland, B.J. and P.S. Cross, Epidemiology of psycho-pathology in old-age: some implications for clinical services. *Psychiatric Clinics of North America,* 1982. *5*(1): 11-82.
4. Palmer, B.W., R.K. Heaton, J.S. Paulsen, et al., Is it possible to be schizophrenic yet neuropsychologically normal? *Neuropsychology,* 1997. *11*(3): 437-446.
5. Kahn, R.S. and R.S.E. Keefe, Schizophrenia is a cognitive illness: time for a change in focus. *JAMA Psychiatry,* 2013. *70*(10): 1107-1112.
6. Cuffel, B.J., D.V. Jeste, M. Halpain, et al., Treatment costs and use of community mental health services for schizophrenia by age cohorts. *American Journal of Psychiatry,* 1996. *153*(7): 870-876.

7. Karim, S., R. Overshott, and A. Burns, Older people with chronic schizophrenia. *Aging and Mental Health,* 2005. *9*(4): 315-324.
8. Green, M.F. and P.D. Harvey, Neurocognitive deficits and functional outcome in schizophrenia: are we measuring the "right stuff"? *Schizophrenia Bulletin*, 2000. *26*(1): 119-136.
9. Kalache, S.M., B.H. Mulsant, S.J.C. Davies, et al., The impact of aging, cognition, and symptoms on functional competence in individuals with schizophrenia across the lifespan. *Schizophrenia Bulletin,* 2015. *41*(2): 374-381.
10. Tsoutsoulas, C., B.H. Mulsant, S.M. Kalache, et al., The influence of medical burden severity and cognition on functional competence in older community-dwelling individuals with schizophrenia. *Schizophrenia Research,* 2016. *170*(2-3): 330-335.
11. Roth, M., The natural history of mental disorder in old age. *Journal of Mental Science,* 1955. *101*(423): 281-301.
12. Holden, N.L., Late paraphrenia or the paraphrenias: a descriptive study with a 10-year follow-up. *British Journal of Psychiatry,* 1987. *150*: 635-639.
13. Folstein, M.F., S.E. Folstein, and P.R. McHugh, Mini-Mental State: practical method for grading cognitive state of patients for clinicians. *Journal of Psychiatric Research,* 1975. *12*(3): 189-198.
14. Harvey, P.D., L. White, M. Parella, et al., The longitudinal stability of cognitive impairment in schizophrenia: Mini-Mental State scores at one- and two-year follow-ups in geriatric inpatients. *British Journal of Psychiatry,* 1995. *166*: 630-633.
15. Harvey, P.D., J. Lombardi, M. Leibman, et al., Cognitive impairment and negative symptoms in geriatric chronic schizophrenic patients: a follow-up study. *Schizophrenia Research,* 1996. *22*(3): 223-231.
16. Harvey, P.D., J. Lombardi, M. Leibman, , et al., Performance of chronic schizophrenic patients on cognitive neuropsychological measures sensitive to dementia. *International Journal of Geriatric Psychiatry,* 1996. *11*(7): 621-627.
17. Harvey, P.D., J.M. Silverman, R.C. Mohs, et al., Cognitive decline in late-life schizophrenia: a longitudinal study of geriatric chronically hospitalized patients. *Biological Psychiatry,* 1999. *45*(1): 32-40.
18. Waddington, J.L. and H.A. Youssef, Cognitive dysfunction in chronic schizophrenia followed prospectively over 10 years and its longitudinal relationship to the emergence of tardive dyskinesia. *Psychological Medicine,* 1996. *26*(4): 681-688.

19. McGurk, S.R., P.J. Moriarty, P.D. Harvey, et al., The longitudinal relationship of clinical symptoms, cognitive functioning, and adaptive life in geriatric schizophrenia. *Schizophrenia Research,* 2000. *42*(1): 47-55.

20. Friedman, J.I., P.D. Harvey, T. Coleman, et al., Six-year follow-up study of cognitive and functional status across the lifespan in schizophrenia: a comparison with Alzheimer's disease and normal aging. *American Journal of Psychiatry,* 2001. *158*(9): 1441-1448.

21. McClure, M.M., D.M. Barch, J.D. Flory, et al., Context-procesing deficits in schizotypal personality disorder. *Journal of Abnormal Psychology,* 2004. *113*(4): 556-558.

22. Heaton, R.K., J.A. Gladsjo, B.W. Palmer, et al., Stability and course of neuropsychological deficits in schizophrenia. *Archives of General Psychiatry,* 2001. *58*(1): 24-32.

23. Savla, G.N., D.J. Moore, S.C. Roesch, et al., An evaluation of longitudinal neurocognitive performance among middle-aged and older schizophrenia patients: use of mixed-model analyses. *Schizophrenia Research,* 2006. *83*(2-3): 215-223.

24. Palmer, B.W., M.W. Bondi, E.W. Twamley, et al., Are late-onset schizophrenia spectrum disorders neurodegenerative conditions? Annual rates of change on two dementia measures. *Journal of Neuropsychiatry and Clinical Neurosciences,* 2003. *15*(1): 45-52.

25. Laks, J., L.F. Fontenelle, A. Chalita, and M.V. Mendlowicz, Absence of dementia in late-onset schizophrenia: a one year follow-up of a Brazilian case series. *Arquivos de Neuro-Psiquiatria,* 2006. *64*(4): 946-949.

26. Brodaty, H., P. Sachdev, A. Koschera, et al., Long-term outcome of late-onset schizophrenia: 5-year follow-up study. *British Journal of Psychiatry,* 2003. *183*: 213-219.

27. Loewenstein, D.A., S.J. Czaja, C.R. Bowie, and P.D. Harvey, Age-associated differences in cognitive performance in older patients with schizophrenia: a comparison with healthy older adults. *American Journal of Geriatric Psychiatry,* 2012. *20*(1): 29-40.

28. Stern, Y., What is cognitive reserve? Theory and research application of the reserve concept. *Journal of the International Neuropsychological Society,* 2002. *8*(3): 448-460.

29. Harvey, P.D., D.A. Loewenstein, and S.J. Czaja, Hospitalization and psychosis: Influences on the course of cognition and everyday functioning in people with schizophrenia. *Neurobiology of Disease,* 2013. *53*: 18-25.

30. Thompson, W.K., G.N. Savla, I.V. Vahia, et al., Characterizing trajectories of cognitive functioning in older adults with schizophrenia: does method matter? *Schizophrenia Research,* 2013. *143*(1): 90-96.

31. Cohen C.I. and T. Murante, A prospective analysis of the role of cognition in three models of

aging and schizophrenia. *Schizophrenia Research,* 2018. *196*: 22-28.

32. Ribe, A.R., T.M. Laursen, M. Charles, et al., Long-term risk of dementia in persons with schizophrenia. *JAMA Psychiatry,* 2015. *72*(11): 1095-1101.

33. Mattis, S., *Dementia Rating Scale*. 1973, Odessa, FL: Psychological Assessment Resources, Inc.

34. Randolph, C., M.C. Tierney, E. Mohr, and T.N. Chase, The repeatable battery for the assessment of neuropsychological status (RBANS): preliminary clinical validity. *Journal of Clinical and Experimental Neuropsychology,* 1998. *20*(3): 310-319.

35. Almeida, O.P., R.J. Howard, R. Levy, et al., Cognitive features of psychotic states arising in late-life (late paraphrenia). *Psychological Medicine,* 1995. *25*(4): 685-698.

36. Davidson, M., P. Harvey, K.A. Welsh, et al., Cognitive functioning in late-life schizophrenia: a comparison of elderly schizophrenic patients and patients with Alzheimer's disease. *American Journal of Psychiatry,* 1996. *153*(10): 1274-1279.

37. Harvey, P.D., H. Jacobsen, D. Mancini, et al., Clinical, cognitive and functional characteristics of long-stay patients with schizophrenia: a comparison of VA and state hospital patients. *Schizophrenia Research,* 2000. *43*(1): 3-9.

38. Jeste, D.V., M.J. Harris, A. Krull, et al., Clinical and neuropsychological characteristics of patients with lateonset schizophrenia. *American Journal of Psychiatry,* 1995. *152*(5): 722-730.

39. McBride, T., P.J. Moberg, S.E. Arnold, et al., Neuropsychological functioning in elderly patients with schizophrenia and Alzheimer's disease. *Schizophrenia Research,* 2002. *55*(3): 217-227.

40. Miller, B.L., I.M. Lesser, K.B. Boone, et al., Brain-lesions and cognitive function in late-life psychosis. *British Journal of Psychiatry,* 1991. *158*: 76-82.

41. Moore, D.J., B.W. Palmer, and D.V. Jeste, Use of the Mini-Mental State Exam in middle-aged and older outpatients with schizophrenia: cognitive impairment and its associations. *American Journal of Geriatric Psychiatry,* 2004. *12*(4): 412-419.

42. Patterson, T.L., J.C. Klapow, J.H. Eastham, et al., Correlates of functional status in older patients with schizophrenia. *Psychiatry Research,* 1998. *80*(1): 41-52.

43. Sachdev, P., H. Brodaty, N. Rose, and S. Cathcart, Schizophrenia with onset after age 50 years 2: Neurological, neuropsychological and MRI investigation. *British Journal of Psychiatry,* 1999. *175*: 416-421.

44. Sachdev, P., H. Brodaty, D. Cheang, and S. Cathcart, Hippocampus and amygdala volumes in elderly schizophrenic patients as assessed by magnetic resonance imaging. *Psychiatry and*

Clinical Neurosciences, 2000. *54*(1): 105–112.

45. Rajji, T.K., A.N. Voineskos, M.A. Butters, et al., Cognitive performance of individuals with schizophrenia across seven decades: a study using the MATRICS Consensus Cognitive Battery. *American Journal of Geriatric Psychiatry,* 2013. *21*(2): 108–118.

46. Bankole, A.O., C.I. Cohen, I. Vahia, et al., Factors affecting quality of life in a multiracial sample of older persons with schizophrenia. *American Journal of Geriatric Psychiatry*, 2007. 15(12): 1015–1023.

47. Cohen, C.I., P. Stastny, D. Perlick, I. Samuelly, and L. Horn, Cognitive deficits among aging schizophrenicpatients residing in the community. *Hospital and Community Psychiatry,* 1988. *39*(5): 557–559.

48. Evans, J.D., A.E. Negron, B.W. Palmer, et al., Cognitive deficits and psychopathology in institutionalized versus community-dwelling elderly schizophrenia patients. *Journal of Geriatric Psychiatry and Neurology,* 1999. *12*(1): 11–15.

49. Palmer, B.W., L.B. Dunn, P.S. Appelbaum, and D.V. Jeste, Correlates of treatment-related decision-making capacity among middle-aged and older patients with schizophrenia. *Archives of General Psychiatry,* 2004. *61*(3): 230–236.

50. Zorrilla, L.T.E., R.K. Heaton, L.A. McAdams, et al., Cross-sectional study of older outpatients with schizophrenia and healthy comparison subjects: no differences in age-related cognitive decline. *American Journal of Psychiatry,* 2000. *157*(8): 1324–1326.

51. Jeste, D.V., B.W. Palmer, P.S. Appelbaum, et al., A new brief instrument for assessing decisional capacity for clinical research. *Archives of General Psychiatry,* 2007. *64*(8): 966–974.

52. Evans, J.D., R.K. Heaton, J.S. Paulsen, et al., The relationship of neuropsychological abilities to specific domains of functional capacity in older schizophrenia patients. *Biological Psychiatry,* 2003. *53*(5): 422–430.

53. Fucetola, R., L.J. Seidman, W.S. Kremen, et al., Age and neuropsychologic function in schizophrenia: a decline in executive abilities beyond that observed in healthy volunteers. *Biological Psychiatry,* 2000. *48*(2): 137–146.

54. Depp, C.A., D.J. Moore, D. Sitzer, et al., Neurocognitive impairment in middle-aged and older adults with bipolar disorder: comparison to schizophrenia and normal comparison subjects. *Journal of Affective Disorders,* 2007. *101*(1–3): 201–209.

55. Heaton, R., J.S. Paulsen, L.A. McAdams, et al., Neuropsychological deficits in schizophrenics: relationship to age, chronicity, and dementia. *Archives of General Psychiatry,* 1994. *51*(6):

469–476.

56. Kosmidis, M.H., V.P. Bozikas, C.H. Vlahou, et al., Verbal fluency in institutionalized patients with schizophrenia: age-related performance decline. *Psychiatry Research*, 2005. *134*(3): 233–240.

57. Moore, R., N. Blackwood, R. Corcoran, et al., Misunderstanding the intentions of others: an exploratory study of the cognitive etiology of persecutory delusions in very late-onset schizophrenia-like psychosis. *American Journal of Geriatric Psychiatry*, 2006. *14*(5): 410–418.

58. Dickinson, D., M.E. Ramsey, and J.M. Gold, Overlooking the obvious: a meta-analytic comparison of digit symbol coding tasks and other cognitive measures in schizophrenia. *Archives of General Psychiatry*, 2007. *64*(5): 532–542.

59. Ting, C., T.K. Rajji, Z. Ismail, et al., Differentiating the cognitive profile of schizophrenia from that of Alzheimer disease and depression in late life. *PLOS One*, 2010. *5*(4): e10151.

60. Green, M.F., What are the functional consequences of neurocognitive deficits in schizophrenia? *American Journal of Psychiatry*, 1996. *153*(3): 321–330.

61. Lewandowski, K.E., B.M. Cohen, M.S. Keshavan, S.H. Sperry, and D. Ongür, Neuropsychological functioning predicts community outcomes in affective and non-affective psychoses: a 6-month follow-up. *Schizophrenia Research*, 2013. *148*(1–3): 34–37.

62. Tabares-Seisdedos, R., V. Balanzá-Martínez, J. Sánchez-Moreno, et al., Neurocognitive and clinical predictors of functional outcome in patients with schizophrenia and bipolar I disorder at one-year follow-up. *Journal of Affective Disorders*, 2008. *109*(3): 286–299.

63. Arts, B., N. Jabben, L. Krabbendam, and J. van Os, A 2-year naturalistic study on cognitive functioning in bipolar disorder. *Acta Psychiatrica Scandinavica*, 2011. *123*(3): 190–205.

64. Nemoto, T., H. Niimura, Y. Ryu, K. Sakuma, and M. Mizuno, Long-term course of cognitive function in chronically hospitalized patients with schizophrenia transitioning to community-based living. *Schizophrenia Research*, 2014. *155*(1–3): 90–95.

65. Kennedy, J., D. Jeste, C.J. Kaiser, et al., Olanzapine vs haloperidol in geriatric schizophrenia: analysis of data from a double-blind controlled trial. *International Journal of Geriatric Psychiatry*, 2003. *18*(11): 1013–1020.

66. Harvey, P.D., J.A. Napolitano, L. Mao, and G. Gharabawi, Comparative effects of risperidone and olanzapine on cognition in elderly patients with schizophrenia or schizoaffective disorder. *International Journal of Geriatric Psychiatry*, 2003. *18*(9): 820–828.

67. Jeste, D.V., Y. Barak, S. Madhusoodanan, F. Grossman, and G. Gharabawi, International multisite double-blind trial of the atypical antipsychotics risperidone and olanzapine in 175

elderly patients with chronic schizophrenia. *American Journal of Geriatric Psychiatry*, 2003. 11(6): 638-647. [Erratum appears in *American Journal of Geriatric Psychiatry*, 2004. *12*(1): 49].

68. Kasckow, J., N. Lanouette, T. Patterson, et al., Treatment of subsyndromal depressive symptoms in middle-aged and older adults with schizophrenia: Effect on functioning. *International Journal of Geriatric Psychiatry*, 2010. *25*(2): 183-190.

69. Rajji, T.K., B.H. Mulsant, S. Nakajima, et al., Cognition and dopamine D-2 receptor availability in the striatum in older patients with schizophrenia. *American Journal of Geriatric Psychiatry*, 2017. *25*(1): 1-10.

70. Golas, A.C., S.M. Kalache, C. Tsoutsoulas, et al., Cognitive remediation for older community-dwelling individuals with schizophrenia: a pilot and feasibility study. *International Journal of Geriatric Psychiatry*, 2015. *30*(11): 1129-1134.

71. McGurk, S.R. and K.T. Mueser, Response to cognitive rehabilitation in older versus younger persons with severe mental illness. *American Journal of Psychiatric Rehabilitation*, 2008. 11: 90-105.

72. Wykes, T., C. Reeder, S. Landau, et al., Does age matter? Effects of cognitive rehabilitation across the age span. *Schizophrenia Research*, 2009. *113*(2-3): 252-258.

73. Chan, C.L., E.K. Ngai, P.K. Leung, and S. Wong, Effect of the adapted virtual reality cognitive training program among Chinese older adults with chronic schizophrenia: a pilot study. *International Journal of Geriatric Psychiatry*, 2010. *25*(6): 643-649.

74. Kontis, D., V. Huddy, C. Reeder, S. Landau, and T. Wykes, Effects of age and cognitive reserve on cognitive remediation therapy outcome in patients with schizophrenia. *American Journal of Geriatric Psychiatry*, 2013. *21*(3): 218-230.

75. Granholm, E., J.R. McQuaid, F.S. McClure, et al., A randomized, controlled trial of cognitive behavioral social skills training for middle-aged and older outpatients with chronic schizophrenia. *The American Journal of Psychiatry*, 2005. *162*(3): 520-529.

76. Granholm, E., J.R. McQuaid, F.S. McClure, et al., Randomized controlled trial of cognitive behavioral social skills training for older people with schizophrenia: 12-month follow-up. *Journal of Clinical Psychiatry*, 2007. *68*(5): 730-737.

77. Granholm, E., J.R. McQuaid, P.C. Link, et al., Neuropsychological predictors of functional outcome in cognitive behavioral social skills training for older people with schizophrenia. *Schizophrenia Research*, 2008. *100*(1-3): 133-143.

78. Cohen, C.I. and M. Iqbal, Longitudinal study of remission among older adults with

schizophrenia spectrum disorder. *American Journal of Geriatric Psychiatry,* 2014. *22*(5): 450-458.

79. Shmukler, A.B., I.Y. Gurovich, M. Agius, and Y. Zaytseva, Long-term trajectories of cognitive deficits in schizophrenia: a critical overview. *European Psychiatry,* 2015. *30*(8): 1002-1010.

07

노인 조현병 환자의 의학적 문제

Frank Copeli & Carl I. Cohen M.D.

이 장에서는 노인 조현병 환자의 의학적 동반 질환 및 사망률에 관한 최근 역학적 발견을 검토하고 여러 중요한 요소를 설명한다. 첫째, 특정 의학적 장애에 대한 감수성이 증가하거나 감소하는지 여부이다. 특히, 노인 조현병 환자군의 심혈관, 호흡기, 대사, 악성 신생물 질환과 관련한 위험 및 사망률을 평가한다. 둘째, 이 집단에게 제공되는 서비스가 일반 지역사회 노인들에게 제공되는 서비스와 견줄 만한지 평가하고, 의학적 치료에 심각한 장애물이 있는 것은 아닌지 확인한다. 셋째, 기존 서비스가 얼마나 활용되고 있는지, 그리고 이들의 건강 관리 치료에 대한 소비자 만족도가 어느 정도인지 파악한다. 마지막으로, 저자들은 의료 관리자를 활용하는 등의 이 인구의 건강 관리를 개선하기 위한 최근 전략들을 검토할 것이다.

전반적인 질병의 유병률 및 사망률

여러 저자들은 조현병을 가속된 노화 상태로 간주했으며, 조현병이 신체 건강과 사망률에 미치는 영향에 대한 논의는 계속되고 있다.[1)] 젊은 조현병 환자와는 달리, 노인 조현병 환자의 신체적 동반 질환에 대한 연구는 매우 적다. 2014년에 Hendrie 등[1)]은 인디애나에 거주하는 65세 이상 31,588명의 조현병을 앓지 않는 사람들과 1,635명의 조현병 환자들을 대상으로 10년 동안의 관찰 코호트를 보고했다. 저자들은 환자군에서 울혈성 심부전, 만성 폐쇄성 폐질환, 치매 및 갑상선 기능 저하증의 유병률이 유의미하게 높았지만, 암 유병률은 낮다는 것을 발견했다. 반면에, 2017년에 Brink 등[2)]이 보고한 덴마크 등록 연구는 70세의 조현병 외래 환자(N = 667)와 일반 인구(N = 7087) 간의 암, 당뇨병, 치매, 심혈관, 폐, 신장, 간, 위장 및 류마티스 질환과 같은 만성 질환에서 차이가 없다고 보고했다. 이러한 덴마크에서의 연구 결과는 젊은 조현병 환자군 및 또래 대조군에 대한 연구 결과와 다른데, 젊은 조현병 환자들에서는 일반적으로 심혈관 질환, 당뇨병 및 폐질환의 유병률이 높지만 암 유병률은 더 일관되지 않았다.[3)]

조현병 환자의 사망률 증가는 널리 받아들여지고 있으며, 기대 수명이 15~20년 줄어든다고 한다.[4)~5)] 2007년에 Saha 등[6)]은 여러 국가에서의 사망률에 대한 메타 분석에서, 조현병 환자와 일반 인구의 사망률 간에 유의한 차이가 있음을 설명하며, 조현병 환자의 일반 인구에 대한 표준화 사망률(standardized mortality ratio, 이하 SMR)이 2.58임을 발견했다. 또한, 사후 분석 및 국가 경제 발전을 고려한 후에도 유의한 변화는 없었다. 저자들은 또한 SMR이 지난 30년 동안 선형적으로 증가하고 있음을 지적했다. 최근에 Hjorthøj 등[5)]은 '남미를 제외한 사람이 거주하는 대륙'에서의 사망률 연구에 대한 메타 분석을 수행했다. 그들은 '잠재적 수명 손실'이 평균 14.5년이고 기대 수명이 64.7년이며, 남성의 기대 수명이 15.9년 줄어든 반면 여성의 경우 13.6년 줄어든다고 설명했다. 이 연구에서 남성의 기대 수명은 60년, 여성은 68년이어서 아프리카에서의 수명 손실이 가장 컸고 아시아에서 가장 적었으며, 아시아와 아프리카 대륙에서의 기대 수명이 가장 낮았다. 이 연구는 치료를 받는 환자와 치료를 받지 않는 환자를 분리할 수 없었는데, 분석에 포함된 모든 환자가 치료를 받았거나 이전에 치료를 받았기 때문이다.

이전에는 '노인'의 연령 기준에 대한 합의 부족으로 인해 노인 조현병 환자의 사망률을 평가하는 데 어려움이 있었다.[7)] 이전 연구들은 일반적으로 중년과 일치하는 기준을 사용했다. 하지만, 최근 수년간의 새로운 연구들은 60세 또는 65세 이상과 같은 더 표준적인 '노인' 정의를 사용했다. 다음에는 65세 이상 노인 조현병 환자에 대한 가장 큰 사망률 연구 결과들을 요약하였다.

- Talaslahti 등[3)]은 1969년부터 2008년까지 등록되고 1999년부터 2008년까지 추적된 9,461명의 핀란드 노인 조현병 환자 표본을 사용하여 노인 조현병 환자의 사망률과 사망 원인을 조사했다. 저자들은 이 노인 조현병 환자군에서 SMR이 2.69임을 밝혔다. 자연적인 원인의 경우, 2.58의 SMR이 관찰되었고, 비자연적인 원인(사고와 자살 포함)에서는 11.04의 SMR이 관찰되었다. 추적 기간 동안 사망한 환자 중 31%는 추적 전 5년 이내에 최소 1회의 정신과 입원을 했는데, 이들의 SMR은 3.92였고, 이 기간 동안 정신과 입원을 하지 않은 환자의 SMR은 2.37이었다.
- 앞서 설명한 연구에서 Hendrie와 동료들[1)]은 다양한 교란 요인을 통제한 뒤 조현병 환자의 사망 위험률(mortality hazard ratio)이 1.25($p = 0.006$)임을 발견했다. 조현병 환자는 폐 질환 및 심장/혈관 질환으로 사망할 가능성이 더 높았고, 신경 질환 및 암으로 사망할 가능성은 더 낮았다.
- 호주에서 Almeida 등[8)]이 수행한 37,892명의 노인 남성을 대상으로 14.7년 동안 진행된 종단 연구에서는, 65~85세의 조현병 스펙트럼 장애를 가진 444명의 남성이 중증 정신장애가 없는 노인 남성에 비해 연령 조정 사망 위험(age-adjusted mortality hazard)이 2.0으로 증가한 것을 관찰했다. 저자들은 사망률이 나이에 따라 증가했으며, 심지어 80대에도 증가했다고 관찰했다. 일부의 환자들($N = 12,136$)에서는 '사회인구학적 요인, 생활양식 요인, 임상 요인'에 대해서도 평가해 보았는데, 저자들은 이 요인들이 사망률 증가를 설명할 수 없다고 결론지었다.
- 네덜란드에서 157명의 노인 조현병 환자를 대상으로 한 5년간의 전향적 연구[9)]에서는 SMR이 1.89로 남성에서 여성보다 높았다(각각 2.60, 1.78). 높은 위험률은 연령 증가, 남성, 정신과 비자발적 입원과 연관이 있었다.

- 캐나다 매니토바에서 Kredentser의 인구 기반 연구[16]는 연령 및 성별을 조정한 10년 사망률을 설명하며, 중년 환자가 젊은 환자와 노인 조현병 환자에 비해 암 사망 위험이 증가한 것을 관찰했다. 이 연구는 또한 60세 이상의 환자에서 모든 원인에 의한 사망의 상대 위험도가 1.42로, 10~39세(4.14), 40~59세(2.5) 및 모든 연령(1.70)에서 발견된 것보다 낮았다고 발견했다. 자살의 상대 위험도는 10~39세에서 40~59세 연령대로 내려갈수록 감소했으며, 60세 이상 환자에서는 가장 드문 사망 원인이었고, 통계적으로 유의한 SMR을 설정할 수 없을 정도로 드물었다.
- 50세 이상의 조현병 환자를 대상으로 한 덴마크 연구[11]에서는 대조군과 비교할 때 50~69세 남성과 여성의 자살률 비가 각각 7.0과 13.7로 나타났다. 70세 이상의 환자에서는 남성과 여성의 자살률 비율이 각각 2.1과 3.4로 감소했다.
- 영국 남부 런던과 Maudsley National Health Services Foundation Trust(NHS SLAM)에서 150,000명의 정신건강 사용자 코호트 연구[12]는 조현병 및 조현정동장애 환자에서 SMR이 각각 2.25와 2.52로, 양극성 장애 환자의 SMR 1.95와 비교했다. 아프리카 및 기타 흑인 환자는 다른 인종에 비해 가장 높은 SMR을 보였고, 여성은 남성 조현병 환자에 비해 SMR이 낮았지만, 양극성 장애와 조현정동장애에서는 남성보다 사망률이 증가했다. 이 연구는 또한 조현병 환자의 SMR이 15~44세, 45~64세, 65세 이상의 연령대별로 각각 4.73, 3.44, 1.63으로 감소하는 것을 보여 줬다. 조현정동장애 환자는 각각 3.96, 2.71, 2.10의 SMR 감소를 보였고, 양극성 장애 환자의 SMR도 같은 연령대별로 4.09, 2.58, 1.51로 감소했다.
- Brink와 동료들이 70세 이상을 대상으로 한 덴마크 연구[2]에서는 노인 조현병 환자가 만성 의학적 질환의 유병률에서 나이 또래와 차이가 없지만, 심혈관 약물을 덜 처방받고, 진통제를 더 많이 처방받으며, 외래 의료 상담이 더 적다는 것을 발견했다. 저자들은 노인 조현병 환자에서 흔히 발견되는 사망률 증가는 신체 질환의 과소 진단이나 확립된 의학적 진단의 심각성에 대한 잘못된 인식 때문일 수 있다고 결론지었다.[13]

종합하면, 노인 조현병 환자가 같은 연령대의 또래들에 비해 사망 위험이 증가하는 경향이 나타났다. 반면에, 노인 조현병 환자는 젊은 조현병 환자에 비해 전체 사망률이 일관되게 낮았다. 또한, 이 사망률에 기여하는 수정 가능한 위험 요소에 대한 이해는 여전히 부족하다. 이러한 환자들의 의학적 질환은 주로 1차 진료나 정신과 환경에서 제대로 치료되지 않거나 진단되지 않을 가능성이 있다. 진단된 신체 질환의 심각성도 저평가될 수 있으며, 동일한 진단을 받은 또래들에 비해 더 높은 수준의 치료가 필요하다. 향후 연구는 같은 연령대에 비해 증가한 사망률의 원인적 요인에 보다 구체적으로 초점을 맞춰야 한다.

흔한 의학적 질환들

호흡기 질환

사망률

지난 10년 동안, 조현병 환자, 특히 노인 환자에서 호흡기 질환 위험과 사망률 간의 연관성에 대한 이해에 발전이 있었다.[10), 14)] Kredentser 등[16)]은 대규모 캐나다 인구에서 SMR이 60세 이상의 호흡기 질환에서 59.63에 이르는 것을 관찰했으며, 이는 연령에 맞춘 대조군의 SMR 35.97과 40~59세 그룹의 환자의 10.04에 비해 높았다. 가장 연령이 높은 환자 그룹에서도 상대 위험도가 1.66으로 나타났으며, 이는 40~59세 그룹의 5.27에서 감소한 것이었다. 이러한 위험 감소는 생존 편향(survival bias)을 나타낼 수 있다. 특히, 이 연령대의 호흡기 질환 사망 위험은 폐암의 사망 위험보다 높았다(SMR의 상대 위험도는 각각 1.66, 1.34). 초후기 발병 조현병 환자(60세 이상)들은 조기 발병 환자들에 비해 호흡기 질환에 대한 SMR이 증가한 것으로 나타났다.[17)]

유병률

Hendrie 등[1]은 인디애나에서 노인 조현병 환자에서 만성 폐쇄성 폐질환(COPD)의 위험이 증가한 것을 관찰했으며, 이는 연령, 성별 및 인종을 보정한 결과이다. 반면, 덴마크의 국가 데이터 연구 결과는 그렇지 않았다.[2] 후자의 연구 결과는 미국과 덴마크의 건강 관리 시스템이 달라서, 혹은 덴마크의 조현병 환자 중 누락되거나 적절한 치료를 받지 않은 사람이 있을 가능성 때문에 나타난 것일 수 있다. 대만의 인구 기반 연구[18]는 70세 이상의 조현병 환자에서 COPD의 유병률이 증가함을 발견했다. 최근 몇몇 혼합 연령 연구들에서도 흥미로운 결과가 보고되었다. 영국 병원에 입원한 조현병 환자들을 대상으로 진행된 12년간의 후향적 환자-대조 연구[19]에서는 사망한 조현병 환자들 사이에서 일반 인구에 비해 COPD에 대한 오즈비(Odds Ratio: OR)가 증가함을 발견했다. 폐렴과 기관지염에 대해서도 사망 OR의 증가가 확인되었다. 스페인의 인구 기반 연구에서도 COPD에 대해 OR의 증가를 발견했지만, 다른 호흡기 질환에는 그렇지 않았다.[20] 또한, '호흡기계 질환'에서 사망 위험이 증가한 것으로 나타났다. 미국의 입원 연구[21]에서도 평균 연령 49세의 조현병 환자들 사이에서 COPD와 천식의 만성 입원 위험이 증가한 것으로 나타났다. 일반적으로 조현병 환자들은 폐렴으로 인해 입원할 가능성이 일반 인구보다 높은 것으로 나타났으며,[22] 이는 급성 호흡 부전, 중환자실 입원, 기계 환기 및 사망과 연관되었다.[23), 24)]

항정신병약물과의 연관성

FDA가 노인 치매 환자들에게 항정신병약물의 복용과 관련해 폐렴으로 사망 위험이 증가한다고 경고한 이후,[25~31] 항정신병약물의 사용과 호흡기 질환, 특히 지역사회 획득 폐렴과의 연관성이 상세히 연구되어 왔다. Trifirò의 리뷰[32]에 따르면, 노인 환자들이 항정신병약물을 복용할 때 '전형, 비전형적 항정신병약물 모두에서 초기 치료 과정'에 용량 의존적 관계가 명확히 나타났다. 이 위험의 증가는 추체외로효과나 도파민 수용체 차단으로 인한 구강인두 기능의 저하로 인한 흡인 위험의 증가에서 기인할 수 있다.[20] 비슷하게, Correll 등의 대규모의 리뷰[33]에서는 혼합 연령 조현병 환자들에게 사용된 2세대 항정신병약물이 폐렴에 대해 용량 의존적 위험을 보인다는 것을 보여 주었다[보정된 위험비(adjusted risk ratio: ARR) 1.69]. 그러나 이 분석들은 직접적으로 노인 조현병 환자에 중점을 두지 않았다.

당뇨병

사망률

당뇨병을 가진 노인 조현병 환자에서 일관된 사망률의 증가는 관찰되지 않았다. Hendrie와 동료들의 인디애나 등록 연구[1]에서는 당뇨병이 그들의 연령 집단과 비교해 유의한 사망 원인으로 확인되지 않았다. 호주의 인구 연구[8]도 마찬가지로 조현병을 앓는 노인 남성들에서 당뇨병 사망률의 유의한 증가를 발견하지 못했다. 반면, 미국의 조현병 환자들에 대한 인구 연구는 노인 조현병 환자들 사이에서 더 높은 당뇨병 사망률을 보여 주었다. 55~63세 환자들은 동연령 집단과 비교해 SMR이 4.1이었고, 이는 35~54세 조현병 환자들과 동일했지만 20~34세 조현병 그룹의 SMR(7.3)보다 낮았다.[22]

유병률

Hendrie의 연구 그룹은 노인 조현병 환자군에서 그들의 연령 집단에 비해 동반 질환으로서 당뇨병의 유병률이 비록 차이가 크지 않지만 그들의 또래에 비해 유의하게 높았다(10% 증가).[1] 덴마크의 Brink 등[2]의 연구는 덜 이질적인 인구 구성과 다른 건강 관리 시스템하에서 진행되었고 노인 조현병 환자군에서 당뇨병의 통계적으로 유의한 보정된 OR 증가를 입증하지 못했다.

일부 연구들은 노인 조현병 환자에서 당뇨병 약물의 이용이 미흡하다는 것을 보여 주었지만, 다른 연구들은 그렇지 않았다.[34] 흥미롭게도, 중증 정신질환(severe mental illness: SMI) 환자들을 대상으로 한 재향군인회 연구[35]에서는(7,529명, 평균 연령 54.5세), 조울병 환자들이 조현병 환자들보다 19% 더 당뇨병에 걸릴 가능성이 높았다. 중증 정신질환을 가진 200명의 연구 대상자들 중,[36] 55세 이상 연령대의 코호트는 55세 미만 연령대의 코호트보다 더 낮은 평균 HbA1c 값을 보였다. 그리고 후자에서, 조현병 환자들의 평균 HbA1c 측정치가 양극성 장애 환자군 및 주요우울장애 환자군보다 낮았다.

항정신병약물과의 연관성

노인 조현병 환자의 대사 위험 특성을 널리 알려진 항정신병약물 사용 자체의 위험 [37]과 분리하기는 어렵다. 다른 환경적 생활방식의 위험 요인들이 시너지 효과로 함께 대사 및 심혈관 질환의 발생에 기여하는 것도 위험을 파악하는 것을 어렵게 한다. 그러나 일반적으로 조현병 환자군에서 당뇨병의 위험이 증가한다는 것은 알려져 있다.[38), 39] Jeste 등[40]은 항정신병약물이 대사 위험에 관여한다는 점에도 불구하고, 조현병 환자들의 '더 큰 인슐린 저항성, 짧아진 텔로미어, 증가된 산화 스트레스 표지자 및 사망률'에 대한 보고는 이러한 약물들에 '전적으로 귀속될 수 없으며' 이환율과 사망률이 조현병 질병 자체에 의한 것을 나타내는 것이라는 이론을 제시했다.

심혈관 질환

사망률

심혈관 질환은 조현병 환자에게서 가장 흔한 동반 질환 중 하나로, 조현병이 없는 환자들에 비해 위험 요인이 증가하고 더 젊은 나이에 발병하며, 일반 인구에 비해 더 높은 사망률을 보인다.[41)~45] 더욱이 조현병 환자들은 나머지 인구가 경험하고 있는 심혈관 질환 사망률 감소의 혜택을 적게 받고 있는 것으로 보인다.[46] 심혈관 질환으로 인한 사망률 증가는 조현병 환자들의 높은 흡연율, 비만, 당뇨병, 고지혈증 비율 때문인 것으로 여겨진다.

Osborn 등이 수행한 영국의 후향적 연구[37]에서, 중증 정신질환(조현병, 조현정동장애, 양극성 장애, 망상장애 포함)을 가진 사람들의 관상동맥질환(CHD) 사망에 대한 위험비(hazard ratios: HRs)는 18~49세, 50~75세, 75세 이상 연령군에서 각각 3.22,

1.86, 1.05였다. 이 비율은 흡연 상태와 사회적 박탈 요인을 추가로 조정한 후에도 미미하게 감소할 뿐이었다. 조현병과 CHD를 가진 환자들은 18~49세와 50~75세 그룹에서 양극성 장애를 가진 환자들보다 더 높은 사망률을 보였지만, 이러한 HRs의 증가는 75세 이상 인구에서는 해당되지 않았다. 마찬가지로 Kredenster 등이 캐나다 인구를 대상으로 한 연구[16]에서, 60세 이상 환자들의 순환기 질환에 대한 상대적 사망 위험이 1.41로 증가했으며, 젊은 연령층에 비해 상대적 위험이 감소하는 것으로 나타났다. 조현병 환자에서 심혈관 사망률이 감소하는 것처럼 보이는 것은 생존 편향을 나타낼 수 있다.

유병률

이전에 설명한 관찰 코호트 연구에서 Hendrie 등[1]은 다른 노인들에 비해 울혈성 심부전의 증가를 발견했지만, 다른 심혈관 질환에서는 그렇지 않았다. Brink와 동료들의 덴마크 레지스터 연구는 70세 조현병 성인과 대조군을 비교했을 때 심혈관 질환에 대해 통계적으로 유의한 OR를 보이지 않았다.[2] 이 연구는 또한 이 환자들이 심혈관 약물을 처방받을 가능성이 더 낮다는 것을 발견했는데, 이는 조현병 환자들에게 심혈관 약물이 과소 처방되는 것을 보여 준 다른 덴마크 인구 연구[41]와 유사했다. 지역사회 거주 노인 조현병 환자를 대상으로 한 미국의 연구도 마찬가지로 노인 조현병 환자에서 고혈압과 심장병의 치료가 충분치 않음을 보여 주었다.[34] Brink 등[2]은 또한 이 환자들 사이에서 외래 의료 이용이 감소했음을 보여 주었는데, 이는 일차 의료 환경에서 심혈관 질환이 충분히 치료되지 않고 있음을 시사한다. 평균 연령 62세의 조현병 환자를 포함한 대규모 미국 연구에서는 이들이 같은 연령대의 다른 사람들에 비해 재관류 치료를 받을 가능성이 유의하게 낮다는 것을 발견했다.[47] 스웨덴에서 12년 동안 추적 관찰한 심근경색 첫 진단 환자의 전국적 코호트 연구에서는 조현병 환자들이 양극성 장애 환자들과 정신질환이 없는 대조군에 비해 30일 및 1년 사망률이 더 높은 것으로 나타났다.[48] 이러한 연구들은 이 집단에서 심혈관 질환이 충분히 치료되지 않았을 가능성이 높다는 것을 시사한다. 또한 이 환자들의 질병 심각도가 과소평가되고 있을 가능성도 있어,[23] 일차 의료[49]와 정신과 환경[50]에서 위험 요인에 대한 더 신중한 평가가 필요하다.

항정신병약물과의 연관성

항정신병약물 사용과 관련하여, 이 약물들에 대해 알려진 대사 위험이 심혈관 질환 발병의 가능성 높은 선행 요인이라는 점을 인식하는 것이 중요하다. 임상 항정신병약물 중재 효과 시험(Clinical Antipsychotic Trials of Intervention Effectiveness: CATIE) 기반 연구[51]는 항정신병약물의 일부 위험을 명확히 했다. 평균 14년 동안 항정신병약물로 치료받은 집단에서, 저자들은 프래밍햄 척도를 기반으로 olanzapine이 10년 CHD 위험을 가장 크게 상승시켰고, quetiapine이 비슷한 수준의 위험을 보였다는 것을 발견했다. Risperidone, ziprasidone, perphenazine은 전반적으로 더 낮은 위험과 관련이 있었다. 가장 큰 차이는 CHD 기저 위험이 10%인 환자들에서 발견되었다. 스웨덴의 다양한 연령대 조현병 표본을 대상으로 한 연구에서는 U자 형태의 패턴이 나타났는데, 고용량 또는 항정신병약물을 전혀 사용하지 않는 환자들에서 더 높은 심혈관 사망률이 발생했다.[52] Osborn 등[37]은 75세 이상의 중증 정신질환 환자들에서 고용량의 항정신병약물을 처방받았을 때 CHD와 뇌졸중 사망률이 다소 증가한다는 것을 보여 주었지만, 항정신병약물만으로는 이러한 사망률 증가를 설명할 수 없다고 경고했다. U자형 사망률 곡선은 노인 환자들에게 최적의 항정신병약물 용량을 식별하기 위해 더 많은 연구가 필요하다는 점을 시사한다.

암

사망률

조현병 환자들의 높은 암 사망률은 잘 알려져 있다. Zhou 등[53]의 최근 메타 분석에서는 일반 조현병 인구 대비 통합 표준화 사망비(SMR)가 1.40으로 나타났다. 이러한 일반 조현병 인구의 증가된 암 사망률은 노인 조현병 환자에도 적용될 수 있지만, 노인에서의 연구 결과는 일관적이지 않았다. Kredentser의 캐나다 사망률 연구[16)]에서는 40~59세 환자에서 상대 위험도 2.48로 암 사망률이 증가했지만, 60세 이상 환자에서는 0.63으로 떨어졌다. 같은 연구에서 폐암의 상대 위험도는 40~59세와 60세 이상 환자에서 각각 1.65와 1.34였다. Olfson 등[22)]의 미국 조현병 환자 연구에서는 55~64세, 35~54세, 20~34세 연령군에서 폐암의 SMR이 각각 2.5, 2.4, 1.5로 나타났다. 55~64세 환자들은 다른 연령 범주에 비해 대장, 유방, 간, 췌장 및 '기타' 암에 대해서도 높은 SMR을 보였다. 혈액암 SMR은 55~64세 연령군에서 35~54세 그룹보다 약간 높았지만, 20~34세 그룹과는 같았다. Talaslahti[54)]는 59세 이전에 진단받은 10,000명의 노인 조현병 환자를 대상으로 한 핀란드 레지스터 연구에서 '신생물'에 대한 SMR이 1.9임을 관찰했고, 60세 이후 조현병이 발병한 환자들에서는 놀랍게도 SMR이 5.1이었다. 반면, Hendrie와 동료들[1)]의 인디애나 연구에서는 노인 조현병 환자들의 암으로 인한 사망 원인이 같은 연령대의 다른 사람들에 비해 감소한 것으로 나타났다(14.78% 대 22.63%).

놀랍게도 조현병 집단의 높은 흡연율은 사망률에 영향을 미치지 않는 것으로 보였다. 조현병 환자들의 흡연이 사망률에 미치는 영향에 대한 연구에서, 하루에 한 갑 이상 피우는 55~69세 환자들은 비조현병 흡연자들에 비해 모든 원인의 흡연 관련 사망률에 대한 HR이 0.47이었다. 반면, 젊은 조현병 흡연자들(35~54세)은 비흡연자들에 비해 HR이 2.1이었다.[55)]

인종별 노인 조현병 환자의 암 사망률 연구 데이터는 거의 없다. 다양한 연령대 표본에서, 영국의 종단 코호트 연구[56)]는 중증 정신질환의 인종별(영국계 백인, 카리브계 흑인, 아프리카계 흑인, 남아시아인, 아일랜드인) 사망률을 조사했는데, 영국계 백인과 아프리카계 흑인 환자들이 연구의 다른 민족들보다 높은 암 SMR을 보였다. Olfson 등[52)]은 백인 조현병 환자들에서 SMR이 가장 높고, 비히스패닉계 흑인과 히스패닉계에서는 SMR이 더 낮다는 사실을 발견했다.

발생률

암 발병과 관련하여, 다양한 연령대의 조현병 환자군을 대상으로 한 여러 연구에서 감소, 유사, 또는 때때로 증가된 발생률이 계속 관찰되고 있다.[57)~62)] 대만의

한 연구[63]는 조현병의 유병 기간이 길어지고 발병 연령이 높아질수록 암 위험이 감소한다는 것을 발견했다. 50세 이전에 조현병이 진단되면 대장, 유방, 자궁경부, 자궁암의 SMR이 증가했지만, 50세 이후에 진단되면 유방암을 제외한 모든 암의 SMR이 감소했다. 호주 연구자들[64]은 조현병 환자의 암 발생률이 같은 연령대의 일반인과 비슷하거나 낮은 것으로 보이지만 사망률은 더 높다는 역설이 존재한다고 지적했다. 그들은 이 역설이 의학적으로 설명 가능한 증상과 설명 불가능한 증상을 구별하기 어려운 점, 더 높은 치명률, 또는 전문적 처치에 대한 접근성의 불평등 때문일 수 있다고 추측했다.

각 암의 세부적이고 광범위한 병태생리학과 위험 요인을 고려하지 않는 포괄적인 용어보다는 특정 암별로 발생률과 사망률을 조사하는 것이 더 유용할 수 있다. Brink의 70세 조현병 환자를 대상으로 한 덴마크 레지스터 연구[2]에서는 '악성 신생물', '폐암', '유방암', 또는 '대장암'에 대해 유의하게 증가하거나 감소한 오즈비를 보이지 않았다. 대만의 한 연구[65]는 노인 조현병 환자에서 같은 연령대의 일반인보다 췌장, 전립선, 위암의 위험은 낮았지만 비인두, 유방, 자궁암의 위험은 더 높다는 것을 발견했다.

Bergamo 등[66]은 감시, 역학 및 최종 결과(SEER) 데이터베이스를 Medicare 기록과 연결하여 66세 이상의 폐암을 가진 조현병 남성의 진단과 치료를 조사했다. 조현병 환자들이 더 초기 단계의 폐암으로 발견되었음에도 불구하고, 그들은 같은 연령대의 일반인보다 진단 평가를 받거나 단계에 적합한 치료를 받을 가능성이 낮았고, 이는 더 나쁜 결과로 이어졌다. 저자들은 노년기 조현병 환자들의 치료율을 높이기 위한 노력이 필요하며, 이는 이 그룹의 생존율 향상으로 이어질 수 있다고 주장했다. 67세 이상의 대장암 환자를 대상으로 한 또 다른 SEER 후향적 코호트 연구[67]에서는 기존에 정신질환이 있는 참가자들이 수술, 화학 요법, 또는 방사선 치료 형태의 치료를 받지 않을 가능성이 더 낮았다. 마찬가지로, 런던 기반의 연구[68]에서 50~64세 여성들 중 정신병이 있는 환자들은 유방조영술 검진에 참여할 가능성이 더 낮았는데, 이는 조현병 환자들의 암 검진 격차를 발견한 다른 연구들과 일치한다.[69)~72)] 캐나다 매니토바의 인구 기반 연구[73]에서는 50세 이상의 조현병 여성이 저소득 지역에 거주할 경우 암 검진을 받을 가능성이 낮아졌다. Crump 등[74]은 조현병 환자들이 암 진단을 받지 않은 채 암으로 사망할 가능성이 더 높다는 것을 발견했다.

항정신병약물과의 연관성

데이터가 부족하긴 하지만, 항정신병약물 사용이 노인 조현병 환자의 암 위험을 증가시킨다는 설득력 있는 증거는 없다. Correll 등[33]은 다양한 연령대의 표본을 대상으로 이 주제를 검토했는데, 유방암 위험 요인의 유병률이 증가했음에도 불구하고 여성의 유방암 발생률에 대해서는 상반된 연구 결과들을 발견했다. 특히, 관심을 끄는 점은 유선 발암 과정에서 프로락틴의 역할[75]이 항정신병약물 사용으로 인해 확대되는지 여부이다. Correll의 1세대 및 2세대 항정신병약물 분석에서는 주로 유방암 위험 증가가 나타나지 않았다.[33]

의료 이용

문헌에 따르면 노인 조현병 환자는 같은 연령대의 일반 인구와 비교했을 때 일차 의료의 적절성에 상당한 격차가 있으며, 이는 국경과 의료 시스템을 넘어서는 것으로 보인다. 앞서 설명한 Hendrie와 동료들[1]의 인디애나 연구에서는 노인 조현병 환자군이 같은 연령대의 일반 인구에 비해 병원 입원, 요양원 체류 일수, 가정 건강 관리 일수가 더 많고 Medicare와 Medicaid에 청구된 의료 비용이 더 높다는 것을 관찰했다. 그러나 인구통계학적 특성과 동반 질환을 고려하여 연간 병원 입원을 조정했을 때는 입원에 유의한 차이가 없었다. 마찬가지로 Brink[2]의 덴마크 노인 조현병 환자 연구에서도 노인 조현병 환자군과 지역사회 노인 간의 병원 입원에는 차이가 없었지만, 노인 조현병 환자군의 외래 방문이 더 적었다. 이 연구는 노인 조현병 환자군이 비슷한 발병률에도 불구하고 심혈관 약물을 처방받을 가능성이 더 낮고, 진통제, 항불안제, 수면제를 처방받을 가능성이 더 높다는 것을 발견했다. 중증 정신질환 환자들은 요양원에 더 자주 배치되는 것으로 나타났지만,[76] 지역사회 환경에 머물기를 선호했다.[77]

몇 가지 유망한 혁신적 찾아가는 서비스 프로그램들(outreach programs)이 조현병 환자 치료에 성공을 거두어 의료 결과를 개선시켰다. 재향군인회의 중증 정신질환 환자 연구[78]는 64세 이상의 코호트를 포함하여 치료를 재개하기 위해 찾아가는 서비스를 통해 사망률을 성공적으로 감소시켰다. 다른 재향군인회 연구[79]는 폐암을 앓고 있는 노인 조현병 환자들에게 완화 치료를 제공하는 데 성공했다. 이러한 전문 분야 간 의사소통과 의사-환자 파트너십이 필요한 세심한 치료를 제공하는 것의 성공 사례는 일차 진료와 정신과 진료 환경의 관계, 접근성, 지식을 활용하는 통합 의료의 유용성을 시사한다.

최근 몇 년간 통합치료와 자기 관리의 심리사회적 모델이 개발되었으며, 이 책의 제14장에서 Bartels 등[80]이 설명한 여러 시험들이 있다.

또한 아래에서 설명하듯이, 여러 무작위 대조 시험들이 정신건강 환경에 일차 진료를 통합하는 것을 검토했는데, 이는 중증 정신질환 환자들이 정신건강 전문가들과 맺을 수 있는 관계를 활용하기 위한 의도였다. 이는 문헌에서 '역통합', '공동배치' 또는 '역공동배치 모델'로 언급되었다.

- 재향군인회의 120명의 중증 정신질환 환자(평균 연령 45.7세)를 대상으로 한 연구[81]에서는 정신건강 클리닉에 일차 진료를 통합하여 일차 진료 이용을 늘리려고 시도했고, 36개 항목의 단축형 건강 설문(SF-36) 결과에서 개선을 보였다. 다른 연구들도 이 모델이 일차 진료 방문을 증가시키고 응급실 방문을 줄이는 데 유용하다는 것을 제시했다.[81)~83]
- 일차 진료 접근, 의뢰 및 평가(Primary Care Access, Referral, and Evaluation: PCARE)[84]는 평균 연령 47세의 407명 중증 정신질환 성인을 대상으로 한 무작위 대조 시험으로, 프래밍햄 관상동맥 위험 점수의 감소, 일차 진료 이용 증가 및 SF-36 신체 구성 요소의 통계적으로 유의하지 않은 개선을 보여 주었다. 12개월 후, 환자군은 권장된 일차 예방을 받은 비율이 59%로, 기존 방식

의 치료를 받는 그룹의 비율인 22%에 비해 높았다. 그들은 심장대사 질환에 대한 근거 기반 치료를 받을 가능성이 더 높았고 일차 진료 의사를 가질 가능성도 더 높았다.

- 일차 및 행동 건강 관리 통합(Primary and Behavioral Health Care Integration: PBHCI)[85]은 447명의 중증 정신질환 성인(평균 연령 47세)을 대상으로 한 연구로, 예방 서비스 사용의 증가, 연속성 및 개선된 심장대사 관리를 보여 주었다. 이 연구는 LDL, 프래밍햄 위험, HbA1c와 같은 심장대사 건강의 중요한 지표들을 추적했지만, 유의한 개선을 입증하지는 못했다.
- 로드아일랜드 주 프로비던스에서 실시된 재향군인회의 종단 코호트 연구는 평균 연령 55세(연령 범위: 28~86세)의 97명 중증 정신질환 재향군인을 대상으로 했으며, 정신건강 클리닉에 공동배치된 일차 진료 모델에서의 심장대사 위험과 동반 의학적 질환에 더 집중했다.[86] 6개월 후, 저자들은 목표 혈압, LDL, 중성지방, BMI 달성에서 통계적으로 유의한 개선을 관찰했지만, HDL과 HbA1c에서는 그렇지 않았다.

원격 의료와 모바일 기술은 성공적인 협력 진료 모델을 구축하고 만성 질환을 관리하는 데 강력한 자원이 되어 줄 수 있다. 다트머스 건강 및 노화 센터에서 실시한 원격 의료 중재에 대한 파일럿 연구[87]는 70명의 중증 정신질환 환자(18세 이상)를 대상으로 높은 참여율과 자가 보고된 건강 관리의 개선, 그리고 이완기 혈압, 공복 혈당, 긴급 진료 방문의 유의한 감소를 달성했다. 60세 이상의 중증 정신질환 환자를 대상으로 한 또 다른 소규모 파일럿 연구(N = 8)[88]는 'PeerTECH'[1] 기술과 스마트폰 애플리케이션을 사용했으며, 역시 높은 참여율과 환자 자가 평가의 개선을 발견했다. 중증 정신질환 환자들은 모바일 기술과 소셜 미디어에 참여하고 있으며,[89)~91)] 전 세계적으로 널리 사용되는 이러한 기술은 일차 진료 서비스

1 동료 제공 및 기술 지원 통합 의료 및 정신의학 자기 관리 중재.

활용과 동료 간 지원을 개선할 기회를 줄 수 있을 것으로 기대된다.

Fortuna 등[92]은 50세 이상 성인 35,000명 이상을 대상으로 한 의료 지출 패널 조사의 2차 데이터를 통해 중증 정신질환 환자들의 경험을 조사했다. 이 연구는 정신과적 진단이 환자 만족도의 예측 인자임을 발견했다. 조현병 스펙트럼 환자들은 기분장애 환자나 중증 정신질환이 없는 노인들에 비해 '의료진이 쉽게 이해할 수 있는 방식으로 설명하지 않았다'고 보고하거나 의사가 '충분한 시간을 할애하지 않았다'고 느낄 가능성이 더 높았다. 긍정적인 측면은, 조현병 스펙트럼 환자들은 공동 의사결정 과정에서 유의한 어려움을 보고하지 않았다는 것이다. 또한 조현병 스펙트럼 장애 환자들은 중증 정신질환이 없는 환자들이나 기분 장애 환자들에 비해 의료 접근성에 통계적으로 유의한 어려움을 보고하지 않았다.

이 주제에 대한 더 광범위한 논의를 위해서는 De Hert와 동료들의 훌륭한 리뷰[93]를 참조하기 바란다. 저자들은 중증 정신질환 환자들의 신체 질환의 인식과 관리에 대한 31가지 장벽을 환자와 질병, 치료, 정신과 의사, 다른 의사, 서비스의 5가지 범주로 나누어 확인했다. 저자들은 이 집단 내에서 신체 건강의 평가와 치료의 격차를 해결할 수 있는 시스템 및 개인 수준의 행동에 대한 17가지 권장 사항을 제안한다.

결론

이 리뷰에서 몇 가지 중요한 요점을 들 수 있다.

- 노인 조현병 환자들의 다양한 의학적 질환의 유병률에는 일관성이 없는데, 이는 주로 연구 방법, 연령 범주, 생존자 효과, 그리고 의료 시스템이 이 집단의 질환을 인식하고 치료하는 능력의 차이에서 기인하는 것으로 보인다.
- 최근 여러 국가와 의료 시스템에 걸친 연구들은 노인 조현병 환자들이 같은 연령대의 일반인에 비해 전체 원인 사망률이 약 2.0~2.5배 증가했음을 보여

주었다. 이 전체 원인 사망 위험은 중년 및 젊은 조현병 환자들에 비해 전반적으로 개선된 것으로 보인다.

- 노인 조현병 환자들의 자살 위험은 60세 이후 감소하는 경향을 보이며, 70세 이후 더욱 감소한다. 여성 노인 조현병 환자들이 남성보다 자살 위험이 더 높은 것으로 보인다. 노인 조현병 환자들은 여전히 같은 연령대의 일반인에 비해 상당한 자살 위험을 가지고 있다.
- 호흡기 질환과 관련해서, 노인 조현병 환자들은 일반 인구에 비해 호흡기 질환으로 인한 사망률이 증가했지만, 젊은 조현병 환자들에 비해서는 감소했다. 노인 조현병 환자에서 호흡기 질환의 증가된 유병률은 일관되게 입증되지 않았다. 일반적으로 조현병 환자들은 일반 인구에 비해 폐렴으로 입원할 가능성이 더 높고, 급성 호흡 부전, 기계 환기, 사망을 경험할 가능성도 더 높다. 노인 조현병 환자들은 이론적으로 항정신병약물을 복용할 때 용량 의존적으로 폐렴 위험이 증가할 수 있지만, 이에 대해서는 더 직접적인 연구가 필요하다.
- 당뇨병과 관련해서는 노인 조현병 환자군 집단에서 사망률이나 유병률의 증가가 입증되지 않았다. 하지만 노인 조현병 환자들은 치료와 진단을 충분히 받지 못할 수 있다.
- 심혈관 질환과 관련해서, 노인 조현병 환자들은 나이가 들면서 젊은 조현병 환자들에 비해 심혈관 질환으로 인한 사망률이 감소하지만, 여전히 같은 연령대의 일반인에 비해서는 높다. 생존 편향의 가능성을 배제할 수 없다. 심혈관 질환의 유병률은 나이가 들면서 감소하지만, 역설적으로 대규모 등록 연구들에서는 사망률은 증가하면서도 같은 연령대의 일반인에 비해서 유병률은 높지 않았다. 이는 적절한 치료를 받지 못하고 있을 가능성이 높다는 것을 반영할 수 있다. 항정신병약물은 노인 조현병 환자들의 심혈관 사망률 증가에 기여할 수 있다. 예를 들어, 매우 높거나 매우 낮은 또는 전혀 없는 U자형 패턴을 보이는데, 이 집단에서 최적의 용량을 결정하기 위해서는 더 많은 연구가 필요하다.

- 암과 관련해서, 다양한 연구들이 노인 조현병 환자들이 같은 연령대의 일반인에 비해 암 발생률이 증가, 감소, 또는 유사함을 보여 주었다. 각각의 암종별 연구가 더 명확한 결과를 제공할 수 있다. 모든 조현병 환자들의 암 발생률이 같은 연령대의 일반인과 같거나 낮지만 사망률은 더 높다는 역설이 있다는 제안이 있다. 이는 다양한 환자 유형 및 시스템적 요인을 반영할 수 있다. 실제로 노인 조현병 환자군들에게는 암 검진과 치료의 격차가 존재하며, 이로 인해 발생률은 낮지만 사망률은 높은 것으로 나타날 수 있다.
- 여러 국가와 의료 시스템에 걸쳐 노인 조현병 환자군들에게 외래 진료 이용의 격차가 존재한다. 통합 의료 모델은 일차 진료와 정신과 진료를 연결해 줄 수 있을 것으로 기대된다. 다양한 자기 관리, 동료 지원 그룹, 통합 진료 모델이 원격 의료와 모바일 기술의 발전과 함께 노인 조현병 환자군들의 신체 질환 치료에 새로운 전략을 제공한다.

주석

1. Hendrie HC, Tu W, Tabbey R, et al. Health outcomes and cost of care among older adults with schizophrenia: a 10-year study using medical records across the continuum of care. *Am J Geriatr Psychiatry* 2014; *22*(5): 427-436.
2. Brink M, Green A, Bojesen AB, et al. Physical health, medication, and healthcare utilization among 70-year-old people with schizophrenia: a nationwide Danish register study. *Am J Geriatr Psychiatry* 2017; *25*: 500-509.
3. Talaslahti T, Alanen H-M, Hakko H, et al. Mortality and causes of death in older patients with schizophrenia. *Int J Geriatr Psychiatry* 2012; *27*: 1131-1137.
4. Laursen TM. Life expectancy among persons with schizophrenia or bipolar affective disorder. *Schizophr Res* 2011; *131*(1-3): 101-104.
5. Hjorthøj C, Stürup AE, Mcgrath JJ, Nordentoft M. Years of potential life lost and life expectancy in schizophrenia: a systematic review and meta-analysis. *Lancet Psychiatry* 2017; *4*(4): 295-301.
6. Saha S, Chant D, McGrath J. A systematic review of mortality in schizophrenia: is the

differential mortality gap worsening over time? *Arch Gen Psychiatry* 2007; *64*: 1123-1131.

7. Cohen CI, Freeman K, Ghoneim D, et al. Advances in the conceptualization and study of schizophrenia in later life. *Psychiatr Clin N Am* 2018; *41*: 39-53.
8. Almeida OP, Hankey GJ, Yeap BB, et al. Mortality among people with severe mental disorders who reach old age: a longitudinal study of a community-representative sample of 37892 men. *PloS one* 2014; *9*(10): e111882.
9. Meesters PD, Comijs HC, Smit JH, et al. Mortality and its determinants in late-life schizophrenia: a 5-year prospective study in a Dutch catchment area. *Am J Geriatr Psychiatry* 2016; *24*: 272-277.
10. Hoang U, Stewart R, Goldacre, MJ. Mortality after hospital discharge for people with schizophrenia or bipolar disorder: retrospective study of linked English hospital episode statistics, 1999-2006. *BMJ* 2011; *343*: d5422.
11. Erlangsen A, Eaton WW, Mortensen PB, Conwell Y. Schizophrenia: a predictor of suicide during the second half of life? *Schizophr Res* 2012; *134*(2-3): 111-117.
12. Chang CK, Hayes RD, Broadbent M, et al. All-cause mortality among people with serious mental illness (SMI), substance use disorders, and depressive disorders in southeast London: a cohort study. *BMC Psychiatry* 2010; *10*: 77.
13. Meesters PD. Healthy older schizophrenia patients: exceptions to the rule? Am J Geriatr Psychiatry 2017; 25(5): 510-511.
14. Crump C, Winkleby MA, Sundquist K, Sundquist J. Comorbidities and mortality in persons with schizophrenia: a Swedish national cohort study. *Am J Psychiatry* 2013; *170*(3): 324-333.
15. Partti K, Vasankari T, Kanervisto M, et al. Lung function and respiratory diseases in people with psychosis: population-based study. *Br J Psychiatry* 2015; *207*(1): 37-45.
16. Kredentser MS, Martens PJ, Chochinov HM, Prior HJ. Cause and rate of death in people with schizophrenia across the lifespan: a population-based study in Manitoba, Canada. *J Clin Psychiatry* 2012; *74*: 154-161.
17. Talaslahti T, Alanen HM, Hakko H, et al. Patients with very-late-onset schizophrenia-like psychosis have higher mortality rates than elderly patients with earlier onset schizophrenia. *Int J Geriatr Psychiatry* 2015; *30*(5): 453-459.
18. Hsu J-H, Chien IC, Lin CH, Chou YJ, Chou P. Increased risk of chronic obstructive pulmonary disease in patients with schizophrenia: a population-based study. *Psychosomatics* 2013; *54*(4): 345-351.
19. Schoepf D, Uppal H, Potluri R, Heun R. Physical comorbidity and its relevance on mortality

in schizophrenia: a naturalistic 12-year follow-up in general hospital admissions. *Eur Arch Psychiatry Clin Neurosci* 2014; *264*(1): 3-28.

20. Bouza C, López-Cuadrado T, María Amate J. Physical disease in schizophrenia: a population-based analysis in Spain. *BMC Publ Health* 2010; *10*(1): 745.
21. Cahoon EK, McGinty EE, Ford DE, Daumit GL. Schizophrenia and potentially preventable hospitalizations in the United States: a retrospective cross-sectional study. *BMC Psychiatry* 2013; *13*(1): 37.
22. Olfson M, Gerhard T, Huang C, Crystal S, Stroup TS. Premature mortality among adults with schizophrenia in the United States. *JAMA Psychiatry* 2015; *72*(12): 1172-1181.
23. Chen Y-H, Lin H-C, Lin H-C. Poor clinical outcomes among pneumonia patients with schizophrenia. *Schizophr Bull* 2010; *37*(5): 1088-1094.
24. Chou FH-C, Tsai K-Y, Chou Y-M. The incidence and all-cause mortality of pneumonia in patients with schizophrenia: a nine-year follow-up study. *J Psychiatr Res* 2013; *47*(4): 460-466.
25. U.S. Food and Drug Administration. *Public Health Advisory: Deaths with Antipsychotics in Elderly Patients with Behavioural Disturbances*. Silver Spring, MD: U.S. Food and Drug Administration; 2005.
26. Trifirò G, Gambassi G, Sen EF, et al. Association of community-acquired pneumonia with antipsychotic drug use in elderly patients: a nested case-control study. *Ann Intern Med* 2010; *152*: 418-425.
27. Knol W, Marum RJ, Jansen PA, et al. Antipsychotic drug use and risk of pneumonia in elderly people. *J Am Geriatr Soc* 2008; *56*: 661-666.
28. Gau JT, Acharya U, Khan S, et al. Pharmacotherapy and the risk for community-acquired pneumonia. *BMC Geriatr* 2010; *10*: 45.
29. Star K, Bate A, Meyboom RH, Edwards IR. Pneumonia following antipsychotic prescriptions in electronic health records: a patient safety concern? *Br J Gen Pract* 2010; *60*: e385-394.
30. Barnett MJ, Perry PJ, Alexander B, Kaboli PJ. Risk of mortality associated with antipsychotic and other neuropsychiatric drugs in pneumonia patients. *J Clin Psychopharmacol* 2006; *26*: 182-187.
31. Kuo C-J, Yang S-Y, Liao Y-T, et al. Second-generation antipsychotic medications and risk of pneumonia in schizophrenia. *Schizophr Bull* 2013; *39*(3): 648-657.
32. Trifirò G. Antipsychotic drug use and community-acquired pneumonia. *Curr Infect Disease Rep* 2011; *13*(3): 262-268.

33. Correll CU, Detraux J, De Lepeleire J, De Hert M. Effects of antipsychotics, antidepressants and mood stabilizers on risk for physical diseases in people with schizophrenia, depression and bipolar disorder. *World Psychiatry* 2015; *14*(2): 119-136.

34. Vahia IV, Diwan S, Bankole AO, et al. Adequacy of medical treatment among older persons with schizophrenia. *Psychiatr Serv* 2008; *59*: 853-859.

35. Kilbourne AM, Brar JS, Drayer RA, Xu X, Post EP. Cardiovascular disease and metabolic risk factors in male patients with schizophrenia, schizoaffective disorder, and bipolar disorder. *Psychosomatics* 2007; *48*(5): 412-417.

36. Sajatovic M, Gunzler D, Einstadter D, et al. A preliminary analysis of individuals with serious mental illness and comorbid diabetes. *Arch Psychiatr Nurs* 2016; *30*(2): 226-229.

37. Osborn DPJ, Levy G, Nazareth I, Petersen I, Islam A, King MB. Relative risk of cardiovascular and cancer mortality in people with severe mental illness from the United Kingdom's General Practice Research Database. *Arch Gen Psychiatry* 2007; *64*(2): 242-249.

38. Casey DA, Rodriguez M, Northcott C, Vickar G, Shihabuddin L. Schizophrenia: medical illness, mortality, and aging. *Int J Psychiatry Med* 2011; *41*(3): 245-251.

39. Martens PJ, Chochinov HM, Prior HJ. Where and how people with schizophrenia die: a population-based, matched cohort study in Manitoba, Canada. *J Clin Psychiatry* 2013; *74*(6): e551-557.

40. Jeste DV, Wolkowitz OM, Palmer BW. Divergent trajectories of physical, cognitive, and psychosocial aging in schizophrenia. *Schizophr Bull* 2011; *37*(3): 451-455.

41. Bresee LC, Majumdar SR, Patten SB, et al. Prevalence of cardiovascular risk factors and disease in people with schizophrenia: a population-based study. *Schizophr Res* 2010; *117*: 75-82.

42. Hahn LA, Mackinnon A, Foley DL, et al. The value of counting WHO-defined cardiovascular risk factors for death and disability in a national sample of adults with psychosis. *Schizophr Res* 2017; *182*: 13-18.

43. Fors BM, Isacson D, Bingefors K, Widerlov B. Mortality among persons with schizophrenia in Sweden: an epidemiological study. *Nord J Psychiatry* 2007; *61*(4): 252-259.

44 Goff DC, Cather C, Evins AE, et al. Medical morbidity and mortality in schizophrenia: guidelines for psychiatrists. *J Clin Psychiatry* 2005; *66*(2): 183-194.

45. Olfson M, Gerhard T, Huang C, Crystal S, Stroup TS. Premature mortality among adults with schizophrenia in the United States. *JAMA Psychiatry* 2015; *72*(12): 1172-1181.

46. Ösby U, Westman J, Hällgren J, Gissler M. Mortality trends in cardiovascular causes in

schizophrenia, bipolar and unipolar mood disorder in Sweden 1987-2010. *Eur J Publ Health* 2016; *26*(5): 867-871.

47. Schulman-Marcus J, Goyal P, Swaminathan RV, et al. Comparison of trends in incidence, revascularization, and in-hospital mortality in ST-elevation myocardial infarction in patients with versus without severe mental illness. *Am J Cardiol* 2016; *117*(9): 1405-1410.
48. Bodén R, Molin E, Jernberg T, et al. Higher mortality after myocardial infarction in patients with severe mental illness: a nationwide cohort study. *J Intern Med* 2015; *277*(6): 727-736.
49. Viñas CL, Fernández San-Martín MI, Martín López LM. Effectiveness of a joint project between primary care and mental health to improve the recording of cardiovascular risk factors in patients with psychosis. *Aten Primaria* 2012; *45*(6): 307-314.
50. Rouillon F, Van Ganse E, Vekhoff P, et al. Vigilance level for cardiovascular risk factors in schizophrenic patients. *L'Encephale* 2015; *41*(1): 70-77.
51. Daumit GL, Goff DC, Meyer JM, et al. Antipsychotic effects on estimated 10-year coronary heart disease risk in the CATIE schizophrenia study. *Schizophr Res* 2008; *105*(1-3): 174-187.
52. Torniainen M, Mittendorfer-Rutz E, Tanskanen A, et al. Antipsychotic treatment and mortality in schizophrenia. *Schizophr Bull* 2015; *41*(3): 656-663.
53. Zhou C, Tao R, Jiang R, Lin X, Shao M. Cancer mortality in patients with schizophrenia: systematic review and meta-analysis. *Br J Psychiatry* 2017; *211*(1): 7-13.
54. Talaslahti T. Finnish older patients with schizophrenia: antipsychotic use, psychiatric admissions, long-term care and mortality. Dissertation, University of Tampere, 2015.
55. Kelly DL, McMahon RP, Wehring HJ, et al. Cigarette smoking and mortality risk in people with schizophrenia. *Schizophr Bull* 2011; *37*(4): 832-838.
56. Das-Munshi J, Chang CK, Dutta R, et al. Ethnicity and excess mortality in severe mental illness: a cohort study. *Lancet Psychiatry* 2017; *4*(5): 389-399.
57. Kisely S, Sadek J, Mackenzie A, Lawrence D, Campbell LA. Excess cancer mortality in psychiatric patients. *Can J Psychiatry* 2008; *53*: 753-761.
58. Kisely S, Crowe E, Lawrence D. Cancer-related mortality in people with mental illness. *JAMA Psychiatry* 2013; *70*(2): 209-217.
59. Lawrence D, Holman CD, Jablensky AV, Threlfall TJ, Fuller SA. Excess cancer mortality in Western Australian psychiatric patients due to higher case fatality rates. *Acta Psychiatr Scand* 2000; *101*(5): 382-388.
60. Bushe CJ, Hodgson R. Schizophrenia and cancer: in 2010 do we understand the connection? *Can J Psychiatry* 2010; *55*(12): 761-767.

61. Goldacre MJ, Kurina LM, Wotton CJ, Yeates D, Seagroat V. Schizophrenia and cancer: an epidemiological study. *Br J Psychiatry* 2005; *187*: 334-338.
62. Chen LY, Hung YN, Chen YY, et al. Cancer incidence in young and middle-aged people with schizophrenia: nationwide cohort study in Taiwan, 2000-2010. *Epidemiol Psychiatr Sci* 2018; *27*(2): 146-156.
63. Lin G-M, Chen YJ, Kuo DJ, et al. Cancer incidence in patients with schizophrenia or bipolar disorder: a nationwide population-based study in Taiwan, 1997-2009. *Schizophr Bull* 2013; *39*(2): 407-416.
64. Kisely S, Forsyth S, Lawrence D. Why do psychiatric patients have higher cancer mortality rates when cancer incidence is the same or lower? *Aus NZ J Psychiatry* 2016; *50*(3): 254-263.
65. Lin C-Y, Lane HY, Chen TT, et al. Inverse association between cancer risks and age in schizophrenic patients: a 12-year nationwide cohort study. *Cancer Sci* 2013; *104*(3): 383-390.
66. Bergamo C, Sigel K, Mhango G, Kale M, Wisnivesky JP. Inequalities in lung cancer care of elderly patients with schizophrenia: an observational cohort study. *Psychosom Med* 2014; *76*(3): 215.
67. Baillargeon J, Kuo YF, Lin YL, et al. Effect of mental disorders on diagnosis, treatment, and survival of older adults with colon cancer. *J Am Geriatr Soc* 2011; *59*(7): 1268-1273.
68. Werneke U, Horn O, Maryon-Davis A, et al. Uptake of screening for breast cancer in patients with mental health problems. *J Epidemiol Community Health* 2006; *60*(7): 600-605.
69. Irwin KE, Henderson DC, Knight HP, Pirl WF. Cancer care for individuals with schizophrenia. *Cancer* 2014; *120*(3): 323-334.
70. Aggarwal A, Pandurangi A, Smith W. Disparities in breast and cervical cancer screening in women with mental illness: a systematic literature review. *Am J Prev Med* 2013; *44*(4): 392-398.
71. Chochinov H, Martena PJ, Prior HJ, Fransoo R, Burland E. Does a diagnosis of schizophrenia reduce rates of mammography screening? A Manitoba population-based study. *Schizophr Res* 2009; *113*: 95-100.
72. Xiong G, Bermudes R, Torres S, Hales R. Use of cancer screening services among patients with serious mental illness in Sacramento County. *Psychiatr Serv* 2008; *59*: 929-932.
73. Martens PJ, Chochinov HM, Prior HJ, et al. Are cervical cancer screening rates different for women with schizophrenia? A Manitoba population-based study. *Schizophr Res* 2009; *113*(1): 101-106.
74. Crump C, Winkleby MA, Sundquist K, Sundquist J. Comorbidities and mortality in persons

with schizophrenia: a Swedish national cohort study. *Am J Psychiatry* 2013; *170*: 324-333.

75. De Hert M, Peuskens J, Sabbe T, et al. Relationship between prolactin, breast cancer risk and antipsychotics in patients with schizophrenia: a critical review. *Acta Psychiatr Scand* 2016; *133*(1): 5-22.
76. Andrews AO, Bartels SJ, Xie H, et al. Increased risk of nursing home admission among middle aged and older adults with schizophrenia. *Am J Geriatr Psychiatry* 2009; *17*(8): 697-705.
77. Horan ME, Muller JJ, Winocur S, et al. Quality of life in boarding houses and hostels: a residents' perspective. *Community Ment Health J* 2001; *37*(4): 323-334.
78. Davis CL, Kilbourne AM, Blow FC, et al. Reduced mortality among Department of Veterans Affairs patients with schizophrenia or bipolar disorder lost to follow-up and engaged in active outreach to return for care. *Am J Publ Health* 2012; *102*(Suppl 1): S74-79.
79. Ganzini L, Socherman R, Duckart J, Shores M. End-of-life care for veterans with schizophrenia and cancer. *Psychiatr Serv* 2010; *61*: 725-728.
80. Bartels SJ, DiMilia PR, Fortuna KL, Naslund JA. Integrated care for older adults with serious mental illness and medical comorbidity: evidence-based models and future research directions. *Psychiatr Clin N Am* 2018; *41*(1): 153-164.
81. Druss BG, Rohrbaugh RM, Levinson CM, et al. Integrated medical care for patients with serious psychiatric illness: a randomized trial. *Arch Gen Psychiatry* 2001; *58*(9): 861-868.
82. Saxon AJ, Malte CA, Sloan KL, et al. Randomized trial of onsite versus referral primary medical care for veterans in addictions treatment. *Med Care* 2006; *44*(4): 334-342.
83. Druss BG. Improving medical care for persons with serious mental illness: challenges and solutions. *J Clin Psychiatry* 2007; *68*(Suppl 4): 40-44.
84. Druss BG, von Esenwein SA, Compton MT, et al. A randomized trial of medical care management for community mental health settings: the primary care access, referral, and evaluation (PCARE) study. *Am J Psychiatry* 2010; *167*(2): 151-159.
85. Druss BG, von Esenwein SA, Glick GE, et al. Randomized trial of an integrated behavioral health home: the health outcomes management and evaluation (HOME) study. *Am J Psychiatry* 2017; *174*(3): 246-255.
86. Pirraglia PA, Rowland E, Wu W-C, et al. Benefits of a primary care clinic co-located and integrated in a mental health setting for veterans with serious mental illness. *Prev Chronic Dis* 2012; *9*: E51.
87. Pratt SI, Bartels SJ, Mueser KT, et al. Feasibility and effectiveness of an automated telehealth

intervention to improve illness self-management in people with serious psychiatric and medical disorders. *Psychiatr Rehabil J* 2013; *36*(4): 297-305.

88. Fortuna KL, Dimilia PR, Lohman MC, et al. Feasibility, acceptability, and preliminary effectiveness of a peerdelivered and technology supported self-management intervention for older adults with serious mental illness. *Psychiatr Q.* 2018; *89*(2): 293-305.

89. Naslund JA, Aschbrenner KA, Bartels SJ. How people living with serious mental illness use smartphones, mobile apps, and social media. *Psychiatr Rehabil J* 2016; *39*(4): 364-367.

90. Naslund JA, Aschbrenner KA, Marsch LA, et al. The future of mental health care: peer-to-peer support and social media. *Epidemiol Psychiatr Sci* 2016; *25*(2): 113-122.

91. Naslund JA, Aschbrenner KA, McHugo GJ, et al. Exploring opportunities to support mental health care using social media: a survey of social media users with mental illness. *Early Interv Psychiatry* 2017: *1-9*. doi: 10.1111/eip.12496. [Epub ahead of print]

92. Fortuna KL, Lohman MC, Batsis JA, et al. Patient experience with healthcare services among older adults with serious mental illness compared to the general older population. *Int J Psychiatry Med* 2017; *52*(4-6): 381-398.

93. De Hert M, Cohen D, Bobes J, et al. Physical illness in patients with severe mental disorders. II. Barriers to care, monitoring and treatment guidelines, plus recommendations at the system and individual level. *World Psychiatry* 2011; *10*(2): 138-151.

Section 3 결과 및 경과

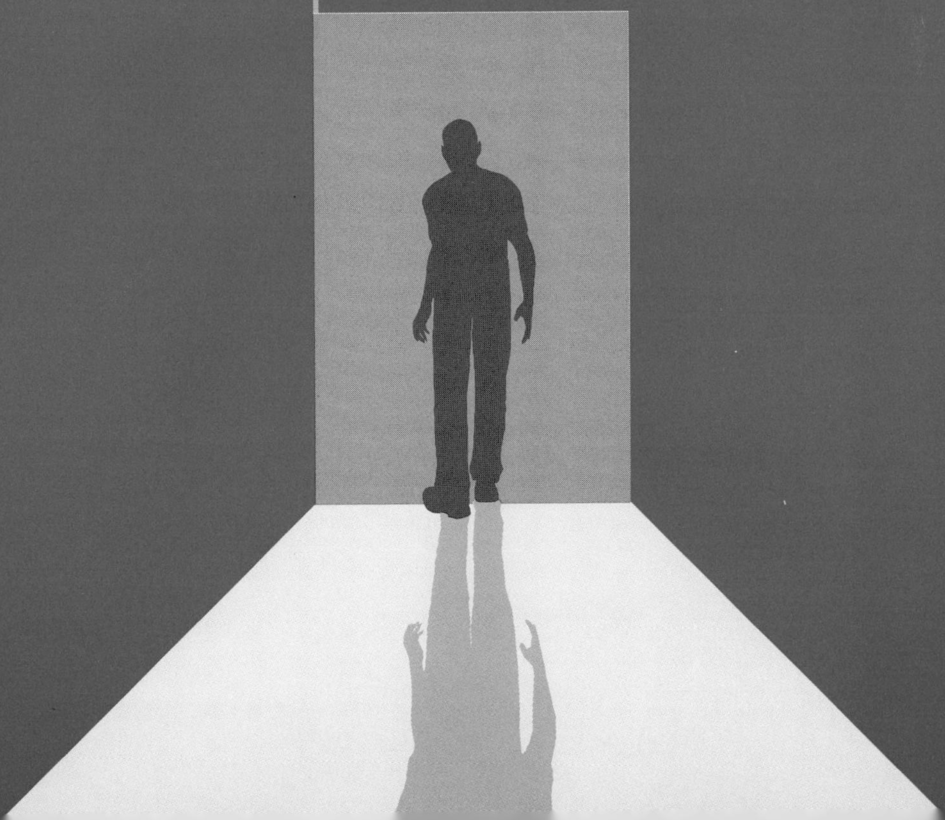

Schizophrenia and Psychoses in Later Life

08

노년기 조현병의 결과 평가

Carl I. Cohen M.D.

조현병에서 결과를 평가하는 것은 질병에 대한 견해와 결과를 측정하는 변수를 어떻게 구성할 것인가에 영향을 받기 때문에 어려운 작업이다.[1] 10년 이하의 종단적 연구에 기초하여, Hegarty 등[2]은 조현병의 호전율이 역사적으로 ≤1910(12%), 1920(10%), 1930(30%), 1940(89%), 1950 (25%), 1960년(41%), 1970년(49%), 1980년(38%), 1990년(20%) 등으로 변동이 있음을 발견했다. 연구자들은 20세기 동안 결과율이 변화무상한 것은 장애의 개념이 달라진 점이나 치료가 결과에 영향을 미쳤을 수 있다는 것, 그리고 1980년대와 1990년대의 결과 개선율의 감소는 DSM III 진단 기준이 엄격해진 것을 반영하는 것으로 생각했다. Wing[1]은 결과에 대한 많은 연구가 흔히 임상 및 사회적 지표를 결합하고 있어 비교가 훨씬 더 어려워졌다고 보았다. 즉, 임상 측정치는 연구 기관 간에 어느 정도 일관성을 가질 수는 있지만 사회적 측정치는 조현병 자체의 영향과 관계없이 열악한 교육, 기회 부족, 지적장애, 저소득 등과 같은 사회적으로 불리한 측면을 반영할 가능성이 있다. 더욱이 임상 장애 자체, 그 현상학 및 경과는 문화적(예: 사회적 낙인) 및 사회경제적 힘에 의해 영향을 받는다.[3]

McGlashan[4]은 세 가지 장기 연구에서 지리적 환경(도시, 교외, 농촌), 교육 수준, 사회경제적 상태, 결혼 상태, 병전 직업 및 사회적 기능, 발병 연령, 약물치료에 대한 반응성, 그리고 입원 기간의 차이가 결과에 어떻게 반영되는지를 설명하였다. Jääskeläinen 등[5]은 많은 초기 고찰 연구들에서 유병 기간의 기준이 포함되지 않았거나 회복의 정의가 일관되지 않아 사회적 회복, 증상 회복 또는 둘 다를 포함되는 문제점이 있음을 발견했다. 역사적으로 진단과 악화되는 경과는 서로 얽혀 있다. 19세기 여러 임상의들(예: Morel, Haslam, Burrows, Howels)은 증상의 집합과 경과에 기반한 Kraepelin의 조현병[그가 '조기 치매(dementia praecox)'라고 부름]의 개념화를 예상하였다.[6), 7)] 이러한 견해는 '조현병'이라는 용어를 도입한 Bleuler가 조현병의 핵심 특징을 재개념화하고 질병이 항상 악화로 끝나는 것은 아니라고 한 이후에는 지지를 상실하였다.[8)]

20세기의 마지막 4분기 무렵에는 조현병의 핵심 구성 요소를 화려한 증상과 함께 정신 과정(즉, 사고, 의욕 또는 의지)의 '약화' 또는 '결함'으로 보았던 Kraepelin의 가정으로부터 전형적인 인지 결손이 있다는 인식과 함께 '음성' 및 '양성' 증상으로 보는 관점으로 변화되었다.[8)] 흥미롭게도, 그의 경력 말년에 Kraepelin은 조현병/조울증 장애의 범주적 질병 병리학을 포기하고 이를 차원 모델로 대체하는 것을 고려했다.[8)] 후자는 DSM 5의 특별 섹션에 설명된 조현병 증상의 차원 모델의 개요를 제시하게 되었다.

최근 몇 년 동안 노인 조현병 환자를 대상으로 한 결과 연구에서는 소비자 및 노인학적 틀을 도입하고있다. 소비자 중심의 '회복' 모델은 결과의 개념화를 형성하는 데 강력한 영향을 미쳤다. 약물 남용 및 정신건강 서비스국(Substance Abuse and Mental Health Services Administration)[9)]은 회복을 "개인이 자신의 건강과 웰니스(wellness)를 개선하고, 자기 주도적인 삶을 살고, 자신의 잠재력을 최대한 발휘하기 위해 노력하는 변화의 과정"으로 정의한다. 노인학 이론과 관련하여 노인 조현병 환자의 회복은 임상적 관해에서 지역사회 통합으로의 긍정적인 노화 상태('성공적인 노화')로 나아가는 경로로 개념화될 수 있다.[10)] 다른 저자들은 '역설적 노화(paradoxical aging)' 틀에 초점을 맞추었는데, 이는 신체적 건강과 인지력이 저하되지만 주관적인 삶의 질과 노년기의 심리사회적 기능은 향상되는 것을 의미한다. 이것은 노인 조현병 환자에서 특히 두드러지는 것으로 생각된다.[11)]

노인 조현병 환자의 결과를 검토하는 방법은 분명히 많다. 전향적 자료를 활용하는 포괄적인 탐색 문헌은 없다. 또한 노인 조현병 환자에서 결과를 구성하는 것이 무엇인지에 대한 합의도 없다. 연구자와 임상의는 증상이나 사회적 적응 기능, 때로는 둘 다를 사용하여 결과를 평가했다. 또한, 노인 조현병 환자에 대한 연구는 삶의 과정 관점을 포함해야 하는 것이 합리적으로 보인다. 이 장에서는 몇 가지 관점(증상, 사회, 노화)에서 결과를 검토하고 결과에 영향을 미칠 수 있는 측정값과 변수 간의 연관성을 살펴보려고 한다.

방법

주로 젊거나 혼합 연령 인구에서 추출된 광범위한 문헌 검색에서 인용된 참고문헌 외에도 나는 뉴욕시에 거주하는 조기 발병(즉, 45세 이전)의 조현병(조현병 또는 조현정동장애)이 있는 55세 이상인 249명의 지역사회 표본에서 추출된 결과 자료를 활용했다. 이러한 결과 중 일부는 다른 곳에서 더 자세히 보고되었지만,[12] 이 장의 많은 자료는 이 책을 위해 특별히 수행된 분석에서 추출되었다. 표본은 다양한 지역사회 환경에 거주하는 환자의 층화된 편의적 표본을 사용하여 생성되었다. 38%는 독립적으로 살고 있고 62%는 다양한 유형의 지원받는 주거시설에 살고 있었다. 중등도에서 중증의 인지장애, 심각한 의학적 문제, 심각한 두부 외상 또는 의식 상실의 병력이 있는 사람은 연구에서 제외되었다. 평균 연령은 61세였다. 52%는 남성이었다. 백인이 55%, 흑인이 34%, 라틴계가 9%, 기타가 2%였다. 표본 디자인에 대한 더 자세한 설명과 근거는 다른 출판물에 기술되어 있다.[12), 13] 원래 표본 중 88명은 주로 여러 지역사회 거주지가 폐쇄되었기 때문에 소재지를 찾을 수 없었다. 나머지 161명(65%) 중 사망 40명, 요양원 입소 4명, 신체장애로 면접 불가 14명, 면접 거부 14명, 추적 조사 참여는 103명(추적 기간 평균 53개월, 12~116개월)에서 이루어졌다. 후속 연구에 참여하여 완전한 자료가 확보된 사람들과 어떤 이유로든 포함되지 않은 사람들을 비교하면 기저치에서 성별, 인종, 중위 소득,

거주 상태, 관해율, 양성 또는 음성 증상, 삶의 질 지수, 불안 점수, 임상적 또는 아임상적 우울증의 비율, 신체장애의 수 또는 인지 기능의 차이는 없었다. 연령 차이가 약간이지만(중도 탈락군이 1.4세 더 많음) 통계적으로 유의하였다. 무작위로 선택된 블록 그룹을 사용하여 55세 이상 113명으로 구성된 연령, 인종, 성별, 소득에 대한 지역사회 비교 군을 특정하여 대체 없이 기본 샘플링 단위로 사용되었는데 다른 출판물에 자세히 설명되어 있다.[12), 13)]

DSM-5 차원 척도(dimensional scale)를 사용하여 결과를 평가할 수 있을 것인가

이 주제에 대한 좋은 출발점은 DSM-5[14)]의 특별 섹션에 나오는 새로운 차원적인 틀의 유용성을 검토하는 것이다. 이는 광범위한 사람들이 사용할 수 있는, 증상 결과를 평가할 수 있는 새로운 접근 방식을 제공한다. DSM-5 저자는 차원적인 평가가 '치료 계획, 예후 결정 및 병태 생리학 연구(p. 742)'에 도움이 될 수 있다고 주장한다. 따라서 임상의뿐만 아니라 조사 연구에도 유용할 수 있다. 지금까지 노인 조현병 환자의 DSM-5 차원을 살펴본 출판물은 없었다. 우리의 NYC 연구의 초기 횡단적 자료를 구성하는 〈표 8-1〉에서 볼 수 있듯이 우울증과 인지 기능장애는 개개의 양성 증상 영역(망상, 개념적 혼란, 환각, 행동적 혼란) 또는 음성 증상 영역(둔화된 정동, 감정 표현의 감소/무의욕)보다 훨씬 더 흔했다. 양성 증상 영역은 두 개의 음성 증상 영역($r=0.67$)과 마찬가지로 매우 높은 상호 상관관계($r=0.37 \sim r=0.64$)를 보였다. 반면에 4개의 양성 영역을 하나의 변수로 결합하고 2개의 음성 영역도 하나의 변수로 결합한 후 4개의 증상 영역(인지, 우울증, 양성 및 음성 증상) 간의 상관관계를 보면 $r=0.03 \sim 0.27$, 또는 0~7% 공유 분산(r^2)으로 상당히 낮은 상관관계를 보였다. 결과 영역의 상대적 독립성은 다음 섹션에서 논의된다. 조합된 양성 증상 영역과 조합된 음성 증상 영역을 사용하면 49%, 13%, 42%, 53%의 사람이 양성 증상, 음성 증상, 우울증 및 인지 증상(카테고리 ≥2, 즉 경증, 중등도 또는 중증)을 나타냈다. 범주 ≥3(중등도 또는 중증 증상)의 더 엄격한 기준을 적용하면 33%, 9%, 20% 및 39%의 사람이 각각 양성 증상, 음성 증상, 우울증 및 인지 증상을 나타냈다. 바꾸어 말하면 절단점에 따라 다르지만 약 절반 내지 2/3의 사람들이 4가지 증상 영역(양성 증상, 음성 증상, 우울 증상, 인지) 중 3가지 영역, 거의 90%가 음성 증상 영역에서 좋은 상태를 유지하고 있는 것으로 나타났다. 참고로, 우리의 대조군 표본에서는 차원 기준을 사용하였을 때 4%만 우울증을 보였고 14%에서 경도 이상의 인지기능장애가 있었다. 노인 조현병 환자는 우울증 및 인지 영역에서 지역사회의 동일 연령대보다 훨씬 낮은 점수를 받았다.

역학적인 관점에서 볼 때 다양한 양성 및 음성 증상을 개별 영역으로 세분화하면 개별 환자를 평가할 때 이러한 하위 범주가 임상적으로 유용한 정보를 제공할 수 있지만 양성 및 음성 증상 전체를 파악하는 것은 어려워진다. 예를 들어, PANSS(Positive and Negative Syndrome Scale)[15] 양성 증상 항목 7개 중 4개만 사용하고 PANSS 음성 증상 항목 7개 중 2개를 사용하면 양성 및 음성 증상의 유병률을 과소평가할 수 있다. 모든 항목을 사용했다면 중등도 이상의 양성 또는 음성 증상

표 8-1 DSM-5 기준을 사용한 정신병 증상 중증도의 차원(N = 249)

차원	중등도(카테고리별 %)				
	0	1	2	3	4
망상[a]	53	16	12	11	9
개념적 와해/언어[a]	52	19	14	5	10
환각[a]	59	13	7	10	10
행동의 와해[a]	71	15	10	4	1
정동 둔마[a]	89	3	2	4	2
감정 표현 감소/무의욕[a]	83	6	6	4	1
우울[a]	44	14	22	12	8
인지 기능의 손상[b]	6	41	14	14	25

0 = 없음; 1 = 불분명함; 2 = 경도; 3 = 중등도; 4 = 심각

[a] PANSS 점수 기반; [b] Dementia Rating Scale 기반

참고: 모든 양성 증상 영역: 49%(≥2), 33%(≥3). 모든 음성 증상 영역: 13%(≥2), 9%(≥3).

을 보이는 환자의 비율은 각각 40% 및 41%가 되었을 것이다. 특히, 음성 증상이 과소평가되었다. 더욱이 종단 연구를 이용하여 다음에서 설명하는 것처럼 일회성 평가(즉, 횡단면적 분석)에서 나오는 자료는 임상 증상에 대해 지나치게 낙관적인 이미지를 만드는 경향이 있다. 기능에 대한 전반적 평가 척도(Global Assessment Scale)가 DSM-5에서 삭제된 것은 유감이다. 그 척도를 다양한 영역과 결합하면 완전한 회복(예: 증상의 관해 및 손상되지 않은 사회적 기능의 결합)에 대한 유용한 지표를 만들어 낼 수 있기 때문이다.

요약하면, DSM-5 영역 틀(domain framework)은 진행 중인 작업이며 임상의에게 결과 측정의 벤치마크를 제공한다. 그러나 연구 도구로 더 유용하게 사용되려면 양성 및 음성 증상 항목이 다듬어져야 한다.

다양한 증상 영역이 어느 정도까지 고유한가, 즉 서로 독립적인가

DSM-5 영역의 저자는 양성 증상, 음성 증상, 인지 기능 및 우울 증상의 네 가지 증상 영역을 식별한 조현병 문헌을 인용하였다. 그러나 이들 4개의 결과 영역이 필요한지 아니면 이들이 모두 본질적으로 동일한 것을 측정하는지, 하나의 전체적인 척도로 충분할지에 대한 의문을 가져 볼 필요가 있다. 〈표 8-2〉에서 보는 바와 같이 PANSS 양성 증상, PANSS 음성 증상, CES-D(Center for Epidemiologic Studies Depression Scale)[16]를 이용한 우울 증상과 DRS(Dementia Rating Scale)[17]로 측정한 인지 기능의 상관관계는 0.03에서 0.56까지의 범위를 가지며 중앙값 상관관계는 0.23이다. 0.1, 0.3 및 0.5의 상관관계(r 값)는 각각 적은, 중간 정도의, 큰 것으로 간주된다. 6개의 상관관계 중 4개가 통계적으로 유의했지만, 상관관계 중 2개만 큰 것으로 간주될 수 있으며 분석 전반에 걸쳐 공유 분산(shared variance)은 0%에서 31% 범위이고 중간값은 5%로 상당히 낮은 편이다. 음성 증상은 양성 증상 및 인지와 높은 연관성을 보이며, 가장 덜 독립적인 결과 척도로 보였다. 이러

표 8-2 증상 범주 간의 상관관계(N = 249)

범주	PANSS 음성 증상	CES-D(우울 증상)	DRS(인지 기능)
PANSS 양성 증상	0.56*	0.23*	−0.31*
DRS(인지 기능)	−0.47*	0.03	
CES-D(우울 증상)	0.06		

*$p < 0.001$

한 결과는 후자의 두 변수를 대상으로 하는 임상 전략이 음성 증상에 영향을 미칠 수 있고, 반대로 음성 증상을 대상으로 하는 전략이 양성 증상 또는 인지에 영향을 미칠 수 있음을 시사한다. 아래에서는 이 가능성을 탐색하기 위해 종단적 자료를 사용할 것이다. 중요한 것은 노인 조현병 환자의 경우 이러한 결과 범주가 별도의 고려를 보증할 만큼 충분히 독립적이라는 것이다.

'회복하고 있는 것'과 '회복'의 전망은 무엇인가

Liberman과 Kopelowicz[18]는 소비자가 정의하는 회복의 과정이 임상적 관해 및 손상되지 않은 심리사회적 기능을 포함하는 '임상적 회복'과는 달리 '회복하고 있는 것'에 더 가깝다고 주장했다. 이 과정의 최종 목표는 단순히 질병이나 장애가 없는 것이 아니라 '긍정적인' 정신건강, 즉 정신적 · 사회적 웰빙이다. 노인학적 관점에서 이러한 결과 지표를 평가하기 위해 우리는 임상적 관해, 지역사회 통합, 임상적 회복 및 성공적인 노화라는 4가지 지표를 만들었다.

우리 그룹[12]은 기저선과 후속 연구 모두에서 관해율을 평가하기 위해 조현병 관해 워킹 그룹[19]에 의해 수립된 원래의 기준을 조정하여 활용했다. 관해 기준을 충족하기 위해서는 대상자가 PANSS에서 추출된 8가지 증상 영역 각각에서 3점 이하이어야 하고 전년도 입원 병력이 없어야 했다. 전년도 입원 병력이 없어야 한다는 것은 증상이 6개월 동안 안정되어야 한다는 조현병 관해 워킹 그룹 기준을 수정한 것이다. 관해는 PANSS 양성($r = -0.62$) 및 음성($r = -0.53$) 척도와 높은 상관관계가 있었다.

문헌에는 사회적 기능을 평가하기 위한 다양한 전략이 포함되어 있다. 실제로, 수년 동안 DSM의 GAS-F는 이 영역을 포착하는 인기 있고 빠른 방법이었다. 우리 그룹은 지역사회에 거주하는 노인들에 초점을 맞추었기 때문에 지역사회 통합에 대한 보다 광범위하고 자세한 평가를 사용하고자 했다. 우리는 지역사회 통합과 관련된 요소를 탐색하기 위해 Moos의 생태계 모델[21) 사용을 제안한 Wong과 Solomon[20)의 연구를 기반으로 도구를 개발했다. 이 모델은 지역사회 통합이 사회인구학적 특성, 정신과적 증상, 건강 및 기능과 같은 개인적 결정 요인과 환경적 결정 요인, 특히 환자의 치료 및 거주 프로그램의 다양한 특징에 의해 영향을 받는다는 이론을 세웠다. 우리는 개개인의 요인에 초점을 맞춘 이 모델의 수정된 버전을 사용했으며 자료를 사용할 수 있을 때는 일부 환경 요인을 포함했다.[22) 우리의 12개 항목 지역사회 통합 척도는 문헌에서 추출된 4가지 구성 요소로 구성되어 있다. 독립(외출, 쇼핑); 심리적 통합(이웃 만족도, 집/아파트/거주 만족도, 가족 이외의 정서적 지원, 가족의 정서적 지원에서 '보통/매우 만족'); 신체적 통합(활동 참여, 타인을 피하지 않음, 호의적인 자존감 점수) 및 사회적 통합(3명 이상의 신뢰할 수 있는 친족, 3명 이상의 공식적인 네트워크 유대, 교회, 노인 센터 또는 레크리에이션 프로그램 참석).

우리 그룹[25)은 Roew와 Kahn[24)이 처음 마련하였고, 이를 바탕으로 Strawbridge 등[23)이 제안한 운영기준을 수정하여 세 가지 영역의 합산 점수(범위: 0~6)로 구성된 성공적인 노화 척도를 만들었다. 질병과 장애가 없을 것: ① 암, 심장병, 폐질환, 당뇨병, 뇌졸중 증상이 없을 것, 금연, 체질량 지수 ≤ 30, 치료되지 않은 고혈압 없음 및 ② 일상생활의 기본 활동에 장애가 없음; 높은 인지 및 신체 기능: ① 치매 평가 척도(Dementia Rating Scale): 130(최대 144) 및 ② 일상생활의 도구적 활동(Instrumental Activities of Daily Living): 최대 28점 중 25점; 생활에 참여: ① 3명 이상의 친구 및 ② 3개 이상의 중요한(다른 사람에게 도움을 주거나 조언해 주는 등의) 역할을 맡고 있거나, 직업적 활동을 하고 있거나, 어려운 집안일, 쉬운 집안일을 두루 할 수 있다.

'임상적 회복'을 달성하려면 앞에서 언급한 임상적 관해 및 지역사회 통합 기준

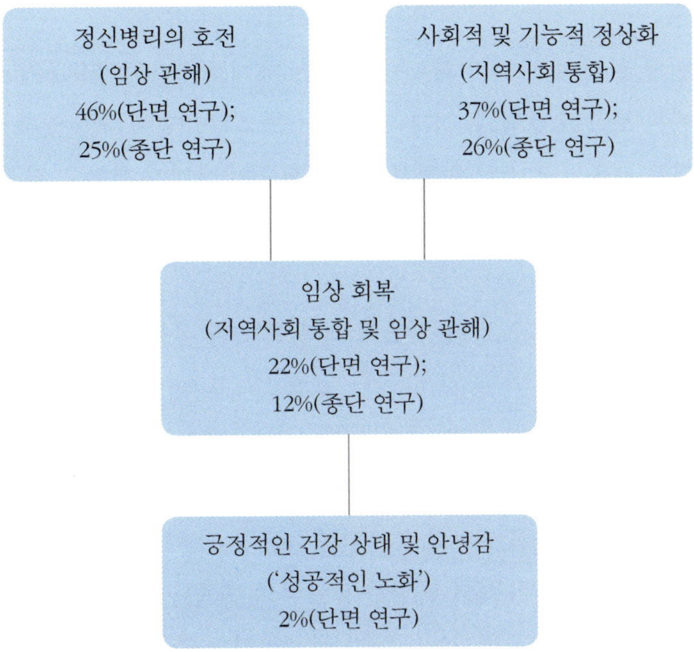

[그림 8-1] 회복 과정에 대한 단면 연구 및 종단적 연구 결과(N: 단면=249; 종단적=104)

을 충족해야 했다. 지역사회 통합은 지역사회 비교군의 중앙값인 지역사회 통합 척도(Community Integration Scale) 9점 이상으로 정의되었다.

[그림 8-1]에서 볼 수 있듯이 횡단적 자료는 환자의 거의 절반이 임상적 관해에 도달했으며 약 5분의 2가 지역사회 통합에 도달했고 5분의 1이 '임상적 회복'에 도달했으며 2%만이 성공적인 노화에 도달했음을 보여 주었다.

NYC 표본에서 임상적 관해의 유병률(46%)은 샌디에이고 지역사회에서 조현병을 앓는 노인 및 중년 성인 표본에서 알려진 것과 유사했지만,[26] 일부 시설 입소 환자와 노년기 발병 사례가 포함되어 있는 네덜란드 표본에서 알려진 29%보다는 높았다.[27] 샌디에이고와 우리의 NYC 표본은 조현병 관해 워킹 그룹의 기준을 사용하여 임상적 관해의 유병률 보고가 연구 간에 크게 차이를 보였던(17%에서 88%) 젊은 인구 표본에 비해서는 더 높은 임상적 관해율을 보였다. 그러나 자연스러운 상황에서 시행된 대부분의 횡단면 연구 표본에서는 약 1/3에서 증상의 관해를 보

였다.[28]

노인 조현병 환자의 사회적 회복률(37%)은 세계보건기구(WHO) 및 다양한 전 세계 현장에서 보고된 발병 후 경과 연구에서 보고된 비율보다 낮았다.[29), 30)] 이들 연구는 사회적 결과의 전반적 측정치를 사용했으며 사회적 회복을 결정하는 기준에서 우리 그룹과 차이가 있었다. 젊은 인구 표본에서 Warner[31)]는 22~53%의 사회적 회복을 보고했다.

우리 표본에서 횡단적으로 본 임상적 회복(22%)은 젊은 인구 표본의 10~14%보다 높았고[32)] Ciompi[33)]와 Auslander와 Jeste[34)]가 노인 인구에서 보고한 12%와 8%보다 높았다. Jääskeläinen과 공동 저자의 메타 분석에 따르면 2년 이상 회복 기준에 부합하는 젊은 사람들의 회복률은 13.5%이다.[5)] 특히, 우리 표본에서의 종단적 회복률 12%는 후자의 연구와 유사했다.

마지막으로, 성공적인 노화와 관련하여 표본의 2%만이 기준을 충족했다. 우리 표본의 지역사회 비교 그룹에서는 19%가 성공적인 노화 기준을 충족했으며 이는 다른 노인 표본에서 발견된 비율과 유사했다.[35)] 따라서 정상적인 지역사회 노인에서 성공적인 노화를 달성하기 어렵고 노인 조현병 환자에서는 거의 있을 수 없어 보였다. 흥미롭게도 정상 및 조현병 표본 모두 자가 평가 척도를 사용[36)]하였을 때 스스로 자신의 노화를 성공적이라고 인식하는 사람이 많았으나,[36)] 동일한 연령대의 건강한 군에 비해 노인 조현병 환자는 성공적이라는 인식이 상당히 낮았다. 조현병 표본에서는 13%, 지역사회 비교 그룹에서는 27%가 스스로를 성공적인 노화로 인식했다.

요약하면, 노인 조현병 환자에 대한 제한된 자료는 연구 장소 및 평가 기준의 차이로 교란되어 있기는 하지만, 시점 유병률은 노인 조현병 환자가 임상적 관해 및 임상적 회복에 있어 젊은 환자보다 좀 더 우수하며 사회적 회복에서도 거의 동일하다는 것을 시사한다. 그러나 다음 섹션에서 설명하겠지만 종단적 자료는 이러한 결과에 대해 보다 미묘한 상황을 보여 주고 있다.

결과 궤적과 관련된 위험 요소는 무엇인가

노인 조현병 환자의 다양한 결과 영역의 변화에 대해 이용할 수 있는 종단적 데이터는 매우 적다. 몇몇 저자들은 노년기의 삶을 '휴지기(quiescence)'[37], '안정기(stable phase)'[38] 또는 '말기(end state)'[33]로 특징지었다. 그러나 평균 52개월 후에 다시 인터뷰한 104명의 노인 조현병 환자에 대한 우리 센터의 연구에 따르면 다양한 결과 측정치에서 상당한 유동성이 있는 것을 발견했다. 〈표 8-3〉에서 볼 수 있듯이 표본의 1/4에서 2/5 가량이 기준 시점과 비교하여 추적 조사에서 어느 쪽으로든 간에 결과 상태가 바뀌었다. 다양한 임상 및 심리사회적 지표의 이러한 변동은 노년에 추가 회복의 기회가 있을 수 있음을 시사한다. 물론 반대로 하락 가능성도 있다.

표 8-3 다양한 결과 영역에 대한 종단적 평가(평균: 52개월 추적)

결과 영역	한 번도 없음	시점 1 (O); 시점 2 (X)	시점 1 (X); 시점 2 (O)	항상
관해 (%)	35	25	16	25
높은 지역사회 통합 (%)	39	16	19	26
회복: 관해 및 높은 지역사회 통합 (%)	18	31[a]	3[a]	12
정상 인지: DRS ≥130 (%)	25	18	14	43
우울하지 않음: CES-D<8 (%)	44	10	16	30

[a] 70%는 관해와 높은 지역사회 통합이 혼합되어 있었음.

참고: N = 130; DRS = Dementia Rating Scale; CES-D = Center for Epidemiologic Studies-Depression Scale

젊은 조현병 환자의 임상적 관해 및 관련 예측 인자에 대한 여러 종단 연구는 노인 인구의 장기적 관해 예측 인자를 알아보는데 도움이 된다(〈표 8-4〉). 젊은이의 경우, 초기 임상 삽화 후 임상 관해율은 17%에서 88% 사이였다.[39), 40)] 추적 조사에서 관해를 유지하는 환자의 비율은 50%에서 89% 사이였으며,[41), 42)] 시간이 지나면서 원래 관해 상태가 아니던 일부 환자에서 관해가 나타나는 경우가 있었다.

표 8-4 종단 연구: 예측 인자 및 궤적

	젊은 인구 및 혼합 연령 인구	노인 인구
관해	**예측 요인**: 적은 음성 증상, 높은 인지 기능, 높은 교육 수준, 좋은 사회적 및 직업적 기능, 적은 입원, 좋은 병전 기능 수준, Strauss-Carpenter Scale 높은 점수 **관해율**: 7~52% 주석: 12), 39)~42)	**예측 요인**: 높은 기준점 지역사회 통합, 더 많은 수급 자격, 적은 정신작용 약물 사용, 낮은 정신과 서비스 이용 빈도 **관해율**: 25% 지속; 35% 한 번도 없음; 16% 없음에서 있음; 25% 있음에서 없음 주석: 12)
사회적 기능	**예측 요인**: 높은 발병 연령, 좋은 기준점 사회적 기능, 적은 음성 증상, 덜 심한 양성 증상, 높은 인지 기능, 비정동성 정신증 가족력의 부재 **사회적 기능 결과 비율**: GAF-D>60, 51~60%(WHO); 첫 삽화 기능 회복: 42%; GAF 기준 55%; 22%에서 53% 사회적 회복 주석: 29), 31) 54)~57)	**좋은 지역사회 통합의 예측 요인**: 낮은 우울, 높은 인지 기능, 적은 수의 정신건강 서비스 이용 **지역사회 통합 결과 비율**: 26% 지속; 39% 한 번도 없음; 19% 없음에서 있음; 16% 있음에서 없음 사회적 회복(catamnestic 연구) = 47~77% 주석: 30), 58)
우울	**예측 요인**: 기준점 우울 증상, 많은 수의 정신작용약물 사용, 정신병적 증상 발생 나이 **우울 결과**: 25%에서 40% 지속성 우울; 35~45% 지속성 비우울; 13%에서 19% 우울에서 비우울; 10%에서 17% 비우울에서 우울 주석: 44), 47)	**추적 관찰에서 우울의 예측 요인**: 기준점 우울; 많은 수의 정신작용약물 사용 **결과**: 44% 지속성 우울; 30% 지속성 비우울; 16% 우울에서 비우울; 10% 비우울에서 우울 주석: 47)
인지	**낮은 인지 기능의 예측 요인**: 무직, 낮은 교육 수준, 발병 나이(낮고 높음은 불명확), 남성, 음성 증상, 안 좋은 병전 적응 수준, 보다 심한 정신과적 증상, 물질 남용 **인지 기능 결과**: 안정적: 단기 연구(평균: 12개월); 10년 이상의 연구에서 안정적 주석: 11), 50)	**추적 관찰에서 낮은 인지 기능의 예측 요인**: 낮은 기준점 인지 기능, 거주 상태(시설 수용), 낮은 교육 수준, 고령, 여성, 백인, 짧은 유병 기간, 늦은 나이 발병, 양성 증상, 음성 증상 **결과**: 10~19% 빠른 악화(DRS 상>2.1/y); 25~40% 어느 정도 악화(0.21~2.1/y); 11% 안정적; 26% 어느 정도 호전(0.21~2.1/y); 19% 빠른 호전(>2.1/y) 주석: 51), 52)

예를 들어, 한 연구에서는 재발 환자의 57%가 추적 조사에서 다시 관해 상태가 되었다.[43)]

우리 그룹의 노인 조현병 환자 표본에서[12)] 임상적 관해에 도달한 횡단적 유병률(49% 기준 시점, 40% 추적 관찰)은 유의미하게 감소하지는 않았지만, 25%는 두 평가 모두에서 관해 상태에 있었고, 35%는 두 평가 모두에서 관해 상태가 아니었으며, 25%는 관해 상태에서 비관해 상태로, 16%는 비관해 상태에서 관해 상태로 바뀌었다. 관해율에 대한 시점 유병률은 대부분의 발병 후 경과 연구와 몇몇 최근 연구에서 대략 절반인 것으로 밝혀졌지만, 우리의 종단 데이터는 표본의 4분의 1만이 지속적 관해를 유지한다는 것을 보여 주었다.

젊은 인구 표본에서 여성, 젊은 나이, 늦은 발병 연령, 항정신병약물을 복용, 빨리 진행된 발병, 치료받지 않은 정신병 지속 기간, 기준 시점 사회적 기능, 더 나은 인지 기능, 덜 심각한 음성 증상, 고용 상태, 병전 적응 및 조현정동장애 진단 등 많은 변수가 추적 관찰에서 관해를 예측했다. 반대로 기준 시점 관해는 더 나은 삶의 질, 더 많은 사회적 접촉, 더 높은 심리사회적 기능을 예측하는 것으로 밝혀졌다(구체적인 인용문은,[12)] 결과 요약은 〈표 8-4〉 참조).

서로 다른 관해 기준이 사용되었기 때문에 이러한 결과에 많은 불일치가 있었다. 놀랍게도, 노인 조현병 환자에 대한 우리의 연구[12)]에서, 추적 조사 시 관해에 대한 중요한 기준 시점 예측인자는 더 높은 지역사회 통합, 더 많은 수급 자격, 더 적은 향정신성 약물 사용, 더 낮은 정신과 서비스 빈도 등 네 가지뿐이었다. 기준 시점 관해 상태는 추적 관찰에서 좀 더 많은 총 접촉 횟수를 예측하였다.

우울증을 살펴볼 때, 젊은 연령층과 혼합 연령층의 조현병 환자들을 대상으로 한 몇 가지 종단적 연구 결과는 유익한 정보를 제공한다. 이 연구에서 25~40%의 사람이 기준 시점과 추적 관찰에서 임상적으로 우울한 상태를 유지했으며 35~45%는 기준 시점과 추적 관찰에서 우울하지 않았고, 10~17%는 시간이 지남에 따라 우울해졌으며 13~19%는 시간이 지남에 따라 우울증이 없는 상태로 전환되는 것을 발견하였다.[44)~46)] 이 연구는 우울(약 1/3)과 우울하지 않은(1/3 내지 2/5) 핵심 그룹이 있고 나머지는 이 두 상태 사이에서 변동한다는 것을 시사하였다. 우리 그룹은 이 패턴이 노년기까지 지속되는지 여부를 조사했다. 〈표 8-3〉에서 볼 수 있듯이 44%는 증후군이나 아증후군(subsyndromal) 우울증이 지속되었고 30%는 전혀 우울하지 않았으며 나머지(26%)는 두 상태 사이를 오가는 것을 발견하였다.[47] 따라서 우울증의 패턴은 젊은 사람들의 우울증 패턴과 유사했다.

젊은 연령 및 혼재된 연령에서 다음과 같은 기저 요인을 가진 경우, 추적관찰 시 우울증의 발견과 연관성이 있었다. 재발 관련 정신건강 서비스의 이용 빈도가 높은 경우, 예를 들어 입원, 자살 사고, 약물 관련 문제가 있는 경우; 반대로 우울증을 가진 사람들을 추적 관찰하였을 때 사회적 및 가족 관계 수준, 삶의 질, 전반적인 기능 수준, 정신적 및 신체적 건강, 약물 순응도, 삶의 만족도와 연관성이 있었다(구체적 인용은[47] 참조, 결과 요약은 〈표 8-4〉 참조).

관해와 마찬가지로 노인 조현병 환자에 대한 우리의 연구에서는 우울증의 예측변수가 거의 발견되지 않았다. 추적 관찰에서 우울증에 대한 중요한 기준 시점 예측인자는 우울증과 더 많은 수의 향정신성 약물 사용 두 가지뿐이었다. 기준 시점에서의 우울증은 추적 관찰에서 더 높은 불안 점수를 예측하였다.[47]

광범위한 연령대를 대상으로 한 대부분의 연구는 조현병이 같은 연령대의 대조군보다 약 1/3에서 2/3 표준 편차 낮은 경한 병전 인지 결함과 관련되어 있음을 시사한다.[11] 50세 이상 인구를 대상으로 한 최근 연구에 따르면 조현병은 대조군보다 거의 2 표준편차 낮은 인지 결함과 관련이 있으며,[48] 이는 노화 효과일 수도 있고, 특히 장기간 시설에서 생활하였던 65세 이상 사람에서 나타나는 가속화된 감퇴를 포착한 것일 수도 있다. 젊은 사람들에 대한 추적 관찰 연구에서는 일반적으로 기준 시점 이후 10년 동안 인지 기능이 안정적으로 유지되고 있음을 발견했다.[49),50] 노인의 경우 샌디에이고에서 조현병이 있는 중년 및 노인에 대한 연구[51]와 NYC의 노인 조현병 환자에 대한 추적 관찰 자료[52]에서 다양한 궤적을 확인했다. 급속한 감퇴자(DRS에서 >2.1/년), 10%(샌디에이고), 19%(뉴욕시); 완만한 감퇴자(0.21~2.1/년), 40%(샌디에이고), 25%(뉴욕시); 안정된 상태 유지자, 11%(NYC); 완만한 개선자(0.21~2.1/년), 26%(NYC); 급속한 개선자(>2.1/년), 19%(NYC). 샌디에이고 연구에서는 마지막 세 범주를 표본의 50%를 구성하는 단일 '안정된' 범주로 묶었다. 치매(probable dementia)에 대한 DRS 컷오프를 사용하는 뉴욕시 표본의 인지 변동에 대한 또 다른 설명은 〈표 8-3〉에 나와 있다. 약 2/5는 인지적으로 온전하고, 1/4은 지속적인 장애가 있었고, 약 1/3은 이러한 상태 사이에서 변동을 거듭한다.

젊은 인구 표본에서 인지 저하의 예측 변수로는 실업, 낮은 교육 수준, 발병 연령(조기 또는 늦은), 남성 성별, 음성 증상, 병전 적응 불량, 더 심각한 정신과적 증상 및 물질남용이 포함되었다[구체적 내용은 주석 52) 참조]. 인용 및 결과 요약은 (〈표 8-4〉 참조). 중년 및 노인 조현병 환자에서 추적 관찰 시 인지 저하의 예측 변수에는 낮은 기준 시점 인지, 거주 상태(시설 거주), 고령, 여성 성별, 인종(백인), 짧은 유병 기간, 늦은 발병 연령, 양성 증상 및 음성 증상 등이 있으며, 기준 시점 인지 기능은 후속 적응 기능의 강력한 예측 인자였다.[52), 53)] 노인을 대상으로 한 많은 연구에서 추적 관찰 사이의 시간 간격은 짧았다[예: 중앙값 16.5개월(범위: 1~18년)]. 또한 평균 연령이 54세 이상인 13개의 종단 연구 중 11개가 장기적으로 시설에 수용된 환자 또는 혼합된 환경 환자에 대한 것이지만, 현재 노인 조현병 환자의 85%는 지역사회 환경에 거주한다.[52)] 노인 조현병 환자에 대한 우리의 연구에서 추적 관찰 시 더 높은 인지력을 예측하는 요인은 기준 인지력, 불안 점수 감소, 인종(백인) 등 세 가지뿐이었다. 기준 시점 인지 기능이 더 높을수록 추적 관찰 시 임상적 관해를 예측할 수 있었다(〈표 8-4〉).

시간이 지남에 따라 지역사회 기능과 관련하여 젊은 인구 표본에 대한 다양한 국제 연구와 문헌 검토는 지역, 시대 및 사회적 기능에 대한 기준에 따라 22% 내지 60% 범위에서 바람직한 결과를 발견했다.[29), 31), 54)~57)](〈표 8-4〉). 전형적으로 그 비율은 약 50%였다. 노인 조현병 환자에 대한 종단적 연구에서 우리는 지역사회 통합이 26%의 사람들에서 지속적으로 충족되었고 39%에서는 전혀 해당되지 않았으며 35%에서는 두 상태 사이에서 변동을 거듭한다는 것을 발견했다.[58)]

조현병을 앓고 있는 젊은 성인에서 사회적 회복의 예측 변수로는 발병 연령이 더 늦고, 기본 사회 기능이 더 우수하고, 음성 증상이 적으며 양성 증상이 덜 심각하고, 인지 기능이 우수하며 비정동성 정신병의 가족력이 없는 것이 포함된다.[54)~56)](〈표 8-4〉). 우리 그룹은 노인 조현병 환자 중에서 우울증이 적고 인지 기능이 높으며, 정신건강 서비스의 이용 빈도가 낮을수록 지역사회 통합을 예측한다는 것을 발견했다. 반대로, 기준 시점 지역사회 통합은 관해, 더 적은 양성 증상 및 추적 관찰 시 더 적은 일반 정신병리를 예측했다.[58)]

마지막으로, 한 사람이 임상적 관해 및 지역사회 통합을 달성했는지 여부를 기반으로 하는 '임상적 회복'은 NYC 샘플의 12%에서만 지속되는 것으로 밝혀졌다. 이 비율은 더 젊은 인구 표본에서 발견된 종단적 비율과 유사했다.[5)] 반대로, 18%에서는 어느 시점에서든 관해나 지역사회로의 통합에 도달할 수 없었다. 나머지 사람들(70%)은 시간이 지남에 따라 이러한 결과 측정치의 몇 가지 조합을 보여 주었다. 이러한 조합 중 가장 극단적인 경우를 보면, 5%의 환자들은 지속적인 관해를 보였으나 결코 지역사회로의 통합에는 도달하지 못했다. 반대로, 6%는 지역사회로의 통합은 지속되었지만 결코 관해에 도달하지 못했다.

노인 조현병 환자의 종단적 연구에서 몇 가지 중요한 결론이 도출되었다. ① 횡단적 자료는 결과에 대해 지나치게 낙관적인 관점을 제공하고, 전향적 자료는 최대 5분의 2가 바람직한 결과 범주와 바람직하지 않는 결과 범주 사이를 오갈 수 있음을 시사한다. ② 경과의 이질성은 노년기까지 지속되기 때문에 많은 사람들의 결과는 여전히 불확실하다. 따라서 적극적인 치료는 노년기에도 계속되어야 한다. ③ 우리 연구에서 발견된 예측 변수가 상대적으로 적은 것이 방법의 차이인지, 아니면 노화에 따른 변화의 차이를 반영하는지 여부는 불분명하다. 더욱이 예측변수가 적었다는 사실은 결과를 예측하거나 개입을 위한 시점을 예측하는 것을 더 어렵게 만든다. ④ 대부분의 결과 변수에 대해 기준 시점 상태는 압도적인 결정 요인은 아니었지만 그 후 결과의 가장 강력한 예측 인자였으며('시간 1은 시간 2를 예측함') 기준 시점의 상태가 관해인 경우에는 해당되지 않았다. 그럼에도 불구하고 제한된 수의 예측 변수는 결과 변수의 기준 시점 수준을 높이는 데 개입을 집중하는 것이 후속 결과와 관련하여 가장 큰 성과를 얻을 수 있음을 시사한다. 이에 대해서는 다음 섹션에서 조금 더 자세히 다룬다.

결과 지표들은 시간이 지남에 따라 서로 어느 정도 영향을 미치는가

〈표 8-5〉에서 볼 수 있듯이, 횡단적 및 종단적 분석에서 광범위한 결과 지표(우울증, 인지, 지역사회로의 통합, 관해)는 서로 약간의 상관관계가 있지만 연관성 중 어느 것도 공유 분산에서 19% 이상을 차지하지 않는다(r=0.44).[2] 이러한 이유로 결과 변수는 대부분 별도의 치료 전략으로 다루어질 필요가 있다. 이 책의 다른 장에서는 중재 전략을 제안한다. 다른 한편으로, 하나의 결과 변수에 대한 개입이 다른 결과 변수에 영향을 미칠 수 있기 때문에 이러한 지표 사이의 일부 잠재적 인과관계를 탐색하는 것이 유용하다. [그림 8-2]와 같이 기준 시점 이후의 시간, 인종(백인), 학력, 성별, 연령, 거주 여부 및 종속 변수의 기준 시점 값을 통제한 후 종단적 자료 분석은 다음과 같은 결과를 나타냈다. ① 적은 우울 증상(β=−0.18)은 작지만 향후 지역사회 통합과 관련하여 유의미한 연관성이 있었다. ② 지역사회 통합은 임상적 관해와 어느 정도 강한 연관성(β=0.36)을 가졌다. 개선된 인지가 차후의 관해와 관련되어 있음을 시사하는 다소의 경향(통계적 유의성을 달성하지 못함)이 있었다(β=0.21). 물론 이는 시간적 관계이므로 인과관계를 확신할 수는 없다. 그럼에도 불구하고, 이 연구 결과는 관해가 부분적으로 다른 임상적 및 사회적 지표

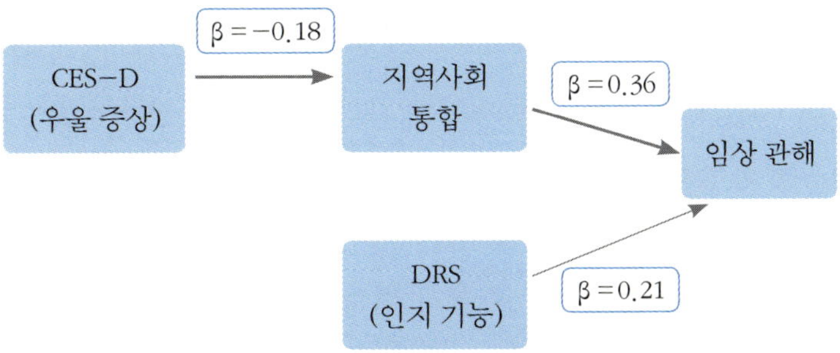

[그림 8-2] 회복 과정에 대한 단면 연구 및 종단적 연구 결과(N: 단면=249; 종단적=104)

참고: 기준 시점으로부터의 시간, 인종(백인), 교육수준, 성별, 나이, 거주 상태, 기준 시점의 종속변수 값을 통제함.

표 8-5 기준 시점(T1) 및 추적 관찰(T2)에서 4가지 광범위한 결과 지표 간의 상관관계(N=103)

	T1 관해	T2 관해	T1 DRS	T2 DRS	T1 CES-D	T2 CES-D
T1 지역사회 통합	0.24[a]	0.32[b]	0.12	0.00	-0.44[b]	-0.34[b]
T2 지역사회 통합	0.22[a]*	0.23[a]	0.18	0.27[a]	-0.36[b]	-0.47[b]
T1 CES-D	-0.16	-0.04	0.05	-0.04		
T2 CES-D	0.04	-0.24[a]	0.06	-0.10		
T1 DRS	0.40[b]	0.20[a]				
T2 DRS	0.22[a]	0.18				

[a] $p < .05$; [b] $p < .01$

의 개선으로 인해 발생할 수 있으며 반대로 임상적 관해가 다른 임상적 및 사회적 결과 측정치에 눈에 띄는 영향을 미치지 않는다는 것을 나타낸다. 이 결과가 환자의 전 생애에 걸쳐 임상적 관해가 다른 임상적·사회적 지표에 영향을 주지 못한다는 것을 의미하는 것은 아니다. 그보다는, 노인 조현병 환자에서는 임상적 관해가 다른 지표에 미치는 영향이 줄어드는 것으로 보인다고 해야겠다.

역설적 노화 모델이 노년기 결과에 적용되는가

'역설적 노화'는 신체 건강 및 인지의 저하가 주관적인 삶의 질과 심리사회적 기능의 향상과 공존하는 것을 의미한다.[11)] 이 역설은 더 적은 재발, 더 높은 임상적 관해율 및 더 나은 자기 관리 경향과 함께 사망률 및 신체 질병의 발병률이 더 높은 노인 조현병 환자에서 훨씬 더 확연한 것으로 여겨지고 있다. 종단적으로 보면 노인 조현병 환자의 역설적 노화에 대한 증거는 더 미묘한 상황을 시사한다. 첫째, 표본이나 추적관찰 기간이 서로 달라 결과가 다양하긴 하지만(〈표 8-4〉), 젊은 인구 표본을 우리 자료와 비교한 결과 측정에서 눈에 띄는 차이가 거의 없는 것으로 보인다. 둘째, 〈표 8-6〉에서 볼 수 있듯이 3가지 결과 측정(관해, 지역사회 통합 및 우울증)에 대해 절반 내지 5분의 3의 사람들이 지속적으로 양성의 절단점 값

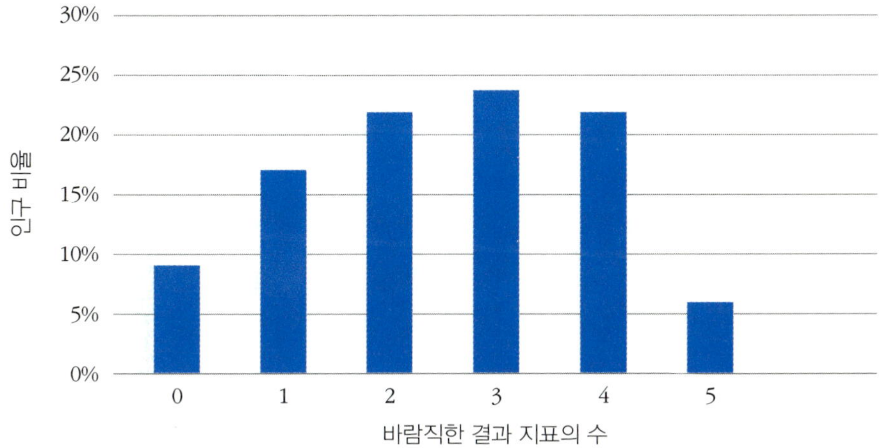

[그림 8-3] 바람직한 결과 지표의 수(최댓값=5)

(positive cut-off value)에 도달하지 못했거나 시간이 경과함에 따라 이 절단점 값 아래로 떨어졌다. 반면에 인지 및 건강 결과 변수의 경우 대략 5분의 3에 해당하는 사람이 양성의 절단점 값을 달성하거나 시간이 경과함에 따라 개선되었다. [그림 8-3]에서 볼 수 있듯이, 결과에 있어 큰 편차를 보이고 있는데, 9%는 바람직한 결과를 보이지 못함(즉, 모든 범주에서 바람직하지 않음), 6%는 모든 범주에서 바람직한 결과를 보임, 28%는 4개 또는 5개 범주에서 바람직한 결과를 보였다. 따라서 역설적인 노화 패턴은 일부 사람들에게는 사실인 것으로 보이지만 영역별로 상이하다.

표 8-6 역설적 노화의 구성 요소: 52개월 추적 관찰(N=103)

	지속적으로 안 좋거나 시간에 따라 악화(%)	지속적으로 좋거나 시간에 따라 호전(%)
관해	59	41
지역사회 통합	55	45
우울	54	46
인지 기능	43	57
자가 건강	36	64

참고: 자가 건강(self-health)은 건강의 대용 척도로 사용되었다. 기저 시점에서는 자가 건강과 신체장애의 수 및 일상생활 활동 총점의 상관관계는 각각 r=−0.29(p=0.003) 및 r=0.32(p=0.001)였다.

경과의 이질성이 노년으로 가면서 유동적으로 유지되는가

'경과의 이질성'은 조현병에서 발견되는 수많은 궤적과 결과를 말한다.[59] 몇몇 연구자들은 조현병이 있는 사람이 노년에 안정된 말기 상태에 도달한다고 시사하고 있다.[33), 37), 38] 이것은 주로 시설에 수용된 환자의 임상 관찰을 기반으로 했으며 환자를 무력하게 만드는 장기 입원의 영향과 탈시설화 이후 시대의 노인 조현병 환자 결과에 대한 자료 부족을 고려하지 않고 있다. 그러나 앞에서 설명한 바와 같이, 우리의 종단적 분석은 상당수의 사람들(1/4 내지 2/5)에서 노년에서도 여러 가지 결과 지표들의 상태가 계속 바뀌고 있음을 보여 준다(〈표 8-3〉). 더욱이 회복과 같은 보다 복잡한 결과 측정치에서는 다양한 상태 사이에 보다 많은 전환이 일어나고 있다.

요약

1. 결과(Outcome)의 정의는 정신의학에서 미해결된 논쟁의 영역이며 역사적으로 그리고 조사 장소에 따라 달랐다. 여기에는 증상뿐만 아니라 사회적 지표도 포함된다. 노인 조현병 환자를 가진 대부분의 사람들이 현재 지역사회에 살고 있기 때문에 회복 모델을 지역사회 정신 의학의 필수 구성 요소인 결과 평가의 틀에 통합하는 것이 필수적이다. 또한, 노인을 조사할 때 생애 주기 관점을 포함하는 것이 필수적이다.
2. 지금은 임상적 관해, 우울 증상과 같은 임상 결과 측정치가 지역사회 통합 및 삶의 질과 같은 사회적 지표와 함께 노인 조현병 환자에 가장 일반적으로 사용된다.
3. 노년기를 정지된 말기 단계(a quiescent end stage)라고 이야기한 이전 보고와

달리, 경과의 이질성은 노년기에도 지속된다. 전향적 자료에 따르면 2/5의 사람들이 바람직한 결과 범주와 바람직하지 않는 결과 범주 사이를 오갈 수 있다. 따라서 많은 사람들의 결과는 불확실하며 대부분의 노인 조현병 환자를 위한 적극적인 임상적 관여는 노년까지 계속되어야 한다. 바람직한 결과 범주의 다양한 조합의 유동성 때문에 '회복'은 노년기에 여전히 실행 가능한 개념적 틀이다.

4. 결과 지표는 대체로 서로 독립적이지만 시간이 지남에 따라 우울 증상의 완화가 지역사회 통합을 개선시키는 것은 관련이 있으며, 이는 다시 더 높은 관해율과 관련이 있음이 시사되고 있다. 인지 기능의 개선은 또한 임상적 관해율을 향상시킬 수도 있다.
5. 다양한 결과 지표에 대한 예측 변수는 거의 없는데, 이는 임상 전략이 특정 임상적 또는 사회적 영역을 대상으로 해야 할 필요가 있음을 시사한다.
6. 새로운 DSM-5 영역(domain) 접근 방식은 개별 환자의 결과를 평가하는 데 매우 적합하다. 그러나 연구 목적을 위해서는 보다 포괄적인 양성 및 음성 증상 척도를 고려할 필요가 있다.
7. 역설적 노화는 일부 노인 조현병 환자에 유효하지만 대부분의 노인 조현병 환자는 영역 전반에 걸쳐 다양한 결과 패턴을 보여 준다.
8. 결과의 다양한 조합과 결과 차원 간의 상대적 독립성으로 인해 최적의 치료는 개별화된 치료 접근 방식을 통해 가장 잘 달성될 수 있다.

주석

1. J. Wing, Long-term outcome in schizophrenia, *Schizophrenia Bulletin, 14*, 669-673, 1988.
2. J.D. Hegarty, R.J. Baldessarini, M. Tohen, et al., One-hundred years of schizophrenia: a meta-analysis of the outcome literature, *American Journal of Psychiatry, 151*, 1409-1416, 1994.
3. C. Cohen, Poverty and the course of schizophrenia: Implications for research and policy,

Hospital and Community Psychiatry, 22, 951-958, 1993.

4. T. McGlashan, A selective review of recent North American long-term followup studies of schizophrenia, *Schizophrenia Bulletin, 14,* 515-542, 1988.
5. E. Jääskeläinen, J. Paulina, N. Hirvonen, et al., A systematic review and meta-analysis of recovery in schizophrenia, *Schizophrenia Bulletin, 39*, 1296-306, 2013.
6. Adityanjee, Y.A., Aderibigbe, D., Theodoridis, and W. V. Vieweg, Dementia praecox to schizophrenia: the first 100 years, *Psychiatry and Clinical Neurosciences, 53*, 437-448, 1999.
7. A. Ebert and K.-J. Bar, Emil Kraepelin: a pioneer of scientific understanding of psychiatry and psychopharmacology, *Indian Journal of Psychiatry, 52*, 191-192, 2010.
8. A. Jablensky, The diagnostic concept of schizophrenia: its history, evolution, and future prospects, *Dialogues in Clinical Neuroscience, 12,* 271-287, 2010.
9. SAMHSA, *SAMHSA's Working Definition of Recovery*, Rockville, MD: SAMHSA, 2012.
10. C. Cohen, K. Freeman, D. Ghoneim, et al., Advances in the conceptualization and study of schizophrenia in later life, *Psychiatric Clinics of North America,* 41, 39-53, 2018.
11. D.V. Jeste, O.M. Wolkowitz, and B.W. Palmer, Divergent trajectories of physical, cognitive, and psychosocial aging in schizophrenia, *Schizophrenia Bulletin, 37*, 451-455, 2011.
12. C.I. Cohen and M. Iqbal, A longitudinal study of remission among older adults with schizophrenia spectrum disorder, *American Journal of Geriatric Psychiatry, 22*, 450-458, 2014.
13. S. Diwan, C.I. Cohen, A. Bankole, et al., Depression in older adults with schizophrenia spectrum disorders: prevalence and associated factors, *American Journal of Geriatric Psychiatry, 12*, 991-998, 2007.
14. American Psychiatric Association, *Diagnostic and Statistical Manual of Mental Disorders*, 5th edn., Arlington, VA: American Psychiatric Publishing, 2013.
15. S. Kay, L. Opler, and A. Fiszbein, *Positive and Negative Syndrome Scale User's Manual*, North Tonawanda, NY: Multi-Health Systems, 1992.
16. J.S. Radloff, The CES-D scale: a self-report depression scale for research in the general population, *Journal of Applied Psychological Measurement, 1*, 385-401, 1977.
17. J.M. Coblentz, S. Mattis, L.H. Zingesser, et al., Presenile dementia: clinical aspects and evaluation of cerebrospinal fluid dynamics, *Archives of Neurology, 29*, 299-308, 1973.
18. R.P. Liberman, Recovery from schizophrenia: a concept in search of research, *Pychiatric Services, 56*, 735-742, 2005.
19. N.C. Andreasen, W.T. Carpenter, J.M. Kane, et al., Remission in schizophrenia: proposed

criteria and rationale for consensus, *American Journal of Psychiatry, 162*, 441-449, 2005.

20. Y.I. Wong and P.L. Soloman, Community integration of persons with psychiatric disabilities in supportive independent housing: a conceptual model and methological considerations, *Mental Health Services Research, 4,* 13-28, 2002.

21. R.H. Moos, *Evaluating Treatment Environments: The Quality of Psychiatric and Substance Abuse Programs*, 2nd edn., New Brunswick, NJ: Transaction, 1997.

22. C. Abdallah, C.I. Cohen, M. Sanchez-Almira, et al., Community integration and associated factors among older adults with schizophrenia, *Psychiatric Services, 12*, 1642-1648, 2009.

23. W.J. Strawbridge, M.I. Wallhagen, and R.D. Cohen, Successful aging and well being: self-rated compared with Rowe and Kahn, *Gerontologist, 42*, 727-733, 2002.

24. J.W. Roew and R.L. Kahn, Human aging: usual and successful, *Science, 237*, 143-9, 1987.

25. F. Ibrahim, C.I. Cohen, and P.M. Ramirez, Successful aging in older adults with schizophrenia: prevalence and associated factors, *American Journal of Geriatric Psychiatry, 18*, 879-886, 2010.

26. W.W. Leung, C.R. Bowie, and P.D. Harvey, Functional implications of neuropsychological normality and symptom remission in older outpatients diagnosed with schziophrenia: a cross-sectional study, *Journal of the International Neuropsycholical Society, 14*, 479-488, 2008.

27. P.D. Meesters, H.C. Comijs, L. de Haan, et al., Symptomatic remission and associated factors in a catchment area based population of older patients with schizophrenia, *Schizophrenia Research, 126*, 237-244, 2011.

28. S.N. Mosolov, A.A. Potapov, and U.V. Ushakov, Remission in schizophrenia: results of cross-sectional with 6 month follow-up period and 1-year observational therapeutic studies in an outpatient popuation, *Annals of General Psychiatry, 11*, 1-10, 2012.

29. G. Harrison, K. Hopper, T. Craig, et al., Recovery from psychotic illness: a 15- and 25-year international followup study, *British Journal of Psychiatry, 178*, 506-517, 2001.

30. C. Harding, Changes in schizophrenia across time: paradoxes, patterns, and predictors, in *Schizophrenia Into Later Life*, Arlington, VA: American Psychiatric Publishing, 2003, 19-41.

31. R. Warner, Recovery from schizophrnenia, in *Psychiatry and Political Economy*, 3rd edn., Hove, East Sussex: Bruner-Routledge, 2004.

32. D.G. Robinson, M.G. Woerner, M. McMeniman, et al., Symptomatic and functional recovery from a first episode of schizophrenia of schizoaffective disorder, *American Journal of Psychiatry, 161*, 473-479, 2004.

33. L. Ciompi, Catamnestic long-term study on the course of life and aging of schizophrenics, *Schizophrenia Bulletin, 6,* 606-618, 1980.

34. L.A. Auslander and D.V. Jeste, Sustained remission of schizophrenia among community-dwelling older outpatients, *American Journal of Psychiatry, 161*, 1490-1493, 2004.

35. C.A. Depp and D.V. Jeste, Definitions and predictors of successful aging: a comprehensive review of larger quantitative studies, *American Journal of Geriatric Psychiatry, 14*, 6-20, 2006.

36. C.I. Cohen, I. Vahia, P. Reyes, et al., Schizophrenia in later life: clinical symptoms and well-being, *Psychiatric Services, 59*, 232-234, 2008.

37. R. Belitsky and T.H. McGlashan, The manifestations of schizophrenia in late life: a dearth of data, *Schizophrenia Bulletin, 19,* 683-685, 1993.

38. R. Tandon, H.A. Nasrallah, and M.S. Keshavan, Schizophrenia, "just the facts." 4. Clinical features and conceptualization, *Schizophrenia Research, 110,* 1-23, 2009.

39. R. Emsley, B. Chiliza, L. Asmal, et al., The concepts of remission and recovery in schziophrenia, *Current Opinion in Psychiatry, 114*, e121, 2011.

40. F.U. Lang, M. Kosters, S. Lang, et al., Psychopathological long-term outcome of schizophrenia: a review, *Acta Psychiatrica Scandinavica, 127*, 173-182, 2013.

41. I. Gasquet, J.M. Haro, S. Tcherny-Lessenot, et al., Remission in the outpatient care of schizophrenia: 3-year results from the Schizophrenia Outpatient Health Outcomes (SOHO) study in France, *European Psychiatry, 23*, 491-496, 2008.

42. J. Bobes, A. Ciudad, E. Alvarez, et al, Recovery from schizophrenia: results from a 1-year follow-up observational study of patients in symptomatic remission, *Schziophrenia Research, 115*, 58-66, 2009.

43. A. Ucok, S. Serbest, and P. E. Kandemir, Remission after first-episode schizophrenia: results of a long-term follow-up study, *Psychiatry Research, 189*, 33-37, 2011.

44. R.R. Conley, H. Ascher-Svanum, B. Zhu, et al., The burden of depressive symptoms in the long-term treatment of patients with schizophrenia, *Schizophrenia Research, 90*, 186-197, 2007.

45. I.M. Lako, K. Taxis, R. Bruggerman, et al., The course of depressive symptoms and prescribing patterns of antidepressants in schizophrenia in a one year follow-up study, *European Psychiatry, 27,* 240-244, 2012.

46. J.R. Sands and M. Harrow, Depression during the longitudinal course of schizophrenia, *Schizophrenia Bulletin, 25*, 157-171, 1999.

47. C.I. Cohen and H.H. Ryu, A longitudinal study of the outcome and associated factors

of subsyndromal and syndromal depression in community-dwelling older adults with schizophrenia spectrum disorder, *American Journal of Geriatric Psychiatry, 23*, 925-933, 2015.

48. C. Tsoutsoulas, B.H. Mulsant, S.M. Kalache, et al., The influence of medical burden severity and cognition on functional competence in older community-dwelling individuals with schizophrenia, *Schizophrenia Research, 170*, 330-335, 2016.

49. A. Szoke, A. Trandafir, M.-E. Dupont, et al., A systematic review of longitudinal outcome studies of firstepisode psychosis, *British Journal of Psychiatry, 192*, 248-257, 2008.

50. R.S. Keefe, A longitudinal course of cognitive impairment in schizophrenia: an examination of data from premorbid through posttreatment phases of illness, *Journal of Clinical Psychiatry, 75*, Suppl 2, 8-13, 2014.

51. W.K. Thompson, G.N. Savla, I.V. Vahia, et al., Characterizing trajectories of cognitive functioning in older adults with schizophrenia: does method matter? *Schizophrenia Research, 143,* 90-6, 2013.

52. C.I. Cohen and T. Murante, A prospective analysis of the role of cognition in three models of aging and schizophrenia, *Schizophrenia Research, 196*, 22-28, 2018.

53. S. Bergh, C. Hjorthoj, H. J. Sorensen, et al., Predictors and longitudinal course of cognitive functioning in schizophrenia spectrum disorder, 10 years after baseline: the OPUS study, *Schizophrenia Research, 175*, 57-63, 2016.

54. M.F. Green, R.S. Kern, and R.K. Heaton, Longitudinal studies of cognition and functional outcome in schizophrenia: implications for MATRICS, *Schizophrenia Research, 72*, 41-51, 2004.

55. E. Velthorst, A.J. Fett, A. Reichenberg, et al., The 20-year longitudinal trajectories of social functioning in individuals with psychotic disorders, *American Journal of Psychiatry, 174*, 1075-1085, 2017.

56. C.M. Diaz-Caneja, L. Pina-Camacho, A. Rodriguez-Quiroga, et al., Predictors of outcome in early-onset psychosis: a systematic review, *NPJ Schizophrenia, 1*, 14005, 2015.

57. N.M. Menezes, T. Arenovich, and R.B. Zipursky, A systematic review of longitudinal outcome studies, *Psychological Medicine, 36*, 1349-1362, 2006.

58. C. Jimenez, H.H. Ryu, E. Garcia-Aracena, and C.I. Cohen, Predictors of community integration in older adults with schizophrenia, in *American Psychiatric Association Annual Meeting, Philadelphia, PA., 2012,* Washington, D.C.: American Psychiatric Association, 2012.

59. A.B. Shmuckler, I.Y. Gurovich, M. Agius, and Y. Zaytseva, Long-term trajectories of cognitive deficits in schizophrenia: a critical overview, *European Psychiatry, 30*, 1002-1010, 2015.

09

조현병 및 기타 정신병적 장애에 대한 긍정 정신의학

Graham Eglit, Barton W. Palmer, & Dilip V. Jeste

긍정 정신의학의 정의

정신의학은 전통적으로 정신 및 행동장애에 의해 일어나는 증상을 줄이는 데 중점을 두어 왔다. 이러한 접근 방식은 정신병리를 특정하고 평가하고 정신과적 증상을 치료함에 있어 중요한 발전을 가져왔다. 그러나 전통적인 정신의학은 종종 정신장애를 가진 사람의 웰빙의 보다 넓은 측면을 간과해 왔다. 긍정(Positive) 정신의학은 정신의학의 범위를 인구 전체의 웰빙 증진으로 확장하려는 접근 방식이다. 긍정 정신의학은 "정신 및 신체 질환을 앓거나 발병할 위험이 높은 사람들에서 긍정적인 심리사회적 요인을 향상시키기 위한 평가와 개입을 통해 웰빙을 이해하고 증진하고자 하는 것을 목표로하는 과학적 · 실천적 정신의학"으로 정의될 수 있다[주석 1), pp. 2-3]. 긍정 정신의학과 관련된 긍정적인 심리사회적 요인으로는 회복 탄력성, 낙관주의, 사회적 참여, 지혜, 외상 후 성장, 희망, 개인적 달성 등이 있다. 의학의 한 분야로서 긍정 정신의학은 신경회로, 신경화학, 유전학적 기초를 포함하여 이러한 특성의 생물학적 기질을 식별하고 이러한 긍정적인 요인의 바이오마커를 개발하는 데 중점을 둔다.[2), 3)] 중요한 것은, 긍정 정신의학은 전통적인 정신의학을 대체하기 위한 것이 아니라 그것을 보완하기 위한 것이다. 이것은 병리 치료에서 건강 유지로, 증상 치료에서 웰빙 향상으로 초점을 이동함으로써 달성된다.

역사적 배경

긍정 정신의학은 비교적 새로운 분야이지만 그 기원은 몇 명의 심리학의 초기 연구자들로 거슬러 올라갈 수 있다. 일찍이 1906년에 William James는 긍정적인 감정과 신념의 치유력, 소위 '마음 치유'에 의해 인도되는 연구 및 임상(clinical practice)에 대한 새로운 접근 방식을 주장했다.[4] 긍정적인 심리적 역량의 중요성은 20세기 중반에 Abraham Maslow와 동료들의 인본주의 심리학의 발전을 통해 더욱 강조되었다. 그러나 아마도 긍정 정신의학의 가장 중요한 선구자는 Martin Seligman이 개척한 1990년대 후반의 긍정 심리학 운동이 될 것이다. 이 운동은 긍정적 인간 기능과 번영을 촉진하는 요인을 밝히는 데 초점을 맞췄다.[5] 긍정 정신의학은 이러한 지식을 기반으로 하여 이루어졌으며 정신적 또는 신체적 질병이 있거나 위험에 처한 사람들의 웰빙 증진뿐 아니라 긍정적인 특성과 결과에 대한 생물학 연구로 초점을 확장하였다. 2015년에 긍정 정신의학에 관한 최초의 책이 출판되었다.[1]

조현병에 대한 긍정 정신의학의 중요성은 이 질병의 경과에 대한 오래된 개념으로 인해 최근까지 과소평가되었다. 전통적으로 조현병은 불가피하게 예후가 좋지 않은 난치병으로 간주되었다. 그러나 20세기 후반의 연구는 이러한 비관적인 가정에 의문을 제기하기 시작했다. Manfred Bleuler를 시작으로 이 시대의 연구에서는 초기 입원 후 수십 년이 지난 시점에서 많은 조현병 환자들에서 광범위한 긍정적인 결과를 말하고 있다.[6]

조현병에서의 긍정적인 정신건강 결과

조현병 환자들은 노화에 따른 신체적 · 인지적 · 심리사회적 기능의 궤적에 있어 차이를 보였다.[7] 환자들은 일반 인구보다 신체 건강이 더 빨리 쇠퇴하고 인지 기능이 손상되지만 연령에 따른 쇠퇴 속도는 조현병이 없는 사람들과 유사하며 심리 사회적 기능은 노화와 함께 개선되는 경향이 있다. 지역사회에 거주하는 노인 조현병 환자는 일반적으로 정신건강 관련 삶의 질 향상,[8), 9)] 증상에 대한 수용력 및 자기관리 능력 향상, 약물 순응도 향상, 양성 증상 감소 및 정신병적 재발 및 입원율 감소[10), 11)]를 보인다. 노인 조현병 환자의 더 나은 기능에 대한 가능한 설명은 '생존자 편향(survivor bias)'이다. 즉, 가장 아픈 사람은 (자살이나 신체적 질병으로) 젊은 나이에 사망하고 가장 건강한 사람만이 노년까지 생존한다는 것이다. 그러나 여러 종단적 추적 연구에서 성인 조현병 환자의 기능이 점진적으로 개선되는 것으로 나타났다. 실제로, 소수의 환자(약 10%)는 노년기에도 지속적인 기능 회복을 보인다.[12)] 2001년 아카데미 작품상을 수상한 영화 〈뷰티풀 마인드〉는 노벨상 수상자인 존 내쉬가 어렸을 때부터 조현병에 시달렸지만 거의 30년 동안 심각한 심리사회적 장애를 겪은 후 노년기에 기능이 호전되기 시작하여 생산적인 연구와 교직으로 돌아간 실화를 그려냈다.

이러한 이질적이고 때때로 관해되는 경과는 어떤 요인이 조현병에 긍정적인 결과(outcomes)를 촉진하는지에 대한 질문을 제기했다. 이 질문을 다루기 위해 많은 연구가 시작되었다. 전통적인 비관적 견해와는 달리, 초발 조현병에 대한 연구에서는 초발 조현병 환자와 비정신과적 대조군을 비교하였을 때 조현병 환자들이 상당한 기능적 손상에도 불구하고 비슷한 수준의 행복과 삶의 만족도를 보인다는 것을 발견했다.[13)] 일반적으로 조현병 환자는 비정신과적 비교 대상에 비해 행복과 삶의 만족도가 낮다고 보고하는 데, 이는 첫 번째 에피소드 직후 주관적 웰빙이 감소할 수 있음을 시사한다. 그럼에도 불구하고, 조현병 환자 중 상당수는 비정신과적 개인의 수준과 유사한 수준을 보고하는 등 이러한 환자들 사이의 행복에는 상당한 이질성이 존재한다.[14), 15)] 행복과 삶의 만족도는 낮은 수준의 우울 증상과 높은 수준의 동기 부여와 관련이 있다.[15), 16)]

조현병의 긍정적 심리사회적 요인

Edmonds 등[17)]은 조현병 환자들에서 행복과 인지된 스트레스 외에도 회복 탄력성과 낙관주의 수준을 추가로 조사했다. 앞서 언급한 연구와 마찬가지로, 조현병 환자는 비슷한 연령대의 비정신과적 그룹에 비해 이러한 긍정적 심리사회적 요인의 평균이 더 낮다고 보고했지만, 조현병 환자의 1/3 이상은 비정신과적 대조군과 유사한 값을 보고하는 등 상당한 편차를 보였다. 특히, 중요한 점은 이러한 긍정적 심리사회적 요인이 특히 조현병 환자에서 낮은 수준의 염증 및 인슐린 저항성 바이오마커와 관련이 있다는 것이다. 종합하면, 이 연구는 일반적으로 조현병에서 더 낮은 긍정적 · 심리사회적 요인은 실행 가능한 치료 목표가 될 수 있으며, 이들 환자의 웰빙과 신체적 · 생물학적 건강까지도 개선할 수 있는 잠재력이 있음을 시사한다. 조현병에서 긍정적인 결과를 가져올 가능성을 높이는 데 가족 및 사회적 지원의 역할은 잘 확립되어 있다.[6)]

최근 발표된 연구에는 직업 상태에 따라 정의된 회복 수준에 도달한 조현병을 가진 고기능 개인 20명의 정성적 인터뷰가 있다.[18)] 대처 전략의 8가지 범주가 확인되는데 그들은 회피 행동, 다른 사람을 지지하는 활동, 약물 복용, 인지 전략 실행, 환경 제어, 영성 참여, 웰빙에 중점, 취업 또는 교육 지속이었다. 이러한 전략은 상황에 따라 예방적으로 그리고 다양한 조합으로 유연하게 사용되었다. 이러한 대처 전략들은 고기능 개인이 직업적 목표를 달성하는 것을 지원하는 것으로 보인다.

조현병에 대한 긍정 정신의학적 개입

최근 몇 가지 긍정적인 정신치료적 개입은 조현병 환자의 삶의 질과 기능 개선을 직접적인 목표로 삼고 있으며, 단지 증상 완화가 아닌 유망한 결과를 목표로 하였다. 인지행동 사회적 기술 훈련(CBSST)은 환자가 정한 의미 있는 목표를 추구하기 위해 사고와 경험에 대한 잘못된 해석에 도전하고 사회적 기술을 개발하는 것을 포함한다. 이러한 개입은 성인 조현병 환자의 인지적 통찰력과 핵심 인지 행동 및 사회적 기술의 숙달을 향상시키는 것으로 나타났다. 보다 중요한 것은, 특히 기저 상태에서 패배주의적이거나 비관적인 태도를 가진 조현병 환자들이 CBSST에 참여한 결과 자존감과 삶의 만족도가 향상되었을 뿐만 아니라 조현병의 핵심 특징인 동기 상실이 감소했다고 보고했다.[19)]

개별 배치 및 지원(Individual Placement and Support: IPS)은 경쟁적인 일자리, 통합된 정신건강 및 지원 고용 서비스를 강조하는 매뉴얼화된 지원 고용 개입이다. 기존의 직업 재활 프로그램과 비교하여 IPS에 참여한 사람은 더 높은 취업률, 근무 주수, 임금 수입을 보였다.[20)]

조현병 환자의 치료에는 규칙적인 신체 운동, 인지 활동, 적절한 사회화, 건강한 식단, 스트레스 감소에 초점, 수면 위생, 금연(또는 적어도 줄이는 것), 남용 물질의 사용 중단, 긍정적 태도 등 건강한 생활 습관의 증진이 반드시 포함되어야 한다.

결론

긍정 정신의학은 조현병 및 기타 정신병적 장애가 있는 개인의 삶을 개선할 수 있는 큰 잠재력을 가지고 있다. 이 분야에 대한 현재 연구는 초기 단계에 있다. 긍정 심리사회적 요인을 적절히 측정할 수 있는 방법을 개발하고 타당화하는 것, 이러한 요인의 생물학적 및 인지적 토대를 탐구하고, 신체적 · 정신적 · 인지적 건강 결과에 대한 종단적 경과와 영향을 설명하기 위한 추가적인 연구가 필요하다. 조현병 및 기타 심각한 정신질환을 치료하는 임상의에게는 현실적이면서도 긍정적인 태도가 필수적이다. 그렇게 했을 때 환자와 보호자가 매우 긴 터널의 끝에도 빛이 있을 수 있다는 낙관적인 견해를 갖도록 격려할 수 있다.

주석

1. Jeste, D.V., and Palmer, B.W. (2015). Introduction: What is positive psychiatry? In. D.V. Jeste and B.W. Palmer (Eds.), *Positive Psychiatry* (1-16). Washington, D.C.: American Psychiatric Association.
2. Jeste, D.V., Palmer, B.W., Rettew, D.C., and Boardman, S. (2015). Positive psychiatry: its time has come. *Journal of Clinical Psychiatry, 76*(6), 675-683.
3. Jeste, D.V., Palmer, B.W., and Saks, E.R. (2017). Why we need positive psychiatry for schizophrenia and other psychotic disorders. *Schizophrenia Bulletin, 43*(2), 227-229.
4. Froh, J.J. (2004). The history of positive psychology: truth be told. *The Psychologist, 16*(3), 18-20.
5. Seligman, M.E.P. and Csikszentmihalyi, M. (2000). Positive psychology: an introduction. *American Psychologist, 55*(1), 5-14.
6. Harding, C.M. and Zahniser, J.H. (1994). Empirical correction of seven myths about schizophrenia with implications for treatment. *Acta Psychiatrica Scandinivica Supplement, 384*, 140-146.
7. Jeste, D.V., Wolkowitz, O.M., and Palmer, B.W. (2011). Divergent trajectories of physical, cognitive, and psychosocial aging in schizophrenia. *Schizophrenia Bulletin, 37*, 451-455.
8. Reine, G., Simeoni, M.C., Auquier, P., et al. (2005). Assessing health-related quality of life in patients suffering from schizophrenia: a comparison of instruments. *European Psychiatry, 20*(7), 510-519.
9. Folsom, D.P., Depp, C., Palmer, B., et al. (2009). Physical and mental health-related quality of life among older people with schizophrenia. *Schizophrenia Research, 108*(1-3), 207-213.
10. Post, F. (1971). Schizo-affective symptomatology in late life. *British Journal of Psychiatry, 118*(545), 437-445.
11. Shepherd, S., Depp, C.A., Harris, G., et al. (2012). Perspectives on schizophrenia over the

lifespan: a qualitative study. *Schizophrenia Bulletin, 38*(2), 295-303.

12. Auslander, L.A. and Jeste, D.V. (2004). Sustained remission of schizophrenia among comunity-dwelling older outpatients. *American Journal of Psychiatry, 161*, 1490-1493.

13. Agid, O., McDonald, K., Siu, C., et al. (2012). Happiness in first-episode schizophrenia. *Schizophrenia Research, 141*(1), 98-103.

14. Palmer, B.W., Martin, A.S., Depp, C.A., Glorioso, D.K., and Jeste, D.V. (2014). Wellness within illness: happiness in schizophrenia. *Schizophrenia Research, 159*, 151-156.

15. Fervaha, G., Agid, O., Takeuchi, H., Foussias, G., and Remington, G. (2016). Life satisfaction and happiness among young adults with schizophrenia. *Psychiatry Research, 242,* 174-179.

16. Mankiewicz, P.D., Gresswell, D.M., and Turner, C. (2013). Subjective wellbeing in psychosis: mediating effects of psychological distress on happiness levels amongst individuals diagnosed with paranoid schizophrenia. *International Journal of Wellbeing, 3*(1), 35-59.

17. Edmonds, E.C., Martin, A.S., Palmer, B.W., et al. (2018). Positive mental health in schizophrenia and healthy comparison groups: relationships with overall health and biomarkers. *Aging and Mental Health, 22*(3), 354-362.

18. Cohen, A.N., Hamilton, A.B., Saks, E.R., et al. (2017). How occupationally high-achieving individuals with a diagnosis of schizophrenia manage their symptoms. *Psychiatric Services, 68*, 324-329.

19. Granholm, E., Holden, J., Link, P.C., McQuaid, J.R., and Jeste, D. V. (2013). Randomized controlled trial of cognitive behavioral social skills training for older consumers with schizophrenia: defeatist performance attitudes and functional outcome. *American Journal of Geriatric Psychiatry, 21*(3), 251-262.

20. Twamley, E.W., Vella, L., Burton, C.Z., et al. (2012). The efficacy of supported employment for middle-aged and older people with schizophrenia. *Schizophrenia Research, 135*(1), 100-104.

Section 4 사회적 기능과 기분

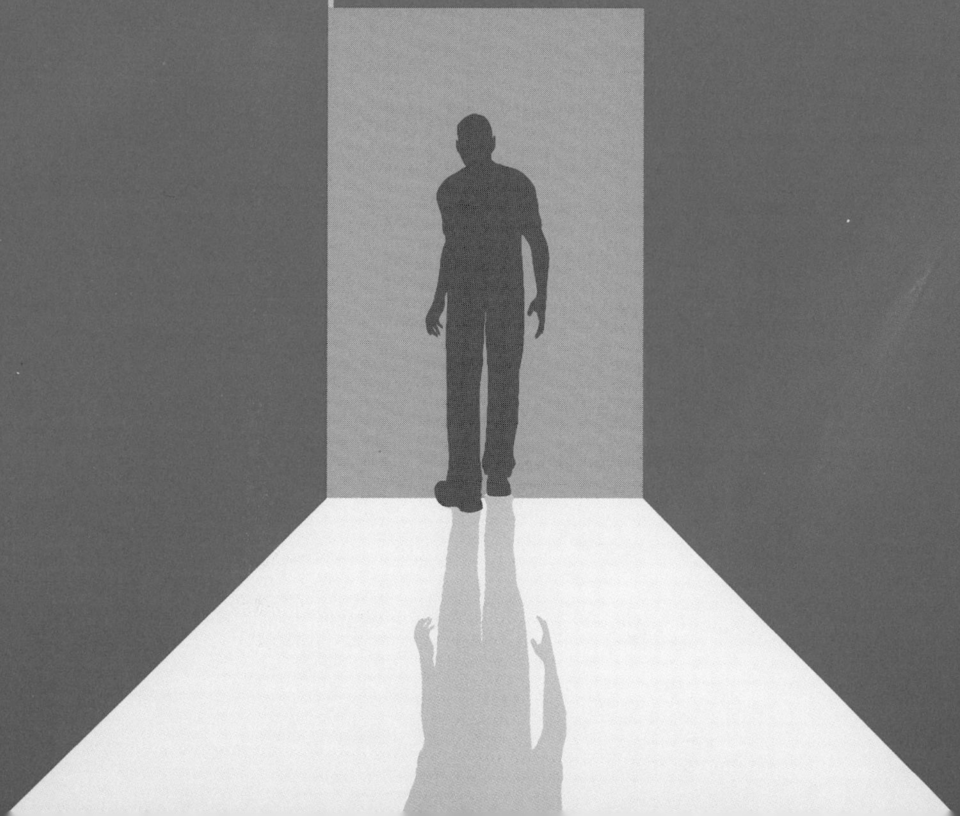

Schizophrenia and Psychoses in Later Life

10

지역사회에 거주하는 노인 조현병 환자의 사회적 기능

Paul D. Meesters M.D

서론

사회적 기능은 조현병과 같은 심각한 장애의 영향을 평가할 때 핵심적인 개념이다. 첫째, 환자가 사회적으로 만족스러운 삶을 영위할 기회가 장애로 인해 종종 상당히 제한되는 경우가 많다. 환자의 가족과 친지들도 환자가 사회적 관계를 적절히 맺는 데에서 겪는 어려움을 함께 맞닥뜨린다. 다음으로, 조현병의 사회적 결과는 사회복지 서비스를 제공하는 것부터 사회적으로 용납될 수 없는 행동을 할 경우 법적으로 제재를 가하는 것까지 다양할 수 있다. 오늘날에는 사회적 기능을 개선하는 것이 정신병적 증상이나 재발로부터의 자유로워지는 것 이상의 중요한 치료 목표로 여겨지고 있다.[1)]

사회적 기능에 대한 합의된 정의는 없으며 지역사회로의 통합 및 사회적 적응과 같은 다양한 관련 개념이 얽혀 있다. 개념은 기본 이론적 모델보다는 직관적인 호소력으로 도입되는 경우가 많았다.[2)] Mueser와 Tarrier[3)]는 사회적 기능의 객관적인 측면과 주관적인 측면을 잘 결합하여 "사회적으로 정의된 역할을 충족하는 그 사람의 능력과 이러한 역할을 충족하는 능력에 대한 그 사람의 만족도"로 정의했다. DSM-5에 따라 조현병을 진단하려면 장애가 시작된 이후 상당한 시간 동안

일, 대인관계 또는 자기 관리와 같은 하나 이상의 주요 영역에서 기능 수준이 발병 이전에 달성한 수준보다 현저히 낮아야 한다.

이 장의 목적은 노인 조현병 환자에게 적용되는 사회적 기능의 개념화 및 측정을 검토하고 이 인구 집단의 사회적 기능 수준 및 관련 요인에 대한 관련 연구를 검토하는 것이다.

사회적 기능 측정

이러한 복잡성에 비추어 볼 때 사회적 기능을 측정하는 것은 심각한 과제를 안고 있다. 문헌에는 수많은 척도가 존재하며 그 범위가 중복되는 경우가 많다. 이 분야를 통합하기 위한 노력이 취해지고 있다.[3] 자가 보고, 임상의에 의한 평가, 정보 제공자 보고 및 행동 관찰은 모두 장점과 한계가 있다. 기본적으로 사회적 기능의 평가는 평가의 관점에 따라 크게 영향을 받는다. 자가 보고와 관찰자 기반 평가 사이에 상당한 불일치가 있는 것으로 보고되고 있다.[4] 이 같은 현상은 조현병에만 국한된 것은 아니며 많은 사회 연구 분야에서 보고되고 있다. 조현병 환자들 스스로의 평가를 포함하는 것은 매우 타당하다. 환자의 인식을 중요시하는 것과 별개로 조현병과 같은 심각한 장애를 실제로 겪어 본 경험이 없는 사람들은 보지 못하는 사각지대를 정확히 찾아낼 수 있기 때문이다. 그러나 병식이 부족하고 인지적 한계가 있으면 평가에 영향을 미치고 자기 보고의 신뢰성과 타당성을 제한할 수 있음을 명심해야 한다. 더욱이 객관적 사실(예: 친구의 수)에 대한 자가 보고는 사실의 가치(예: 우정의 중요성)에 대한 자기 보고와는 다른 정신적 능력이 요구된다.

임상의의 평가는 평가자 간의 편차가 있고 임상의가 환자에 대한 충분하고 적절한 정보를 가지고 있다고 가정하기 때문에 단점도 있다. 모의 상황(예: 누군가를 만나거나 전화를 거는 것)에서 사회적 기술을 평가하는 것은 표준화된 조건이라는 장점이 있다. 그럼에도 불구하고, 역량에 대한 평가는 기껏해야 실제 활동의 대체이며, 실제 행동의 발생은 동기 부여나 사회적 지원의 가용성과 같은 요인에 따라 달라질 수 있다. 실제 사회적 기능의 변화 중 제한된 부분만이 모의 환경에서의 사회적 기술 능력으로 설명된다. 대체로 사회적 기능을 측정할 때 자가 보고와 관찰자 기반 평가를 결합하는 것이 바람직하다. 연구 결과 주관적 평가와 타인의 평가 사이에 불일치가 발생하더라도, 이를 단순히 장애물로 간주할 것이 아니라, 사회적 기능과 같은 복잡한 현상을 평가함에 있어 관점의 중요성을 알려 주는 것으로 이해하여야 한다.

분명히 사회적 기능은 다양한 요인의 영향을 받는 다면적인 현상이다. 성별 및 대처 스타일과 같은 개인의 특성은 소셜 네트워크 및 사회경제적 매개 변수와 같은 상황적 변수와 상호작용한다. 노화와 관련된 변화는 사회적 기능 수준에 부정적인 영향을 미칠 수 있다. 그 예로는 이동성 악화, 감각 박탈 또는 소셜 네트워크 쇠퇴가 있다. 하지만 외향적인 대처 방식이나 사회적 지원 서비스의 가용성과 같은 긍정적인 요소가 손실을 부분적으로 보완할 수 있다. 일부 요인은 사회적 기능에 직접적인 영향을 미치지만 다른 요인은 매개물을 통해 영향을 줄 수 있다. 예를 들어, 인지기능장애의 결과는 기능적 장애(예: 보청기 사용법을 모름)를 통해 부분적으로 매개될 수 있다. 이들 기여 요인의 복잡한 상호작용으로 인해 노년기 사회적 기능은 상당한 이질성을 갖게 된다.

사회적 기능에 대한 정량적 연구

젊은 조현병 환자가 겪는 사회적 장애에 대해서는 잘 알려져 있다. 대조적으로, 나이가 많은 조현병 환자의 사회적 적응에 대해서는 알려진 것이 적다. 노인 조현병 환자의 대다수가 지역사회 기반이기 때문에 이 주제에 대한 연구 부족은 걱정스럽다. 미국에서는 노인 조현병 환자의 약 85%가 지역사회에 거주한다.[5] 네덜란드의 한 연구에서 관리 지역 기반 표본(평균 연령, 67세)의 75%가 지역사회에 거주했다.[6] 이용 가능한 과학적 증거를 종합하기 위해 우리는 55세 이상의 지역사회 거주 조현병 환자의 사회적 기능에 대한 문헌을 검토했다.[7] 포함된 36개의 출판물 중 81%는 미국에서, 17%는 유럽에서, 한 연구는 중국 농촌에서 수행되었다.[8] 포함된 모든 연구 목록에 대해서는 우리의 원저[7]를 참조하기 바란다. 방법론적 이질성으로 인해 데이터가 정량적 검토에 적합하지 않은 것으로 판명되었다. 여기서는 우리의 검토 이후 발표된 몇 가지 관련 연구를 추가하여 주요 결과를 요약하였다.

1930년대와 1940년대에 시작된 입원 환자에 대한 4개의 오래된 추적 연구는 조현병의 경과를 관찰하기 위해 설계되었지만 사회적 기능에 대한 정보도 제공했다. 지난 세기 후반의 중요한 발전(예: 항정신병약물의 도입, 탈시설화)과 방법론적 다양성으로 인해 현재 인구 집단으로 조사 결과를 확장하는 것은 한계가 있지만, 과거 어려운 조사에서 얻은 많은 일관된 결과는 지금도 여전히 타당성이 있다. 모든 연구에 공통된 것은 이질적인 질병 경과였다. 상당수의 생존 환자에서 현재 기준에 따르면 증상 완화를 시사하는 중등도 내지 양호한 일반적 결과가 보고되었다. 늦은 시기의 개선 또는 회복도 예외는 아니었다. 그럼에도 불구하고 또 다른 주요 발견은 증상 수준의 회복이 사회적 회복과 동의어가 아니라는 것이다. 예를 들어, 스위스에 기반을 둔 한 연구에서는 참가자의 49%가 회복되었거나 '경미한 상태'에 있는 것으로 나타났다.[9] 그럼에도 불구하고 대상의 72%는 '사회적 관계에서 확실히 부족' 하였다. 이것은 환자가 질병의 초기, 더 활동적인 단계에서 발생하는 중대한 사회적 결점이 후기 단계에서 완전히 보완될 수 없다는 것을 보여준다. 이것은 중재 설계를 사용한 또 다른 장기 연구에서도 시사하는 바이다.[10] 이 북미 연구에서 만성 장애를 가진 만성병동 입원 환자들은 1950년대 후반에 집중적인 심리사회적 재활 프로그램에 참여하기 위하여 탈시설화되었다. 추적 관찰에서 일반적인 결과는 눈에 띄게 긍정적이었다. 대상자의 68%는 양성 또는 음성 증상이 없었고 약 50%는 향정신성 약물을 사용하지 않았다. 그럼에도 불구하고 사회적 결과(고용 제외)는 전통적인 시설 입소 치료를 받은 비교군과 크게 다르지 않았다.

1995년 이후 문헌에서는 사회적 기능의 중요한 영역으로서 사회적 역할, 사회적 지원 및 사회적 기술에 초점을 맞추었다. 사회적 역할과 관련하여 노인 조현병 환자는 건강한 또래에 비해 결혼 빈도가 낮고 사회적 접촉이 적으며 독립적으로 생활하는 빈도가 낮고 직업적 성취도가 낮았다. 기분장애가 있는 노인들과 비교하였을 때도 비슷한 패턴이 나타난다. 지원 거주 시설에 거주하는 조현병 환자 경우에서는 결혼 여부와 사회적 접촉에서 훨씬 더 불리한 상황에 처해 있었다. 우울 증상을 평가하기 위해 설계된 최근 네덜란드 연구[11]에서 조현병 환자(평균 연령, 67세)는 일반 인구의 연령 및 성별 대조군에 비해 모든 사회적 지표에서 좋지 않은 점수를 받았다. 환자의 25%만이 주거 시설에서 살았다. 전체 환자 중 18%는 배우자가 있고 50%는 자녀가 있는 반면 일반 인구에서는 66%는 배우자가, 80%는 자녀가 있었다. 환자 4명 중 1명은 가족 외의 소셜 네트워크가 매우 작거나 전혀 없었으며, 비교 대상에서는 50명 중 1명이었다. 마찬가지로, 환자의 41%는 절친한 친구의 이름을 대지 못하였지만, 비교 대상에서 그런 경우는 5%에 불과하여 대조적이었다.

노인 조현병 환자에 대한 사회적 지원을 주로 평가한 논문은 없었지만, 더 넓은 관점에서 사회적 네트워크 변수(네트워크 규모, 밀도, 네트워크 구성원의 역할)에 대해 보고한 연구는 많다. 이들 중 대부분은 뉴욕시 코호트와 관련이 있는 것으로 조기 발병 조현병(평균 연령, 62세[5]) 외래 환자의 대규모 편의 표본(large convenience sample)[1]이다. 참가자들은 건강한 또래에 비해 네트워크 크기가 더 작았고, 지속적이고 신뢰할 수 있는 네트워크 구성원의 비율이 더 낮다고 보고했다. 연구 결과는 네트워크 측면이 임상 기능(우울증, 증상 완화)과 웰빙 및 삶의 질과 관련이 있다는 개념을 지지했다. 네트워크 요인에 대한 해석은 네트워크 크기가 작고 친밀한 네트워크 구성원의 비율이 높을수록 증상 완화를 예측한다는 것이다.[12] 더 작은 네트워크 크기와의 연관성은 친족 이외의 구성원이 불균형적으

1 연구자가 접근하기 용이한 집단에서 선택된 표본.

로 적은 것과 관련이 있었다.

사회적 기술을 평가한 모든 논문은 북미에서 나왔으며, 남성의 수가 지나치게 많고, 비교적 젊은 도시 환자(평균 연령, 56~59세)를 대상으로 한 보고이다. New York State 그룹[13]은 객관적인 척도를 사용하여 사회적 기술 역량과 실제 수행 능력을 평가했다. 이러한 연구는 대규모 표본 크기와 더불어 정교한 척도가 적용되어 돋보인다. 인지 능력이 사회적 기술 역량에 크게 기여했지만 실제 생활에서의 능력은 기능적 기술 능력에 의해 주로 매개되었다.[13] 임상 증상은 실제 생활 능력에 독립적으로 기여했다.[14] San Diego 그룹의 일련의 연구[15]는 환자의 관점에서 사회적 기술을 평가했다. 한 연구에서 환자들은 사회적 역할의 전부는 아니지만 일부에 있어 대조군보다 떨어진다고 판단했다.[16] 양성, 음성, 우울 증상이 지각된 사회적 기능에 대한 분산의 45%를 설명했다. 대인관계 능력을 평가하는 또 다른 연구에서, 환자들은 비록 모든 상황에서 그런 것은 아니지만 여러 대인 관계 상황에서 자신이 대조군보다 능력이 떨어진다고 판단했다. 다른 사람으로부터의 정서적 지지는 대인관계 능력의 긍정적인 예측 인자였다.[17] 노인 조현병과 기분장애 외래 환자의 사회적 기술을 비교한 보다 최근의 연구에서,[18] 조현병을 가진 사람(평균 연령, 61세)은 양극성 장애 또는 주요우울증을 가진 사람들보다 사회기술이 더 나쁘고, 조현정동장애인 사람은 그 중간에 위치하고 있었다. 연령이 높을수록 사회적 기술이 낮은 현상은 모든 그룹에서 나타났다. 높은 수준의 사회적 접촉 및 인지 기능(특히, 실행 기능 및 언어 유창성)은 조현병 및 조현정동장애가 있는 사람들의 사회적 기술을 강력하게 예측하지만 기분장애가 있는 사람들에서는 그렇지 않았다. 둔화된 정동을 제외하고, 증상은 두 그룹 모두에서 사회적 기술을 예측하지 못했다. 사회적 기술과 성별의 연관성은 발견되지 않았다.

마지막으로, 사회적 기술에 대한 객관적인 평가와 주관적인 평가를 대비한 세 가지 연구가 있었다. 결과는 환자 자신의 평가와 다른 관찰자들에 의한 사회적 기능에 대한 평가에서 큰 차이가 있는 것으로 나타났다. 이 연구 중 하나에서 실제 생활 능력을 과소평가한 환자는 과대평가한 환자보다 인지 능력이 더 우수하고 자기가 평가한 우울증이 더 높았다.[4] 정확한 평가자는 과대평가자와 과소평가자 모두보다 더 뛰어난 사회적 기술을 보였지만 과대평가자는 가장 인지 기능이 저하 된 것으로 나타났다.

이 리뷰에서 더 자세한 그림이 드러난다. 분명히, 조현병을 앓고 있는 대부분의 노인들은 사회적 성취 면에서 건강한 또래보다 훨씬 뒤떨어져 있다. 또한 여러 연구에서 이질성을 노년기 사회적 기능의 중요한 특성으로 제시하기 때문에 노인 조현병 환자에 대한 정형은 없다. 사회적 스펙트럼은 사회적으로 고립되고 심하게 무능력한 환자부터 사회적으로 통합되어 거의 정상 기능을 하고 있는 사람에 이르기까지 다양하다. 환자는 사회적 기능의 어느 한 영역에서는 비교적 잘 수행하지만 다른 영역에서는 상대적으로 저조할 수 있기 때문에 이 스펙트럼의 다차원성을 인정해야 한다.

또한 시간이 지나면 환자가 이 스펙트럼 안에서 움직일 수 있다. 양성 증상이 약화되고 대처 기술이 성숙함에 따라 상당수의 환자가 나이 들어감에 따라 사회적으로 더 잘 통합될 수 있다. 반면에, 고령의 환자는 바람직하지 않는 요인(예: 신체적 질병, 사별)이 상황을 지배할 때 사회적 기능이 저하될 위험이 있다. 이러한 과정은 아직 거의 주목을 받지 못했다. 뉴욕시 그룹의 한 연구에서는 지역사회 통합이라는 개념을 사용하여 이를 정량화하려고 했다.[19] 지역사회 통합은 사람들이 지역사회에서 살고 참여하고 사회화하는 정도와 관련이 있다. 신체적 · 사회적 · 심리적 통합은 세 가지 주요 차원을 구성한다. 모든 참가자 중 23%가 높은 지역사회 통합 기준보다 더 높은 점수를 받은 반면, 비교 그룹은 41%였다. 지역사회 통합은 변수 중에서 낮은 양성, 음성 및 우울 증상의 수준과 양의 상관관계를 보였다. 4년 추적 조사에서 추적 가능한 참가자의 34%가 높은 지역사회 통합과 낮은 지역사회 통합 사이에서 왔다 갔다 했다.[20] 기저선에서 더 낮은 우울 증상, 더 높은 인지 기능 및 더 높은 재정적 웰빙은 추적조사에서 지역사회 통합도 더 높을 것으로 예측했다. 다음으로, 기저선에서 더 높은 지역사회 통합은 추적 관찰 시 증상 완화를 예측했다.[21] 이러한 유형의 종단적 연구를 확장하는 것은 개입할 수 있는 사회적 기능의 주요 요인을 탐지하는 데 필수적이다.

사회적 기능의 결정 요인

사회적 기능과 관련된 임상 변수 중 인지 능력이 정신병적 증상보다도 우세한 것으로 나타났다. 이 결과는 젊은 환자를 대상으로 한 연구와 일치한다. 생애주기 접근법을 사용하여 시뮬레이션 환경(19세에서 79세 사이의 참가자 포함)에서 기능적 능력을 조사한 최근 연구에 따르면 종합적인 인지 측정이 연령에 관계없이 의사소통 기술에 대한 분산의 31%를 차지하는 것으로 나타났다.[22] 특정 인지 영역은 다른 영역보다 사회적 영역과 더 관련이 있었다. 예를 들어, 앞에서 인용한 뉴욕주 연구[14] 중 하나는 처리 속도, 주의력, 작업 기억, 실행 기능이 중심 역할을 하며, 특정 사회적 능력에 대한 각 기능의 기여도에는 차이가 있음을 보여 주었다.

현재까지의 연구는 주로 신경 인지에 관한 것이지만 사회적 인지는 추가적인 연구가 필요한 또 다른 주제이다. 18세에서 65세 사이의 참가자를 대상으로 한 연구에 따르면 환자와 대조군 모두에서 나이가 많을수록 감정 인식 능력이 좋지 않았지만 나이가 많은 환자는 젊은 환자보다 힌트를 해독하는 능력이 더 우수한 것으로 나타났다.[23] 또 다른 소규모 연구에서는 조기 발병 노인 조현병 환자(평균 연령, 66세)에서는 힌트 과제 수행 능력이 낮았지만, 건강한 또래에 비해 후기 발병 조현병 환자(평균 연령, 67세)에서는 그렇지 않은 것으로 나타났다.[24]

사회적 기능에 대한 임상 증상의 상대적 중요성을 평가했을 때 음성 증상 및 우울 증상이 양성 증상보다 더 많은 영향을 미치는 것으로 나타났다. 양성 증상과 사회적 기능 사이에 강한 연관성이 없다는 것은 양성 증상이 있을 때 사회적으로 부정적인 영향이 없어서라기보다는 음성 및 인지 결함을 해결하기 위해 사용할 수 있는 치료법이 상대적으로 비효율적임을 반영해서일 것이다. 불안 증상을 조사한 연구에서는 불안 증상이 우울 증상보다 사회적 기능에 더 큰 영향을 미치는 것으로 나타났다.[25]

여전히 인지적 변수와 임상적 변수의 결합된 효과는 사회적 기능 전체 변이의 일부분만을 설명한다. 다른 관련 요소에 대한 탐색은 아직 진행 중이다. 앞에서 언급한 바와 같이, 노인 조현병 환자에서는 사회적 지원의 가용성과 질에 대한 연구는 충분히 이루어지지 않았다. 조현병(및 기타 정신장애)이 있는 젊은 환자에 대한 연구에서는 사회적 지원의 중요성을 강조하였다. 일반 인구 집단에서는 더 강한 사회적 관계는 더 낮은 사망률과 관련이 있었다.[26] 또한 조현병에서 사회적 지지의 양과 수명 사이에 관계가 있는 것으로 나타났다.[27] 사회적 네트워크가 나이에 따라 어떻게 변할 수 있는지는 뉴욕시(연령 범위 18~78세)의 도심 외래 환자에서 입증되었다.[28] 네트워크 크기는 나이가 들수록 줄어들었지만 나머지 네트워크 구성원에 대한 의존도는 증가하지 않았으며 환자들은 그들과 관계가 더 만족스럽다고 보고했다. 이것은 사회적인 활동 전환(친구에게 전화하거나 누군가와 이야기함으로써 사회적 접촉을 증가하는 것)이 조현병 외래 환자(연령 범위 19~69세)의 연령 증가와 관련이 있다는 같은 저자의 증상 관리 전략 연구와 일치한다.[29]

부분적으로 얽혀 있는 사회적 적절성과 관련된 또 다른 요인은 성별과 발병 연령이다. 성별은 조현병의 사회적 결과에 중요한 의미가 있는 것으로 나타났지만 이 문제를 구체적으로 다룬 연구는 거의 없다. 조기 발병 환자에서 여성은 남성보다 더 높은 병전 심리사회적 기능과 평균 발병 연령이 늦은 것과 관련된 이점을 가지고 시작하지만,[30] 이러한 이점은 장기적으로 희석될 수 있다. 후기 발병 조현병 환자는 조기 발병 환자와 임상 양상이 다르다.[31] 주요한 차이점으로는 후기 발병 환자에서 여성 우세, 음성 증상 감소, 경미한 인지 결손이 있다. 이러한 특징은 더 높은 병전 기능과 결합하여 초기 발병 환자에 비해 더 나은 사회적 통합으로 이어진다. 노년의 사회적 기능에 영향을 미칠 가능성이 있는 다른 많은 아직 밝혀지지 않은 요인들이 미래의 연구를 기다리고 있다. 예로는 사회경제적 특성(예: 교육, 도시성, 재정적 수단), 신체적 건강 상태, 대처 스타일 및 낙인의 영향이 있다. 새로운 연구를 설계할 때 관련 변수 간의 복잡한 상호작용을 염두에 두어야 한다. 예를 들면, 사회적 특성 및 웰빙과 관련하여 정신과적 증상과 심리사회적 변수의 상호작용에 대한 연구에서는 심리사회적 스트레스 요인이 정신과적 증상을 유발한다는 일반적인 개념과는 달리 정신과적 증상이 적어도 부분적으로는 심리사회적 장애(예: 생활 사건의 증가, 사회적 지지의 감소)보다 먼저 나타난다는 사실을 발견하였다.[16]

사회적 기능에 대한 질적 연구

앞에서 검토한 정량적 데이터 외에도 정성적 연구 방법은 실제로 조현병을 앓고 있는 개인의 사회적 기능에 대한 보다 심층적인 주관적 인식을 조사하는 귀중한 접근 방식을 제공한다. 정성적 방법은 정량적 접근 방식이 간과할 수 있는 주제를 조명함으로써 상호 보완적인 기여를 할 수 있다. 노인학에서 수많은 정성적 연구가 수행되었지만 노인 조현병 환자에 대해서는 현저히 부족하다. 이것은 환자의 통찰력 부족과 인지장애에 대한 우려와 관련이 있을 가능성이 크다. 그러나 기존의 몇몇 연구에서는 인터뷰 대상자가 개방형 질문에 의미 있는 정보를 제공할 수 있음을 보여 주었다[예: 주석 32)].

최근 북미에서 진행된 정성적 연구에서 32명의 노인 조현병 환자(평균 연령, 56세, 평균 질병 지속 기간, 35년)에게 평생 동안 자신의 기능을 어떻게 인식하고 있는지 질문했다.[33] 표본은 독립적으로 생활하는 사람과 기숙사 및 요양원에 거주하는 사람으로 고르게 구성되었다. 중위 소득은 빈곤선 아래로 떨어졌다. 대부분의 참가자는 질병의 초기 과정에서 사회적 고립을 느꼈다고 답했지만 많은 사람들은 사회적 네트워크에 적응했으며 일부에서는 동료 및 시설 직원이 가족 관계를 대체했다고 말했다. 거의 모든 참가자는 조현병 증상의 개인적인 영향이 초기 몇 년 동안 가장 큰 혼란을 겪은 후 노년기에는 개선되었다고 보고했다. 이러한 일관성에도 불구하고 참가자들은 그들의 미래에 대한 전망에서 큰 차이를 보였다. 참가자들은 세가지 하위 그룹으로 식별되었다. 일부 참가자들은 주로 자신이 설정한 목표를 달성하지 못하고 기회를 상실한 것에 대해 절망감을 표현했다. 다른 사람들은 자신의 상황을 받아들이고 더 이상 자신을 지역사회의 동료와 비교하지 않고 오히려 더 나쁜 사람들과 비교하는 것처럼 보였다. 재정적 한계는 삶의 변화를 가로막는 가장 큰 장벽 중 하나로 언급되었다. 세 번째 하위 그룹의 참가자들은 미래에 대한 희망을 가지고 있었으며 생애 처음으로 기능적 이정표(예: 직장을 계속 다니는 것)를 달성하고 정상적인 활동에 참여할 수 있는 능력에 대해 자부심을 가지고 있었다.

삶의 질

삶의 질은 사회적 기능과 웰빙의 요소를 통합하려는 포괄적인 구성 요소이다.[34] 이제 의학계에서는 자기 평가가 삶의 질에 대한 표준이며 객관적 평가가 자기 평가를 보완해야 한다는 데에 폭넓은 합의가 이루어졌다. 따라서 주관적 삶의 질(SQOL)은 이제 조현병 환자를 돌보는 데 있어 확립된 결과 척도가 되었다.[35] 조현병 환자가 높은 수준의 신뢰성과 동시 타당도를 가지고 SQOL을 보고할 수 있다는 것이 입증되었다.[36] 젊은 환자에서 상대적으로 높은 SQOL 수치가 보고되었다.[34] 바람직한 사회적 요인(예: 자립 생활, 더 많은 사회적 지원)은 더 높은 SQOL에 기여하는 반면,[37] 장기적으로 심리사회적 요인[38]의 개선과 보살핌에 대한 만족되지 않은 요구[39]의 충족은 SQOL을 증가시키는 것으로 보인다. 또한 조현병 환자는 일반적으로 기분 및 신경성 장애보다 SQOL을 더 좋게 평가하는 반면, 세 가지 장애 모두에서 연령과 SQOL 사이의 양의 연관성이 입증되었다.[40]

노인 조현병 환자에서 삶의 질을 평가한 연구는 소수에 불과하다. 지역사회에 거주하는 중년 이상의 조현병 환자를 대상으로 한 횡단면 연구[41]에서는 노년기가 정신건강의 삶의 질 향상과 관련이 있음을 발견했으며, 이는 삶의 질이 실제로 노화와 함께 향상될 수 있음을 시사한다. 일반적인 개념을 사용하여 Bankole 등[42]은 뉴욕시 표본의 노인 조현병 환자의 SQOL이 동년배에 비해 낮음을 발견했다. 그러나 조현병 그룹의 평균 SQOL은 긍정적인 만족도의 역치보다 훨씬 높았고 두 그룹 간의 절대적 차이는 미미했다. 6개의 변수가 더 높은 SQOL을 예측했다. 더 적은 우울 증상, 더 적은 인지 결핍, 더 적은 급성 생활 스트레스 요인, 더 적은 약물 부작용, 더 적은 재정적 부담 및 더 나은 자가 평가 건강. 전반적으로 이 모델은 SQOL 분산의 55%를 설명했다. 동일한 샘플에 대한 종단 연구[43]는 기저선과 추적 관찰(범위 12~116개월) 간에 SQOL에서 유의미한 그룹 차이를 발견하지 못했다.

그러나 개인 수준에서 57%는 SQOL에서 상당한 변화(증가 또는 감소)를 경험했다. 추적 관찰 시 더 높은 SQOL의 기저선 예측인자 중에는 우울 증상이 적고 종교성이 높다는 것이 포함되어 있었다. 기준선에서 SQOL이 높을 수록 추적 관찰 시 불안, 우울, 긍정적 증상이 더 적게 나타날 것으로 예측되었다.

이러한 북미 조사 결과 외에도, 네덜란드의 노인 조현병 환자[44]의 관할 구역 표본에서는 모든 참가자의 절반가량(48%)이 전반적으로 양호한 SQOL을 보고했다. 자가 보고된 우울 증상이 더 적고, 전반적 인지 기능이 더 나쁘고, 관찰자 평가 사회적 기능이 더 높을 때 더 높은 SQOL을 예측하여 총 분산의 53%를 설명한다. 주목할 만한 점은 우울 증상은 전통적으로 치료가 집중되는 경향이 있는 정신병적 증상보다 더 중요한 고통의 원인임을 시사하였다. 자가 보고 우울 증상과 SQOL 사이의 연관성은 신중한 평가가 필요하다. SQOL 및 자가 보고된 우울 증상은 부분적으로 동일한 기본 정서적 상태를 반영할 수 있다.[40] 다음으로 우울한 기분은 낮은 SQOL로 이어질 수 있지만 낮은 SQOL을 경험하는 것은 결국 부정적인 정서적 결과를 초래할 수 있다. 이것은 앞에서 설명한 장기적으로 연구된 뉴욕시 표본의 발견에 의해 시사되었다.

SQOL은 개인의 열망과 지각된 현실 사이의 격차와 관련이 있다. 원래 야망과의 비교, 다른 사람의 삶의 상황 및 성취와의 비교는 SQOL 평가에 영향을 미친다. 비교의 내부 표준은 환자가 자신의 장애에 적응함에 따라 시간이 지남에 따라 변경될 수 있다.[45] 그 결과, 다른 사람들에게는 적대적이고 불쾌하게 보일 수 있는 조건에서 생활하면서도 환자들은 그럼에도 불구하고 상대적으로 자신의 삶에 만족할 수 있다. 이는 조현병 환자의 삶의 질에 대한 객관적 지표와 SQOL 사이의 낮은 상관관계에 반영되어 있다.[40] 고령자 집단에서는 기능이 더 높은 환자가 노년까지 생존할 가능성이 더 높기 때문에 생존자 편향도 인정해야 한다. 직관적으로 SQOL과 관련될 수 있는 다른 요인들에 대해서는 노인 조현병 인구에서 아직 연구가 덜 진행되었다. 신체적 건강, 개인의 대처 스타일 및 낙인은 개입할 수 있는 잠재적으로 관련된 변수의 예이다.

결론

의심할 여지없이 대부분의 노인 조현병 환자는 결혼 관계, 친구 관계 및 독립적인 주거와 같은 사회적 성취에서 건강한 또래보다 훨씬 뒤떨어져 있다. 조현병 환자는 비록 정도는 적지만 다른 정신질환이 있는 노인 환자와 비교하여 사회적으로 불리한 것으로 보인다. 다음으로, 사회적 기능 수준에서 현저한 이질성이 있다. 광범위한 사회적 기능에서 심각하게 무력화되고, 사회적으로 고립된 환자는 부정적인 한 극단을 차지한다. 그들의 정신병의 내용 때문에 도움을 받지 못하는 경우, 그들은 사회의 시야에서 벗어나 비참한 삶을 살 수 있다. 긍정적인 극단에서는 장애의 부정적인 영향이 제한적이고 정서적으로나 사회적으로 회복력을 보이는 환자에서 볼 수 있다. 신체 건강이 좋다면 완전한 회복이나 성공적인 노화에 가까워질 수도 있다.[46] 그러나 대부분의 조현병 환자에게 성공적인 노화는 여전히 어려운 일이다.[47]

회복을 전부 아니면 전무의 목표로 간주한다면, 이러한 결과는 분명히 실망스러울 수 있다. 그러나 이러한 이분법적 접근은 이들 양극단 사이의 어느 지점에 있을 대부분의 노인 조현병 환자가 일상생활에 대처하는 다양한 현실을 제대로 평가하지 못한다. 지금까지 알려진 바와 같이 노년기 조현병은 안정된 최종 상태가 아니라 시간이 지남에 따라 한 방향 또는 다른 방향으로 움직일 수 있는 증상과 기능 모두에서 변동이 심한 상태이다. 많은 환자가 나이가 들어감에 따라 사회적 기능과 주관적 삶의 질에서 상당한 개선을 보인다. 흥미롭게도 이것은 신체적·인지적 저하에도 불구하고 긍정적인 자기 평가가 나이가 들면서 증가한다는 성공적인 노화 연구 결과와 유사하다.[48]

성인 조현병 치료에서 최근 수십 년 동안 치료의 다양성이 크게 확장되었지만 여전히 이러한 발전이 노인 정신건강 서비스에 반영된 것은 거의 없다. 그럼에도 불구하고, 중증 정신질환이 있는 노인 환자에게 적합한 심리적·사회적 개입 분야에서 북미에서 몇 가지 우수한 연구가 수행되었다.[49] 이는 제14장에서 광범위하게 검토되었다. 그러나 대부분의 고령 환자는 그런 효과적인 개입을 거의 받지 못하고 있다. 이러한 과학과 서비스 간 격차의 원인 중 하나는 전문가들이 갖는 연령 차별적인 면도 있는 것이 사실이다. 노인 조현병 환자가 심리사회적 개입으로부터 이익을 얻을 수 있을지에 대한 부정적인 관념이 극복될 필요가 있다.

다음으로, 참가자들에게 친절하지만 부담스럽지 않는 사회적 환경을 제공하는 데이케어 시설의 공급이 장려되어야 한다. 이를 통해 사회적 박탈감 극복, 인지 기능 향상, 건강한 생활 방식 증진과 같은 다양한 목적을 동시에 달성할 수 있다. 이러한 유형의 시설을 개발할 때 참가자의 의견을 반영하는 것이 권장되어야 한다. 마지막으로, 중증 정신질환을 앓고 있는 노인 환자의 급속한 증가를 고려할 때 일반인을 위한 거주 시설과 요양시설에 이들을 위한 특정 시설을 확충할 필요가 있다. 이 환자군은 그러한 생활 환경에서 사회적 고립의 위험이 더 높아질 수 있기 때문에 이 환자군의 특별한 취약성이 고려되어야 한다.[50)]

주석

1. Harvey, P.D. and Bellack, A. S. (2009). Toward a terminology for functional recovery in schizophrenia: Is functional remission a viable concept? *Schizophrenia Bulletin, 35*(2), 300-306.
2. Priebe, S. (2007). Social outcomes in schizophrenia. *British Journal of Psychiatry, 191*(Suppl. 50), s15-20.
3. Mueser, K.T. and Tarrier, N. (eds.) *Handbook of Social Functioning in Schizophrenia*. Boston, MA: Allyn and Bacon, 1998, XI.
4. Bowie, C.R., Twamley, E.W., Anderson, H., et al. (2007). Self-assessment of functional status in schizophrenia. *Journal of Psychiatric Research, 41*(12), 1012-1018.
5. Cohen, C.I., Vahia, I., Reyes, P., et al. (2008). Schizophrenia in later life: clinical symptoms and social wellbeing. *Psychiatric Services, 59*(3), 232-234.
6. Meesters, P.D., de Haan, L., Comijs, H.C., et al. (2012). Schizophrenia spectrum disorders in later life: prevalence and distribution of age at onset and sex in a dutch catchment area. *American Journal of Geriatric Psychiatry, 20*(1), 18-28.

7. Meesters, P.D., Stek, M.L., Comijs, H.C., et al. (2010). Social functioning among older community-dwelling patients with schizophrenia: a review. *American Journal of Geriatric Psychiatry, 18*(10), 862–878.

8. Ran, M.S., Xiang, M.Z., Conwell, Y., et al. (2004). Comparison of characteristics between geriatric and younger subjects with schizophrenia in community. *Journal of Psychiatric Research, 38*(4), 417–424.

9. Ciompi, L. (1980). Catamnestic long-term study on the course of life and aging of schizophrenics. *Schizophrenia Bulletin, 6*(4), 606–618.

10. Harding, C.M., Brooks, G.W., Ashikaga, T., Strauss, J.S. and Breier, A. (1987). The Vermont longitudinal study of persons with severe mental illness. II: Long-term outcome of subjects who retrospectively met DSM-III criteria for schizophrenia. *American Journal of Psychiatry, 144*(6), 727–735.

11. Meesters, P.D., Comijs, H.C., Sonnenberg, C.M., et al. (2014). Prevalence and correlates of depressive symptoms in a catchment-area based cohort of older community-living schizophrenia patients. *Schizophrenia Research, 157*(1–3), 285–291.

12. Bankole, A., Cohen, C.I., Vahia, I., et al. (2008). Symptomatic remission in a multiracial urban population of older adults with schizophrenia. *American Journal of Geriatric Psychiatry, 16*(12), 966–973.

13. Bowie, C.R., Reichenberg, A., Patterson, T., et al. (2006). Determinants of real-world functional performance in schizophrenia. *American Journal of Psychiatry, 163*(3), 418.

14. Bowie, C.R., Leung, W.W., Reichenberg, A., et al. (2008). Predicting schizophrenia patients' real-world behavior with specific neuropsychological and functional capacity measures. *Biological Psychiatry, 63*(5), 505–511.

15. Jeste, D.V., Twamley, E.W., Eyler Zorrilla, L.T., et al. (2003). Aging and outcome in schizophrenia. *Acta Psychiatrica Scandinavica, 107*(5), 336–343.

16. Patterson, T.L., Semple, S.J., Shaw, W.S., et al. (1997). Self-reported social functioning among older patients with schizophrenia. *Schizophrenia Research, 27*(2–3), 199–210.

17. Semple, S.J., Patterson, T.L., Shaw, W.S., et al. (1999). Self-perceived interpersonal competence in older schizophrenia patients: the role of patient characteristics and psychosocial factors. *Acta Psychiatrica Scandinavica, 100*(2), 126–135.

18. Mueser, K.T., Pratt, S.I., Bartels, S.J., et al. (2010). Neurocognition and social skill in older persons with schizophrenia and major mood disorders: an analysis of gender and diagnosis effects. *Journal of Neurolinguistics, 23*(3), 297–317.

19. Abdallah, C., Cohen, C.I., Sanchez-Almira, M., Reyes P. and Ramirez, P. (2009). Community integration and associated factors among older adults with schizophrenia. *Psychiatric Services, 60*(12), 1642-1648.

20. Jimenez Madiedo, C., Garcia-Aracena, E.F., Ryu, H.H. and Cohen, C.I. (2012). Community integration in older adults with schizophrenia on 4-year follow-up. *American Journal of Geriatric Psychiatry, 20*, S91.

21. Cohen, C.I. and Iqbal, M. (2014). Longitudinal study of remission among older adults with schizophrenia spectrum disorder. *American Journal of Geriatric Psychiatry, 22*(5), 450-458.

22. Kalache, S.M., Mulsant, B.H., Davies, S.J., et al. (2015). The impact of aging, cognition, and symptoms on functional competence in individuals with schizophrenia across the lifespan. *Schizophrenia Bulletin, 41*(2), 374-381.

23. Pinkham, A.E., Kelsven, S., Kouros, C., Harvey, P.D. and Penn, D.L. (2017). The effect of age, race, and sex on social cognitive performance in individuals with schizophrenia. *Journal of Nervous and Mental Disease, 205*(5), 346-352.

24. Smeets-Janssen, M.M.J., Meesters, P.D., Comijs, H.C., et al. (2013). Theory of mind differences in older patients with early-onset and late-onset paranoid schizophrenia. *International Journal of Geriatric Psychiatry, 28*(11), 1141-1146.

25. Wetherell, J.L., Palmer, B.W., Thorp, S.R., et al. (2003). Anxiety symptoms and quality of life in middle-aged and older outpatients with schizophrenia and schizoaffective disorder. *Journal of Clinical Psychiatry, 64*(12), 1476-1482.

26. Holt-Lunstad, J., Smith, T.B. and Layton, J.B. (2010). Social relationships and mortality risk: a meta-analytic review. *PLoS Medicine, 7*(7), e1000316.

27. Christensen, A.J., Dornink, R., Ehlers, S.L. and Schultz, S.K. (1999). Social environment and longevity in schizophrenia. *Psychosomatic Medicine, 61*(2), 141-145.

28. Cohen, C.I. and Kochanowicz, N. (1989). Schizophrenia and social network patterns: a survey of black innercity outpatients. *Community Mental Health Journal, 25*(3), 197-207.

29. Cohen, C. (1993). Age-related correlations in patient symptom management strategies in schizophrenia: an exploratory study. *International Journal of Geriatric Psychiatry, 8,* 211-213.

30. Leung, A. and Chue, P. (2000). Sex differences in schizophrenia, a review of the literature. *Acta Psychiatrica Scandinavica, 101*, 3-38.

31. Vahia, I.V., Palmer, B.W., Depp, C., et al. (2010). Is late-onset schizophrenia a subtype of schizophrenia? *Acta Psychiatrica Scandinavica, 122*(5), 414-426.

32. Palinkas, L.A, Criado, V., Fuentes, D., et al. (2007). Unmet needs for services for older adults

with mental illness: comparison of views of different stakeholder groups. *American Journal of Geriatric Psychiatry, 15*, 530–540.

33. Shepherd, S., Depp, C.A., Harris, G., et al. (2012). Perspectives on schizophrenia over the lifespan: a qualitative study. *Schizophrenia Bulletin, 38*(2), 295–303.

34. Katschnig, H. (2000). Schizophrenia and quality of life. *Acta Psychiatrica Scandinavica Supplementum, 102*, 33–37.

35. Awad, A.G. and Voruganti, L.N. (2012). Measuring quality of life in patients with schizophrenia: an update. *Pharmacoeconomics, 30*(3), 183–195.

36. Voruganti, L., Heslegrave, R., Awad, A.G. and Seeman, M.V. (1998). Quality of life measurement in schizophrenia: reconciling the quest for subjectivity with the question of reliability. *Psychological Medicine, 28*, 165–172.

37. Yanos, P.T. and Moos, R.H. (2007). Determinants of functioning and well-being among individuals with schizophrenia: an integrated model. *Clinical Psychology Review, 27*, 58–77.

38. Ritsner, M.S., Lisker, A. and Arbitman, M. (2012). Ten-year quality of life outcomes among patients with schizophrenia and schizoaffective disorders: I. Predictive value of disorder-related factors. *Quality of Life Research, 21*(5), 837–847.

39. Slade, M., Leese, M., Cahill, S., Thornicroft, G. and Kuipers, E. (2005). Patient-rated mental health needs and quality of life improvement. *British Journal of Psychiatry, 187*, 256–261.

40. Priebe, S., Reininghaus, U., McCabe, R., et al. (2010). Factors influencing subjective quality of life in patients with schizophrenia and other mental disorders: a pooled analysis. *Schizophrenia Research, 121*(1–3), 251–258.

41. Folsom, D.P., Depp, C., Palmer, B.W., et al. (2009). Physical and mental health-related quality of life among older people with schizophrenia. *Schizophrenia Research, 108*(1–3), 207–13.

42. Bankole, A.O., Cohen, C.I., Vahia, I., et al. (2007). Factors affecting quality of life in a multiracial sample of older persons with schizophrenia. *American Journal of Geriatric Psychiatry, 15*, 1015–1023.

43. Cohen, C.I., Vengassery, A. and Garcia Aracena, E.F. (2017). A longitudinal analysis of quality of life and associated factors in older adults with schizophrenia spectrum disorder. *American Journal of Geriatric Psychiatry, 25*(7), 755–765.

44. Meesters, P.D., Comijs, H.C., de Haan, L., et al. (2013). Subjective quality of life and its determinants in a catchment area based population of elderly schizophrenia patients. *Schizophrenia Research, 147*(2–3), 275–280.

45. Franz, M., Meyer, T., Reber, T. and Gallhofer, B. (2000). The importance of social comparisons for high levels of subjective quality of life in chronic schizophrenic patients. *Quality of Life Research, 9*, 481-489.
46. Reichstadt, J., Sengupta, G., Depp, C.A., Palinkas, L.A. and Jeste, D.V. (2010). Older adults' perspectives on successful aging: qualitative interviews. *American Journal of Geriatric Psychiatry, 18*(7), 567-575.
47. Ibrahim, F., Cohen, C.I. and Ramirez, P.M. (2010). Successful aging in older adults with schizophrenia: prevalence and associated factors. *American Journal of Geriatric Psychiatry, 18*(10), 879-886.
48. Jeste, D.V., Savla, G.N., Thompson, W.K., et al. (2013). Association between older age and more successful aging: critical role of resilience and depression. *American Journal of Psychiatry, 170*, 188-196.
49. Bartels, S.J. and Pratt, S.I. (2009). Psychosocial rehabilitation and quality of life for older adults with serious mental illness: recent findings and future research directions. *Current Opinion in Psychiatry, 22*(4), 381-385.
50. Depla, M.F.I., de Graaf, R., van Weeghel, J. and Heeren, T.J. (2005). The role of stigma in the quality of life of older adults with severe mental illness. *International Journal of Geriatric Psychiatry, 20*, 146-153.

11

노인 조현병 환자의 우울증

Anindditha Vengassery M.D. & John Kasckow M.D.

우울증은 노인 조현병 환자들의 흔한 동반 질환이다. 강조되고 있는 것은 노인에서 조현병의 유병률이 0.5%이므로 이 인구 집단에서 우울 증상 연구가 중요하다는 것이다.[1), 2)] 45세 이상 중장년층의 우울증 유병률은 44~75%에 이른다.[1)] 전 세계적으로 노인 인구의 증가와 우울증의 부정적인 영향, 조현병의 증상은 조현병 환자의 우울 증상 연구의 높은 중요성을 부각시키고 있다.[2)] 우울증은 높은 자살 위험과 함께 조현병 환자에서 흔히 나타나는 동반 질환 중 하나이다. 조현병 환자는 일반 인구에 비해 자살 위험이 8.5배 더 높다.[3)] 조현병의 우울증은 기능장애 및 대인관계 기술 부족과 같은 좋지 않은 결과와 관련이 있다.[4)] 동반 이환된 우울증은 삶의 질, 기능, 전반적인 정신병리 및 동반 이환된 의학적 상태에 부정적인 영향을 미친다. 조현병을 가진 고령의 환자는 종종 다양한 동반 질환과 함께 인지적 결함을 가지고 있어 우울증의 진단을 더욱 어렵게 만든다.[5)] 조현병 환자의 우울 증상을 발견하고 관리하는 것은 조현병 환자의 관리에 중요한 역할을 한다.

이 장의 목표는 조현병 환자의 우울증 영향과 사용 가능한 치료 방법을 검토하는 것으로 Kasckow 등(2008)[5)] 및 Felmet 등(2011)의 고찰에 최신 지견을 더할 것이다. 우리는 노인 조현병 환자에서 임상의가 접할 수 있는 다양한 형태의 우울증에 초점을 맞출 것이다.

조현병의 우울 증상 개요

노인 조현병 환자에서 조현병이 없는 노인 환자에 비해 우울 증상이 더 심한 것으로 보고되었다.[2] Zisook 등이 시행한 45세에서 79세 사이의 조현병 외래 환자 60명과 주요 정신과적 장애가 없는 정상 비교 대상 60명을 대상으로 조사한 연구의 결과는 대조군에 비해 조현병 환자에서 우울증이 더 흔하고 심한 것으로 나타났다. 여러 연구에 따르면 우울 증상은 장애, 질병의 재발, 의욕 상실(demoralization) 및 동기 저하(poor motivation), 자살 위험과 관련이 있는 것으로 나타났다.[8)~11)]

다음 연구들은 우리가 노인 조현병 환자의 우울 증상의 본질을 더 잘 이해하는 데 도움이 되었다. Diwan 등[12]은 도시에 거주하는 인구에서 55세 이상의 조현병 환자 198명을 조사했다. 조현병 그룹은 32%가 임상적 우울증을 가지고 있었고 대조 그룹은 11%였다. 로지스틱 회귀분석에서 우울증 유무와 관련된 6개의 변수는 신체적 질병, 삶의 질, 양성 증상 유무, 친한 친구의 비율, 약물 복용을 통한 대처, 침착함을 통한 갈등 대처였다. 같은 코호트에서 Ryu 등의 종단 연구[13]에서는 환자의 44%에서 지속적인 우울증을 보였고, 30%는 지속적으로 우울하지 않은 상태로 남아 있었고, 26%는 우울증과 우울증이 없는 사이에서 오가는 것으로 보고 되었다. 또 다른 연구[14]에서는 성인 조현병 환자 1,446명을 대상으로 한 혼합 연령 표본에서 동반 이환을 조사한 결과 27.7%가 주요우울증을 동반한 것으로 나타났고 총 56.0%가 강박장애, 물질 남용, 불안 같은 정신장애를 적어도 하나 이상 동반 이환하고 있는 것으로 나타났다.

Meesters 등[2]은 지역사회에 거주하는 네덜란드의 노인 조현병 환자(평균 연령 67세) 99명을 대상으로 자가 보고한 우울 증상을 조사했다. 조현병 그룹에서 47.5%가 임상적으로 우울증을 나타내는 수준의 우울 증상을 보고하였는데 이는 같은 연령대의 12.1%와 대조적이었다. 우울증과 관련된 요인은 기능적인 한계, 만성 신체장애 및 사회적 지원 부족이었다. 같은 코호트에서 실시한 Van Liempt

등[15]의 연구에서는 사회적 기능의 저하는 음성 증상과 우울 증상 모두와 관련이 있는 것으로 나타났다.

앞에서 인용한 50세 이상의 조현병 환자 71명을 대상으로 한 우울증과 인지에 관한 연구에서[4] 우울증의 중증도는 환자의 기억력 및 주의력 과제에서 환자의 수행 능력을 예측했다. 그러나 그것은 환자의 전반적인 기능에는 영향을 미치지 않았다. 이 연구에 따르면 요양원(nursing homes)이나 요양시설(adult homes)에 거주하는 인지 능력에 문제가 없는 환자들은 자신의 욕구가 충족되지 않아 우울증을 더 많이 경험하는 것으로 나타났다.

연구에 따르면 조현병 환자에서 주요우울증 삽화보다 아증후 우울증 증상(subsyndromal depression symptoms)이 더 흔하며, 그 비율은 모든 연령대에서 80%를 넘을 것으로 예측하고 있다.[16), 17)] DSM-5[18]에서 아증후 우울증 은 '기타 특정 우울장애'로 진단될 수 있다. 이 진단은 우울 증상이 사회적 및 또는 직업적 기능 영역에서 심각한 장애를 야기하지만 우울 장애의 기준을 충분히 충족시키지 못할 때 적용된다. 앞서 인용된 Zisook 등의 연구에서는[7] 주요우울 삽화가 없는 조현병 환자의 약 2/3가 적어도 경도 우울 증상(Hamilton Depression Rating Scale score ≥7)을 가지고 있으며 30% 이상의 환자가 우울한 기분, 죄책감, 절망감을 보고했다고 한다. 같은 연구 그룹의 다른 연구[19]에서는 아증후 우울증이 전반적인 정신병리, 양성 및 음성 증상, 의학적 상태의 심각성, 신체적 및 정신적 기능, 불안 및 자살 충동의 악화와 관련이 있음을 보여 주었다.

마지막으로 지역사회에 거주하는 65세 이상의 조현병 환자를 대상으로 한 Graham등[20]의 영국 연구에서는 40%가 노인우울척도(Geriatric Depression Score: GDS) 점수가 4 이상으로 '우울증 가능성(probable depression)이 있는 동반 진단'을 받은 것으로 나타났다.

자살 경향

자살은 65세 이상 성인의 17번째 주요 사망 원인으로 간주된다.[21] Palmer 등은 조현병(18세 이상) 환자의 평생 자살 위험에 대한 메타 분석을 통하여 추정 위험이 4.5%라는 것을 밝혔다.[22] 자살은 또한 조현병 및 우울증 환자의 조기 사망의 주요 원인이다.[23] 조현병 진단을 받은 92명의 환자에 대한 심리 부검 사례에서 환자의 1/3이 40세 이상이었고, 이 중 64%가 우울증으로 진단되었다.[24]

Cohen 등[25]은 지역사회 거주자에 비해 조현병 환자에서 현재 및 평생 자살 유병률이 더 높으며(현재: 10% 대 0.6%; 평생: 56% 대 7%), 과거 자살 시도 횟수도 더 많았다고(30% 대 4%) 보고했다. 자살과 관련된 변수는 아증후 우울증과 어린 시절의 트라우마였다. Kasckow 등[26]은 조현병과 역치 이하의 우울 증상이 있는 중장년층 환자(평균 연령 52.5세)를 표본으로 연구했다. 그들의 연구에서 자살 사고는 우울 증상과 양의 상관관계가 있다고 결론지었지만 나이와는 관련이 없었다. Kasckow 등의 또 다른 연구[27]에서는 조현병과 우울증이 있는 40세 이상 환자 146명의 자살 행동을 조사했다. 로지스틱 회귀 분석은 삶의 질 점수가 낮을수록 자살 경향을 예측하는 반면, 연령, 약물 관리 및 일상 기능은 예측하지 못하는 것으로 나타났다.

Erlangsen 등의 덴마크 코호트 연구[28]에서는 조현병을 앓고 있는 50세 이상 성인의 자살 위험을 조사했다. 그들은 조현병이 없는 사람에 비해 조현병으로 진단된 노인에서 자살 위험이 증가한다는 사실을 발견했다. 그 이전의 연구[29]에서는 자살의 가족력이 있는 243명의 환자를 조사하여 자살 가족력이 없는 5,602명의 환자와 비교했다. 자살의 가족력은 조현병, 단극성 및 양극성 정동장애, 우울 신경증, 성격장애와 같은 다양한 진단을 받은 환자에서 자살 시도의 위험을 유의하게 증가시켰다.

조현병의 우울증과 우울증이 기능, 삶의 질 및 일상 기능에 미치는 영향

많은 연구에서 조현병 환자의 우울증과 삶의 질 사이의 연관성을 보여 주고 있다. 최근 Cohen 등[30)]이 55세 이상 조현병 환자의 삶의 질을 종단적으로 조사했다. 이 연구는 삶의 질이 노년기에 변화가 없는 상태로 가만히 있는 것이 아니라는 것을 확인하였으며, 우울증이 추적 관찰에서 삶의 질을 예측하는 요인이라는 것을 밝혔다. Bowie 등[31)]은 노인 조현병 환자(50~85세)의 신경심리학적 수행, 증상 중증도 및 기능적 능력의 경과를 연구했다. 그들은 대인관계 및 업무 기술이 우울증에 의해 부정적인 영향을 받는다는 것을 발견했다. Roseman 등[32)]은 조현병과 아증후 우울증이 있는 중장년층에서 병식 부족이 음성 증상과 상호작용하여 삶의 질을 저하시킨다는 것을 밝혔다.

약물 요법

조현병의 치료에는 심리사회적 개입과 함께 약물 요법이 포함된다. 노인 조현병 환자의 약물치료에 대한 포괄적인 논의는 제13장에서, 심리사회적 중재에 대한 논의는 제14장과 제18장에서 다루고 있다. 조현병 환자의 우울증 치료를 조사하는 증거 기반 연구는 매우 제한적이다. 아래에서 알려진 바를 살펴보고자 한다. 2001년, Siris 등[33)]은 정신과 의사를 대상으로 조현병 환자의 동반 이환 우울증 치료에 관해 국제적 설문 조사를 실시했다. 이 연구에 따르면 대부분의 미국 임상의가 2세대 항정신병약물과 SSRI를 모두 사용하여 조현병 환자의 우울증을 치료하는 것을 선호한다고 결론지었다. 그러나 같은 연구에서 임상의의 거의 1/4이 항우울제를 전혀 처방하지 않았거나 거의 처방하지 않고 있음을 보여 주었다(미국 정신과 의사의 28%, 전 세계 정신과 의사의 33%).

82건의 시험에서 3,608명의 혼합 연령 연구 참가자를 대상으로 한 체계적 고찰 연구[34]에 따르면 항정신병약물에 항우울제를 추가하는 것이 조현병의 음성 및 우울 증상을 치료하는 데 효과적이라고 한다. 1999년 조현병 및 주요우울증 환자를 위한 전문가 치료 가이드라인[35]에서는 초기에 최적의 2세대 항정신병약물 용량으로 환자를 치료할 것을 권장했다. 우울증이 지속되면 SSRI를 처방에 추가하는 것을 권장하였다. 만약 우울 증상이 계속된다면 venlafaxine이 다음 선택이 될 것이고 bupropion이 뒤를 잇는다.[36] 이러한 지침이 이제 거의 20년이 되었다는 점을 감안할 때 보다 새로운 지침이 만들어져야 하며 노인 조현병 환자를 위한 적절한 전략에 대한 고려가 포함되어야 할 것이다.

노인 조현병 환자에서 항우울제 부가치료를 조사한 연구는 거의 없다. 우울증 증상이 있는 조현병(평균 42.2세) 환자에 대한 초기 위약 대조 연구 3건 중 2건은 fluoxetine이 위약보다 유익하지 않을 수 있음을 시사했다.[37)~39)] Kasckow 등은 2001년[40] 조현병과 우울 증상이 있는 55세 이상의 만성 입원 환자를 대상으로 citalopram에 대한 open-label 연구를 수행했다. 이 연구에서 19명의 환자는 이미 항정신병약물을 복용하고 있었고, 그중 9명은 항우울제 citalopram을 추가 투여하였다. citalopram을 복용한 그룹은 HAMD(Hamilton Depression scale) 점수에서 유의미한 개선을 보여 주었다.

Zisook 등(2009)[41]은 12주 동안 citalopram의 효과와 안전성을 조사하기 위해 40~75세 사이의 조현병 환자 198명을 대상으로 이중 맹검, 무작위, 위약 대조, 2곳에서 연구를 수행했다. 이 연구에서 아증후 우울증은 주요우울증에 대한 9가지 DSM-IV 증상 중 2~4가지가 2주 동안 대부분 나타나는 것으로 정의되었다. 참가자의 거의 90%가 항정신병약물을 복용하고 있었다. 그들은 citalopram 또는 위약 그룹과 함께 '유연한 용량 치료' 계획에 무작위로 할당되었다. Citalopram 치료를 받은 참가자는 위약에 비해 HAMD 및 Calgary depression rating scale(CDRS) 점수로 검증된 우울 및 음성 증상의 개선을 보였다. Kasckow 등[42]은 같은 그룹에서 citalopram 추가 투약이 사회적 기능과 삶의 질 향상으로 이어진다는 것을 보여 주었다. 그러나 신체 기능이나 약물 관리에 대한 개선은 나타나지 않았다. Vahia 등(2013)[43]의 40세 이상 조현병 환자 연구에서는 citalopram을 사용한 증강 요법이 음성 증상, 우울 증상, 삶의 질 및 일부 운동성 지체를 개선한다는 것을 발견했다. 그들은 음성 증상의 개선이 아마도 우울증의 개선에 이차적으로 발생한다고 가정했다.

일반 인구를 대상으로 한 최근 연구에 따르면 clozapine은 quetiapine에 비해 더 높은 항우울 효과가 있고 만성 조현병에서 olanzapine 및 risperidone과 비교 시 동등한 효과가 있다는 것으로 나타났다.[44] Clozapine은 또한 조현병 환자의 자살 행동을 줄이는 데 상당한 긍정적인 효과가 있는 것으로 나타났다. 2002년 FDA 정신약물학 자문 위원회는 조현병 또는 조현정동장애 환자의 자살 행동 치료에 clozapine 사용을 승인했다. 그러나 노인을 대상으로 한 연구는 여전히 부족하다.[45]

심리사회적 치료

노인 조현병 환자에게 약물치료와 병행하는 심리사회적 치료는 필수적이다.[46] 약물은 급성 증상을 개선한다. 다른 심리사회적 치료와 병행하는 심리치료는 아마도 잔류 증상, 사회적 기능 및 전반적인 삶의 질을 향상시키는 것으로 추정된다. 인지행동치료, 적극적인 지역사회 치료, 인지 교정, 가족 심리 교육, 질병 자기 관리 훈련, 지원 고용 및 사회 기술 훈련과 같은 개입은 중년 및 노인 조현병 환자의 전반적인 기능을 개선하는 데 성공적인 것으로 밝혀졌다. 이러한 프로그램은 제14장에 설명되어 있다. 그러나 특별히 노인 조현병 환자의 우울증 치료를 목표로 하는 심리 사회적 치료에 대한 연구 자료는 아직도 부족하다.

요약

1. 중년 및 노인 조현병 환자의 우울증 유병률은 44~75% 범위이며 대다수의

사람들이 아증후 우울증을 나타낸다. 약 1/4의 사람들이 시간이 지남에 따라 우울증과 우울증이 없는 상태 사이를 오간다.

2. 우울증은 삶의 질과 일상 기능에 가장 큰 영향을 미친다.
3. 노인 조현병 환자의 자살 위험은 동일한 연령대보다 더 높다. 우울증은 자살 충동의 가장 강력한 예측 인자이다.
4. 노인에서의 치료는 제대로 연구되지 않았다. 항정신병약물에 항우울제를 추가하면 우울 증상이 감소할 수 있다. 이 인구 집단에서 우울증에 대한 심리사회적 치료와 관련하여 밝혀진 바가 거의 없다.

주석

1. Cohen CI, Meesters PD, Zhao J. New perspectives on schizophrenia in later life: implications for treatment, policy and research, *Lancet Psychiatry* 2015; *2*: 340–350.
2. Meesters PD, Comijs HC, Sonnenberg CM, et al. Prevalence and correlates of depressive symptoms in a catchment-area based cohort of older community-living schizophrenia patients, *Schizophr Res* 2014; *157:* 285–291.
3. Harris EC, Barraclough B. Suicide as an outcome for mental disorders: a meta-analysis, *Br J Psychiatry* 1997; *170:* 205–228.
4. Antonio ED, Serper MP. Depression and cognitive deficits in geriatric schizophrenia, *Schizophr Res* 2012; *134*: 65–69.
5. Kasckow JW, Zisook S. Co-occurring depressive symptoms in the older patient with schizophrenia, *Drugs Aging* 2008; *25*: 631–647.
6. Felmet K, Zisook S, Kasckow JW. Elderly patients with schizophrenia and depression: diagnosis and treatment, *Clin Schizophr Relat Psychoses* 2011; *4:* 239–250.
7. Zisook S, McAdams LA, Kuck J, et al. Depressive symptoms in schizophrenia, *Am J Psychiatry* 1999; *156*: 1736–1743.
8. Kessler RC, McGonagle KA, Zhao S, et al. Lifetime and 12-month prevalence of DSM-III-R psychiatric disorders in the United States, *Arch Gen Psychiatry* 1994; *51*: 8–19.
9. American Psychiatric Association. *Diagnostic and Statistical Manual of Mental Disorders, Text Revision. 3.* Washington, DC: American Psychiatric Association; 2000.

10. Roy A. Suicide in chronic schizophrenia, *Br J Psychiatry* 1982; *141*: 171-177.

11. Johnson DA. Studies of depressive symptoms in schizophrenia, *Br J Psychiatry* 1981; *139*: 89-101.

12. Diwan S, Cohen CI, Bankole AO, et al. Depression in older adults with schizophrenia spectrum disorders: prevalence and associated factors, *Am J Geriatr Psychiatry* 2007; *15*(12): 991-998.

13. Ryu HH, Cohen CI. A longitudinal study of the outcome and associated factors of subsyndromal and syndromal depression in community-dwelling older adults with schizophrenia spectrum disorder, *Am J Geriatr Psychiatry* 2015; *23*: 925-933.

14. Jack T, Robert RA. Psychiatry comorbidity among adults with schizophrenia: a latent class analysis, *Psychiatry Res* 2013; *210*: 16-20.

15. Van Liempt S, Dols A, Schouws S, Stek ML, Meesters PD. Comparison of social functioning in communityliving older individuals with schizophrenia and bipolar disorder: a catchment area-based study, *Int J Geriatr Psychiatry* 2017; *32*: 532-538.

16. Bartels SJ, Drake RE. Depressive symptoms in schizophrenia: comprehensive differential diagnosis. *Compr Psychiatry* 1988; *29*(5): 467-483.

17. Leff, J. Depressive symptoms in the course of schizophrenia. In *Depression in Schizophrenia*, ed. LE DeLisi, Washington, DC: American Psychiatric Press; 1990. 3-23.

18. American Psychiatric Association. *Diagnostic and Statistical Manual of Mental Disorders, DSM-V*. Washington, DC: American Psychiatric Association; 2013.

19. Zisook S, Montross L, Kasckow J, et al. Subsyndromal depressive symptoms in middle-aged and older persons with schizophrenia, *Am J Geriatr Psychiatry* 2007; *15*(12): 1005-1014.

20. Graham C, Arthus A, Howard R. The social functioning of older adults with schizophrenia, *Aging Ment Health* 2002; *6*: 149-153.

21. Centers for Disease Control and Prevention (CDC). Suicide facts at a glance 2015; stacks.cdc.gov/view/cdc/21865/cdc_21865_DS1.pdf (accessed October 2018).

22. Palmer BA, Pankratz VS, Bostwick JM. The lifetime risk of suicide in schizophrenia: a reexamination, *Arch Gen Psychiatry* 2005; *62*: 247-253.

23. Kaskow JW, Golshan S, Zisook S. Does age moderate the relationship between depressive symptoms and suicidal ideation in middle aged and older patients with schizophrenia and subthreshold depression? *Am J Geriatr Psychiatry* 2014: *22*(5): 437-441.

24. Heilä H, Isometsä ET, Henriksson MM, et al. Suicide and schizophrenia: a nationwide psychological autopsy study on age- and sex-specific clinical characteristics of 92 suicide *victims with schizophrenia, Am J Psychiatry* 1997; *154*: 1235-1242.

25. Cohen CI, Abdallah GC, Diwan S. Suicide attempts and associated factors in older adults with schizophrenia, *Schizophr Res* 2010; *119*: 253-257.
26. Kasckow J, Golshan S, Zisook S. Does age moderate the relationship between depressive symptoms and suicidal ideation in middle aged and older patients with schizophrenia and subthreshold depression? *Am J Geriatr Psychiatry* 2014; *22*(5): 437-441.
27. Kasckow J, Montross L, Golshan S, et al. Suicidality in middle aged and older patients with schizophrenia and depressive symptoms: relationship to functioning and quality of life, *Int J Geriatr Psychiatry* 2007; *22*: 1223-1228.
28. Erlangsen A, Eaton WW, Mortensen PB, Conwell Y. Schizophrenia: a predictor of suicide during the second half of life, *Schizophr Res* 2012; *134*(2-3): 111-117.
29. Roy A. Family history of suicide, *Arch Gen Psychiatry* 1983; *40:* 971-974.
30. Cohen CI, Vengassery A, Aracena EF. A longitudinal analysis of quality of life and associated factors in older adults with schizophrenia spectrum disorder, *Am J Geriatr Psychiatry* 2017; *25*(7): 755-765.
31. Bowie CR, Reichenberg A, Patterson TL, Heaton RK, Harvey PD. Determinants of real-world functional performance in schizophrenia subjects: correlations with cognition, functional capacity, and symptoms, *Am J Psychiatry* 2006; *163*(3): 418-425.
32. Roseman AS, Kasckow J, Fellows I, et al. Insight, quality of life, and functional capacity in middle-aged and older adults with schizophrenia, *Int J Geriatr Psychiatry* 2008; *23*(7): 760-765.
33. Siris SG, Addington D, Azorin J, Calinescu E. Depression in schizophrenia: recognition and management in the USA, *Schizophr Res* 2001; *47*: 185-197.
34. Helfer B, Samara TM, Huhn M, et al. Efficacy and safety of antidepressants added to antipsychotics for schizophrenia: a systematic review and meta-analysis, *Am J Psychiatry* 2016; *173*(9): 876-886.
35. McEvoy JP, Scheifler PL, Frances A. The Expert Consensus Guidelines Series: treatment of schizophrenia, *J Clin Psychiatry* 1999; *60*(Suppl 11): 1-80.
36. Alexopoulos GS, Streim J, Carpenter D, Docherty JP; Expert Consensus Panel for Using Antipsychotic Drugs in Older Patients. Using antipsychotic agents in older patients, *J Clin Psychiatry* 2004; *65*(Suppl 2): 5-99.
37. Micallef J, Fakra E, Blin O. Use of antidepressant drugs in schizophrenic patients with depression, *Encephale* 2006; *32*: 263-269.
38. Eiber R, Even C. Actual approaches to post-psychotic depression, *Encephale* 2001; *27*(4):

301-307.

39. Hausmann A, Fleischhacker WW. Depression in patients with schizophrenia, *CNS Drugs 2000; 14*(4): 289-299.

40. Kasckow JW, Mohamed S, Thallasinos A, et al. Citalopram augmentation of antipsychotic treatment in older schizophrenia patients, *Int J Geriatr Psychiatry* 2001; *16*(12): 1163-1167.

41. Zisook S, Kasckow JW, Golshan S, et al. Citalopram augmentation for subsyndromal symptoms of depression in middle-aged *and older outpatients with schizophrenia and schizoaffective disorder: a randomized controlled trial, J Clin Psychiatry.* 2009; *70*(4): 562-571.

42. Kasckow J, Lanouette N, Patterson T, et al. Treatment of subsyndromal depressive symptoms in middle-aged and older adults with schizophrenia: effect on functioning, *Int J Geriatr Psychiatry* 2010; *25*(2): 183-190.

43. Vahia IV, Lanouette NM, Golshan S, et al. Adding antidepressants to antipsychotics for treatment of subsyndromal depressive symptoms in schizophrenia: impact on positive and negative symptoms, *Indian J Psychiatry* 2013; *55*: 144-148.

44. Nakajima S, Takeuchi H, Fervaha G, et al. Comparative efficacy between clozapine and other atypical antipsychotics on depressive symptoms in patients with schizophrenia: analysis of the CATIE Phase 2E data, *Schizophr Res* 2015; *161*: 429-433.

45. Gareri P, De Fazio P, Russo E, et al. The safety of clozapine in the elderly, *Expert Opin Drug Saf* 2008; *7*(5): 525-538.

46. Mueser KT, Deavers F, Penn DL, Cassisi JE. Psychosocial treatments for schizophrenia, *Annu Rev Clin Psychol* 2013; *9*: 465-497.

Section 5 치료와 서비스

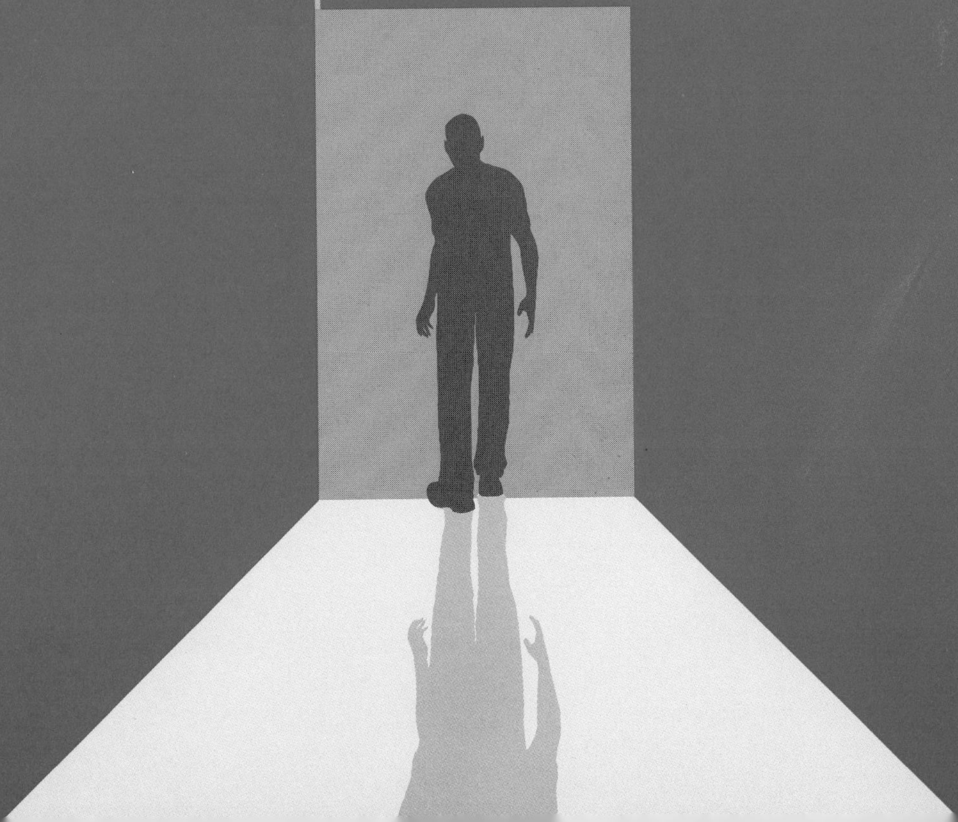

Schizophrenia and Psychoses in Later Life

12 지역사회 치료의 필요성

Paul D. Meesters

이 장에서는 노인 조현병 환자의 객관적 및 주관적인 환경적 · 신체적 · 심리적 · 사회적 요구를 살펴보고, 이러한 요구와 관련된 개인 및 사회정치적 요인을 알아볼 것이다. 과거와 달리 오늘날 대부분의 노인 환자는 지역사회에 거주한다. 이는 그들의 요구가 어떤 것인지, 그 요구를 충족시키기 위해 어떤 서비스를 제공해야 하는지 결정하는 데에 큰 영향을 미친다.

증례 연구 12-1

73세인 Mr. C는 조부모 밑에서 자랐다. 학교를 졸업한 후 여러 직장을 다녔다. 21세에 군에 입대하여 군 경력을 쌓았다. 훈련을 받기 시작한 초기부터 혼돈을 겪었다. 그는 종교 문제에 대해 끊임없이 이야기했고 군 기지에서 알몸으로 돌아다니다가 발견되었다. 결국은 설득되어서 정신병원에 가게 되었고 거기서 투약을 받기 시작하였다. 그는 조현병으로 진단받았다. 그는 병원에서 조기 퇴원한 뒤 출항했다. 그 후 몇 년 동안 심한 망상의 재발로 자주 사회적으로 소란을 일으키고 그로 인하여 재입원하게 되는 일이 빈번하였다. 그는 반복적으로 약물 복용을 중단하고 얼마 후 외래 정신건강 서비스를 중단했다. 그 사이 결혼을 해서 두 딸을 두었지만 아내는 재입원 후 그의 곁을 떠났다. 몇 년 동안 노숙자 시설에서 지내다 자신의 집을 마련할 수 있었다. 외향적인 성격으로 매일 여러 사람을 만났지만 그의 집에는 다른 사람이 한 번도 방문하지 않았다. 66세 때 창밖으로 생활용품을 던지고, 초조, 편집증, 환시를 보여 비자발적으로 재입원하게 되었다. 이때 그의 걸음걸이는 불안정하였고 몇 번 넘어지기도 하였다. 결국 그는 항정신병약물 복용을 받아들였다. 당뇨병과 만성 폐쇄성 폐질환 진단도 받았고 결국 이제는 보행기가 필요하게 되었다. 조현병과 관련된 신경인지 결핍 외에도 가벼운 기억장애가 있었는데 이는 이전의 알코올 남용 기간과 관련이 있을 수 있는 것으로 기록되었다. 병세가 안정된 후 그는 정신질환이 있는 노인들을 위한 특별 시설이 있는 주거용 주택에 입주하는 것을 받아들였다. 그는 이곳에 상당히 쉽게 적응했다. 종교적인 가정에서 자란 그는 다시 교회에 다니기 시작했으며 교회의 자원봉사자 중 한 명이 자주 방문하였다. 밝게 장식된 그의 방은 그가 수집해서 수리하는 전기 기기들로 가득 차 있었다. 두 딸이 요즘 어디에 사는지 묻자 그는 잘 알지도 못하고 신경도 쓰지 않는다고 이야기하였다.

서론

조현병을 앓고 있는 사람들에게 적절하고 포괄적인 서비스를 제공하기 위해서는 치료에 대한 구체적 요구 사항을 이해하는 것이 전제 조건이다. 개인 차원에서는 임상의가 개인 맞춤형 고품질 치료를 제공하는 데 도움이 된다. 그룹 차원에서는 서비스 제공자와 정책 입안자에게 정신건강 및 사회 복지 서비스를 이 인구 집단에 맞출 수 있도록 정보를 제공한다. 조현병 환자는 종종 복잡한 요구 사항을 가지고 있다. 환자들에게 필요한 것은 물론 보편적인 것(예: 주택)도 있지만, 많은 경우 조현병이라는 심각하고 파괴적인 정신장애를 갖고 살아가야 하는 상황에서 필요한 특수한 요구 사항들이다. 정신건강 관리에서는 전통적으로 임상 지향적 요구(예: 정신병 증상의 치료)에 초점이 맞추어져 왔다. 그러나 최근에는 주관적이거나 실존적인 특징(예: 삶의 의미 찾기)의 요구를 인정하는 보다 넓은 범위로 옮겨

가는 것으로 보인다. 이러한 포괄적인 관점은 요구의 복잡한 상호 관련성을 잘 반영하고 있는 것으로 보인다. 예를 들어, 삶의 목적을 경험한 사람은 약을 복용하거나 더 건강한 생활 방식을 택하려는 동기가 더 커질 것이다. 요구에 대한 접근 방식의 기본 전제 조건은 환자 자신의 관점을 포함하는 것이다. 그렇게 하면 직원의 눈에 띄지 않거나 과소평가된 요구 사항을 부각시키게 될 것이다. 또한 환자의 의견을 존중하면 전문 간병인과의 협력 및 협의가 개선될 수 있다. 요구 사항의 우선순위를 정하는 데 있어 환자와 환자에게 중요한 다른 사람들 간에 차이가 있는 것은 당연하다. 오늘날 조현병 치료 서비스를 개발함에 있어서 환자 선호도가 강조되어야 한다는 점에는 논란의 여지가 없다.[1]

젊은 조현병 환자를 대상으로 한 연구에 따르면 치료에 대한 요구 사항은 광범위하고 이질적이라는 것이 입증되었다.[2] 충족되지 않은 요구의 정도는 환자 특성(예: 증상의 중증도) 및 외부 요인(예: 서비스 제공) 모두와 관련이 있다. 환자들은 일상 활동, 회사 및 친밀한 관계를 포함하여 심리사회적 요구가 가장 자주 충족되지 못하는 것으로 보고하는 경향이 있다.[3] 다양한 연구에 따르면 환자가 평가한 충족되지 않은 요구의 비율이 높을수록 주관적 삶의 질이 낮아지는 것과 밀접하게 관련되어 있는 것으로 보고되고 있다.[4), 5)] 또한 충족되지 않은 요구를 충족시키는 것이 주관적인 삶의 질을 향상시킬 수 있다는 종단적 증거가 있지만[6] 인지된 삶의 질을 평가하는 다양한 항목이 요구의 영역과 관련되어 있으므로 이 관계의 해석에는 주의가 필요하다. 노화와 관련된 변화(예: 신체적 질병, 사회적 상실)로 인하여 새로운 돌봄 요구가 발생하거나 기존 요구의 수정이 필요할 수 있다. 노인 조현병 환자가 매우 많음에도 불구하고 이들의 구체적인 요구들은 아직 제대로 이해되지 못하고 있다.

요구의 평가

요구(Needs) 개념의 타당성은 지나치게 단순화되어 있으며, 복잡하고 고도로 개인화되어야 하는 돌봄(care)의 성격을 제대로 반영하지 못한다는 비판을 받아왔다.[7] 그럼에도 불구하고 이러한 단점을 염두에 둔다면 요구에 대한 평가는 일상적인 임상 진료에서 합리적인 출발점이 될 수 있다. 이는 환자뿐 아니라 직원과 가족도 어떤 문제가 관련성이 있는지 어떤 치료 목표가 우선시 되어야 하는지를 결정하는 데 도움이 된다. 치료 효과를 주기적으로 평가하고 조정할 수 있는 잘 협의된 치료 계획을 만드는 데 좋은 영향을 줄 것이다.

일반적인 정의에 따르면 돌봄에 대한 요구는 질병이나 장애에 대해 효과적이고 수용 가능한 개입 방법이 있는 경우를 가리킨다.[8] 이 정의는 원칙적으로 또는 현실적으로 충족할 수 없는 요구(예: 파트너를 원함)를 포함하지 않는다. 어떤 요구는 더 중립적(예: 주택)이고 어떤 요구는 더 주관적인(예: 회사) 특성을 가지지만 요구에 대한 평가에는 불가피하게 가치 판단이 포함될 수밖에 없다. 따라서 요구는 최소한 환자와 바람직하게는 (비)공식적인 보호자(carer)의 요구 사항을 포함하여 다양한 관점에서 평가하는 것이 바람직하다. 충족된 요구는 개인이 특정 영역에서 어려움을 겪었으나 현재 적절하게 돌봄을 받고 있는 상황을 말한다. 충족되지 않은 요구는 개인이 적절한 치료나 적절한 수준의 돌봄을 받지 못한다고 여길 때를 말한다.

돌봄의 요구를 포괄적으로 평가하기 위해 여러 도구가 개발되었다. Camberwell Assessment of Need for the Elderly 캠버웰 노인요구도 평가(CANE)[9]는 2000년에 도입되었으며 현재 노인의 요구를 평가하기 위해 가장 잘 연구된 도구이다. CAN Camberwell Assessment of Need)[10]에서 파생된 CANE는 환경, 신체적, 심리적, 사회적 요구의 24개 영역을 다루는 반구조화된 인터뷰이다. 각각의 영역에서 요구가 존재하지 않음, 존재하지만 충족됨, 또는 존재하지만 충족되지 않음으로 평가된다. 환자, 직원, 그리고 가능한 경우 비공식 보호자와의 인터뷰를 통하여 각각 서로 비교할 수 있는 특정 요구의 개요를 얻을 수 있다.

노인 조현병 환자의 요구에 대한 연구

노인 조현병 환자의 돌봄 요구에 대해 구체적으로 조사한 연구는 소수에 불과하다. McNulty 등은 스코틀랜드의 관할 구역에서 58명의 환자(평균 연령, 75세)를 대상으로 연구했으며 연구 참가자의 64%가 지역사회에 거주했다.[11] 요구는 이후에 도입된 CANE과는 다소 다른 평가를 적용한 Cardinal Needs Schedule로 평가되었다. 많은 환자에서 보고된 높은 수준의 충족되지 않은 요구는 이 그룹에 대한 돌봄 수준에 대한 우려를 불러일으켰다. 그러나 이 연구는 서비스가 현저히 부족하고 사회경제적으로 열악한 지역에서 수행되었기 때문에 결과의 일반화 가능성에 의문이 제기되었다. Auslander와 Jeste의 북미 연구는 소비자 기반 설문지를 사용하여 조현병 및 관련 장애를 가진 안정된 외래 환자(평균 연령, 55세) 72명의 편의적 표본에서 다양한 요구에 부여된 우선순위를 조사했다. 참가자들은 신체적 건강과 기억력 향상에 가장 높은 우선순위를 부여했으며 사회적 기능과 관련된 요구 사항도 높게 평가했다. 요구가 충족되었는지 여부는 평가되지 않았다. 97명의 환자(평균 연령, 66세, 62%는 조현병 진단)를 대상으로 한 호주의 편의적 표본을 대상으로 한 연구에 따르면 다른 요구와 달리 대부분의 사회적 요구 사항(CANE로 측정)이 충족되지 않은 것으로 나타났다.[13] 충족되지 않은 주요 사회적 요구 사항은 회사, 일상 활동 및 가까운 친구를 갖는 것이었다.

우리 그룹은 CANE를 적용하여 네덜란드 암스테르담의 정신과 서비스가 잘 갖추어진 관할구역에서 114명의 노인 조현병 환자의 요구를 기록하였다.[14] 평균적으로 환자(평균 연령, 69세)는 총 7.6개의 요구 사항을 보고했으며, 이는 직원이 보고한 8.6개의 요구 사항보다 약간 낮은 수치이다. 환자와 직원 모두 5개 가운데 하나의 요구 사항은 충족되지 않은 것으로 평가했다. 환자와 직원은 개별 요구 영역에서 약간의 차이가 있기는 하지만 대부분의 요구 사항의 존재에 대해서는 의견 일치를 보였다. 환자와 직원 모두 심리적 및 사회적 영역 내의 요구가 환경 및 신체적 요구보다 충족되지 않은 경우가 훨씬 더 빈번하다고 하였다. 충족되지 않은 요구의 총 수는 여러 환자 변수와 상관관계가 있었으며, 자가 보고 삶의 질과 가장 강력한 연관성을 보이며 충족되지 않은 요구는 분산의 36%를 차지했다.

확실히, 제한된 증거로 인하여 노인 조현병 환자의 돌봄 요구에 대한 확고한 결론을 도출하는 것은 불가능하다. 그럼에도 불구하고, 패턴은 젊은 인구에서의 보다 광범위한 조사 결과와 유사하다. 사회경제적 조건이 보다 기본적인 영역(예: 숙박시설, 소득)의 요구를 충족시키고 있다면 가장 타당한 미충족 요구는 사회적 및 심리적 영역이었다. 젊은 인구의 경우 이러한 영역의 요구가 다른 요구보다 더 오래 지속되는 경향이 있다는 것이 입증되었다.[15]

이러한 충족되지 않은 요구에 대한 소견이 조현병에 얼마나 특이적인지 의문을 가질 수 있다. 예를 들어, 네덜란드의 노인 우울증 외래 환자에 대한 연구에서 심리적 고통, 주간 활동 및 친구가 가장 자주 보고된 충족되지 않은 요구 중 하나였다.[16] 지역사회에 거주하는 치매 노인,[17] 1차 진료를 받는 노인 환자,[18] 보호 주택에 거주하는 노인[19] 사이에서도 심리적 · 사회적 미충족 요구가 상당한 빈도로 보고되었다. 대체로 충족되지 않은 심리적 · 사회적 요구가 빈번하게 보고된다는 점에서 노인 조현병 환자들이 그렇게 예외적이지 않아 보인다. 대부분의 경우 이러한 요구는 일반적으로 노화와 관련이 있으며 이러한 유형의 요구에 대해 제공되는 제한된 공식적 지원과 관련이 있을 가능성이 높다.

요구 사항 영역

요구의 특정 영역을 정의하는 것은 인위적이고 임의적인 과정이 될 수밖에 없다. 다양한 요구 사항을 쉽게 구별할 수 있는 영역으로 분류하는 것도 마찬가지이다. 예를 들어, 숙박 시설의 필요성은 기본적인 요구 사항(머리 위로 지붕이 있어야 함)과 사회적 요구 사항(다른 사람을 쉽게 만날 수 있는 것)을 모두 포함한다. 다음으로, 요구는 단독으로 존재하는 것이 아니라 서로 영향을 주고받는다. 소득이 없으면 교통시설 이용이 어려워 다른 사람과의 만남에 장해가 되는 등의 문제가 발생할 수 있다. 이러한 상호 연관성을 염두에 두고 비슷한 특성을 공유하는 요구 영역을 식별하는 것이 유용하다.

환경적 요구

이는 소득, 식량, 주택과 같은 기본적인 요구를 의미한다. 분명히, 사회경제적 생활 수준이 낮은 국가에서는 이러한 요구가 충족되지 않는 경우가 더 많고 충족하기도 더 어려울 것이다. 또한, 이는 부의 분배가 더 불평등한 국가에도 적용될 수 있다. 유럽의 한 대규모 연구에 따르면 젊은 조현병 환자의 경우 빈곤, 실업 및 관련 문제가 더 심각한 대도시 지역에서 충족되지 않은 요구가 더 많은 것으로 나타났다.[20] 제한된 재정적 자원으로 인해 중증 정신질환을 앓고 있는 많은 사람은 사회보장 시스템에 의존하고 있기 때문에 이러한 시스템에서 보장 범위가 부족하거나 불완전하면 위험에 처할 수 있다. 다음으로, 이용 가능한 지원 시스템이 있다고 하더라도 조현병 환자는 이러한 지원 시스템에 접근하는 데 어려움을 겪을 수 있다. 정보 부족, 일반적으로 접촉에 대한 두려움 또는 기관에 대한 피해적인 사고는 이러한 서비스를 통해 그들이 지원받을 수 있는 혜택에 영향을 주게 된다.

노인 조현병 환자는 적절한 주거와 숙박 시설을 구하는 것이 어려운 일인 경우가 많다. 과거와 달리 오늘날에는 이들의 대다수가 지역사회에 거주한다(제2장 참조). 이것이 그 자체로 긍정적인 발전으로 보일 수 있지만 노년에 독립적으로 계속 살기 위해 적절한 지원이 필요한 경우가 많다는 것을 인식하는 것이 중요하다. 조현병 환자가 종종 신체 관리, 가계 또는 재정 관리와 관련된 일에 대한 지원이 필요하다는 것은 일반 노인과 마찬가지이다. 이들은 적절한 시설에 접근하는 데 장애가 있을 뿐 아니라 이러한 유형의 요구를 제공하는 직원 역시 환자가 때때로 보이는 특정 습관이나 기이함으로 인하여 어려움을 겪을 수 있다. 이러한 점 때문에 정신건강 서비스에서 제공하는 상담 및 조언이 이들에게 도움이 되는 경우가 많다. 주거 시설이나 요양원에 거주하는 환자의 경우도 마찬가지이다.

신체적 요구

나이가 들어감에 따라 조현병 환자를 돌보는 데 있어 신체적 요구가 더 두드러지게 된다. 조현병에서 일어나는 가속화된 노화 과정은 많은 환자의 생물학적 나이가 실제 나이보다 훨씬 앞선다는 것을 의미한다. 유전적, 질병 특이적, 생활양식 및 치료 관련 요인이 이러한 현상을 설명한다(제7장 및 제 9장 참조). 다른 잠재적으로 기여하는 요인은 스트레스 수준의 만성적인 상승, 일반 의료에 대한 접근의 제한 또는 부적절한 돌봄 조정이다. 조현병 환자의 가장 흔한 사망 원인은 심혈관 질환이다. 심혈관계 위험 인자의 선별, 모니터링 및 예방을 구현하기 위한 지침이 개발되었다.[21] 그러나 이러한 지침은 임상 진료에서 종종 지켜지지 않거나 부분적으로만 지켜진다. 주요 의학적 장애 이외에 감각 결손, 이동성 감소, 요실금 등은 환자의 웰빙 및 독립적인 기능에 영향을 주는 것들이다.

노인 조현병 환자들은 발견되지 않거나 제대로 치료되지 않은 의학적 장애를 갖고 있을 위험이 있다. 여기에는 개인적 요인과 시스템 요인 모두가 관여한다. 조현병의 증상은 의료에 대한 접근성을 감소시키는 원인이 될 수 있다. 예를 들어, 한 연구에서는 양성 증상의 비율이 높을수록 4가지 일반적인 의학적 장애의 부적절한 치료와 관련이 있음을 보여 주었다.[22] 다음으로, 조현병 환자가 그들의 임상적 필요성에 맞는 치료를 받지 못하는 경우가 많다는 강력한 지표가 있다. 예를 들어, 30년 동안 이환율, 사망률 및 의료의 질을 기록한 대규모 등록 기반 핀란드 연구[23]에서 조현병 환자는 관상 동맥 심장 질환으로 인한 입원 위험이 증가하고 사망률도 현저히 증가하는 것으로 나타났다. 그러나 조현병 환자는 또래에 비해 고지혈증약이나 고혈압약을 덜 처방받았다. 이러한 연관성은 연령에 따라 달라지지 않았으며, 이는 젊은 환자와 노인 환자 모두 이러한 위험에 노출되었음을 의미한다. 이 연구는 이러한 격차의 근본적인 요인을 명확히 밝힐 수는 없었지만, 치료진의 부정적인 역전이가 이러한 과소 치료를 부분적으로 설명할 수 있다.

심리적 요구

양성 정신병적 증상은 나이가 들면서 다소 약화되는 경향이 있음에도 불구하고 조현병을 앓고 있는 전체 노인의 적어도 절반은 지속적인 증상 완화에 도달하지 못하고,[24, 25] 예를 들어 침입적인 목소리 환청 또는 무서운 망상과 같은 부담을 계속 안고 살아가고 있다. 그럼에도 불구하고 많은 환자는 질병의 진행 과정에서 자신의 증상에 대처하는 방법을 찾는다.[26] 동시에, 노인 환자들은 오늘날 조현병을 앓고 있는 젊은 사람들이 이용할 수 있는 기술 훈련[27]으로부터 이익을 얻을 기회가 없었다는 것을 인식해야 한다. 그들의 병에 대한 정보도 마찬가지이다. 조현병 진단과 그 결과에 대해 사람들에게 알리는 것은 조현병을 앓고 있는 대부분의 노인들이 병에 걸렸던 당시의 규범에서는 예외였다. 흥미롭게도 요구에 대한 연구에서 참가자의 11%가 자신의 질병에 대한 정보와 관련하여 충족되지 않은 요구가 있다고 보고하였지만 직원 중 누구도 그렇게 보고하지는 않았다.[14]

정신병적 증상은 그 성질상 쉽게 간과되지 않지만 조현병과 함께 자주 발생하는 다양한 정신과적 동반 질환은 그렇지 않다. 우울장애, 불안장애, 외상 후 스트레스 장애 및 물질 남용이 높은 순위를 차지한다. 많은 노인 환자는 우울한 기분에 주의를 기울이지 않는 경향이 있고, 직원이나 가족은 기분 관련 증상을 노년의 자연스러운 현상으로 해석하는 경우가 너무 많다. 같은 맥락에서 사회적으로 위축되거나 사회적 접촉을 적극적으로 피하는 환자의 불안 또는 공포증 관련 증상을 너무 쉽게 정신병과 관련된 것 때문으로 이해해 버릴 수 있다. 또한, 최근에는 많은 조현병 환자가 젊었을 때뿐만 아니라 질병의 진행 과정에서 외상적 경험을 겪었다는 것이 인식되고 있다.[28] 노인 조현병 환자에서 외상 후 스트레스 장애의 유병률에 대한 구체적인 연구는 발표되지 않았다. 젊은 사람의 경우 외상 후 증상에 대한 특별한 치료 개입을 제공하는 것이 치료 방법의 일부로 빠르게 인정되고 있다.[29] 다시 한번 말하지만, 전문 심리치료사의 부족이나 노년에는 그러한 개입이 노력할 가치가 없다는 낙인 찍는 생각 때문에 외상적 경험에 대한 인식으로부터 해택을 받는 노인 환자는 거의 없다. 마지막으로, 노년기에 물질 남용이 종종 발견되지 않거나 과소평가된다는 일반적인 소견은 노인 조현병 환자에게도 적용된다. 이 문제는 도움을 받기를 꺼리거나 정신건강 서비스의 시야에서 벗어난 사람에게는 훨씬 더 클 것이다.

사회적 요구

제10장에서 광범위하게 검토한 바와 같이 노인 조현병 환자의 사회적 성취도는 일반 노인의 사회적 성취도보다 훨씬 낮다. 본질적으로 이것은 환자가 장애의 초기 단계부터 짊어지고 있는 사회적 흉터와 관련이 있다. 결정적인 단계에서 많은 환자들이 교육 및 직업 기회는 물론 친밀한 관계와 우정을 쌓을 기회를 놓쳤다. 사회적 기술의 지속적인 손상으로 인해 그들의 네트워크는 점점 더 작아지고 사회적 고립은 지속된다. 노인 조현병 환자의 네트워크 크기가 건강한 또래의 네트워크 크기에 비해 작기 때문에,[30] 요구 사항에 대한 지원을 제공하기 위해서는 공식적인 보호자에게 더 큰 부담이 가게 된다(제17장 참조). 동시에 사회적 기능의 수준은 환자마다 현저하게 다르다. 가장 중요한 것은, 나이가 들어감에 따라 상당수 환자의 사회적 기능이 의미 있게 향상될 수 있으며 질병 경과의 초기보다 사회적 기회에 더 개방적이라는 점이다.

젊은 조현병 환자를 대상으로 한 많은 연구에서 사회적 요구가 다른 유형의 요구를 능가하는 것으로 나타났다.[3] 노년기 환자들을 대상으로 한 제한된 수의 연구에서도 비슷한 결과가 보고되었다. 우리 연구[14]에서 환자에 따라 가장 흔한 두 가지 충족되지 않은 요구는 친구(24%)와 주간 활동(16%)이었다. 직원은 친구(29%)와 주간 활동(28%) 모두에서 훨씬 더 높은 비율로 충족되지 않은 요구를 평가하고 있다.

요구의 충족

특정 요구를 충족하기 위해 어떤 유형의 개입이 필요하고 누가 이와 같은 개입을 하는 것이 바람직한지는 분명히 요구 사항의 유형에 따라서 다르다. 이 책의 여러 장에서 특정 요구 영역에 대한 개입을 다루고 있다(예: 사회기술 훈련 및 인지행동 전략, 그리고 사회 통합과 건강 관리를 통합하는 모델 프로그램, 제14장 참조). 요구를 충족시키기 위한 실질적인 조치들의 조정 과정에는 그 요구가 정신건강 서비스만으로 합리적으로 제공될 수 있는 자원을 넘어서는 경우 어떻게 해야 할지에 대한 보다 근본적인 고민이 있다. 이것은 몇 가지 기본적인 요구 사항(예: 재정 지원 또는 적절한 숙소 제공)에 대해서는 확실히 해당된다. 그러나 그러한 것은 또한 다른 사람을 만나고 만족스러운 삶을 영위하는 것과 같은 보다 복잡한 요구 사항에 대한 지원과 관련이 있으며, 이는 사회적 포용 및 사회적 통합에 대한 정당한 갈망과 직접적으로 관련되어 있다. 정신건강 서비스는 이와 관련하여 충분한 도움을 제공할 수 있는 적절한 수단이 부족할 뿐만 아니라, 더 중요한 것은 이러한 요구를 충족시키는 것이 사회 전체가 책임져야 하는 과제로 간주되어야 한다는 것이다. 이러한 과제를 정신건강 서비스에만 맡기는 것은 중증 정신질환에 대한 낙인의 또 하나의 예이다.

심리사회적 재활의 클럽하우스 모델은 1948년 뉴욕시의 샘솟는 집(Fountain House)에서 시작되었으며[31] 현재 많은 서구 국가에서 제공되고 있는 잘 확립된 시설이다. 클럽하우스를 위한 자금 출처는 국가 및 지역 상황에 따라 다양하며 정부, 정신건강, 사회 서비스 및 민간 자금이 있다. 클럽하우스의 목표는 회원들이 직업적으로 생산적이고 사회적으로 만족스러운 삶을 영위할 수 있도록 돕는 것이다. 참가자들은 회복을 촉진하는 재활 환경에서 직원들과 함께 일함으로써 클럽하우스 운영에 기여한다. 이는 삶의 질과 사회적 관계에 긍정적인 영향을 미치는 것으로 보고되었다.[32] 사회 재통합의 수단으로 교육과 취업 알선에 중점을 두고 있는 클럽하우스에는 주로 젊은 성인이 참여하고 있으며 노인 참가자는 소수이다. 중증 정신질환을 앓고 있는 노인들을 위한 유사한 시설은 여전히 매우 부족하다.

젊은 성인과 달리 노년의 회복은 주로 현재에 초점을 맞추고 있다. 정신건강 서비스가 조현병을 앓고 있는 노인의 심리적 · 사회적 요구를 충족시키는 데 어떤 역할을 할 수 있는지, 그리고 관련 사회시설과 지자체와 어떻게 협력할 수 있는지 설명하기 위해 종종 정신질환(주로 조현병; [Box 12-1])을 앓는 노인에게 환영받고 부담스럽지 않는 사회적인 환경을 제공하는 네덜란드의 새로운 시설인 New Club의 사례를 여기서 소개하고자 한다.

[Box 12-1] New Club

2011년에 설립된 New Club은 자립과 사회 참여를 촉진하고 참가자의 회복탄력성에 기여하는 것을 목표로 활동을 제공하고 있다. 그것은 암스테르담(네덜란드)의 오래되고 활기찬 동네에 있는 커뮤니티 센터에 위치해 있어 센터에서 활동에 참여하는 다른 연령대 그룹과의 교류를 용이하게 한다. New Club은 지역 정신건강 단체(GGZ inGeest)와 복지 서비스(Combiwel)가 협력하여 운영되고 있으며 지역 의회가 자금을 지원한다. 약 20명의 비교적 안정적인 참가자 군이 New Club에 참석하며, 일부는 보호 시설에 거주하지만 대부분은 독립적으로 생활한다. 필요한 경우 참가자에게 회의에 참석할 수 있는 교통편의가 제공된다. 참가자의 연령은 60세에서 80세 사이로 다양하며 평균은 70세 정도이다. 남성이 여성에 비해 약간 많다. New Club의 세 가지 주요 구성 요소는 다음과 같다. ① 주 1회 점심 식사를 겸한 주간 활동(예: 피트니스, 그림 그리기, 게임); ② 주 1회 요리와 노래를 포함한 저녁 식사; ③ 주 1회 나들이(예: 영화관, 하이킹, 박물관). 활동은 잘 훈련된 활동 코디네이터가 여러 자원 봉사자와 함께 조정하고 감독한다. 가능한 한 참가자는 채택된 활동의 선택과 설계에 있어서 주도권을 가진다. 정신건강 기관은 경험이 풍부한 정신과 간호사를 파견하여 시설 직원을 지도한다.

한 정성적 질적 연구는 New Club이 다양한 수준에서 참가자의 심리적 · 사회적 요구에 어떻게 기여하는지를 보여 주었다.[33] 개인 수준에서 참가자는 매우 기본적인 성취를 통해 이익을 얻을 수 있다. 이것은 일부 참가자들에게 시설에 참석하는 것이 그 자체로 긍정적인 성취라는 관찰에 의해 잘 드러난다. 다음으로 이 시설에서는 자신이 있는 그대로의 모습으로 있을 수 있다는 참가자들의 표현이 중요한 측면으로 드러났다. 그들의 경험의 예외적인 특성과 관련하여, 조현병을 앓고 있는 많은 노인들은 그들을 이상하게 보거나, 웃기는, 심지어 위협적인 존재로 여겨지는 경험을 공유했다. 이 시설은 종종 환자들에서 내면화된 이러한 낙인[34]을 중화시킨다. 사회적 차원에서는 환영받는 환경에서 다른 사람들과 교류할 수 있는 기회가 큰 장점으로 부각된다. 어떤 참가자는 사람들 사이에 있는 것만으로도 충분하고, 다른 참가자는 상호 우정을 쌓고 궁극적으로는 시설 밖에서 만나게 된다. 참가자들은 어떤 동료는 다른 동료보다 더 숙련되거나 경험이 있음을 인정하게 되고 서로가 보여 주는 사회적 기술을 통하여 배울 수 있다. 참가자의 사회적 상호 연결성은 그룹 내에서 볼 수 있는 공동체 의식과 자기 교정 과정에 반영된다. 정신건강 기관과의 연결을 피하고 지역사회에 기반을 둔 곳이라는 입지는 시설의 비낙인적 성격을 더욱 더 강화하고 참여에 대한 문턱을 낮춘다.

New Club과 같은 시설의 또 다른 연령별 특징은 많은 참가자에게 클럽이 더 넓은 사회적 기회를 위한 디딤돌이 아니라 종착점이라는 것이다. 많은 참가자들에게 New Club에서 다른 사람들을 만나는 것이 사회적 접촉의 주요 원천이 된다. 동시에 New Club의 예는 참가자들이 가입하기 전보다 사회적 범위를 확대하고 더 많은 사회 활동에 참여할 수 있다는 것을 보여 준다.

New Club과 같은 프로그램은 몇가지 조직적 요구 사항이 충족되면 성공적으로 시행될 수 있다. 적절한 자금 조달은 필수 불가결한 사항이다. 자금 지원 기관은 시설의 최소한의 질을 보장하는 데 필요한 직원의 수와 질을 과소평가하는 경향이 있다. 직원을 적절하게 선발하고 교육하여 시설의 가치와 회복의 기본 요소에 익숙해지도록 하는 것이 성공의 핵심 요소이다. 다음으로 숙련된 정신과적 건강 요원의 지속적인 상담이 보장되어야 한다. 이러한 최소 요구 사항이 충족된다면 상대적으로 제한된 자원을 가진 New Club과 같은 시설로도 취약하고 서비스가 부족한 환자 그룹을 변화시킬 수 있음을 깨달아야 한다.

노인 조현병 환자(평균 연령, 63세)를 대상으로 매주 16회의 세션을 제공한 한 영국 기반의 시범 연구[35]는 사회적 영역에서도 이와 비슷한 고무적인 결과를 보고했다. 그룹 수준에서 참가자들은 자존감과 음성 증상이 개선되었다. 피드백 면접에 따르면 참가자들은 그룹이 제공하는 사회적 접촉을 소중히 여겼으며, 참석의 결과로 일상생활에 실질적인 변화를 가져왔다고 하였다. 다양한 북미 연구에서 노년의 중증 정신질환에 대한 심리치료 그룹 개입에 대해 보고했다.[36)~38)] 제15장과 제16장에서는 이러한 연구를 광범위하게 논의한다. 이러한 비교적 고도로 구조화된 개입의 특정 치료 효과 외에도 사회적 접촉을 위한 암묵적인 기회가 참가자에게 긍정적인 가치를 추가했을 가능성이 매우 높다. 참고로 이 연구 참가자들의 평균 연령(55~60세)은 New Club 인구보다 현저히 낮았다. 이러한 보다 전문적인 개입과 동일한 목표에서 영감을 받은 New Club과 같은 시설은 정신적 또는 신체적 능력이 부족하거나 더 까다로운 심리치료 개입에 참여할 동기가 부족한 환자에게 맞춤화된 실현 가능한 대안을 제공할 수 있다.

정신건강 서비스에 참여하지 않는 환자들

조현병의 요구에 관한 거의 모든 과학적 정보는 정신건강 서비스와 접촉하는 환자 집단에 관한 것이다. 여기에 '임상의의 착각'이라는 함정이 있다. 노년기에서는 좀 나아지기는 하지만 북미의 연구에 따르면 조현병 환자의 40% 이상이 정신건강 돌봄 체계에 연결되어 있지 않았다.[39), 40)] 도움을 거부하거나 서비스에서 간과된 숨은 사람들의 요구의 패턴과 수준에 대해서는 알려진 바가 거의 없다.

네덜란드 연구[41)]는 치료에 참여하기 어려운 중증 정신질환을 앓고 있는 70명의 노인 환자(평균 연령, 72세, 53% 조현병)를 대상으로 한 ACT(적극적인 지역사회 치료; Assertive Community Treatment) 팀에서 치료를 받은 환자를 대상한 연구에서 정신과 치료에 대한 동기 부여가 낮은 환자는 동기 부여가 높은 환자보다 충족되지 않은 치료 요구는 더 많았고 사회적 기능에는 더 많은 문제가 있는 것으로 나타났다. 동기 부여가 낮은 환자는 주간 활동, 정신병 증상, 행동 문제 및 중독과 관련하여 충족되지 않은 돌봄 요구가 더 많았다. ACT의 참여로 치료에 대한 동기가 부여되지 않은 환자의 수는 시간이 지남에 따라 급격히 감소했다(기저선에서 71% 대 18개월에서 31%).[42] 충족되지 않은 요구의 감소는 동기 부여의 향상과 관련이 있었고, 이는 충족되지 않은 요구를 해결함으로써 치료에 대한 동기를 높이는 것이 가능할 수 있음을 시사한다.

결론

조현병 돌봄에서 전통적인 의료 모델의 장점은 많다. 그러나 장애, 증상 및 한계에 초점을 맞추기 때문에 그 범위가 부득이하게 제한될 수밖에 없다. 정신건강 서비스가 통상적인 약물 처방과 드문 추적 방문에 국한되는 경우가 너무 많았으며, 노년층에서는 더욱더 그러하였다. 최근 몇 년 동안 조현병을 앓고 있는 개개인의 구체적인 희망과 요구를 우선시하는 식으로 관점이 넓어지고 있다. 환자의 선호도를 우선시하는 필요 지향적 접근 방식은 정신건강 서비스를 풍성하게 할 수 있다. 심리적 · 사회적 요구는 매우 흔하며 충족되지 못하는 경우가 많다. 정신건강 서비스는 이러한 요구를 충족시키는 데 분명히 역할을 한다. 다양한 범위와 강도의 개입이 확실히 가능하다. 그러나 과학과 서비스 간 격차가 크기 때문에 현재 많은 환자들이 이러한 유형의 도움을 받지 못하고 있다. 이것은 노인 조현병 환자들에게 더욱 그러하다. 다음으로, 정신건강 서비스가 이러한 요구를 충족시키는 데 기여할 수 있는 범위가 제한되어 있음을 인식해야 한다. 이는 이 영역에서 정치적 · 사회적 차원에서 보다 광범위한 노력이 필요함을 의미한다.

주석

1. Rosenheck, R., Stroup, S., Keefe, R.S.E., et al. (2005). Measuring outcome priorities and preferences in people with schizophrenia. *British Journal of Psychiatry, 187*, 529-534.
2. Wiersma, D. (2006). Needs of people with severe mental illness. *Acta Psychiatrica Scandinavica Supplementa, 429*, 115-119.
3. Torres-Gonzalez, F., Ibanez-Casas, I., Saldivia, S., et al. (2014). Unmet needs in the management of schizophrenia. *Neuropsychiatric Disease and Treatment, 10*, 97-110.
4. Hansson, L., Sandlund, M., Bengtsson-Tops, A., et al. (2003). The relationship of needs and quality of life in persons with schizophrenia living in the community: a Nordic multi-center study. *Nordic Journal of Psychiatry, 57*, 5-11.
5. Slade, M., Leese, M., Taylor, R., Thornicroft, G. (1999). The association between needs and quality of life in an epidemiologically representative sample of people with psychosis. *Acta Psychiatrica Scandanivica, 100*(2), 149-157.
6. Slade, M., Leese, M., Cahill, S., Thornicroft, G., Kuipers, E. (2005). Patient-rated mental health needs and quality of life improvement. *British Journal of Psychiatry, 187*, 256-261.
7. Priebe, S., Huxley, P., Burns, T. (1999). Who needs needs? *European Psychiatry, 14*, 186-188.
8. Wing, J.K. (1990). Meeting the needs of people with psychiatric disorders. *Social Psychiatry and Psychiatric Epidemiology, 25*(1), 2-8.
9. Reynolds, T., Thornicroft, G., Abas, M., et al. (2000). Camberwell Assessment of Need for the Elderly (CANE): development, validity and reliability. *British Journal of Psychiatry, 176*, 444-452.
10. Phelan, M., Slade, M., Thornicroft, G., et al. (1995). The Camberwell Assessment of Need: the validity and reliability of an instrument to assess the needs of people with severe mental illness. *British Journal of Psychiatry, 167*(5), 589-595.
11. McNulty, S.V., Duncan, L., Semple, M., Jackson, G.A., Pelosi, A.J. (2003). Care needs of elderly people with schizophrenia: assessment of an epidemiologically defined cohort in Scotland. *British Journal of Psychiatry, 182*, 241-247.
12. Auslander, L.A., Jeste, D.V. (2002). Perceptions of problems and needs for service among middle-aged and elderly outpatients with schizophrenia and related psychotic disorders. *Community Mental Health Journal, 38*(5), 391-402.
13. Futeran, S., Draper, B.M. (2012). An examination of the needs of older patients with chronic

mental illness in public mental health services. *Aging and Mental Health, 16*(3), 327-334.

14. Meesters, P.D., Comijs, H.C., Dröes, R.-M., et al. (2013). The care needs of elderly patients with schizophrenia spectrum disorders. *American Journal of Geriatric Psychiatry, 21*(2), 129-137.
15. Wiersma, D., van den Brink, R., Wolters, K., et al. (2009). Individual unmet needs for care: are they sensitive as outcome criterion for the effectiveness of mental health services interventions? *Social Psychiatry and Psychiatric Epidemiology, 44,* 317-324.
16. Houtjes, W., van Meijel, B., Deeg, D.J.H., Beekman, A.T.F. (2010). Major depressive disorder in late life: a multifocus perspective on care needs. *Aging and Mental Health, 14*(7), 874-880.
17. van der Roest, H.G., Meiland, F.J., Comijs, H.C., et al. (2009). What do community-dwelling people with dementia need? A survey of those who are known to care and welfare services. *International Psychogeriatrics, 21*(5), 949-965.
18. Walters, K., Iliffe, S., Tai, S.S., Orrell, M. (2000). Assessing needs from patient, carer and professional perspectives: the Camberwell assessment of need for elderly people in primary care. *Age and Ageing, 29,* 505-510.
19. Field, E., Walker, M., Orrell, M. (2004). The needs of older people living in sheltered housing. In *CANE: Camberwell Assessment of Need for the Elderly; A Needs Assessment for Older Mental Health Service Users,* ed. Orrell, M., Hancock, G. London, UK: Gaskell, 35-44.
20. McCrone, P., Leese, M., Thornicroft, G., et al. (2001). A comparison of needs of patients with schizophrenia in five European countries: the EPSILON Study. *Acta Psychiatrica Scandinavica, 103,* 370-379.
21. De Hert, M., Cohen, D., Bobes, J., et al. (2011). Physical illness in patients with severe mental disorders. II. Barriers to care, monitoring and treatment guidelines, plus recommendations at the system and individual level. *World Psychiatry, 10*(2), 138-151.
22. Vahia, I.V., Diwan, S., Bankole, A.O., et al. (2008). Adequacy of medical treatment among older persons with schizophrenia. *Psychiatric Services, 59*(8), 853-9.
23. Lahti, M., Tiihonen, J., Wildgust, H., et al. (2012). Cardiovascular morbidity, mortality and pharmacotherapy in patients with schizophrenia. *Psychological Medicine, 42*(11), 2275-2285.
24. Meesters, P.D., Comijs, H.C., de Haan, L., et al. (2011). Symptomatic remission and associated factors in a catchment area based population of older patients with schizophrenia. *Schizophrenia Research, 126*(1-3), 237-244.

25. Cohen, C. I., Iqbal, M. (2014). Longitudinal study of remission among older adults with schizophrenia spectrum disorder. *American Journal of Geriatric Psychiatry, 22*(5), 450-458.

26. Cohen, C.I., Hassamal, S.K., Begum, N. (2011). General coping strategies and their impact on quality of life in older adults with schizophrenia. *Schizophrenia Research, 127*(1-3), 223-228.

27. Liberman, R.P., Wallace, C.J., Blackwell, G., et al. (1998). Skills training versus psychosocial occupational therapy for persons with persistent schizophrenia. *American Journal of Psychiatry, 155,* 1087-1091.

28. Achim, A.M., Maziade, M., Raymond, É., et al. (2011). How prevalent are anxiety disorders in schizophrenia? A meta-analysis and critical review on a significant association. *Schizophrenia Bulletin, 37*(4), 811-821.

29. van den Berg, D. (2015). Prolonged exposure vs eye movement desensitization and reprocessing vs waiting list for posttraumatic stress disorder in patients with a psychotic disorder: a randomized clinical trial. *JAMA Psychiatry, 72,* 259-267.

30. Meesters, P.D., Stek, M.L., Comijs, H.C., et al. (2010). Social functioning among older community-dwelling patients with schizophrenia: a review. *American Journal of Geriatric Psychiatry, 18*(10), 862-878.

31. Beard, J., Propst, R., Mulamud, T. (1982). The Fountain House model of psychiatric rehabilitation. *Psychosocial Rehabilitation Journal, 5*(1), 47-53.

32. Warner, R., Huxley, P., Berg, T. (1999). An evaluation of the impact of clubhouse membership on quality of life and treatment utilization. *International Journal of Social Psychiatry, 45*(4), 310-320.

33. Meesters, P.D., van der Ham, L., Dominicus, M., Stek, M.L., Abma, T. (2018). Promoting personal and social recovery in older persons with schizophrenia: the case of the New Club, a novel Dutch facility offering social contact and activities. Submitted.

34. Depla, M.F.I., de Graaf, R., van Weeghel, J., Heeren, T.J. (2005). The role of stigma in the quality of life of older adults with severe mental illness. *International Journal of Geriatric Psychiatry, 20,* 146-153.

35. Berry, K., Purandare, N., Drake, R., et al. (2013). A mixed-methods evaluation of a pilot psychosocial intervention group for older people with schizophrenia. *Behavioural and Cognitive Psychotherapy, 42*(2), 199-210.

36. Granholm, E., Holden, J., Link, P.C., McQuaid, J.R., Jeste, D.V. (2013). Randomized controlled trial of cognitive behavioral social skills training for older consumers with

schizophrenia: defeatist performance attitudes and functional outcome. *American Journal of Geriatric Psychiatry, 21*(3), 251-262.

37. Patterson, T.L., Mausbach, B.T., McKibbin, C., et al. (2006). Functional adaptation skills training (FAST): a randomized trial of a psychosocial intervention for middle-aged and older patients with chronic psychotic disorders. *Schizophrenia Research, 86*(1-3), 291-299.

38. Mueser, K.T., Bartels, S.J., Santos, M., Pratt, S.I., Riera, E.G. (2012). Integrated illness management and recovery: a program for integrating physical and psychiatric illness self-management in older persons with severe mental illness. *American Journal of Psychiatric Rehabilitation, 15*, 131-156.

39. Kreyenbuhl, J., Nossel, I.R., Dixon, L.B. (2009). Disengagement from mental health treatment among individuals with schizophrenia and strategies for facilitating connections to care: a review of the literature. *Schizophrenia Bulletin, 35*(4), 696-703.

40. Mojtabai, R., Fochtmann, L., Chang, S.-W., et al. (2009). Unmet need for mental health care in schizophrenia: an overview of literature and new data from a first-admission study. *Schizophrenia Bulletin, 35*(4), 679-695.

41. Stobbe, J., Wierdsma, A.I., Kok, R.M., et al. (2013). Lack of motivation for treatment associated with greater care needs and psychosocial problems. *Aging and Mental Health, 17*(8), 1052-1058.

42. Stobbe, J., Wierdsma, A.I., Kok, R.M., et al. (2014). Decrease in unmet needs contributes to improved motivation for treatment in elderly patients with severe mental illness. *Social Psychiatry and Psychiatric Epidemiology, 50*(1), 125-132.

13

노인의 조현병 및 정신병 치료: 정신약물학적 접근

Subramoniam Madhusoodanan M.D. & Alisa Coleman M.D.

서론

노인의 조현병 및 정신병에 대한 정신약물학적 치료는 어려울 수 있다. 이는 적절한 약물의 투여 및 선택이 연령 관련 약동학 및 약력학적 변화, 의학적 동반 질환, 약물–약물 및 약물–질병 상호작용의 가능성을 증가시키는 약물의 동시 사용, 심리사회적 요인의 조합에 의해 좌우되기 때문이다. 더욱이 노인의 치매와 관련된 정신병의 치료는 승인된 약물학적 제제의 부족과 사망률 및 이환율 증가와 같은 심각한 부작용의 가능성으로 인해 복잡하다. 이 장의 목적은 조현병과 비정동성 정신병의 치료와 관련하여 이러한 문제를 검토하는 것이다.

노인 정신병 및 신경정신과 증후군

노인의 정신병 증상은 일차성 또는 이차성 정신병적 장애로 인해 발생할 수 있다. 일차성 정신병적 장애에는 조현병, 조현정동장애, 조현병형 장애, 단기 정신병적 장애, 망상장애 또는 정신병적 특징을 동반하는 기분장애가 포함된다. 이차성 정신병 장애에는 치매와 섬망이 포함된다. 이러한 장애는 이 책의 제3장에 자세히 설명되어 있다.

1차 치료제로서의 항정신병약물

항정신병약물은 모든 연령대의 정신병적 장애에 대한 1차 치료제이지만, 많은 약물 시험에서 노인 환자를 제외했다는 점을 고려하는 것이 중요하다.[1] 항정신병약물은 성인용으로 승인되었지만 노인들에게 특별히 승인된 약물은 아직 없다. 항정신병약물은 일반적으로 뇌에서 도파민 차단을 통해 작용한다. 이러한 약물은 조현병의 양성과 음성 증상 및 초조를 대상으로 한다. 항정신병약물은 뇌의 mesolimbic dopamine tracts에 있는 시냅스후 도파민 D2 수용체에 결합하여 조현병의 양성 증상을 개선하는 것으로 생각된다. 결절누두(tuberoinfundibular) 및 흑질선조체(nigrostriatal) 도파민 경로에 대한 이들의 작용은 각각 고프로락틴혈증 및 약물 유발 운동장애를 유발한다.[2] 젊은 성인에서 항정신병약물에 대한 임상 반응은 선조체 도파민 D2/D3 수용체의 65~80%가 차단될 때 나타나며 차단이 80% 이상일 때 추체외로 증상(EPS)이 분명해진다.[3] 그러나 노인의 경우 50~60% 정도로 낮은 도파민 차단에서 임상 반응이 나타날 수 있다는 연구 결과가 있다.[4] 또한 EPS는 노인의 수용체 점유율이 낮은데도 발생할 가능성이 높다. EPS는 젊은 성인의 80%에 비해 노인의 경우 도파민 차단이 60%로 낮은데도 나타난다.[4] 영상 연구에 따르면 선조체 D2/D3 수용체 가용성은 나이가 들면서 감소하는 것으로 나타났다.[5]

가장 먼저 사용된 항정신병약물 또는 1세대 항정신병약물(FGA)은 새로운, 또는 2세대 항정신병약물만큼 효과적인 것으로 간주된다. 예외는 clozapine으로, 다른 약제보다 더 효과적일 수 있으며 일반적으로 치료 저항성인 사람에게 사용되지만 다음에 설명된 바와 같이 노인에게 결정적으로 증명되지는 않았다. 조현병에서 항정신병약물의 사용에 대한 가장 크고 가장 잘 설계된 연구 중 하나인 CATIE(Clinical Antipsychotic Trials of Intervention Effectiveness; 임상 항정신병 약제 중재 효과 시험) 연구에서는 조현병 치료를 위해 18개월 동안 여러 2세대 항정신병약물과 1세대 항정신병약물을 비교하였다.[6] 연구에 포함된 2세대 항정신병약물인 olanzapine, quetiapine, risperidone, ziprasidone은 1세대 항정신병약인 perphenazine과 비교되었다. 모든 항정신병약물은 비슷한 효능을 가지고 있는 것으로 나타났으며, olanzapine은 약간 더 효과적이지만 심혈관 위험이 증가했다.[6] 그러나 CATIE 연구 참여자의 평균 연령은 40.3세였으며, 65세 이상은 연구에서 제외하였다. 일부는 이러한 약물에 대한 반응이 없거나[6, 7] 나쁠 수 있고, 또 다른 일부는 적절한 임상 반응이 나타나기까지 수개월이 걸릴 수 있음을 고려하는 것이 중요하다. 광범위한 연령대의 환자를 대상으로 한 1세대 및 2세대 항정신병약물의 단기 효과에 대한 Leucht 등의 대규모 메타 분석[8]에서는 부작용에 상당한 차이가 있고 효과 역시 작지만 의미 있는 차이가 있음을 발견했다. 이 연구 결과는 특정 부작용에 대한 가능성에 따라 약물을 선택(또는 반대로 피할 것)을 제안했다.

항정신병약물

젊은 사람과 마찬가지로 항정신병약물은 모든 원인의 정신병적 증상 치료를 위한 1차 약물로 처방된다. 〈표 13-1〉에서 볼 수 있듯이, 노인을 대상으로 한 항정신병약물에 대한 대조군 연구는 거의 없었으며, 후기 발병 조현병, 특히 60세 이후에 발병하는 초후기 발병 조현병 유사 정신병에 관한 데이터는 거의 없다. 제한된 수의 비교 연구에 따르면 노인의 정신병 증상을 치료하는 데 있어 clozapine을 포함해서 1세대 또는 2세대 약물의 효능에는 눈에 띄는 차이가 없는 것으로 보인다. 그러나 Leucht 등의 연구[8]와 마찬가지로 부작용과 대사는 특히 노인의 동반 이환 신체 조건과 여러 약물 사용으로 인해 약물 선택에 영향을 줄 수 있다. 실제로 대부분의 노인 정신과 의사는 FGA를 거의 사용하지 않는다.[9]

표 13-1 조현병 및 기타 정신병이 있는 노인 환자에서 항정신병약물에 대한 연구

연구 약물 및 출처	대상자 수	평균 나이 (범위)	평균 일일 용량, mg (범위)	유효성	내약성	결론
Chlorpromazine(대조약)						
Howanitz et al.[10] 이중맹검 비교 연구	42 (18 chlorpromazine) S-42	68.5	600 mg/day	chlorpromazine과 clozapine 모두 동등한 효과.	두 약물 군에서 부작용(혈액학적, 저혈압, 침 분비 증가) 발생률이 비슷했음.	두 약물 모두 노인의 정신증 치료에 효과적이며, 신중한 모니터링과 용량 조정 시 내약성이 준수함.
Fluphenazine(decanoate)						
Altamura et al.[11] 전향적 연구	20 S-20	63±0.81	12.5 IM (21일 간격)	음성 증상과 편집증 개선에는 효과적이나, 양성 증상에는 아니었음.	대부분의 부작용(EPS)이 투약 2일 이내에 발생했으며 5번째 주사 이후 감소했음.	fluphenazine이 감정적 위축, 정동 둔마, 의심, 사고장애 증상의 치료에는 효과적이었으나 환각에는 아니었음.
Haloperidol						
Weisbard et al.[12] 전향적 연구	19 S-19	67.5±6.4	미상	haloperidol 용량이 양성 증상의 호전과 음의 연관 관계를 보임.	미상.	노인 조현병 환자는 젊은 환자와 다른 식의 반응을 보일 수 있음.
Thioxetine						
Mohler[13] 전향적 연구	11 S-11	69.9 (60~76)	(2~105)	행동과 망상에서는 호전이 없었음. 환자들이 BPRS에 협조되지 않았음.	폐렴 2, 떨림 2, 정신 혼동 1, 경련 1, 정좌불능 1, 수정체 색소 침착 1	일반적인 정신병적 증상 범주 중 의미 있는 변화는 없었음.

연구 약물 및 출처	대상자 수	평균 나이 (범위)	평균 일일 용량, mg (범위)	유효성	내약성	결론
Loxapine						
Branchey et al.[14] 전향적 연구	26 S-14 D-12	77.7	(20~150)	중등도의 호전.	진정, 정신 혼동, 변비, EPS, 5명이 부작용으로 중단.	노인 환자의 만성 정신증이나 뇌의 기질적인 문제에 동반된 정신증에 있어 다른 항정신병약물들과 비슷한 효과를 보였음.
Clozapine						
Oberholzer et al.[15] 후향적 연구	18 S-2 D-15 O-1	(59~95)	53.2 (12.5~200)	NOSIE, SCAG 척도에서 호전.	4명이 부작용 또는 효능 부족으로 중단.	저용량의 clozapine이 노인 정신증 환자에서 괜찮은 치료법임.
O' Connor et al.[16] 후향적 문헌 고찰	75 S-71 B-1 D-2 O-1	74.2 (65~89)	296 (25~800)	미상	백혈구 감소증 3, 변비. 37명 중단, 그중 14명은 사망으로 인함, 12명은 부작용으로 인함.	부작용을 최소화하기 위해 천천히 증량해야 하며, 혈액학적 부작용을 예방하기 위해 엄격한 모니터링이 필요함.
Pitner et al.[17] 사례 연구	4 S-2 O-2	74 (68~83)	26.6 (12.5~400)	4명 중 2명(조현병 1명)에서 정신증 호전.	모든 환자에서 부작용 보임(서맥, 낙상, 섬망 포함).	치료 저항성 환자에서 사용해 볼 수 있음. 부작용은 특히 첫 사용 용량부터 나타날 수 있음.

연구 약물 및 출처	대상자 수	평균 나이 (범위)	평균 일일 용량, mg (범위)	유효성	내약성	결론
Pridan et al.[18] 후향적 연구	43 S-43	69.4± 8.7 (>60)	264±110 (25~700)	clozapine에서 재입원율이 유의하게 낮았음.	내약성 좋음. 사망률은 다른 1세대 및 2세대 항정신병약물과 동등했음.	노인 조현병 환자의 치료에서 clozapine은 효과적이고 안전한 것으로 보임.
Sajatovic et al.[19] 공개 연구	329 S-267 O-45	59 (55~64) 71 (65~86)	310±223 (12.5~900)	전반적인 호전; 양성 증상 호전 >음성 증상 호전, 공격성 감소.	무과립구증 2(1.9%), 젊은 성인에 비해 중단율이 약간 높았음.	55~64세의 환자들이 65세 이상의 환자들보다 반응이 좋을 수 있음.
Chengappa et al.[20] 후향적 의무기록 검토	12 S-11 B-1	69 (61~81)	150 (25~300)	12명 중 2명에서 정신증의 유의한 호전, 5명에서 중등도 호전.	저혈압 7, 사망에 이르지 않은 무과립구증 1, 1명은 clozapine과 무관한 원인으로 사망.	저용량 사용과 천천히 증량하는 것이 추천됨.
Frankenberg et al.[21] 후향적 의무기록 검토	8 S-3 O-5	72 (68~80)	135 (12.5~400)	8명 중 6명에서 정신병적 증상 호전됨. 3명의 조현형 환자 모두 현저한 또는 중등도의 반응을 보임.	기립성 저혈압 2, 저혈압 1, 정신 혼동 2, 진정 2, 2명은 부작용으로 중단.	정신증의 호전. 다양한 부작용들에 의해 사용이 제한될 수 있음.

연구 약물 및 출처	대상자 수	평균 나이 (범위)	평균 일일 용량, mg (범위)	유효성	내약성	결론
Salzman et al.[22] 후향적 의무기록 검토	20 S–13 B–1 D–1 O–5	72 (65~84)	208 (75~350)	모든 환자에서 행동 증상 호전 및 정신병적 증상의 감소; 조현병 환자 중 11명에서 호전을 보였으며, 2명은 그렇지 못했음.	경련 1, 백혈구 감소증 3, 진정 12, 2명은 호흡기 증상으로 중단.	노인 환자의 행동 문제에서 clozapine이 유용할 수 있으며, 백혈구 감소증의 위험은 더 클 수 있음.
Sajatovic et al.[23] 공개 연구	10 S–9 B–1	70.6	204	10명 중 7명에서 임상적인 호전.	2명은 부작용으로 중단(심방 세동, 전신 홍반 루푸스).	clozapine은 유용한 치료임. 부작용을 잘 견디지 못하는 점과 매주 혈액 검사를 해야 한다는 점이 제한점으로 작용할 수 있음.
Clozapine 대조약						
Howanitz et al.[10] 12주 이중맹검 비교 연구	42 (24 clozapine) S–42	65	300	chlorpromazine과 clozapine이 동등한 효과.	두 약물에서 유사한 부작용 발생률(혈액학적, 저혈압, 침 분비 과다).	두 약물 모두 노인의 정신증 치료에 효과적이며, 신중한 모니터링과 용량 조정 시 내약성이 준수함.
Risperidone						
Madhusoodanan et al.[24] 전향적, 다기관, 공개 연구	103 S–103	71	2.4	50%에서 임상적 호전.	어지럼증 23, 불면 17, 초조/졸음 15, EPS 10, 기립성 저혈압 5	노인 조현병 및 조현정동장애 환자에서 risperidone의 효능과 내약성이 좋았음.

연구 약물 및 출처	대상자 수	평균 나이 (범위)	평균 일일 용량, mg (범위)	유효성	내약성	결론
Madhusoodanan et al.[25)] 후향적 의무기록 검토	151 (114 risperidone) S–90 O–24	71	3	78%에서 반응 보임; 24%에서 매우 호전, 54%에서 많은 호전.	EPS 4, 떨림 4, 진정 3, 설사 2, 흉통 1, 불안–안절부절 1, 소양감 1, 불면 1, 낙상 1	risperidone이 동반 질환이 있는 노인 환자(89%가 병용 약물을 복용 중이었음)에서 효과적이며 내약성이 좋음.
Madhusoodanan et al.[26)] 사례 연구	11 S–9 B–2	69 (61~79)	4.9 (0.5~3)	8명 반응 보임, 1명 반응 없었음. 9명의 조현병 및 조현정동장애 환자에서 현저한 호전.	기립성 저혈압 2, 저혈압 4(1명은 0.5mg에서 심각한 저혈압), 졸음 1, 4명에서 EPS/TD 호전됨, 2명은 부작용으로 중단.	risperidone이 효과적이며 내약성이 좋음. 심질환이 있는 환자들에서는 저혈압 가능성이 있음.
Davidson et al.[27)] 다기관 장기 공개 연구	180 S–180	72 (54~79)	3.7 (2.6~4.5)	54%에서 임상적인 호전.	기존의 EPS 감소, 새로 자연발생한 TD는 없었음, 평가된 TD는 4.3%, EPS 40, 불면 32, 초조 28, 요로감염 21, 변비 19, 어지럼증 18.	지속적인 증상 호전을 보임. 기존의 EPS 중등도가 감소했으며, TD의 발생 빈도는 낮았음.
Sajatovic et al.[28)] 후향적 연구	26 S–20 B–2 O–4	70.4 (65~85)	3.8 (1~8)	85%에서 임상적 호전; 77%에서 중등도/현저한 호전.	EPS 4, 불안/안절부절 2, 간기능이상 1, 산동/빈맥/저혈압 1, 2명 중단.	risperidone이 효과적이며 내약성이 좋음.

연구 약물 및 출처	대상자 수	평균 나이 (범위)	평균 일일 용량, mg (범위)	유효성	내약성	결론
Berman et al.[29)] 공개 연구	10 S–10	71 (66~81)	6	정신병적 증상과 인지 문제 호전.	안절부절, 침 과다 분비 1, EPS 0, 1명은 경과 악화되어 중단.	더 큰 규모의 이중맹검 연구가 필요함.
Berman et al.[30)] 예비 연구	6 S–6	72 (65~81)	(4~6)	PANSS 점수 호전. 양성 증상 변화가 상대적 활성과 99m Tc–HMPAO % 흡수 감소와 연관됨.	유의하지 않음.	risperidone이 정신병적 증상을 개선시킴.
Bullock and Libretto[31)] 사례 연구	12 S–6 O–6	81.1 (66~99)	미상	후기 발병 정신증 환자에서 현저한 호전.	부작용 기술되지 않음.	risperidone이 노인 환자에서 효과적이며 내약성이 좋음.
Kiraly et al.[32)] 후향적 연구	36 S–2 B–1 O–33	79	1.26 유지군	낮은 용량에서 더 높은 치료 반응. 후기 발병 망상장애에서 가장 반응이 좋았음.	부작용 34.3%, 진정 작용이 가장 흔함.	나이가 많은 환자들에서 더 좋은 반응을 보임. 정신병적 스펙트럼 장애에서 가장 강한 효과를 보임.
Barak et al.[33)] 후향적 연구	51 (risperidone n = 25) S–51	72.7 (65~88)	2.3 (1.0~5.0)	risperidone 군에서 PANSS 점수의 통계적으로 유의한 호전.	EPS 1, 초조 2, 저혈압 1.	정형 항정신병약과 비교하여 risperidone이 더 효과적이고 내약성이 좋았음.
Jeste et al.[34)] 공개 연구	10 S–103	(47~79)	3.9 (0.5~8)	7명에서 현저한 호전, 2명에서 중등도의 호전, 1명 악화.	주간 졸림 1(잘 견딤)	risperidone이 노인에서 유용한 1차 치료제임.

연구 약물 및 출처	대상자 수	평균 나이 (범위)	평균 일일 용량, mg (범위)	유효성	내약성	결론
Jeste et al.[34] 공개 연구	19 S–19	65	(0.25~6.0)	MMSE 점수의 의미 있는 호전(치료 후 24.2~28.2).	보고되지 않음.	risperidone에서 인지 기능 강화 효과가 있을 수 있음.
Zarate et al.[35] 후향적 문헌 고찰	122 B–35 D–65 O–22	77.5 (65~95)	1.6 (0.25~8)	85%의 환자에서 치료가 효과적이었음.	기립성 저혈압 12, 저혈압 35, EPS 12, 심정지 2.	저용량이 효과적이며 내약성이 좋음. 심혈관 질환자나 SSRIs 또는 valproic acid를 복용하는 환자에서는 주의를 요함.
Risperidone 장기지속형 주사제						
Tadger et al.[36] 후향적 의무기록 검토	25 S–25	(>60)	36 IM 2주 간격	18명에서 CGI-I 척도 상 호전을 보임(60%), 증상의 관해에 도달.	높은 내약성, 6명은 반응 불충분으로 중단.	노인 조현병 환자에서 LAI가 관해 도달에 효과적일 수 있음.
Lasser et al.[37] 공개 연구의 보조 분석	57 S–57	70.9± 0.7	(25~75) 2주 간격	49%에서 PANSS 점수 감소, 55%는 CGI에서 호전 보임.	불면(14%), 변비(12%), 기관지염(12%), EPS는 유의미하게 감소함.	risperidone 장기지속형 주사제가 안정 상태의 노인 조현병/조현정동장애 환자에서 효과적이며 내약성이 좋은 것으로 보임.

연구 약물 및 출처	대상자 수	평균 나이 (범위)	평균 일일 용량, mg (범위)	유효성	내약성	결론
Risperidone 대조약						
Madhusoodanan et al.[38] 후향적 연구	114 S–114	71	3 risperidone	risperidone으로 치료받은 환자 중 78%가 호전됨.	두 약물의 중단률은 같았고, risperidone 군에서 부작용 발생률은 18%.	olanzapine과 risperidone 모두 노인 환자에서 효과적임.
Verma et al.[39] 후향적 연구	34 (17 risperidone) S–13 B–7 D–10 O–4	71.44 (65~77)	2.2 (0.5~5) risperidone	PANSS 전체 점수와 양성 하위 척도 점수에서 호전. ESRS와 RSSE 점수 감소.	부작용 기술되지 않음.	risperidone과 olanzapine 간의 차이는 없었음. risperidone의 일일 비용이 olanzapine의 1/3임.
Jeste et al.[40] 전향적 이중맹검 연구	176 S–176	70	2 risperidone	두 군 모두에서 유의미한 호전, PANSS 및 CGI 점수 감소.	risperidone과 olanzapine에서 부작용 발생 빈도의 차이는 없었음. risperidone 환자들이 ESRS 점수에서 더 높은 호전을 보임.	두 약물 모두 안전하고 효과적임.

연구 약물 및 출처	대상자 수	평균 나이 (범위)	평균 일일 용량, mg (범위)	유효성	내약성	결론
Frenchman et al.[41)] 후향적 연구	202 (risperidone n=105) S–32 D–123 O–47	69.4	(2.8~3.1)	정신병적 증상 호전.	명시되지 않음. 중단은 없었음.	haloperidol, olanzapine 치료군과 비교하여 risperidone 치료군에서 호전된 환자가 더 많았음.
Olanzapine						
Madhusoodanan et al.[42)] 후향적 의무기록 검토	151 (olanzapine n=37) S–30 O–7	71 (60~87)	10	75%에서 반응하는 것으로 나타남.	16% 부작용, 진정 11%, EPS 3%, 기립성 저혈압 3%, 평균 체중 증가 0.9kg, 22%의 환자는 반응 부족 또는 순응도 문제로 중단.	동반 질환이 있는 노인 정신과 환자에서 안전하고 효과적임.
Madhusoodanan et al.[43)] 전향적 공개 연구	11 S–11	75 (60~85)	11 (5~20)	64%에서 종료 시점에 PANSS 종합 점수 > 20% 감소 보임; 82.5%가 CGI 척도상 호전 보임.	기립성 저혈압 1, 어지럼 2, 설사 1, 진정 1, 발진 1, 평균 체중 증가 1.5kg.	동반 질환이 있는 노인 조현병/조현정동장애 환자에서 안전하고 효과적임.
Barak et al.[44)] 전향적 연구	20 S–20	(60~88)	12.9	PANSS, GDS, CGI–S에서 유의한 호전.	체중의 유의한 변화는 없었음, 3명 중단.	양성 및 음성 증상에서 임상적으로 의미 있는 변화를 보였으나 우울 증상에는 아니었음.

연구 약물 및 출처	대상자 수	평균 나이 (범위)	평균 일일 용량, mg (범위)	유효성	내약성	결론
Sajatovic et al.[45] 공개 연구	27 S–27	71 (65~80)	8.5 (2.5~20)	기존의 항정신병제 반응군에서 기준점 대비 종료 시점의 BPRS 점수 경미한 변화, EPS 척도(SAS, AIMS, BAS)에서 유의한 호전.	저혈압, 초조, 지남력 상실, 평균 체중 증가 1kg, 3명은 부작용 때문에 중단.	노령의 참전용사들에서 효과적이고 내약성이 좋았음. EPS의 유의한 호전을 보임.
Street et al.[46] 이중맹검(사후 분석)	56 S–59	69±4 (>65)	12 최빈 용량 (5~20)	효능 척도에서 수치적으로 더 높은 호전, 통계적으로 유의하지는 않았음.	불면 16%, 졸림 14%, 우연한 부상 11%, 평균 체중 증가 1.3kg.	우수한 효능성과 내약성을 보임. 최빈 용량과 반응률은 젊은 환자들과 비슷했음. haloperidol에 비해 우수한 부작용 양상을 보임.
Solomons et al.[47] 후향적 문헌 고찰	58 S+O–43 D–15	(60~99)	3.9 (1.25~10)	60.3% 호전.	섬망 7, EPS 5, 졸음 4.	노인 난치성 정신증 환자에서 안전하고 효과적임.
Olanzapine 대조약						
Madhusoodanan et al.[48] 후향적 연구	37 S–37	71	10	olanzapine 치료군의 75%에서 호전.	두 약물의 중단률은 같았고, olanzapine 군에서 부작용 발생률은 15%.	olanzapine과 risperidone 모두 노인 환자에서 효과적임.

연구 약물 및 출처	대상자 수	평균 나이 (범위)	평균 일일 용량, mg (범위)	유효성	내약성	결론
Jeste et al.[40)] 전향적 이중맹검 연구	176 S-176	70	2 risperidone	두 군 모두에서 유의미한 호전. PANSS 및 CGI 점수 감소.	risperidone과 olanzapine에서 부작용 발생 빈도의 차이는 없었음. risperidone 군이 ESRS에서 보다 높은 호전을 보임.	두 약물 모두 안전하고 효과적임.
Verma et al.[39)] 후향적 연구	34 (17 olanzapine) S-13 B-7 D-10 O-4	71.44 (65~77)	13.2 (5-20) olanzapine	PANSS 종합 점수 및 양성 하위 척도 점수 호전. ESRS와 RSSE 점수 감소.	부작용 기술되지 않음.	risperidone과 olanzapine 간의 차이는 없었음. risperidone의 일일 비용이 olanzapine의 1/3임.
Quetiapine						
Madhusoodanan et al.[48)] 사례 연구	7 S-6 B-1	65 (61~72)	325 (반응군의 평균 퇴원 용량)	4명이 치료에 반응함. 4명에서 양성 증상 감소, 3명에서 음성 증상 감소.	3명에서 일과성 저혈압(어지럼증 및 진정), 3명에서 기존의 EPS 감소, 1명에서 경도 EPS 발생.	노인 환자에서 양성 및 음성 증상의 감소에 효과적이며 내약성이 좋은 것으로 보임.

연구·약물 및 출처	대상자 수	평균 나이 (범위)	평균 일일 용량, mg (범위)	유효성	내약성	결론
McManus et al.[49] 공개 연구(중간 분석)	151 S-33 B-4 D-106 O-8	77 (62~94)	75 (전체 일일 용량 중앙값) (25~400)	종료 시점에서 BPRS 전체 점수 및 CGI-S 점수의 유의한 호전을 보임.	졸음 32%, 어지럼증 14%, 기립성 저혈압 13%, 초조 11%, EPS 6%	내약성이 좋음. 증상의 개선과 연관성을 보임.
Tariot et al.[50] 52주 연구	184 S-38 B-5 D-132 O-9	76.1 (>65)	137.5	BPRS, CGI-total, GCI-S 점수 유의한 감소.	졸음 31%, 어지럼증 17%, 기립성 저혈압 15%, EPS 13%.	정신병적 장애가 있는 노인 환자에서 효능성과 내약성에 대한 예비 정보를 제공함.
Yang et al.[51] 자연적 공개 연구	91 S-8 B-6 D-45 O-32	(>65)	276 (50~800)			노인 정신증 환자에서 효과적이고 안전함. 용량 범위는 넓으며, 질환에 따라 달라짐.
Ziprasidone						
Barak et al.[52] 전향적 연구	21 S-21	71.4±1.3	(10~20)	BPRS, BARS 점수의 감소.	요 저류 1, 시야 흐림 1, 진정 1.	노인 조현병 환자의 급성 정신병적 초조에서 준수한 안전성과 효능성을 보임.

연구 약물 및 출처	대상자 수	평균 나이 (범위)	평균 일일 용량, mg (범위)	유효성	내약성	결론
Aripiprazole						
Madhusoodanan et al.[53)] 후향적 문헌 고찰	10 S–10	70.3 (62~85)	17.5 (15~20)	7명에서 치료에 반응, 1명은 부분적 호전 보임, 2명은 반응 없었음. 호전된 환자들 기준, 평균 CGI 점수 6에서 2.3으로 호전.	기립성 저혈압 4, 저혈압 1, 졸림 1, 구토 2, 설사 2, 빈뇨 1, 2명은 반응 부족 및 순응도 문제로 중단.	조현병/조현정동장애 환자에서 양성 증상과 음성 증상 모두의 감소와 연관성을 보임. 해당 질환을 가진 노인 환자에서 안전하고 효과적인 약물일 수 있음.
Paliperidone						
Madhusoodanan et al.[54)] 전향적 단기 공개 연구	11 S–11	68.27 (>60)	6.91 (3~12)	PANSS 및 CGI 척도상의 유의미한 호전.	기립성 저혈압 27%, 혈중 프로락틴 증가 100%, 1명은 효능 부족으로 이차적으로 중단함.	조현병/조현정동장애의 급성기 증상을 조절하는 데 효과적일 수 있으나, 심혈관계 질환자에서는 주의를 요함.
Tzimos et al.[55)] 무작위 배정, 이중맹검 위약 대조 연구	114 S–114	70	(3~12)	치료군 간에서 효능 측정 평가상 일관된 통계적 호전을 보이지 않음.	혈중 프로락틴 증가 50%, 심각한 부작용 3%, 7% 치료 중단.	노인 조현병 환자에서 내약성이 좋으며 증상 심각도를 개선할 수 있음.

연구 약물 및 출처	대상자 수	평균 나이 (범위)	평균 일일 용량, mg (범위)	유효성	내약성	결론
Asenapine						
Barak et al.[56] 공개 연구	34 O-34	67.2 (>60)	(10~20)	관해에 도달한 환자 중 14%에서 YMRS 점수 감소, 수면 시간 증가.	7명 부작용으로 치료 중단, 2명 연구 완료 후 사망.	노인에서 asenapine이 급성기 조증 증상을 감소시키고 관해에 도달할 수 있으며, 동반 질환이 있는 환자에서는 주의를 요함.
Sajatovic et al.[57] 12주 전향적 공개 연구	15 B-15	68.6 (>60)	11.2 (5~25)	미상.	소화기 장애 33%, 안절부절함 13%, 떨림 13%, 인지 어려움 13%, 진정 13%, 4명 치료 중단.	다른 치료에 반응이 안 좋은 노인 양극성 장애 환자에서 치료제로 고려해 볼 수 있음.
Lurasidone						
Sajatovic et al.[58] 사후 분석	142 B-142	(>55)	(20~120)	MADRS 평균 변화량의 유의한 증가.	대사 지표에는 경미한 영향. lurasidone과 위약에서 중단율은 비슷했음.	나이 많은 성인의 양극성 우울에서 단일 요법 및 보조 요법 모두 안전하고 효과적임.

S: 조현병 및 조현정동 장애, B: 양극성 장애, MDD: 정신병적 특징을 동반한 주요우울장애(Major depressive disorder with psychotic features), D: 치매, O: 기타(망상 장애, 기질성 정신증, 코사코프 증후군, 섬망, 외상성 뇌 손상, 기능성 정신증, 조증 등)

출처: Madhussodanan et al. Use of atypical antipsychotics in elderly patients with schizophrenia and schizoaffective disorder. *Journal of Advances in Schizophrenia and Brain Research, 4*(4), 2002.

〈표 13-1〉에 설명된 결과를 요약하면 1세대 약물을 사용한 임상시험에서는 놀랍게도 노인에서 대부분 부정적이거나 혼재된 결과를 보였다. Haloperidol은 2건의 소규모 연구에서 양성 증상을 개선하지 못하였지만, risperidone과의 대규모 비교 연구에서는 두 약물 모두 정신병 증상을 개선했을 뿐만 아니라 haloperidol이 risperidone보다 우수한 효과를 보였다. 다른 여러 소규모 연구에서 fluphenazine decanoate는 음성 증상과 의심증을 개선했지만 양성 증상을 개선하지 못했다. 마찬가지로, thiothixene은 정신병 증상을 줄이는 데 실패하였다. 반면에 loxapine은 정신병적 증상을 개선시켰다. 마지막으로, chlorpromazine과 clozapine을 비교했을 때, 두 약제 모두 증상 개선에 동등하게 효과적이었다.

2세대는 일반적으로 더 큰 연구 집단에서 더 유리한 결과를 보였다. 가장 일반적으로 연구된 약물은 clozapine과 risperidone이었다. Clozapine는 혼재된 결과를 보였는데, 약 절반의 연구에서 정신병적 증상이 개선되었으나, 종종 부작용을 일으켰고, 때로 심각한 부작용을 일으켰다. Risperidone의 결과는 일반적으로 양호했으며 약물 내약성이 우수했다. Risperidone의 지속형 주사제 역시 효과적이고 내약성이 좋은 것으로 밝혀졌다. 비교 연구에서 Risperidone은 olanzapine과 동등한 것으로 밝혀졌지만 앞에서 언급한 바와 같이 haloperidol보다 덜 효과적이었다. 소수의 연구에 따르면 olanzapine과 quetiapine은 양호한 결과를 얻었고 후자의 과도한 진정을 제외하고 내약성이 우수했다. 마지막으로, 몇 가지 소규모 조사에서 aripiprazole, paliperidone, asenapine 모두 유망한 결과를 보였다.

부작용

다양한 부작용에 대한 감수성의 증가는 노화와 관련된 약동학적 및 약력학적 변화의 결과일 수 있다. 약동학적 변화는 약물의 흡수, 분포 및 제거(대사 및 배설)에 영향을 미친다. 노화에 따른 가장 중요한 변화는 위 배출 지연, 혈장 단백질, 주로 알부민 수치 감소, 간 및 신장 혈류 감소, 항정신병약물이 친유성(lipophilic)

이기 때문에 중요한 지방 함량 증가, 체수분 감소 및 사구체 여과율 감소이다. 분포 용적이 증가하면 지용성 약물의 반감기가 더 길어진다. 영양실조 및 기타 의학적 상태에서 볼 수 있는 알부민 및 기타 단백질의 감소는 결합되지 않은 약물의 양을 증가시킨다. 이러한 모든 요인은 향정신성 약물의 분포에 영향을 미치므로 젊은 성인에 비해 혈장 농도가 높아진다. 노화에 따른 약력학적 변화는 다음 중 하나 또는 그 이상으로 인해 약물에 대한 감수성을 증가시킬 수 있다. 수용체 밀도 감소, 수용체 친화도 변화, 후수용체 변화(postreceptor changes), 연령 관련 항상성 기전의 손상(예: 압력 수용기반응 감소).

〈표 13-2〉는 항정신병약물의 부작용과 다양한 수용체에 미치는 영향을 요약한 것이다. 몇 가지 핵심 사항이 있다. 1세대 항정신병약물 중 저역가 약물(예: chlorpromazine, thioridazine)은 도파민 수용체에 대한 친화도가 낮고 도파민 수용체에 더 느슨하게 결합하며, 항콜린성이 더 높으며 다양한 정도의 항아드레날린 및 항히스타민 활성을 갖는다. 급성 EPS의 가능성은 적지만 기립성 저혈압에 따른 낙상의 위험이 증가할 뿐만 아니라 인지 장애, 뇨저류 및 변비와 같은 항콜린성 부작용이 발생할 가능성이 있다. 그들은 또한 QT 간격 연장 및 치명적인 부정맥의 가능성과 관련이 있다. 고역가 약물(예: haloperidol, fluphenazine, thiothixene)은 도파민 수용체에 더 단단히 결합하고 고프로락틴혈증 및 EPS를 유발할 가능성이 더 크다. 노인에서의 1세대 항정신병약물에서 EPS의 발생은 60% 이상이다.[59)]

2세대 항정신병약물은 도파민 수용체에도 결합하지만 5HT2A 수용체에 대해 보다 큰 친화력을 가지고 있다.[60)] Mesocortical 및 nigrostriatal 5HT2 수용체는 시냅스전 도파민 방출의 억제를 유발한다. 항정신병약물에 의한 이들 수용체의 차단은 이들 경로의 도파민을 증가시켜, 도파민 차단으로 인한 EPS뿐만 아니라 조현병의 음성 증상에 영향을 미치는 것으로 생각된다.[60)] 2세대 항정신병약물의 가장 흔한 부작용으로는 체중 증가, 진정, 저혈압, 고프로락틴혈증, EPS, 심장 효과, 성기능 장애 및 항콜린 효과가 있다. QTc 연장은 ziprasidone, iloperidone 및 아마도 quetiapine에서 더 자주 발생한다. QTc가 500ms 이상 연장되거나 기저선에서 60ms 증가하면 torsades de pointes 및 치명적인 심장 부정맥이 발생할 위험이

표 13-2 항정신병약물의 부작용과 수용체 차단 정리표

	1세대 고역가 약물	1세대 저역가 약물	Ari	Ase	Clo	Ilo	Lur	Ola	Pal	Que	Ris	Zip
체중 증가	낮음	보통	낮음	보통	높음	보통	낮음	높음	보통	보통	보통	낮음
당뇨병	낮음	낮음	낮음	낮음	보통	낮음	낮음	높음	낮음	보통	보통	낮음
이상지질혈증	낮음	보통	낮음	낮음	높음	낮음	낮음	높음	낮음	보통	낮음	낮음
진정	낮음	높음	낮음	보통	높음	낮음	보통	보통	낮음	보통	낮음	낮음
혈중 프로락틴 증가	높음	보통	낮음	보통	낮음	낮음	낮음	낮음	높음	낮음	높음	낮음
기립성 저혈압	낮음	높음	낮음	낮음	낮음	높음	낮음	낮음	보통	보통	보통	낮음
QT 간격 연장	낮음	보통	낮음	낮음	낮음	보통	낮음	낮음	낮음	낮음	낮음	보통
추체외로 증상	높음	낮음	낮음	보통	낮음	낮음	낮음	낮음	높음	낮음	높음	낮음
항콜린성 작용	낮음	높음	낮음	낮음	높음	낮음	낮음	보통	low	보통	낮음	낮음
D2 차단	높음	높음	낮음	높음	낮음	높음	높음	보통	높음	낮음	높음	보통
5-HT2 차단	보통	높음	보통	높음	보통	높음	보통	높음	높음	보통	높음	보통
M1 차단	낮음	높음	낮음	낮음	높음	낮음	낮음	보통	낮음	낮음	낮음	낮음
α1 차단	낮음	높음	낮음	높음	낮음	높음	보통	낮음	보통	낮음	높음	낮음

Ari: ariprazole; Ase: asenapine; Clo: clozapine; Ilo: iloperidone; Lur: lurasidone; Ola: olanzapine; Pal: paliperidone; Que: quetiapine; Ris: risperidone; Zip: ziprasidone

출처: 주석 74)~77), www.uptodate.com/contents/image?imageKey=PSYCH%2F82533

높아진다.

흡수에 영향을 미치는 의학적 상태와 식습관, 간 및 신장 기능을 고려해야 한다. 약물의 생체이용률, 대사 및 제거율은 매우 다양하다. Asenapine은 약물의 경구 생체 이용률이 2% 미만이므로 설하 정제로 제형화되어 있다.[61] Lurasidone과 ziprasidone은 둘 다 350칼로리 이상의 식사와 함께 투여해야 한다. 음식과 함께 투여하면 생체이용률이 2~3배 증가하기 때문이다.[62), 63] 대조적으로, quetiapine의 XR 제형은 고지방 식사와 함께 투여하면 흡수가 50% 증가하며 이는 피해야 한다.[64] 노인은 여러 가지 약물을 복용하고 있을 가능성이 훨씬 더 높으며, 이는 위험한 약물-약물 상호작으로 이어질 수 있다. 연구에 따르면 다약제 복용과 임상 결과 사이에는 음의 상관관계가 있는 것으로 나타났다.[65] 요양원에 있는 사람들은 최대 10가지 정도의 다양한 약물을 복용하고 있을 수 있으며, 이는 약물-약물 상호작용의 확률을 거의 100%에 이르게 한다.[66] 다약제는 약물 부작용을 고치기 위해 새로운 약물이 처방되는 처방 연쇄의 위험을 증가시킨다.[67] 상호작용에 가장 일반적으로 관여하는 약물은 심혈관계약물, 항생제, sulfonylureas, theophylline, warfarin, 그리고 non-steroidal anti-inflammatory drugs(NSAIDs)이다.[68] 항정신병약물과 관련된 약물-약물 상호작용에 노출될 가능성이 있는 요양원에 거주하는 노인에 대한 연구에 따르면 상호작용 가능성이 있는 약물과 항정신병약물을 함께 투여받은 사람은 항정신병약물만을 투여받은 사람에 비해 사망 위험이 70% 증가하는 것으로 나타났다.[68] 또한, 노인의 63% 이상이 허브 보충제를 사용하며, 그중 다수는 약물-약물 상호작용과 관련될 수 있다.[69]

간기능은 나이가 들어 감에 따라 감소하며 약물 대사에 부정적인 영향을 미칠 수 있다.[70] 대사를 위해 cytochrome P450(CYP) 효소에 의존하는 약물은 효소의 유도제 또는 억제제가 함께 투여될 때 약물-약물 상호작용에 관여할 가능성이 가장 높다. 대부분의 1세대 항정신병약물은 간 P450 효소계의 CYP2D6에 의해 대사되는 반면, 2세대 항정신병약물은 주로 CYP3A4, CYP1A2 및 CYP2D6에 의해 대사된다.[71] Paliperidone과 ziprasidone은 예외이다. Paliperidone은 80% 변화 없이 신장으로 배설된다.[72] Ziprasidone은 광범위한 대사 과정을 거치며, 그중

1/3만 CYP3A4를 통해 발생하고 나머지는 aldehyde oxidase 효소를 통해 발생한다.[73] CYP1A2 및 CYP3A4 효소는 모두 나이가 들어감에 따라 유의하게 감소하는 것으로 보이며 모든 효소 시스템은 간 대사에 대한 다양한 약물의 상호작용에 의해 영향을 받으므로 일반적으로 여러 약물을 복용하는 노인들은 간 대사에 대한 약물–약물 상호작용을 경험할 위험이 증가한다. CYP1A2의 유도는 흡연에 의해 발생하며 clozapine, olanzapine, thiothixene 및 trifluoperazine의 혈장 농도에 영향을 줄 수 있다. Fluphenazine은 거의 CYP2D6을 통해 대사되기 때문에 억제제와 함께 사용하는 것은 권장되지 않는다. CYP3A4 유도제인 carbamazepine은 aripiprazole의 혈중농도를 낮추고 olanzapine과 clozapine의 농도를 더 낮출 수 있다.

〈표 13–2〉는 약물 간의 부작용 차이를 나열하고 〈표 13–3〉은 몇 가지 보다 일반적인 약물–약물 상호작용의 부작용을 설명한다. 고령자는 약력학 및 약동학 변화, 동반 질환 및 여러 약물 사용의 조합으로 인해 특히 이러한 부작용의 위험이 있다. 1세대 또는 2세대 항정신병약물의 사용 결정은 부작용 양상, 환자 선호도, 기존 운동장애 또는 감수성의 증가 여부, 지속형 제제의 사용 가능성 여부에 따라 크게 영향을 받는다. 모든 약제가 노인에게 어느 정도 동등하게 효과적이라고 가정하면(가능성은 있지만 입증되지는 않음), 임상의는 어떤 부작용을 피해야 하는지를 결정해야 한다. 예를 들어, 파킨슨병이 있는 사람에게 추체외로 증상의 위험이 높은 약제를 사용하거나 당뇨병 전단계의 사람에게 혈청 포도당을 증가시킬 가능성이 있는 약물을 사용할 수는 없다. 또는 불면증이 있는 사람에게 진정 효과를

표 13–3 항정신병약물의 잠재적 약물–약물 상호작용 및 노인에서의 영향

상호작용 약물	잠재적 위험	노인에 미치는 영향
중추신경계 억제제, 알코올, 삼환계 항우울제	경련, 진정 작용, 심장 관련 부작용 위험 증가	낙상, 심장 관련 사망 위험 증가
벤조디아제핀	기립성 저혈압, 실신, 호흡 저하 위험 증가	낙상 위험 증가

Levodopa및 도파민 작용제	길항 효과	정신증 악화로 이어질 수 있음
Carbamazepine, phenytoin	CYP3A4에 의해 대사되는 항정신병 약물의 혈중 농도를 낮출 수 있음	용량을 증량하지 않는 경우 효능 저하/증량하는 경우 부작용 가능성
Lithium	경련, 운동장애, 정신 혼동 위험 증가	낙상, 인지 저하 위험 증가
Paroxetine, fluoxetine	CYP2D6에 의해 대사되는 약물의 혈중 농도 증가	EPS 포함 부작용 위험 증가
Fluvoxamine	CYP1A2에 의해 대사되는 약물의 혈중 농도 증가	EPS 포함 부작용 위험 증가
QTc 연장 약물	QTc 연장에 대한 상가 작용 가능	심장 전도 장애, 심장 관련 사망 위험 증가
항콜린성 약물	항무스카린성 수용체 작용에 증강 작용 가능	변비, 요 저류, 인지장애, 구강 건조, 빈맥, 시야 흐림, 안압 증가

참고: Cariprazine과 brexiprazole에 대해서는 연구가 제한적임.

주거나 식욕이 부진한 사람에게 체중을 증가시키는 등 일부 부작용은 오히려 도움이 될 수도 있다.

심각한 부작용 및 안전성 문제

이 장의 초점이 조현병과 비정동 정신병의 치료이지만, 항정신병약물을 사용하는 치매 노인 환자에서 모든 원인을 통틀어서 사망 위험이 증가할 수 있다는 연구 결과는 시사하는 바가 크다.[78] American Geriatric Society에서 발행한 Beers Criteria는 노인들에게 잠재적으로 부적절할 수 있는 약물을 식별하여 노인 인구에서 처방된 약물의 안전성을 높이는 것을 목표로 하는 일련의 지침이다. Beers Criteria는 모든 항정신병약물은 신중하게 사용되어야 하며, 모든 비약물학적 개입이 실패하고, 그 사람이 자신이나 타인에게 즉각적인 위협이 되지 않는 한 신경인지장애가 있는 노인에서 행동 문제를 치료하기 위해 항정신병약물의 사용은 피할 것을 권고한다.[79] FDA는 치매 관련 정신병이 있는 노인 환자의 사망 위험이 증가한다는 이유로 1세대 및 2세대 항정신병약물에 대해 블랙박스 경고를 발령했다. 중요한 것은, 최근 덴마크에서 항정신병약을 복용한 적이 없는 70세 이상의 치매가 있거나 없는 사람을 대상으로 한 연구에서 항정신병약물 복용 후 주요 심혈관계 이상 반응과 비심장성 사망률이 증가하였으며, 이는 1세대 및 2세대 항정신병약물 시작 후 첫 달 이내에 가장 높았다.[80] 또한 심혈관계 영향으로 인한 돌연사는 연령이 같은 대조군에 비해 2배 이상 높은 것으로 보고되었으며, 일반적으로 QT 연장에 의한 치명적인 부정맥과 심장 전도 효과가 원인이다.[81] 그러나 항정신병약물을 복용하는 노인의 사망 위험 증가에 대해서는 연구마다 상반된 결과가 나오고 있다. 2015년 17개의 위약 대조 무작위 시험에 대한 메타 분석에서는 정형 항정신병약물을 복용하는 노인 치매 환자의 사망 위험 증가는 나타나지 않았다.[82]

항정신병약물 노출로 인한 생명을 위협하는 반응인 신경이완제 악성 증후군(NMS)은 항정신병제를 복용하는 사람들의 0.01~0.02%에서 발생하고,[83] 사망률은 약 10%에 달한다.[84] 노인에서는 의학적 동반 질환, 기질적 뇌 증후군, 탈수 및 영양실조의 유병률이 높기 때문에 NMS 발병에 더 취약할 수 있다

항정신병약물의 심각한 신경학적 부작용으로는 정좌불능증(akathisia), 급성 근긴장증(acute dystonias), 그리고 지연성 운동이상증(tardive dyskinesia) 같은 운동장애가 있다. Jeste 등은 1세대 항정신병약물로 치료받은 노인에서 1년 동안 지연성 이상운동증의 발생률이 이전 노출 여부에 따라 22.3% 내지 36.9% 범위라고 보고했다.[85] 장기간 항정신병약물 치료를 받은 사람에서 지연성 이상운동증의 유병률은 24%이고 항정신병약물 노출 25년 후에는 68%까지 높아진다.[86), 87] 체계적인 장기적인 증거는 없지만, 2세대 항정신병약물이 1세대 약물보다 TD를 상당히 적게 유발한다는 강력한 데이터가 있는데, 예를 들면 1년 후에는 대략 3배 정도 낮아진다. FDA는 지연성 이상운동증 치료를 위해 valbenazine과 deutetrabenazine 두 가지 약물을 승인했지만 최근 노인을 대상으로 한 구체적인 연구는 부족하다.

DRESS 증후군(호산구 증가증 및 전신 증상을 동반한 약물 반응, drug reaction with eosinophilia and systemic symptoms)은 ziprasidone과 관련이 있으며 asenapine에서는 과민 반응이 보고되었다.[88), 89] 고용량의 thioridazine(800mg/day 이상)은 망

막색소변성증과 관련이 있다.[6)]

항정신병약물의 용량

노인의 경우 수용체의 민감도가 증가하여 부작용의 가능성이 높기 때문에 노인의 시작 용량은 일반적으로 정상 성인 용량의 25%, 유지 용량은 일반적으로 정상 성인 용량의 약 30~50%이어야 한다.[90)] "낮게 시작하고 천천히 가십시오(start low and go slow)"라는 문구는 노인 약물학에서 자주 언급된다. 약물 부작용을 피하기 위해 연령 관련 변화와 간 및 신장 기능의 저하를 고려하여 약물을 천천히 조심스럽게 적정해야 한다. 다음 최대 일일 복용량 지침은 Khan과 공동 저자[91)]에 의해 제안되었으며 Alexopoulos 등의 이전 전문가의 의견 일치를 바탕으로 갱신되었다.[92)]

- Risperidone 2~3mg(시작 용량: 0.25~0.5 mg)
- Risperidone Consta 50mg 매 2주마다(시작 용량: 25~50mg IM 매 2주마다)
- Quetiapine 100~200mg(시작 용량: 12.5~25mg)
- Olanzapine 5~15mg(시작 용량: 1~5mg)
- Aripiprazole 10~15mg(시작 용량: 2.5~5mg)
- Clozapine 50~100mg(시작 용량: 6.25mg)
- Ziprasidone 80~160mg(시작 용량: 20mg)

참고: 노인에서 다른 항정신병약물에 대한 자료는 제한적이다.

신체적 및 대체 치료

Liu등은 OAS 환자에서 전기경련요법(ECT)에 대한 광범위한 고찰을 통해 6개의 전향적 연구와 1개의 사례 시리즈를 확인했다. 참가자들은 49세에서 96세 사이였다.[93] 저자들은 양측 ECT가 조기에 발병한 노인 조현병의 급성기 및 유지 치료로 효과적인 것으로 결론지었다. ECT는 초후기 발병 정신증에서는 효과적이 아니었는데, 이는 아마도 동반 이환 뇌 병리의 높은 유병률 때문일 수 있다.

폐경 후 여성 조현병 환자에서 raloxifene에 대한 2건의 연구에서 위약에 비해 일반적인 정신병리와 양성 및 음성 증후군 척도(PANSS)의 총점을 감소시키는 것으로(그러나 양성 증상은 감소하지 않음) 밝혀졌다.[26), 27)] 한 연구에서 음성 증상이 개선되었다.[27)] Citalopram은 아증후군 우울증이 있는 중년 및 노년의 조현병 환자를 치료하는 데 효과적이었다.[28)] 여러 항정신병약물에 항우울제, 기분조절제 및 벤조디아제핀을 사용하는 보강적 치료는 드물지 않지만, 노인에 대한 이러한 치료법의 안전성이나 유효성은 확립되어 있지는 않다.

순응도를 극대화하기 위한 치료 전략

순응도를 높이기 위해 1세대와 2세대의 여러 항정신병약물을 지속형 주사 제제로 사용할 수 있다. Aripiprazole, asenapine, cloazpine, olanzapine, risperidone에는 구강 용해 정제가 있다. 속효성 주사는 haloperidol, fluphenazine, chlorpromazine, aripiprazole, olanzapine 및 ziprasidone에서 사용할 수 있다. 지속형 주사는 haloperidol, fluphenazine, aripiprazole, olanzapine, paliperidone 및 risperidone에서 사용할 수 있다.

항정신병약물은 순응도와 반응을 극대화하기 위해 지지적인 심리사회적 중재와 함께 사용해야 한다. 조현병 환자의 60% 미만이 경구 치료에 순응하는 것으로 추정된다.[94)] 이 경우 약물 사용을 모니터링하기 위하여 가족이나 보호자의 도움을 받아야 할 수 있다. 이러한 전략은 제14장에 설명되어 있다.

약물 감량 또는 중단 가능성

노인에서 이상 반응의 위험이 더 높다는 점을 고려하여, 몇몇 연구자들은 안정적으로 유지되고 있는 환자에서 항정신병약물을 점진적으로 감량하거나 중단하는 시도를 해야 한다고 주장하고 있다.[95] Suzuki와 Uchida[96]의 고찰에서는 증상이 안정적이거나 효과가 없었기 때문에 약물이 거의 또는 전혀 필요하지 않은 OAS 환자의 일부군을 확인했다. Graff-Guerrero 등[97]은 노인 조현병 환자(50세 이상)에 대한 연구에서 안정된 환자에서 항정신병약물 용량을 감량할 수 있으며, 이는 부작용 감소 및 질병 중증도 측정에서의 개선을 수반하는 것으로 나타났다. 중요한 것은 OAS 환자에서 D2/3 수용체 점유율의 치료용량 범위(50~60%)가 젊은 환자에서 보고된 결과(65~80%)보다 낮았기 때문에 임상적 관점에서 더 적은 용량을 사용하는 것이 적합하다는 것이다.

결론

정신병의 정신약물학적 치료는 지난 수십 년 동안 발전해 왔다. 수용체 친화성과 부작용 양상이 다른 새로운 약물의 이용 가능성은 치료를 용이하게 하고 있다. 노인은 연령과 관련된 생물학적 및 심리사회적 요인으로 인해 약물 부작용 및 독성에 취약하다. 치매와 관련된 정신병의 치료는 사망률과 이환율 위험으로 인해 복잡하다. 환자의 임상 양상, 위험, 이점 및 대체 치료법에 대한 환자 및 가족과의 논의 및 문서화, 필요한 최소 용량 사용 및 필요에 따라 점진적 용량 감소, 그리고 행동 개입을 기반으로 한 적절한 약물 선택은 의사가 최적의 임상적 결과를 달성하는 데 도움이 될 것이다.

주석

1. Cho S, Lau SW, Tandon V, et al. Geriatric drug evaluation. *Archives of Internal Medicine*. 2011; *171*(10): 937-940.
2. Wecker L, Crespo L, Dunway G. Treatment of psychotic disorders. In *Brody's Human Pharmacology*, ed. L Wecker, DA Taylor, RJ Theobald, Jr. Philadelphia, PA: Elsevier, 2012: 324-331.
3. Uchida H, Suzuki T, Graff-Guerrero A, et al. Therapeutic window for striatal dopamine D2/3 receptor occupancy in older patients with schizophrenia. *American Journal of Geriatric Psychiatry*. 2014; *22*(10): 1007-1016.
4. Graff-Guerrero A, Rajji TK, Mulsant BH, et al. Evaluation of antipsychotic dose reduction in late-life schizophrenia. *JAMA Psychiatry*. 2015; *72*(9): 927.
5. Nakajima S, Caravaggio F, Mamo DC, et al. Dopamine D2/3 receptor availability in the striatum of antipsychoticfree older patients with schizophrenia: a [11C]-raclopride PET study. *Schizophrenia Research*. 2015; *164*(1-3): 263-267.
6. Questions and answers about the NIMH Clinical Antipsychotic Trials of Intervention Effectiveness Study(CATIE): Phase 1 results. www.nimh.nih.gov/funding/clinical-research/practical/catie/phase1results.shtml (accessed October 2018).
7. Swartz MS, Stroup TS, Mcevoy JP, et al. Special section on implications of CATIE: What CATIE found: results from the schizophrenia trial. *Psychiatric Services*. 2008; *59*(5): 500-506.
8. Leucht S, Cipriani A, Spineli L, et al. Comparative efficacy and tolerability of 15 antipsychotic drugs in schizophrenia: a multiple-treatments meta-analysis *Lancet*. 2013; *382*(9896): 951-962.
9. Sakauye K. *Geriatric Psychiatry Basics*. New York: WW Norton, 2008.
10. Howanitz E, Pardo M, Smelson DA, et al. The efficacy and safety of clozapine versus chlorpromazine in geriatric schizophrenia. *Journal of Clinical Psychiatry*. 1999; *60*(1): 41-44.
11. Altamura AC, Mauri MC, Girardi T, Panetta B. Clinical and toxicological profile of fluphenazine decanoate in elderly chronic schizophrenia. *International Journal of Clinical Pharmacology Research*. 1990; *10*(4): 223-228.
12. Weisbard JJ, Pardo M, Pollack S. Symptom change and extrapyramidal side effects during acute haloperidol treatment in chronic geriatric schizophrenics. *Psychopharmacology Bulletin*. 1997; *33*(1): 119-122.
13. Mohler G. Clinical trial of thiothixene (Navane) in elderly chronic schizophrenics. *Current*

Therapeutic Research. 1970; *12*(6): 377-386.

14. Branchey MH, Lee JH, Simpson GM, Elgart B, Vicencio A. Loxapine succinate as a neuroleptic agent: evaluation in two populations of elderly psychiatric patients. *Journal of the American Geriatric Society*. 1978; *26*(6): 263-267.
15. Oberholzer AF, Hendriksen C, Monsch AU, Heierli B, Sthelin HB. Safety and effectiveness of low-dose clozapine in psychogeriatric patients: a preliminary study. *International Psychogeriatrics*. 1992; *4*(2): 187-195.
16. O'Connor D, Sierakowski C, Chin L, Singh D. The safety and tolerability of clozapine in aged patients: a retrospective clinical file review. *World Journal of Biological Psychiatry*. 2010; *11*(6): 788-791.
17. Pitner JK, Mintzer JE, Pennypacker LC, Jackson CW. Efficacy and adverse effects of clozapine in four elderly psychotic patients. *Journal of Clinical Psychiatry*. 1995; *56*(5): 180-185.
18. Pridan S, Swartz M, Baruch Y, et al. Effectiveness and safety of clozapine in elderly patients with chronic resistant schizophrenia. *International Psychogeriatrics*. 2015; *27*(1): 131-134.
19. Sajatovic M, Ramirez LF, Garver D, et al. Clozapine therapy for older veterans. *Psychiatric Services*. 1998; *49*(3): 340-344.
20. Chengappa KN, Baker RW, Kreinbrook SB, Adair D. Clozapine use in female geriatric patients with psychoses. *Journal of Geriatric Psychiatry and Neurology*. 1995; *8*(1): 12-15.
21. Frankenburg F, Kalunian D. Clozapine in the elderly. *Journal of Geriatric Psychiatry and Neurology*. 1994; *7*(2): 129-132.
22. Salzman C, Vaccaro B, Lieff J, Weiner A. Clozapine in older patients with psychosis and behavioral disruption. *American Journal of Geriatric Psychiatry*. 1995; *3*(1): 26-33.
23. Sajatovic M, Jaskiw G, Konicki PE, et al. Outcome of clozapine therapy for elderly patients with refractory primary psychosis. *International Journal of Geriatric Psychiatry*. 1997; *12*(5): 553-558.
24. Madhusoodanan S, Brecher M, Brenner R, et al. Risperidone in the treatment of elderly patients with psychotic disorders. *American Journal of Geriatric Psychiatry*. 1999; *7*(2): 132-138.
25. Madhusoodanan S, Suresh P, Brenner R, Pillai R. Experience with the atypical antipsychotics risperidone and olanzapine in the elderly. *Annals of Clinical Psychiatry*. 1999; *11*(3): 113-118.
26. Madhusoodanan S, Brenner R, Araujo L, Abaza A. Efficacy of risperidone treatment for psychoses associated with schizophrenia, schizoaffective disorder, bipolar disorder, or senile

dementia in 11 geriatric patients: a case series. *Journal of Clinical Psychiatry.* 1995; *56*(11): 514-518.

27. Davidson M, Harvey PD, Vervarcke J, et al. A long-term, multicenter, open-label study of risperidone in elderly patients with psychosis. *International Journal of Geriatric Psychiatry.* 2000; *15*(6): 506-514.
28. Sajatovic M, Ramirez LF, Vernon L, et al. Outcome of risperidone therapy in elderly patients with chronic psychosis. *International Journal of Psychiatry in Medicine.* 1996; *26*(3): 309-317.
29. Berman I, Merson A, Rachov-Pavlov J, et al. Risperidone in elderly schizophrenic patients: an open-label trial. *American Journal of Geriatric Psychiatry.* 1996; *4*(2): 173-179.
30. Berman I, Merson A, Sison C, et al. Regional cerebral blood flow changes associated with risperidone treatment in elderly schizophrenia patients: a pilot study. *Psychopharmacology Bulletin.* 1996; *32*(1): 95-100.
31. Bullock R, Libretto S. Risperidone in the treatment of psychoses in the elderly: a case report series. *European Psychiatry.* 2002; *17*(2): 96-103.
32. Kiraly SJ, Gibson RE, Ancill RJ, Holliday SG. Risperidone: treatment response in adult and geriatric patients. *International Journal of Psychiatry in Medicine.* 1998; *28*(2): 255-263.
33. Barak Y, Shamir E, Weizman R. Would a switch from typical antipsychotics to risperidone be beneficial for elderly schizophrenic patients? A naturalistic, long-term, retrospective, comparative study. *Journal of Clinical Psychopharmacology.* 2002; *22*(2): 115-120.
34. Jeste DV, Eastham JH, Lacro JP, et al. Management of late-life psychosis. *Journal of Clinical Psychiatry.* 1996; *57*(Suppl 3): 39-45; discussion 49-50.
35. Zarate CA Jr, Baldessarini RJ, Siegel AJ, et al. Risperidone in the elderly: a pharmacoepidemiologic study. *Journal of Clinical Psychiatry.* 1997; *58*(7): 311-317.
36. Tadger S, Baruch Y, Barak Y. Symptomatic remission in elderly schizophrenia patients treated with long-acting risperidone. *International Psychogeriatrics.* 2008; *20*(6): 1245-1250.
37. Lasser RA, Bossie CA, Zhu Y, et al. Efficacy and safety of long-acting risperidone in elderly patients with schizophrenia and schizoaffective disorder. *International Journal of Geriatric Psychiatry.* 2004; *19*(9): 898-905.
38. Madhusoodanan S, Brecher M, Brenner R, et al. Risperidone in the treatment of elderly patients with psychotic disorders. *American Journal of Geriatric Psychiatry.* 1999; *7*(2): 132-138.
39. Verma S, Orengo C, Kunik M, Hale D, Molinari V. Tolerability and effectiveness of atypical

antipsychotics in male geriatric inpatients. *International Journal of Geriatric Psychiatry*. 2001; *16*(2): 223-227.

40. Jeste DV, Barak Y, Madhusoodanan S, Grossman F, Gharabawi G. International multisite double-blind trial of the atypical antipsychotics risperidone and olanzapine in 175 elderly patients with chronic schizophrenia. *American Journal of Geriatric Psychiatry*. 2003; *11*(6): 638-647.
41. Frenchman I. Risperidone, haloperidol, and olanzapine for the treatment of behavioral disturbances in nursing home patients: a retrospective analysis. *Current Therapeutic Research*. 2000; *61*(10): 742-750.
42. Madhusoodanan S, Suresh P, Brenner R, Pillai R. Experience with the atypical antipsychotics risperidone and olanzapine in the elderly. *Annals of Clinical Psychiatry*. 1999; *11*(3): 113-118.
43. Madhusoodanan S, Brenner R, Suresh P, et al. Efficacy and tolerability of olanzapine in elderly patients with psychotic disorders: a prospective study. *Annals of Clinical Psychiatry*. 2000; *12*(1): 11-18.
44. Barak Y, Shamir E, Mirecki I, Weizman R, Aizenberg D. Switching elderly chronic psychotic patients to olanzapine. *International Journal of Neuropsychopharmacology*. 2004; *7*(2): 165-169.
45. Sajatovic M, Perez D, Brescan D, Ramirez LF. Olanzapine therapy in elderly patients with schizophrenia. *Psychopharmacology Bulletin*. 1998; *34*(4): 819-823.
46. Street S, Tollefson G, Tohen M, et al. Olanzapine for psychotic conditions in the elderly. *Psychiatric Annals*. 2000; *30*(3): 191-196.
47. Solomons K, Geiger O. Olanzapine use in the elderly: a retrospective analysis. *Canadian Journal of Psychiatry*. 2000; *45*(2): 151-155.
48. Madhusoodanan S, Brenner R, Alcantra A. Clinical experience with quetiapine in elderly patients with psychotic disorders. *Journal of Geriatric Psychiatry and Neurology*. 2000; *13*(1): 28-32.
49. McManus DQ, Arvanitis LA, Kowalcyk BB. Quetiapine, a novel antipsychotic: experience in elderly patients with psychotic disorders. *Journal of Clinical Psychiatry*. 1999; *60*(5): 292-298.
50. Tariot PN, Salzman C, Yeung PP, Pultz J, Rak IW. Long-term use of quetiapine in elderly patients with psychotic disorders. *Clinical Therapeutics*. 2000; *22*(9): 1068-1684.
51. Yang CH, Tsai SJ, Hwang JP. The efficacy and safety of quetiapine for treatment of geriatric psychosis. *Journal of Psychopharmacology*. 2005; *19*(6): 661-666.

52. Barak Y, Mazeh D, Plopski I, Baruch Y. Intramuscular ziprasidone treatment of acute psychotic agitation in elderly patients with schizophrenia. *American Journal of Geriatric Psychiatry*. 2006; *14*(7): 629-633.
53. Madhusoodanan S, Brenner R, Gupta S, Reddy H, Bogunovic O.Clinical experience with aripiprazole treatment in ten elderly patients with schizophrenia or schizoaffective disorder: retrospective case studies. *CNS Spectrums*. 2004; *9*(11): 862-867.
54. Madhusoodanan S, Brenner R, Serper MR, Adelsky M, Adler DN. Use of paliperidone in elderly patients with schizophrenia and schizoaffective disorder: a prospective open-label short-term pilot study. *Journal of Clinical Psychopharmacology*. 2011; *31*(3): 380-382.
55. Tzimos A, Samokhvalov V, Kramer M, et al. Safety and tolerability of oral paliperidone extended-release tablets in elderly patients with schizophrenia: a double-blind, placebo-controlled study with six-month open-label extension. *American Journal of Geriatric Psychiatry*. 2008; *16*(1): 31-43.
56. Barak Y, Finkelstein I, Pridan S. The geriatric mania asenapine study (GeMS). *Archives of Gerontology and Geriatrics*. 2016; *64*: 111-114.
57. Sajatovic M, Dines P, Fuentes-Casiano E, et al. Asenapine in the treatment of older adults with bipolar disorder. *International Journal of Geriatric Psychiatry*. 2015; *30*(7): 710-719.
58. Sajatovic M, Forester BP, Tsai J, et al. Efficacy of lurasidone in adults aged 55 years and older with bipolar depression: post hoc analysis of 2 double-blind, placebo-controlled studies. *Journal of Clinical Psychiatry*. 2016; *77*(10): e1324-e1331.
59. Hoffman WF, Ballard L, Turner EH, et al. Three-year follow up of older schizophrenics: extrapyramidal syndromes, psychiatric symptoms, and ventricular brain ratio. *Biological Psychiatry*. 1991; *30*(9): 913-926.
60. Brenner GM, Stevens C. Psychotherapeutic drugs. In *Pharmacology*. Philadelphia, PA: Saunders, 2013: 221-237.
61. Balaraman R, Gandhi H. Asenapine, a new sublingual atypical antipsychotic. *Journal of Pharmacology and Pharmacotherapeutics*. 2010; *1*(1): 60.
62. Highlights of prescribing information: Latuda. www.accessdata.fda.gov/drugsatfda_docs/label/2017/200603s26s27lbl.pdf (accessed October 2018).
63. Highlights of prescribing information: Geodon. www.labeling.pfizer.com/ShowLabeling.aspx?id=584 (accessed October 2018).
64. Highlights of prescribing information: Seroquel XR. www.accessdata.fda.gov/drugsatfda_docs/label/2009/022047s011s016s017s019s022lbl.pdf (accessed October 2018).

65. Maher RL, Hanlon J, Hajjar ER. Clinical consequences of polypharmacy in elderly. *Expert Opinion on Drug Safety*. 2013; *13*(1): 57–65.

66. Gupta S, Masand P, Madhusoodanan S. Side effects of atypical antipsychotics in the geriatric population. *Current Psychosis and Therapeutics Reports*. 2005; *3*(1): 26–31.

67. Rochon PA, Gurwitz JH. Optimising drug treatment for elderly people: the prescribing cascade. *British Medical Journal*. 1997; *315*(7115): 1096–1099.

68. Liperoti R, Sganga F, Landi F, et al. Antipsychotic drug interactions and mortality among nursing home residents with cognitive impairment. *Journal of Clinical Psychiatry*. 2017; *78*(1): e76–e82.

69. Qato DM, Wilder J, Schumm LP, Gillet V, Alexander GC. Changes in prescription and over-the-counter medication and dietary supplement use among older adults in the United States, 2005 vs 2011. *JAMA Internal Medicine*. 2016; *176*(4): 473.

70. Tan JL, Eastment JG, Poudel A, Hubbard RE. Age-related changes in hepatic function: an update on implications for drug therapy. *Drugs and Aging*. 2015; *32*(12): 999–1008.

71. Madhusoodanan S, Velama U, Parmar J, Goia D, Brenner R. A current review of cytochrome P450 interactions of psychotropic drugs. *Annals of Clinical Psychiatry*. 2014; *26*(2): 120–138.

72. Highlights of prescribing information: Invega. www.invega.com/prescribing-information (accessed October 2018).

73. Beedham C, Miceli JJ, Obach RS. Ziprasidone metabolism, aldehyde oxidase, and clinical implications. *Journal of Clinical Psychopharmacology*. 2003; *23*(3): 229–232.

74. Ayano G. First generation antipsychotics: pharmacokinetics, pharmacodynamics, therapeutic effects and side effects: a review. *Research and Reviews: Journal of Chemistry* 2016; 5(3): 53–63.

75. Muench J, Hamer, AM Adverse effects of antipsychotic medications. *American Family Physician*. 2010; *81*: 617–622.

76. Mulsant B, Pollack BG. Psychopharmacology. In *American Psychiatric Publishing Textbook of Geriatric Psychiatry*, ed. DC Steffens, DG Blazer, ME Thakur. Washington DC: American Psychiatric Publishing, 2015: 527–588.

77. Kusumi I, Boku S, Takahashi Y. Psychopharmacology of atypical antipsychotic drugs: from the receptor binding profile to neuroprotection and neurogenesis. *Psychiatry and Clinical Neurosciences*. 2015; *69*: 243–258.

78. Liperoti R, Onder G, Landi F, et al. All-cause mortality associated with atypical and conventional antipsychotics among nursing home residents with dementia. *Journal of Clinical*

Psychiatry. 2009; *70*(10): 1340-1347.

79. American Geriatrics Society 2015 Beers Criteria Update Expert Panel. American Geriatrics Society 2015 updated Beers criteria for potentially inappropriate medication use in older adults. *Journal of the American Geriatrics Society*. 2015; *63*(11): 2227-2246.
80. Sahlberg M, Holm E, Gislason GH, et al. Association of selected antipsychotic agents with major adverse cardiovascular events and noncardiovascular mortality in elderly persons. *Journal of the American Heart Association*. 2015; *4*(9): e001666.
81. Nielsen J, Graff C, Kanters JK, et al. Assessing QT interval prolongation and its associated risks with antipsychotics. *CNS Drugs*. 2011; *25*(6): 473-490.
82. Hulshof TA, Zuidema SU, Ostelo RW, Luijendijk HJ. The mortality risk of conventional antipsychotics in elderly patients: a systematic review and meta-analysis of randomized placebo-controlled trials. *Journal of the American Medical Directors Association*. 2015; *16*(10): 817-824.
83. Stübner S, Rustenbeck E, Grohmann R, et al. Severe and uncommon involuntary movement disorders due to psychotropic drugs. *Pharmacopsychiatry*. 2004; *37*(Suppl 1): S54-64.
84. Shalev A, Hermesh H, Munitz H. Mortality from neuroleptic malignant syndrome. *Journal of Clinical Psychiatry*. 1989; *50*(1): 18-25.
85. Jeste DV, Lacro JP, Palmer B. Incidence of tardive dyskinesia in early stages of low-dose treatment with typical neuroleptics in older patients. *American Journal of Psychiatry*. 1998; *155*: 1521-1529.
86. Jeste DV, Caligiuri MP. Tardive dyskinesia. *Schizophrenia Bulletin*. 1993; *19*(2): 303-315.
87. Glazer WM, Morgenstern H, Doucette JT. Predicting the long-term risk of tardive dyskinesia in outpatients maintained on neuroleptic medications. *Journal of Clinical Psychiatry*. 1993; *54*(4): 133-139.
88. Center for Drug Evaluation and Research. Drug Safety and Availability. FDA Drug Safety Communication: FDA reporting mental health drug ziprasidone (Geodon) associated with rare but potentially fatal skin reactions. www.fda.gov/Drugs/DrugSafety/ucm426391.htm
89. Center for Drug Evaluation and Research. Drug Safety and Availability. FDA Drug Safety Communication: Serious allergic reactions reported with the use of Saphris (asenapine maleate). www.fda.gov/Drugs/DrugSafety/ucm270243.htm (accessed October 2018).
90. Sajatovic M, Madhusoodanan S, Brenner R. Schizophrenia in the elderly. *CNS Drugs*. 2000; *13*(2): 103-115.
91. Khan AY, Redden W, Ovais M, et al. Current concepts in the diagnosis and treatment of

schizophrenia in later life. *Current Geriatric Reports*. 2015; *4*(4): 290-300.

92. Alexopoulos GS, Streim J, Carpenter D, et al. Using antipsychotic agents in older patients. *Journal of Clinical Psychiatry* 2004; *65*(Suppl 2): 5-99; discussion: 100-102; quiz: 103-104.

93. Liu AY, Rajji TK, Blumberger DM, Daskalakis ZJ, Mulsant BH. Brain stimulation in the treatment of late-life severe mental illness other than unipolar nonpsychotic depression. *American Journal of Geriatric Psychiatry*. 2014; *22*(3): 216-240.

94. Valenstein M, Blow FC, Copeland LA, et al. Poor antipsychotic adherence among patients with schizophrenia: medication and patient factors. *Schizophrenia Bulletin*. 2004; *30*(2): 255-264.

95. Jeste DV, Maglione JE. Treating older adults with schizophrenia: challenges and opportunities. *Schizophrenia Bulletin*. 2013; *39*(5): 966-968.

96. Suzuki T, Uchida H. Successful withdrawal from antipsychotic treatment in elderly male inpatients with schizophrenia: description of four cases and review of the literature. *Psychiatry Research*. 2014; *220*(1-2): 152-157.

97. Graff-Guerrero A, Rajji TK, Mulsant BH, et al. Evaluation of antipsychotic dose reduction in late-life schizophrenia: a prospective dopamine D2/3 receptor occupancy study. *JAMA Psychiatry*. 2015; *72*(9): 927-934.

14

노인 조현병 환자를 위한 모델 프로그램 및 개입

Stephen J. Bartels M.D., M.S., Peter R. DiMilia M.P.H., &
Heather Leutwyler R.N., Ph.D., N.P.

향후 10~12년 동안 미국 내 65세 이상 인구 비율은 2010년 13%에서 2030년 20% 이상으로 증가할 것으로 예상된다.[1] 조현병 스펙트럼 장애 및 기타 심각한 정신질환을 앓고 있는 노인 인구 증가가 이러한 노인 인구의 증가에 포함될 것으로 예측된다.[2), 3)] 조현병 스펙트럼 장애 및 기타 심각한 정신질환을 앓고 있는 노인 인구의 급증은 이러한 고위험 인구를 돌보는 문제에 대한 예방적 개입과 개혁이 없다면 이미 어려움을 겪고 있는 미국 정신건강 관리, 의료 및 장기 요양 시스템을 압도하게 될 것이다. 지역사회에 거주할 것으로 예상되는 심각한 정신질환을 앓고 있는 노인의 수가 증가함에 따라 이 인구의 고유한 요구를 해결하는 효과적인 재활, 자기 관리 및 건강 증진 프로그램을 제공하는 것이 중요하게 된다.

심각한 정신질환을 앓고 있는 노인이 증가함에 따라 미국에서는 이미 의료 서비스를 제공하는 데 많은 어려움을 겪고 있다. 최근 연구에 따르면 심각한 정신질환을 앓고 있는 사람들이 50대에 접어들면서 건강에 좋지 못한 일을 겪거나 요양원에 입소하게 될 가능성이 매우 높아진다. 예를 들어, 50~65세 사이의 중증 정신질환을 앓고 있는 성인은 다른 장애나 재정적 어려움을 겪고 있는 비슷한 연령의 Medicaid 수혜자에 비해 요양원에 입원할 가능성이 3.5배 더 높다. 일반 인구에 비해 조현병 및 기타 심각한 정신질환이 있는 사람들은 사망률이 최대 4배 더 높으며[4] 32년 이상 일찍 사망한다.[5] 심각한 정신질환을 앓고 있는 사람들의 조기 사망률과 시설 입소율은 미국에서 큰 건강상 격차가 있음을 말해 주는데, 이는 정신질환자에서 예방 가능한 만성질환자의 비율이 높은 것이 주요 원인이기 때문이다. 조현병 및 기타 심각한 정신질환이 있는 성인의 평균 기대 수명은 약 54세이며, 조기 사망은 주로 심혈관 질환,[6] 당뇨병 및 호흡기 질환[7]에 기인한다.

조현병 환자의 75% 정도가 동반 신체질환을 가지고 있는 것으로 추정된다.[8] 심각한 정신질환이 있는 대부분의 노인은 지역사회 기반 시설에서 살기를 선호함에도 불구하고[10] 지역사회에 거주하는 노인의 독립적 기능이 제한되는 것은 쇠약해지는 정신질환과 함께 발생하는 신체적 · 의학적 장애와 관련이 있다. 지역사회 생활, 자기 관리 및 질병 자기 관리 기술의 기능적 결함은 요양원과 같은 제한적인 주거 환경에 있게 되는 것과 밀접한 관련이 있다.[9] 이 장에서 우리는 이러한 문제를 해결하기 위한 세 가지 주요 접근 방식인 심리사회적 재활, 질병 자기 관리, 건강 증진을 지원하는 연구의 개요를 소개하고자 한다.

질병 자기 관리

조현병 스펙트럼 장애가 있는 노인은 높은 이환율과 조기 사망 위험 증가에 기여하는 만성적인, 신체적 질병에 불균형적으로 더 많은 영향을 받는다.[5), 11)] 심각한 정신질환과 동반된 신체 건강 상태의 복합적인 영향은 의료 서비스 제공에 대한 전통적 접근을 어렵게 하고 질병 자기 관리 개입의 필요성을 중시하게 한다. 그러나 질병 자기 관리 프로그램은 전통적으로 만성 신체 건강 또는 정신건강 상태 중 하나만을 다루어 왔으며 두가지 모두를 다루지는 않았다. 정신건강 장애는 일반적인 의학적 장애의 결과에 악영향을 미칠 수 있고, 반대로 만성 건강 상태 또는 급성 의학적 사건은 정신건강 증상을 악화시킬 수 있다. 따라서 정신 및 신체 건강 영역 모두의 자기 관리를 개선하는 것이 조현병 및 동반 이환 만성 질환을 앓고 있는 노인의 기능 및 장기적 결과를 개선시킬 가능성이 가장 높다. 의료 및 정신과 통합 자기 관리 프로그램은 의료 관리, 역할 관리 및 감정 관리의 세 가지 영역의 조합에 초점을 맞추고 있다.[12] Whiteman과 동료들은 최근 체계적인 문헌 고찰을 통해 9가지의 개입을 밝혀냈으며 그중 3가지는 이 장에서 다룰 것이다.[13] HARP(Health and Recovery Peer), TTIM(Targeted Training in Illness Management) 및 Integrated-Illness Management and Recovery(I-IMR)은 정신질환과 신체 건강 자기 관리 기술을 통합한 프로그램이다. 이 프로그램의 전반적인 목표는 심각한 정신질환을 앓고 있는 지역사회 거주하는 성인이 각자의 지역사회에서 계속 기능하고 생활하는 데 필요한 기술과 지식을 전달하는 것이다. 중증 정신질환과 동반된 신체 건강 문제를 가진 성인을 위해 특별히 설계된 이 프로그램은 기능적 결과를 개선하고 과도한 이환율 및 조기 사망률을 줄이는 데 가장 큰 효과를 기대할 수 있다.

건강과 회복의 동료: HARP

Druss 등이 개발한 건강과 회복의 동료(Health and Recovery Peer: HARP) 프로그램은 만성 질환 자기 관리 프로그램(Chronic Disease Self-Management Program: CDSMP)[14], [15]에서 채택한 질병 자기 관리 내용으로 구성되어 있다. CDSMP가 만성 신체 건강 상태를 가진 사람들을 위한 질병 자기 관리 프로그램을 목표로 하는 반면, HARP 프로그램은 심각한 정신질환이 있는 성인의 특정 건강 관련 요구에 자기 관리를 통합한다. 심각한 정신질환이 있는 사람에게 CDSMP를 쉽게 적용하기 위해 Druss 등은 ADAPT-ITT 방법을 따랐다.[14], [16] 또한 HARP 프로그램이 중증 정신질환 및 만성 신체 건강 문제를 가진 환자의 고유한 요구에 부합하도록 하는 데 동료 리더와 전문가 패널의 자문을 구하였다.

Druss와 동료들은 심각한 정신질환이 있는 성인을 위한 CDSMP를 수정하면서 심각한 정신질환을 가진 사람처럼 건강과 관련된 글의 해독 능력이 낮은 인구 집단을 위해 읽기 자료가 6학년 수준이 되도록 하고 몸과 마음의 관계를 더욱 강조하는 식으로 모델을 개선하였다. HARP 프로그램을 더욱 강화하기 위해 질병별

자가 관리 작업을 추적하는 방법이 개발 과정에서 추가되었다. HARP는 CDSMP와 HARP 모두에 대해 철저한 교육을 받은 자격을 갖춘 정신건강 동료 전문가가 심각한 정신질환이 있는 사람에게 시행하도록 설계되었다. HARP 프로그램 기간 동안 참가자는 그룹 세션에서 동료 전문가와 최대 6회까지 만난다. CDSMP의 핵심 구조를 그대로 유지하면서, HARP 프로그램은 심각한 정신질환 및 만성 신체 건강 문제를 가진 사람들의 질병 자기 관리를 개선하기 위해, ① 질병 자기 관리 개요, ② 운동 및 신체 활동, ③ 통증 및 피로 관리, ④ 제한된 예산으로 건강한 식생활, ⑤ 약물 관리, ⑥ 의사를 찾고 일관되게 협력하기 등 6개의 세션으로 구성되어 있다. 동료 전문가들은 참가자들이 부정적인 건강 행동을 파악하고 관리 가능한 잠재적 개선에 도달하기 위한 단기 목표를 설정하도록 권장함으로써 건강 행동 변화를 한층 더 촉진한다.

HARP의 효과는 HARP를 지역사회 정신건강 센터의 일반적인 치료와 비교하는 무작위 대조군 시범 연구에서 평가되었다.[14] 심각한 정신질환(조현병 29%, 양극성 장애 33%)과 동반되는 신체 건강 문제(고혈압 63%, 관절염 50%, 심장 질환 23%)가 있는 중년 및 노년층(평균 연령 48세)의 코호트 중, 41명의 참가자는 HARP 개입에 할당되었고 39명은 일반적인 치료를 받았다. 참가자들은 질병 자기 관리 능력, 환자 활성화, 삶의 질, 신체 건강 및 정신건강 측면에서 평가되었다. 6개월 후 HARP 프로그램 참가자는 6개의 가능한 그룹 세션 중 평균 4.75회에 참석했으며 환자의 활성화가 훨씬 더 높다고 보고했으며 이는 일반적인 돌봄을 받는 그룹과 비교하여 자신의 질병을 관리하는 능력에 대한 인식이 더 높고 1차 의료 제공자를 이용하는 참가자의 비율이 더 높다는 것을 의미한다. 후속 대규모 연구에서는 심각한 정신질환 및 만성 일반 의학적 상태를 가진 400명의 참가자를 자격을 갖춘 동료 전문가가 이끄는 HARP 자가 관리 프로그램 또는 일반적인 치료에 무작위로 배정했다.[17] 6개월의 추적 조사에서 HARP를 받은 참가자는 간단형 건강 조사의 신체적 · 정신적 구성 요소 하위 척도에서 건강 관련 삶의 질이 크게 개선되었고 정신건강 회복에서 더 큰 개선을 보였으나 다른 척도에 대해서는 그룹 간 차이가 없었다.[17] 이러한 연구는 심각한 정신질환과 동반된 신체 건강 문제를 가진 중년 및 노년층의 특별한 요구에 대응하기 위해 CDSMP를 적용하는 것이 이 고위험군의 결과 지표를 향상시키고 지역사회에서 지속적으로 살아가는 것을 돕는 데에 효과적인 수단으로 유망하다는 것을 시사한다.

질병 관리 맞춤 훈련: TTIM

Sajatovic과 동료들이 개발한 질병 관리 맞춤 훈련(Targeted Training in Illness Management: TTIM) 프로그램은 심각한 정신질환과 동반된 당뇨병을 앓고 있는 지역사회 거주 성인을 위한 그룹 기반 프로그램이다.[18)] TTIM 프로그램은 심각한 정신질환이 있는 성인을 위한 동료 교육자와 질병 자기 관리 원칙을 인생 목표 프로그램(Life Goals Program)[19)] 및 당뇨병 인식 재활 훈련[20)] 모델에 통합한다. TTIM은 정신 교육, 문제 발굴, 목표 설정, 행동 모델링 및 돌봄 조정을 혼합하여 정신건강 및 당뇨병 치료의 두 가지 측면을 동료 교육자의 사회적 지원을 가지고 통합한다. 1차 진료 환경에서 제공되도록 고안된 TTIM 프로그램은 당뇨병 관리에 대한 전문 지식을 갖춘 간호사 교육자와 안전망 1차 돌봄 체계에서 심각한 정신질환 및 당뇨병을 앓고 있는 동료 전문가가 공동으로 진행한다. TTIM은 약 60주 동안 두 단계로 나뉘어 제공된다.

TTIM의 첫 번째 단계에서 참가자는 6~10명의 참가자, 간호사 교육자 및 동료 전문가로 구성된 12주간의 소그룹 세션에 매주 참여한다. 이러한 주간 그룹 세션은 일반적으로 60~90분 동안 지속되며 다양한 신체 및 정신건강 주제, 건강 행동 및 자기 관리 기술에 중점을 둔다. 예를 들어, 일부 세션에서는 약물치료, 영양, 운동 및 물질 남용을 강조하는 반면 다른 세션에서는 문제해결 기술, 사회적 지원 시스템 참여 및 개인 목표 설정을 촉진한다. 참가자는 12주의 그룹 세션을 완료한 후 TTIM 프로그램의 두 번째 단계로 넘어간다. 두 번째 단계에서는 참가자는 간호사 교육자 및 동료 전문가와 전화 상담을 통하여 간단한 유지 관리 세션을 진행한다. 처음 3개월 동안은 격주로 10~15분 전화 세션이 이루어지고, 이후에는 매월 실시되며 2단계 프로그램은 총 48주 동안 진행된다.

Sajatovic 등은 참가자들이 정신건강 증상, 기능 상태, 일반적인 건강 상태 및 당뇨병 관련 결과의 개선을 경험하는지 확인하기 위해 TTIM의 무작위 대조 시험을 실시했다.[21] 안전망 1차 돌봄 환경(safety-net primary care setting)에서 심각한 정신질환(조현병 25%, 주요우울장애 48%)과 당뇨병이 있는 성인 200명(평균 연령 53세)을 무작위 배정하여 평소와 같은 일반적인 치료를 받거나 TTIM 프로그램에 참여하도록 했다.[21] 연구자들은 연구 참여자들 사이에서 관찰된 심각한 정신질환 증상의 중증도, 기능적 상태, 일반적인 건강 상태, 당뇨병 조절 및 당뇨병 지식 측면에서 TTIM 프로그램의 효과를 평가했다. 연구 기간 동안 수축기 혈압과 체질량지수도 관찰했다. 평소와 같은 일반적인 방법으로 치료한 그룹과 비교하여 TTIM 참가자는 60주 후에 정신과적 증상과 기능적 상태가 유의하게 개선된 것을 경험했다. TTIM 참가자는 대조군에 비해 당뇨병에 대한 지식이 훨씬 더 많았다. 그러나 일반적인 건강 상태, 당뇨병 관리, 수축기 혈압 또는 체질량 지수의 결과에서 TTIM과 일반적인 치료군 사이에는 차이가 없었다. 놀랍게도, 60주간의 개입 동안 두 그룹 모두 기저선에 비해 체질량 지수가 증가했다. 프로그램을 완료하고 만족도 조사에 응답한 참가자(100명 중 84명) 중 98%의 TTIM 참가자가 프로그램이 유용하다고 생각했으며 92%는 TTIM이 자신에게 중요한 문제를 해결한다는 데 동의하거나 강하게 동의했다.

TTIM 프로그램의 강점은 심각한 정신질환과 흔한 동반 질환인 (만성 신체 건강 문제인) 당뇨병의 질병 자기 관리에 대한 교육을 동시에 제공하면서, 동료 전문가의 통합을 통해 강력한 사회적 지지를 제공할 수 있다는 데 있다. 또한 1차 진료 환경에서 프로그램을 제공함으로써 의료 시스템이 기존 자원을 활용하고 정신 및 신체 건강 상태를 관리하는 데 보다 통합된 접근 방식을 제공할 수 있다.

통합적 질병 관리 및 회복: I–IMR

통합적 질병 관리 및 회복(Integrated Illness Management and Recovery: I–IMR)은 심각한 정신질환 및 동반 이환 만성 건강 문제를 같이 가지고 있는 노인에게 질병 자기 관리 훈련을 제공하여 의료 및 정신질환 모두를 효과적으로 자기 관리할 수 있도록 지원하는 것을 목표로 개발되었다. I-IMR은 증상과 증상이 기능에 미치는 파괴적인 영향을 최소화하고 불필요한 응급실 방문 및 급성 입원을 방지하기 위해 정신과 및 의학적 질병에 대한 자기 관리 교육과 코칭을 동시에 제공한다.[22), 23)] I-IMR은 증거 기반 정신질환 관리 및 회복(IMR)[24)]의 원칙을 기반으로 하며 의학적 질병 자기 관리 교육[22)]이라는 중요한 요소를 추가했다. I-IMR은 심각한 정신질환이 있는 사람들에게 효과적인 것으로 입증된 4가지 증거 기반 심리사회적 개입과 의료 질환 자기 관리를 결합하였다. 즉, ① 정신질환 관리에 대한 지식을 향상시키는 심리 교육, ② 복약 순응도를 향상시키는 행동 맞춤화, ③ 재발 및 재입원을 줄이는 재발 예방 교육, ④ 증상과 관련된 고통을 줄이는 대처 기술 교육이다. I-IMR 프로그램의 정신과 자기 관리 기술 모듈에는 해당하는 의학적 질병에 대한 자기 관리 교육 구성 요소가 있다. 예를 들어, 정신과 및 의학적 질병 자기 관리 모듈에는 정신적 및 신체적 고통의 증상 대처, 스트레스 취약성, 일반적인 정신적 및 신체적 건강 상태, 사회적 지원, 약물 순응도, 재발 방지, 스트레스 대처, 물질 및 약물 남용, 정신건강 및 의료 건강 관리 전달 시스템 탐색, 회복 및 웰빙 등이 포함된다. I-IMR에서는 모듈에서 안내하는 전문가가 참가자에게 기술 교육을 제공하고, 여기에 등록된 간호사가 제공하는 건강 관리가 더해진다. 기술 교육을 제공하는 것 외에도 I-IMR 전문가는 8개월 동안 매주 참가자들과 만나 프로그램 시작 시 설정한 개인별 목표를 달성 할 수 있도록 참가자를 지원한다.[22)]

Bartels와 동료들이 수행한 시범 연구[23)]에서는 I-IMR(n = 36) 또는 일반적인 돌봄(n = 35) 중 하나에 무작위 배정된 50세 이상(평균 연령 60.3 ± 6.5세)의 심각한 정신질환이 있는 성인을 대상으로 I-IMR의 타당성, 수용 가능성 및 예비적 유효성을 평가하였다. 참가자 중 38%는 조현병 스펙트럼 장애를, 44%는 주요우울증을 앓고 있었으며, 만성 의학적 질병(당뇨병 48%, 고지혈증 47%, 고혈압 44%)을 동반하고 있었다. I-IMR은 평소의 일반적인 돌봄과 비교하여 정신질환 및 당뇨병에 대한 자기 관리 기술 향상과 관련이 있었으며 정신과 및 의학적 질환에 대한 자기 관리 능력을 향상시키는 예비적 유효성이 있음이 시사되었다. 향상된 질병 자기 관리 능력의 결과, I-IMR 참가자는 일반적인 돌봄에 비해 입원이 크게 감소한 것으로 나타났고, 이는 14개월 추적 관찰에서도 지속되는 것으로 나타났다. 참가자들은 또한 1차 진료 제공자와 만남에서 자세한 치료 정보에 대한 선호도가 증가했음을 보여 주었다. I-IMR 참가자의 4분의 3이 10회 이상의 프로그램 세션에 참석했으며, 이는 심각한 정신질환 및 동반되는 의학적 질병이 있는 노인들 사이에서 I-IMR의 실현 가능성을 보여 주었다. 주로 의학적 질병 자기 관리에 중점을 둔 HARP 및 TTIM과 달리 I-IMR은 특히 노인을 위한 정신과 및 의학적 자기 관리의 균형 잡힌 교육과정을 제공하고 있다.

심리사회적 재활

심리사회적 재활은 사회적 · 교육적 · 직업적 · 행동적 · 인지적 개입의 통합을 통해 심각한 정신질환을 앓고 있는 사람의 기능과 회복을 강화하는 것을 목표로 한다.[25)~27)] 심리사회적 재활 프로그램은 초기에 심각한 정신질환이 있는 젊은 성인의 요구를 해결하기 위해 개발되었다. 이러한 프로그램의 예로는 적극적인 지역사회 치료, 사회 기술 훈련, 정신질환 및 약물 남용 장애의 통합된 이중 진단 치료, 가족 심리 교육 및 고용 지원 등이 있다. 최근에는 심각한 정신질환이 있는 노인을 위한 심리사회적 재활 프로그램이 등장하여 지역사회 거주기간을 늘리기 위한 독립적인 생활 기술 개발 또는 향상, 삶의 질 향상, 의미 있는 활동 참여에 중점을 두고 있다.

이 섹션에서는 심각한 정신질환이 있는 중년내지 노년층을 위한 세 가지 심리사회적 재활 프로그램을 소개하고자 한다: 노인의 성공 체험 돕기(Helping Older People Experience Success: HOPES), 기능적 적응 기술 훈련(Functional Adaptation Skills Training: FAST), 인지행동 사회적 기술 훈련(Cognitive-Behavioral Social Skills Training: CBSST)이다. HOPES는 심각한 정신질환이 있는 노인을 위한 2년간의 통합 사회재활 및 건강 관리 프로그램이다.[28)] FAST는 지속적인 정신병적 장애가 있는 중년 및 노년층의 지역사회 기능을 향상시키기 위한 24주 사회기술 훈련 프로그램으로 구성되어 있다.[29] CBSST는 노인 조현병 환자를 위한 프로그램에서 인지행동치료와 기술 훈련을 결합한 것이다.[30] 이 세 가지 심리사회적 재활 프로그램은 모두 독립적인 생활 기술과 삶의 질을 향상시키기 위해 고안되었다.

노인의 성공 체험 돕기: HOPES

노인의 성공 체험 돕기(Helping Older People Experience Success: HOPES) 프로그램은 심리사회적 요소와 예방적 건강 관리 요소를 결합하여 심각한 정신질환이 있는 노인의 독립적 기능과 지역사회 거주기간을 늘리고자 하는 프로그램이다.[31] HOPES의 사회 재활 구성 요소는 심각한 정신질환이 있는 노인들에게 사회적 기술, 지역사회 생활 기술 및 건강한 생활을 가르치는 것을 목표로 한다. 사회적 재활 외에도 HOPES 프로그램에는 간호사가 예방적 건강 관리를 조정하는 통합 건강 관리 요소가 포함되어 있다. HOPES 프로그램은 1년 동안 집중 기술 교육을 받은 후 그다음 해에는 기술을 강화하는 과정을 거치도록 설계되어 있다. HOPES 프로그램의 첫 번째 집중적인 해에는 매주 기술 수업, 월 2회 지역사회 실습 여행, 월간 간호사와의 일대일 회의가 포함된다. HOPES의 두 번째 해는 주로 유지 관리의 해로 간주되며 회의 빈도는 월 1회 기술 수업, 지역사회 실습 여행 및 간호사 회의로 축소된다. 사회성 기술 훈련의 원칙이 모델링, 역할극, 긍정적/교정적인 피드백, 숙제 등을 포함하는 HOPES 수업에 사용되었다.

HOPES 프로그램 주간 기술 수업 교육과정은 효과적인 의사소통, 친구 사귀기 및 유지하기, 여가 시간 최대한 활용하기, 건강한 생활하기, 효과적인 약물 사용하기, 건강 관리 방문 최대한 활용하기의 7개 모듈로 구성되어 있다. 7개의 모듈 각각에는 6~8개의 기술이 포함되어 있으며 매주 한 가지 기술을 가르친다. 주간 HOPES 기술 교육 세션은 일반적으로 지역사회 정신건강 센터 또는 지역 노인 센터에서 실시되며 재활 전문가(석사급 임상의 1명 및 학사급 임상의 1명)가 공동으로 진행한다. 주간 교육 세션 동안 배운 기술을 강화하기 위해 지역사회 실습 여행은 모듈 주제와 관련된 기술을 연습할 수 있는 장소(예: 대중교통 이용 연습을 위해 지하철 또는 버스 타기)로의 외출을 포함하며, 일반적으로 그룹 참가자와 협력하여 그룹 리더가 계획한다. HOPES의 통합 건강 관리 구성 요소는 간호사가 제공하며 병력 및 건강 관리 요구 평가로 시작된다. 참가자는 간호사와 협력하여 만성 질환을 관리하고 권장되는 예방적 치료를 받기 위한 개인 기술을 파악하고 이러한 기술에 부합하는 건강 관련 목표를 설정한다.

Bartels 등은 HOPES 프로그램이 심리사회적 기능, 예방적 건강 관리 및 급성 서비스 사용의 장기적 개선을 초래하는지를 알아보기 위해 무작위 대조 시험을 통하여 평가하었다.[32] 심각한 정신질환(28% 조현병, 28% 조현정동장애, 24% 우울증)이 있는 노인(평균 연령 60세)의 코호트를 무작위로 배정하여 HOPES에 참여하거나 평소와 같은 치료(일반적인 정신건강 서비스)를 받도록 하였다. 거동이 불편하고 교통수단이 제한된 지역사회 거주 노인을 수용하기 위해 하루에 두 번 기술훈련 세션이 진행되었으며 오전 90분 세션과 오후 60분 세션이 점심시간으로 분리되어 진행되었다. 점심 시간은 프로그램 참가자들에게 동료 그룹 구성원 및 리더 간의 비공식적인 교류를 할 수 있는 기회를 제공했다.

HOPES의 효과를 측정하기 위해 프로그램 참가자는 기능적 기술 수행, 심리사회적 기능, 자기효능감, 음성 증상의 심각도, 인지 기능, 우울 증상의 심각도 및 건강 상태에 대해 평가받았다. 2년 프로그램 종료와 3년 추적 조사에서 HOPES 프로그램 참가자는 평소와 같은 일반적인 돌봄을 받은 사람들과 비교하여 기능적 기술 수행, 심리사회적 기능, 자기효능감 및 정신과적 증상에서 더 큰 개선을 보였다. HOPES 참가자는 평소와 같은 일반적인 돌봄을 받는 참가자에 비해 독감 예방 주사, 청력 검사, 시력 검사, 유방 조영술 및 PAP 검사 등 예방 서비스를 더 많이 받는 것으로 나타났다. 또한, HOPES 참가자의 100%가 대조군 참가자에 비해 혈압 검진을 받았으며, 대조군에 비해 거의 두 배에 가까운 사람들이 사전 의향서를 작성하였다. 통계적으로 유의하지는 않았지만 HOPES 참가자는 3년 추적 조사에서 정신과 입원, 타과 입원 또는 응급실 방문 횟수가 더 적었다. 그러나 건강 상태 결과 또는 사회적 행동과 관련하여 HOPES 참가자와 대조군 사이에 유의한 차이는 관찰되지 않았다.

HOPES는 조현병 스펙트럼 장애를 가진 노인들이 지역사회 거주기간을 지속하기 위해 필요한 독립적 기능과 건강 관리를 최적화하는 데 필수적인 기술 훈련과 건강 관리를 연결해 준다. 가장 중요한 것은 심리사회적 기능, 지역사회 생활 기술, 정신과적 증상, 예방적 건강 관리의 더 큰 개선이 3년 추적 관찰에서도 지속되어 HOPES의 장기적 효과를 뒷받침했다는 점이다.

기능적 적응 기술 훈련: FAST

Patterson과 동료들이 개발한 기능적 적응 기술 훈련(Functional Adaptation Skills Training: FAST)는 지역사회에서 거주하는 조현병 스펙트럼 장애 또는 정신병적 기분장애가 있는 중년 및 노년층의 기능을 개선하도록 설계되었다. 사회인지이론과 사회 및 독립 생활 기술 프로그램[33]을 기반으로 하는 FAST는 약물 관리, 사회적 기술, 의사소통 기술, 조직화 및 계획, 교통 및 재정 관리와 같은 일상 기술 향상을 목표로 하는 그룹 세션을 제공한다. 이 6가지 일상생활 기술 각각은 120분 동안 진행되는 4번의 그룹 세션의 교육 주제가 된다. 이 그룹 세션은 석사 또는 박사 수준의 치료사와 관리직 또는 간호 보조원이 공동으로 24주 동안 매주 진행한다.

표준 FAST 그룹 세션에는 종종 다음 구성 요소가 포함된다. 주간 수업목표 검토, 이전에 주어진 숙제 검토, 숙제 연습을 다른 생활 영역에 적용하는 것에 대한 토론, 새로운 자료 소개 또는 현재 자료 검토(세션에 따라), 행동 모델링, 역할극 및 강화를 포함한 세션 중 기술 실습, 세션 중에 배운 기술 검토, 다음 세션을 위한 과제 할당 및 검토이다. 인지장애가 있는 노인 참가자를 위한 이러한 세션의 가치를 향상시키기 위해 FAST 프로그램은 반복, 복습 및 추가 기술 구축이 통합적으로 이루어지도록 설계되었다.

Patterson과 동료들은 샌디에이고 카운티의 25개 주거 시설에 거주[34]하는 조현병(80.6%) 또는 조현정동장애(19.4%)가 있는 240명의 노인(40세 이상, 평균 참가자 연령 51세)의 일상 기능 기술에 대한 FAST 프로그램의 효과를 평가하기 위해 무작위 대조 연구를 수행했다. 비교군인 '주의력 조절' 조건에 무작위로 배정된 참가자들은 24주 동안 매주 120분씩 토론 그룹 세션에 참여했다. 이 연구의 결과, FAST 프로그램 참가자는 6개월 후에 대조군과 비교하여 UCSD 사회적 기술 수행 평가에서 사회적 및 의사 소통 기술이 유의하게 개선된 것으로 나타났다. 또한 FAST 프로그램 참가자는 6개월 개입 기간 동안 응급 의료 서비스를 사용할 가능성이 대조군보다 약 60% 적었다. 그러나 개입 후 1년 추적 조사에서는 FAST와 대조군 참가자 사이에 응급 서비스 사용에 차이가 없는 것으로 나타났다.

PEDAL

이러한 결과를 바탕으로 Patterson 등은 스페인어를 단일 언어로 구사하는 중년 및 노인 조현병 라틴계 성인을 위해 FAST 심리사회적 재활 프로그램을 적용하였다.[35] FAST 프로그램의 수정된 버전인 Programa de Entrenamiento para el Desarrollo de Aptitudes para Latinos(PEDAL)에 대한 초기 시범 연구에서 고무적인 결과가 보고되었다. PEDAL 프로그램의 구성에는 FAST의 문화적 조정이 포함되어 있다. ① 개입 및 평가 자료를 스페인어로 번역, ② 이중 문화/이중 언어 그룹 촉진자(facilitators) 사용, ③ 참가자를 위한 유인물에 문화별 아이콘 및 관용구 포함, ④ 멕시코의 문화적 가치에 따른 형식과 내용이다. 더 큰 규모의 무작위 시험 결과가 나오기를 기다려야 하겠지만 Mausbach 등의 PEDAL에 대한 예비 보고서에 따르면 이 프로그램은 지속적인 정신병적 질환을 가진 중년 내지 노년의 라틴계 사람들의 기능과 웰빙을 개선하는 데 효과적이라고 한다.[36]

심리사회적 재활 중재로서 FAST 및 PEDAL 프로그램의 강점은 조현병 스펙트럼 장애를 가진 노인의 지역사회 거주를 개선하는 데 필요한 기능적 · 일상적 기술에 긍정적인 영향을 미친다는 점이다. 또한 소수 민족 집단을 위한 심리사회적 재활 접근의 PEDAL 적용에 대한 평가에서 귀중한 정보를 얻을 수 있었다.

인지행동 사회적 기술 훈련: CBSST

중년 및 노년층 조현병 환자를 위해 설계된 인지행동 사회적 기술 훈련(Cognitive-Behavioral Social Skills Training: CBSST) 개입은 참가자가 지역사회 기능 및 자기효능감과 관련된 개인화된 목표를 달성하도록 돕는 것을 목표로 하는 집단치료 프로그램이다. McQuaid와 Granholm이 개발한 CBSST는 조현병의 생물심리사회적 스트레스-취약성 모델의 틀 안에서 인지행동치료(CBT)와 사회적 기술 훈련(SST)의 특성을 결합한다.[30] 이 모델의 CBT 구성 요소는 인지 재구성에 중점을 두고 있으며 Beck 등[37]의 연구와 Kingdon 등의 1994년 저서 『조현병의 인지행동치료』[38]를 바탕으로 하여, 특히 조현병 환자를 위해 조정되었다. 또한, Liberman 등과 정신재활 컨설턴트(Psychiatric Rehabilitation Consultants) [40]가 개발한 SST 개입[39]을 바탕으로 한 CBSST는 자기 관리, 대화 기술 및 대인관계 문제해결 기술을 활용하여 중년 및 노년층 조현병 환자의 자기효능감을 향상시키고 지역사회 거주를 개선한다. 3가지 모듈로 구성된 이 통합치료 프로그램은 각각 주 4회에 걸쳐 진행되며 2시간짜리 집단치료 세션(총 12회)으로 진행된다.

CBSST 프로그램의 첫 번째 모듈은 참가자들에게 생각, 감정 및 행동 간의 관계를 고려하는 것과 함께 생각의 '실수' 또는 왜곡을 쉽게 식별할 수 있도록 '생각에 도전하는' 시나리오를 소개한다. 이 모듈에서 프로그램 참가자는 자신의 신념을 인식하고 평가하고, 행동하기 전에 '멈추고 생각'하도록 교육 받는다. CBSST의 두 번째 모듈은 참가자가 재발의 조기 경고 신호를 식별하고 경고 신호가 나타날 때 적절한 곳에서 지원을 찾는 능력을 향상시키는 것을 목표로 한다. 참가자들은 의사 및 기타 의료 전문가와의 의사소통 기술을 향상시킬 뿐만 아니라 긍정적이고 부정적인 감정을 표현하고, 그룹 상황에서 적극적으로 공유하고, 일상적인 여가 활동을 포함하여 사회적 상호작용을 향상시키기 위해 역할극 연습에 참여한다. CBSST의 세 번째이자 마지막 모듈은 참가자들에게 조현병과 관련된 지속적인 증상에 대처하는 기술을 가르친다. Symptom Management Module에서 차용한 이 CBSST의 '문제해결 모듈'은 'SCALE' 약어인 [Specify, consider possible solutions,

Assess the best solution, Lay out a plan, and Execute and evaluate the outcome; 구체화하기, 가능한 해결책 고려하기, 최선의 해결책을 평가하기, 계획 세우기, 실행하고 결과 평가하기[41)]를 통해 정신질환의 증상에 대처하기 위한 복약 순응도, 인지 및 행동 전략을 촉진한다. 그룹 치료 세션 동안 배운 기술을 강화하기 위해 참가자들에게 매주 숙제가 주어진다. 모든 그룹 치료 세션은 임상 CBT 경험이 있는 두 명의 석사 또는 박사급 치료자가 공동으로 진행한다.

Granholm 등이 실시한 무작위 대조 시험에서는 조현병 또는 조현정동장애가 있는 지역사회 거주 중년에서 노년층(40세 이상, 평균 참가자 연령 54세)의 코호트를 대상으로 평소와 같은 일반적인 치료와 비교하여 CBSST의 효과를 평가했다.[41)] 맹검 평가자들은 사회적 기능, 양성 및 음성 증상, 인지 통찰력을 평가하여 참가자의 기능적 결과를 개선하는 CBSST의 효과에 대하여 평가하였다. 평가자는 또한 포괄적인 모듈 테스트에서 참가자의 성과를 평가했다. CBSST 프로그램은 4주 동안 매주 3개의 모듈을 제공하도록 되어 있지만 Granholm 등은 각 모듈을 두 번씩 제공하는 방법을 모색하여 24주간 개입을 수행하였다. 조현병과 조현정동장애가 있는 노인들 사이에서 흔히 볼 수 있는 교통 장벽을 완화하기 위해 참가자들이 요청 시 그룹 치료 세션에 참여할 수 있도록 교통편을 제공하였다.

6개월간의 개입이 끝날 때 CBSST 참가자의 사회 기능 활동 참여가 평소와 같은 치료를 받은 그룹에 비해 유의하게 더 높았다. CBSST 참가자는 훨씬 더 큰 인지적 통찰력을 경험했고, CBSST 프로그램에서 가르친 기술과 정보에 대한 지식이 유의하게 더 많은 것으로 나타났다. 조현병의 양성 또는 음성 증상 간에는 두 연구 그룹 간에 유의한 차이가 관찰되지 않았다. 연구자들은 CBSST 프로그램 모듈을 두 번 완료하는 것이 참가자에게 유의미한 이점은 없는 것으로 결론지었다. 오히려 12주 프로그램만으로도 CBSST 프로그램을 적절하게 접할 수 있었던 것으로 보였다. 12개월의 추적 조사에서도 CBSST 참가자는 사회적 기능과 CBSST 기술에 대한 이해도가 유의하게 높다고 보고했지만, 인지 통찰력은 일반적인 치료 그룹과 더 이상 다르지 않았다.

Granholm 등은 조현병 프레임워크의 생물심리사회적 스트레스-취약성 모델

내에서 인지 재구성 기술과 사회적 기술 훈련을 혼합하는 CBSST 접근 방식이 조현병 스펙트럼 장애가 있는 중년 및 노년층의 사회적 기능과 생활 기술을 향상시키는 데 탁월한 효과가 있음을 보여 주었다.

현재 모델에 대한 적응에는 개인을 전체적으로 다루기 위한 시도로 건강 증진, 건강 관리 및 질병 자기 관리 개입을 심리사회적 재활 개입에 추가로 통합하는 것이 포함될 수 있다.[9] FAST, HOPES 또는 CBSST와 같은 프로그램에 노인 조현병 환자를 위해 특별히 고안된 신체 활동 프로그램[22), 23)]을 통합하는 것은 건강 증진을 사회적 기술 훈련 프로그램에 통합할 뿐만 아니라 사회 기술을 습득하고 연습할 수 있는 또 다른 방법이 될 수 있다. 이전 연구는 신체 활동 수준이 높을수록 인지 검사 점수가 높고, 우울증 수준이 낮은 것과 연관성이 있음을 보여 주었다.[23), 24)] 전인적 요구를 중요하게 다루기 위해 환자의 사회적 통합을 최적화하고, 자원봉사 등 의미 있는 활동의 참여를 지원하고, 이러한 영역을 임상시험의 결과 지표로 일관되게 포함시키는 등의 방법을 취할 수 있다. 마지막으로, 전국(농촌 및 도시 지역)에서 일상적으로 시행되고 있는 프로그램에 대한 제대로 된 평가는 이러한 중요한 프로그램에 대한 신뢰성을 더욱 높여 줄 것이다.

심리사회적 재활 모델 검토

기능적 적응 및 기술 훈련(Functional Adaptation and Skills Training: FAST) 프로그램은 조현병 스펙트럼 장애를 가진 노인들이 지역사회 거주를 향상시키는 데 필요한 일상생활 기술을 증진시키는 데 긍정적인 효과를 가져왔다. 또한, 라틴계 인구에 FAST를 적용하는 것은 향후 소수 민족 인구에 대한 심리사회적 재활 접근법의 적용에 대한 귀중한 정보를 제공한다. HOPES 및 CBSST 프로그램은 건강 관리(HOPES) 또는 인지 재구성(CBSST)에 기술 훈련을 결합하는 것이 심각한 정신질환이 있는 노인의 성공적인 지역사회 거주에 필요한 자립 기능 및 생활 기술을 최적화할 수 있다는 것을 보여 준다.

전반적으로 각 프로그램은 기능적 기술(HOPES, FAST), 사회적 기술(HOPES,

CBSST), 사교, 레크리에이션 및 여가 활동 참여(HOPES, CBSST), 음성 증상 감소(HOPES, FAST)의 개선을 가져왔다. 자기효능감은 HOPES 프로그램에서 향상되었다. 일반적으로, 특히 연구 프로그램에서 모집하고 유지하기 어려울 수 있는 인구집단의 경우 프로그램에 지속적으로 참여하는 것이 이상적이었다. 설명된 프로그램은 그룹 기반으로 실행 가능성과 프로그램의 실제 적용을 모두 향상시키는 것으로 보였다. 프로그램의 그룹적인 특성이 결과에 미치는 중요성과 영향을 더 잘 이해하기 위해 추가 연구가 필요할 것이다. 예를 들어, 사회적 기술 훈련의 그룹기반 측면이 사회적 기술을 배우는 데 필수적인가? 그룹 기반 측면이 그 자체로 사회적 기술 및 사회적 인지 향상에 기여하는가?

프로그램에서 발견된 또 다른 공통된 특징은 신체적 또는 인지적 장애가 있는 사람을 위해 특별히 프로그램을 맞춤화하는 것이었다.[2), 14), 18)] 신체적 및 또는 인지적 장애를 충족시키기 위해 특별히 맞춤화하는 것은 모든 연령대의 조현병 환자에게 중요할 수 있지만 심각한 정신과적 증상 외에도 여러 신체적 질병을 가지고 있는 노인에게는 특히 중요하다. 또한 프로그램 전반에 걸쳐서 주요 강점은 단계적으로 기술을 개발하는 데 중점을 두었는데, 이를 통해 인지장애가 있는 사람의 학습을 강화할 수 있다는 점이다.[9)] 연령에 적합한 인지행동 원칙과 기술 훈련을 사용하여 노인 환자의 특정 요구를 충족시킨 것이 프로그램의 성공에 기여했을 것이다.[9)]

건강 증진 모델

심각한 정신질환을 앓고 있는 중년 및 노년층은 일반 인구에 비해 심혈관 질환과 관련된 조기 사망 위험이 훨씬 더 높다. 나쁜 식습관과 활동 부족과 같은 건강에 좋지 않은 결과를 초래하는 생활 습관은 일반 인구에 비해 심각한 정신질환이 있는 경우에 더 많은 것으로 밝혀졌다. 중등도 운동을 주 1회 이상 하는 조현병 환자는 20% 미만이며, 거의 40%가 신체 활동을 하지 않는다.[42)] 또한 조현병 환자는 열량과 포화 지방을 더 많이 소비하고 일반 인구에 비해 과일과 채소를 덜 섭취하는 등 나쁜 식단도 비교적 흔하다. 항정신병약물의 대사 부작용과 함께 낮은 신체 활동과 나쁜 식단은 심각한 정신질환이 있는 사람에서 높은 비율의 만성 신체 질환을 초래하게 된다. 부정적인 건강 결과와 동시에 정신질환과 신체 질환을 동시에 가지고 있는 경우 건강에 악영향을 미치고 더 큰 비용이 발생함에도 불구하고 이 인구집단의 요구를 해결하기 위한 건강 증진 방법은 거의 개발되지 않았다.

STRIDE, InSHAPE 및 ACHIEVE는 심장 대사 위험이 증가하고 비만과 관련된 좋지 않은 건강 행동을 보이는 심각한 정신질환이 있는 성인을 위해 특별히 고안된 건강 증진 프로그램이다. 이들 프로그램의 전반적인 목표는 건강한 생활 방식을 위한 지속 가능한 기술을 확립하는 것이다. 이 세 가지 건강 증진 프로그램은 운동 또는 식이요법만 시행하는 프로그램에서 운동과 식이요법을 병행하는 것까지 다양한 전략을 통합하여 심각한 정신질환이 있는 노인을 위한 장기적인 건강 행동 변화와 지역사회 거주기간을 늘리려는 시도를 하고 있다.

STRIDE

Yarborough 등이 개발한 STRIDE 프로그램은 심각한 정신질환과 심혈관 대사 질환의 위험이 높은 지역사회 거주 성인, 특히 항정신병약물을 복용하는 성인의 자기효능감과 장기적인 행동 변화를 촉진하는 생활 방식 중재이다.[43] 국립 심장, 폐 및 혈액 연구소(National Heart, Lung and Blood Institute)의 PREMIER 생활 방식 중재[44]의 DASH 다이어트 부문에 기반하고 동기 부여 및 행동 변화 이론에서 도출한 STRIDE 프로그램은 심각한 정신질환이 있는 성인들 사이에서 행동 변화를 장려하고 활동 수준을 높이고 궁극적으로 체중 감량을 촉진하기 위해 다음 8가지 전략을 포함하고 있다.

1. 식단 및 신체 활동에 대한 자가 모니터링
2. 개인 맞춤형 식단 및 신체 활동 계획 개발

3. 적당한 칼로리 감소
4. 식사량을 줄이고 에너지 밀도가 높은 식품을 에너지 밀도가 낮은 식품으로 대체
5. 과일, 채소, 섬유질 및 저지방 유제품의 섭취를 늘리는 데 중점을 둠
6. 신체 활동 증가
7. 바람직하지 않은 행동에 대한 문제 상황을 파악하고 그러한 상황에 대처하기 위한 행동 계획을 개발하고 연습하기
8. 개인의 체중과 행동의 진행 상황을 그래프로 표시하기[43)]

정신질환이 있는 사람이 항정신병약물을 복용하는 데 더욱 적합하도록 조정하기 위해 Yarborough 등은 PREMIER 생활방식 중재 교육과정을 약물 관리, 정신질환의 에피소드 예측, 수면 위생, 스트레스 관리, 제한된 예산으로 건강한 식생활 등의 요소를 STRIDE 교육과정에 통합했다.

정신건강 훈련을 받은 치료자 1명과 영양 상담사 1명으로 구성된 팀이 일상적인 치료 환경에서 제공하도록 설계된 12개월 STRIDE 프로그램은 집중 단계와 유지 단계로 구성된다. 프로그램의 첫 6개월 집중 단계에서 참가자들은 20분간 걷기가 포함된 매주 2시간 그룹 회의에 참여한다. STRIDE 프로그램에서 강조하는 핵심 포인트는 신체 활동량을 늘리는 것이다. 그룹 회의의 교훈적인 부분에는 자체 모니터링을 개선하고, 단기 목표 설정을 개선하고, 행동 계획을 수립하고, 더 강력한 사회적 지원을 개발하기 위한 전략도 포함된다. 그룹 회의의 교훈적인 부분에서 강사는 행동 선택의 예를 제시하고 건강한 행동을 취하고 새로운 행동 목표를 설정하는 방향으로 나아가기 위해 참가자들에게 의사결정 균형 접근법을 교육한다. 참가자들은 주간 그룹 회의에서 소그룹으로 나누어 다른 참가자들과 개별적인 상호 작용을 촉진하고 문제 해결, 목표 설정, 새로운 정보 및 기술 연습 적용 과정에서 사회적 지원을 권장받는다. STRIDE 프로그램의 초기 집중 단계 이후에는 전화나 이메일을 통한 월별 개별 만남을 도입하고 그룹 회의를 월 1회로 줄이는 덜 집중적인 6개월 유지 관리 단계로 이어진다. 개별 회의에서 참가자는 강

사와 함께 식단과 신체 활동을 검토한 다음 강사는 참가자의 성공을 가로막는 특정 장벽을 식별하고 해결하는 데 도움을 준다.

STRIDE 프로그램은 세 곳의 공적 자금 지원을 받는 커뮤니티 정신건강 센터와 비영리 통합 건강 계획에서 수행되었고 그 효과에 대한 연구가 진행되었다. 1차적인 결과 측정에는 항정신병약물을 복용하는 심각한 정신질환(29% 조현병 스펙트럼 장애, 69% 양극성 또는 정동장애)이 있는 200명의 과체중 또는 비만 성인(평균 BMI 38.4, 평균 연령 47.3세)의 체중, BMI, 혈압, 공복 혈당 및 콜레스테롤이 포함되어 있다.[45] 평소와 같은 일반적인 돌봄을 받는 대조군과 비교하여 STRIDE 프로그램에 참여하도록 무작위로 지정된 참가자는 6개월 집중 단계 후 평균 4.37kg, 12개월 프로그램 종료 시 평균 2.60kg의 체중이 감소했다. 체중과 마찬가지로 BMI와 공복 혈당은 각각 평균 0.97kg/m^2 및 0.09mg/dL 감소했다. 6개월간의 집중 단계가 끝나면 체중, BMI, 공복 혈당, 수축기 혈압 및 콜레스테롤이 감소했다. 그러나 이후 6개월 유지 단계에서는 공복 혈당을 제외한 모든 수치가 증가했다.[46]

STRIDE 연구 결과에 따르면 심각한 정신질환이 있는 성인을 대상으로 항정신병약물을 복용하는 커뮤니티 기반의 생활 방식 개입이 적극적인 치료 단계에서 체중과 공복 혈당을 효과적으로 감소시킬 수 있는 것으로 나타났다. 그러나 프로그램의 마지막 6개월 동안 많은 심혈관 위험 요소가 평균적으로 증가한 것은 STRIDE 유지 관리가 참가자들이 개선된 건강한 생활 방식을 유지하도록 적절한 참여를 이끌어 내지 못했음을 시사한다.

InSHAPE

InSHAPE는 심각한 정신질환을 앓고 있는 과체중 중년에서 노년층을 위한 개별화된 건강 증진 프로그램으로, 지역사회 기반 건강 및 피트니스 서비스에 대한 접근성 향상을 통해 건강한 식습관과 운동 행동을 증진시킨다.[47] InSHAPE 프로그램은 사회적 합류 및 지역사회 통합의 원칙을 포함하여 기존 지역사회 환경에서 제공되도록 설계되었다. InSHAPE 프로그램의 각 참가자에게는 매주 약 1시간 동안 그들과 함께 일하는 건강 멘토가 지정되어 개인화된 피트니스 및 건강한 생활 방식 진행, 식이요법 및 운동 목표가 있는 피트니스 계획, 건강한 식습관 및 운동에 대한 개별화된 접근을 한다. 이러한 핵심 원칙 중 InSHAPE 프로그램에는 지역 피트니스 시설 무료 이용, 그룹 기반 피트니스 및 영양 교육, 건강한 행동 목표 달성을 위한 인센티브, 6주마다 개인 성취를 축하하기 위한 그룹 동기 부여 모임을 포함한다.

Van Citters, Bartels 등은 지역(커뮤니티) 정신건강 센터에서 InSHAPE 프로그램을 평가하기 위해 첫 시범 연구를 수행했다.[47] 심각한 정신질환(주요우울장애 39.5%, 양극성 장애 25.0%, 조현병 또는 조현정동장애 23.7%)이 있는 18세 이상 성인(평균 연령 43.5±11.4세)이 InSHAPE 프로그램(n=76)에 등록되었고 9개월 동안 추적 관찰되었다. 9개월의 추적 조사에서 참가자들은 기저선에 비해 훨씬 더 많은 운동 시간을 보고했으며 평균적으로 참가자는 매주 1.1시간 더 많은 운동에 참여했다. 또한 참가자들은 매주 훨씬 더 격렬한 활동을 하고 있으며 약 8주 동안 식이 목표를 달성했다고 보고했다. InSHAPE 참가자는 시간이 지남에 따라 정신건강 기능이 향상되고 부정적인 심리적 증상의 심각성이 감소하는 것으로 나타났다. InSHAPE 참가자의 기준선 허리둘레는 9개월 후에 유의하게 감소했다. 체중이나 혈압에는 유의한 변화가 관찰되지 않았지만 기준선에서 고혈압이 있는 참가자는 수축기 혈압이 6.3±18.5mmHg 감소하는 것으로 나타났다.

이러한 사전-사후 시범 연구의 유망한 결과를 바탕으로 두 개의 후속 무작위 대조 시험이 수행되었다. 첫 번째 무작위 대조 시험[48]에는 심각한 정신질환이 있는 133명의 과체중/비만 성인이 참여했다. 평균 BMI는 37.6±8.2kg/m^2, 평균 연령은 43.8±11.5, 24%가 조현병 진단을 받았고 17%가 조현정동장애를 갖고 있었다. InSHAPE 프로그램에 참여하도록 무작위 배정된 참가자 중 49%가 임상적으로 유의하게 개선된 체력(6분 걷기 테스트에서 50m 이상 증가) 또는 임상적으로 유의한 체중 감소(체중 5% 이상 감소)를 달성했으며 12개월 후에 평가했을 때 24%가 두 가지 모두를 달성했다.[48] 전반적으로 참가자들은 모든 원인으로 인한 사망 위험을 86% 감소시키는 것과 관련이 있는 중등도 내지 격렬한 신체 활동을 주당 평균 수준으로 달성하였으며[49] 임상적으로 유의미한 심혈관 위험의 상당한 감소[50)~52)]에 기여하는 6분 걷기 테스트에서 평균 36m 증가를 달성하였다. 보스턴에서 실시한 인종적으로 이질적인 210명의 참가자(평균 BMI 36.8±8.2, 평균 연령 43.9±11.2, 23% 조현병, 32% 조현정동장애) 표본에서 InSHAPE에 대한 두 번째 무작위 대조 시험[53]은 더 긴 추적 조사를 실시했다(18개월). 이전 결과가 반복해서 확인되었고 프로그램의 지속 가능성에 대한 증거가 강화되었다. 첫 번째 시험과 마찬가지로 InSHAPE 참가자의 약 절반(51%)이 12개월 후에 심혈관 위험 감소와 관련된 체력 또는 체중 감소에서 임상적으로 유의한 개선을 달성했다. 또한 InSHAPE 참가자의 46%에서 18개월 추적 관찰까지 임상적으로 유의하게 개선된 체력 또는 체중 감소가 지속되었다.

InSHAPE 무작위 대조 시험과 반복 연구의 결과는 심각한 정신질환이 있는 과체중 및 비만인의 심혈관 위험을 임상적으로 유의하게 감소시키는 건강 코칭 개입의 효과를 입증하고 확인했다. 또한 InSHAPE 무작위 대조 시험에서는 지역사회에 거주하는 과체중 및 심각한 정신질환이 있는 비만 성인을 돕기 위해 증거 기반 프로그램을 제공하여 지속적인 체중 감소 및 심혈관 위험 감소를 달성하는 지역사회 정신건강 센터의 능력을 보여 주었다.

ACHIEVE

정신과적 재활에서 건강한 생활 습관 달성(Achieve Healthy Lifestyles in Psychiatric Rehabilitation: ACHIEVE) 프로그램은 이전에 일반 인구를 위해 만들어진 효과적인 생활 방식 중재에서 파생되었지만,[54), 55)] 사회인지이론, 행동 자기 관리 이론 및 정신재활의 구성 요소를 통합하여 심각한 정신질환을 가진 비만한 중년 내지 노인들의 필요[55), 57)]에 맞게 개발되었다. Daumit와 Casagrande가 개발한 ACHIEVE 프로그램의 각 세션은 개인 체중 관리, 그룹 체중 관리 또는 그룹 운동 세션으로 구성되며, 자가 모니터링, 목표 설정, 사회적 지지, 기술 훈련, 환경 지원 및 환경적 우발 사태(Environmental contingency)를 포함한 6가지 핵심 요소로 구성된다.[57] 프로그램 세션 동안 6가지 기본 건강 행동(설탕이 들어 있는 음료 피하기, 정크푸드 피하기, 매일 5접시의 과일 및 야채 섭취, 식사 양 조절하기, 현명한 간식 습관 기르기, 규칙적인 신체 활동)이 장려된다.[58] 18개월 간의 ACHIEVE 프로그램은 집중 및 유지 관리의 두 단계에 걸쳐 지역사회 정신건강 센터의 훈련된 의료 종사자에 의해 제공된다.

ACHIEVE 프로그램의 집중 단계는 프로그램의 처음 6개월 동안 진행되며 세션은 숙련된 연구진이 운영하며 지역사회 정신건강 센터 직원은 참관한다. 집중 단계 동안 개별 체중 관리 세션이 매월 진행되며, 참가자는 프로그램 직원과 만나 상담 세션을 갖는다. 그룹 체중 관리 수업은 집중 단계에서 월 3회 진행되며 수업의 일부는 건강한 식생활 또는 신체 활동 교육에 대한 교육적인 정보에 할애되며 참가자는 해당 주에 제공된 정보를 기반으로 개별 건강 행동 목표를 설정한다. 그룹 신체 활동 세션은 주 3일, 50분 동안 진행되며 프로그램의 집중 단계에서 숙련된 운동 지도자가 진행한다. 초기 6개월 개입 단계 후 프로그램은 나머지 12개월 동안 유지 관리 단계에 들어간다. ACHIEVE 프로그램의 유지 관리 단계에서 세션의 빈도는 감소하고 연구진이 일부 세션은 이끌지 않고 지역사회 정신건강 센터 직원을 세션 강사로 투입하기 시작한다. 자가 모니터링을 용이하게 하기 위해 참가자는 주간 추적 도구를 사용하여 건강 행동의 자가 모니터링을 돕는다. 이 도구는 참가자와 프로그램 직원이 개인 및 그룹 체중 관리 세션 중에 검토한다. 추적기는 참가자가 6가지 핵심 건강 행동과 관련하여 주간 진행 상황을 추적할 수 있도록 돕고 개별 건강 목표에 대한 충실도에 따라 참가자에게 행동의 단서를 제공한다.

Daumit 등은 외래 정신과 재활 센터에서 ACHIEVE 프로그램의 효과를 테스트하기 위해 수행한 무작위 대조 시험에서 심각한 정신질환을 앓고 있는(평균 BMI 36.3kg/m^2, 평균 연령 45.3세)이 (조현병 또는 조현정동장애 58.1%, 양극성 장애 22%, 주요우울장애 12%) 과체중 또는 비만인 참가자 291명을 무작위로 ACHIEVE 프로그램에 참여하는 그룹과 표준 영양 정보를 제공받고 체중과 무관한 분기별 건강 교실에 참여하는 그룹으로 배정했다.[56] ACHIEVE 연구의 주요 결과는 기저선으로부터 체중의 변화였지만 연구자는 다른 체중 관련 지표(예: 체질량 지수) 및 세션 참석도 고려했다. ACHIEVE 참가자는 18개월 후 비교 그룹의 평균 0.2kg 감소에 비해 3.4kg의 평균 체중 감소를 경험했다. 또한 ACHIEVE 참가자의 63.9%가 18개월 후 체중이 감소한 반면 평소와 같은 강화 치료를 받은 참가자의 49.2%만이 체중이 감소했다. 프로그램 세션 출석률은 집중 단계에 비해 프로그램 유지 단계에서 크게 감소했지만 체중 감소는 18개월 프로그램 기간 동안 점진적으로 증가했다.

용량 반응 관계를 보여 주는 ACHIEVE 프로그램의 결과는 심각한 정신질환이 있는 사람들이 지속적인 체중 감소를 달성하도록 돕는 프로그램의 효과를 보여 주고 있다. 심각한 정신질환을 앓고 있는 많은 사람들에게 프로그램을 제공하고 있는 환경에서 기존 자원을 통합하여 프로그램을 제공함으로써, ACHIEVE 모델은 비만 정신질환자를 위한 건강 증진 중재를 제공하는 비용 효율적이고 지속 가능한 접근 방식임을 보여 준다.

비디오 게임 기반 신체 활동 프로그램

Leutwyler 등은 34명의 노인 조현병 환자(평균 연령 61세, SD = 4.6)를 대상으로 적극적인 비디오 게임 기반 신체 활동 프로그램의 타당성을 평가한 서술적 종단 시범 연구를 수행했다.[59)~60)] 이 프로그램에서 참가자들은 Xbox 360 게임 시스템용 Kinect를 사용하여 6주 동안 일주일에 한 번 30분 동안 활동적인 비디오 게임을 했다. 참가자들은 매주 세션에서 다양한 게임 중에서 원하는 게임을 선택하고, 매주 다른 게임을 사용하도록 권장되었다. 참가자들은 3~4명씩 조를 이루어 자신이 다니는 시설에서 프로그램에 참여했으며, 게임의 매력, 사용의 편이성 및 그래픽에 대해 평가하였다. 수용성 측면에서 참가자들은 Xbox 360용 Kinect 게임 시스템이 즐겁고 재미있게 활동할 수 있는 방법이라고 평가하였다. 다양한 범위의 정신과적 및 신체적 능력을 가진 환자(예: 일부 환자는 휠체어 또는 앞바퀴 보행기를 사용함)가 프로그램에 등록되었다. 프로그램의 순응도는 매우 우수했으며, 평균 참석 그룹 수는 6그룹 중 5그룹이었으며, 참가자의 50%가 개근하였다.[59)] 참가자들은 6주 프로그램이 끝날 때 격렬한 신체 활동이 크게 증가했다고 보고했다.[60] 이 시범 연구의 결과는 노인 조현병 환자를 신체 활동 개입에 모집, 유지 및 참여시킬 수 있음을 보여 준다.

건강 증진 모델 검토

STRIDE, InSHAPE 및 ACHIEVE 무작위 대조 시험의 결과는 다양한 수준의 운동과 식이 프로그램과 그룹 또는 개별 코칭을 통하여 심각한 정신질환이 있는 과체중 및 비만 성인을 위한 건강 증진 개입이 임상적으로 유의미한 심혈관 위험의 감소를 달성하는 데 효과적임을 확인하였다. 또한, 이 세 가지 프로그램 모두 지역사회 정신건강 센터가 지역사회에 거주하는 중년 및 노년에게 임상적으로 효과적인 건강 증진 개입을 제공할 수 있다는 상당한 가능성을 보여 주었다. 게다가 Leutwyler 등의 예비 연구는 비디오 게임 및 스마트폰 앱(아래 섹션 참조)과 같은 새로운 방식이 이러한 개입의 매력과 효과를 높일 수 있음을 시사한다.

고찰: 향후 방향 및 권장 사항

향후 수십 년 동안 심각한 정신질환을 앓고 있는 노인의 수는 계속해서 급격히 증가할 것이며, 특별한 도움이 필요한 인구 집단을 다루기 위해 필요한 인력, 역량, 수행 능력 및 자금이 부족한 현재의 정신건강 서비스 제공 시스템은 상당한 어려움을 겪게 될 것이다. 이 문제를 더욱 복잡하게 만드는 것은 동반 이환된 만성 건강 문제의 높은 유병률로 인해 1차 진료의 일반 건강 관리 전달 시스템에 상당한 부담이 가중된다는 것이다. 조현병 또는 기타 심각한 정신질환을 앓고 있는 노인의 생활 기술 및 자기 관리가 향상되지 않는 상황에서 기존의 정신과 및 의료 서비스를 제공하는 것만으로는 지역사회에서 독립적인 생활을 지원하는 데 필요한 바람직한 결과를 실질적으로 달성할 수 없을 것이다. 현재 상태는 용납될 수 없다. 50~60대에 심각한 정신질환을 앓고 있는 성인은 조기 심혈관 사망률 및 불균형적인 요양원 조기 입소와 관련하여 심각한 건강 격차를 경험하고 있다. 심각한 정신질환이 있는 노인과 서비스 제공자들을 직접 지원하고 참여시키는 근거 기반 활동과 예방적이고 자기 관리 개입 및 지원을 통합하는 효과적인 서비스가 필요하다. 이 중요한 목표를 달성하려면 증거 기반 활동을 도입하여야 하고 기술로 보강된 새로운 인력을 통해 지역사회에 제공되는 새로운 치료 모델을 구현하고 보급해야 한다. 다행스럽게도 지난 10년 동안 다양한 심리사회적 기술 훈련, 자기 관리 및 건강 증진 개입의 개발 및 효과를 기술한 새로운 연구 문헌이 등장하였다.

1세대 모델은 지역사회에서 독립적인 생활을 지원하기 위해 생활 기술 및 사회적 기술 습득을 강조하는 그룹 기반 심리사회적 기술 훈련을 제공하는 데 초점을 맞추었다. 일반적으로 이러한 모델은 심각한 정신질환이 있는 노인을 위한 사회적 기술 훈련 및 인지 행동 치료와 같은 기존의 심리사회적 개입을 조정한 것이다. 노인 성공 경험 돕기(HOPES), 기능적 적응 기술 훈련(FAST), 인지행동 사회적 기술 훈련(CBSST)을 포함한 이러한 개입은 생활 기술, 사회 기술 및 기능적 결과 개선에 있어 무작위 지역사회 기반 시험에서 효과가 있음이 입증되었다. 주목할 점은, HOPES 시험은 2년 추적 관찰에서 개선된 기능적 결과의 지속성을 입증하였으며, 심각한 정신질환이 있는 노인이 새로운 기술을 배우고 습득할 수 있는 능력을 가지고 있을 뿐만 아니라, 적극적인 개입 기간 이후에도 이러한 기술을 유지하고 지속할 수 있어 장기적인 결과 개선도 기대할 수 있음을 보여 주었다.

만성 건강 문제의 높은 유병률과 이들 문제가 기능 및 결과에 대한 상당한 영향을 미친다는 것이 인식되면서 후속 세대의 연구는 질병 자기 관리 및 웰니스에 중점을 두었다. 건강 및 회복 동료(HARP)에서는 일반 대중에게 널리 보급된 CDSMP(스탠퍼드 만성 질환 자가 관리 프로그램)을 심각한 정신질환이 있는 사람의 건강 자기 관리를 지원하기 위해 구체적으로 적용했다. 이 모델의 새로운 특징은 공인된 자격을 갖춘 동료 전문가의 개입을 제공한다는 것이다. 만성 의학적 질병 자가 관리에 중점을 둔 다른 모델에는 특정 건강 문제에 대한 특화된 전략이 포함된다. 예를 들어, 질병 관리 맞춤 교육(TTIM) 프로그램은 간호사와 동료 교육자가 공동으로 진행하는 그룹 세션을 포함하여 심각한 정신질환이 있는 사람을 위한 당뇨병 자기 관리 프로그램인 삶의 목표 프로그램(Life Goals Program)과 당뇨병 인식 재활 훈련(Diabetes Awareness Rehabilitation Training) 모델을 적용했다. 이러한 프로그램은 심각한 정신질환이 있는 사람을 위해 조정되고 선택된 관련 정신건강 영역을 다루는 구성 요소를 포함하기는 하지만, 주로 만성 건강 문제의 웰니스 및 자기 관리와 관련된 문제를 해결하는 데 특화되어 있다. 대조적으로, 통합 질병 관리 및 회복(I-IMR)은 정신건강 및 의학적 상태 모두의 자기 관리에 대한 통합적이고, 동시적이며 동등한 교육 및 지원으로 구성되어 있다. 심각한 정신질환의 질병 자기 관리 및 지역사회에서 독립적으로 생활하는 것과 관련된 문제를 지원하기 위해 특별히 개발된 증거 기반 개입 '질병 관리 및 회복'(IMR)을 채택한 I-IMR은 자기 관리 기술 습득과 웰니스 및 만성 질환 자기 관리를 위한 지원을 완전히 통합하기 위해 개발되었다. 이 접근 방식은 정신건강과 신체 건강이 본질적으로 상호 연관되어 있으며 자기 관리 전략이 두 영역을 포괄적으로 동시에 다루어야 한다는 원칙을 명시적으로 수용한다. 최근의 다른 발전으로는 비만 및 흡연을 포함하여 조기 심혈관 사망의 주요 위험 요소를 해결하는 데 중점을 둔 건강 증진 및 예방 개입이 있다. InSHAPE와 같은 개별 맞춤형 건강 멘토 개입과 ACHIEVE 및 STRIDE와 같은 그룹 기반 개입은 신체 활동, 영양, 체력 향상 및 체중 감소에 효과가 있음을 입증했다. 이 세대에서의 예방적 개입은 조기 시설 수용, 열악한 건강 결과 및 조기 사망 건강 격차를 초래하는 고비용의 복잡한 건강 상태로 발전하기 전에 주요 위험 요소를 해결하는 데 있어 매우 중요하다.

미래의 개입과 서비스는 '집단 건강' 수준에서 도달 범위와 지속 가능성을 달성하는 데 중점을 두어 만들어지고 제공되어야 할 필요가 있다. 이러한 목표를 달성하기 위해 현재 진행 중인 접근 방식에는 새로운 인력(동료 및 지역사회 의료 종사자)과 웹 기반 및 스마트폰 전달, 웨어러블 센서 사용과 같은 기술의 사용이 있다. 새로운 기술 접근 방식에는 자기 관리 교육 및 지원을 제공하는 자동화된 원격 의료 장치, 개인의 목표와 정신과 및 의학적 상태에 맞는 개별 맞춤형 프로그램을 사용한 원격 모니터링, 동료 지원으로 강화된 스마트폰 앱이 포함된다. 새로운 증거 기반 활동을 개발하는 데 있어 이러한 혁신적이고 중요한 발전에도 불구하고 미래 연구의 중요한 영역은 '우리가 아는 것'과 '우리가 하는 것'의 실행 격차를 해소하는 것이다. 지금까지 심각한 정신질환이 있는 노인을 위해 여기에서 설명한 대부분의 증거 기반 개입은 지역사회 정신건강 및 1차 진료 환경의 일반적인 진료에서는 제공되지 않는다. 이와 관련하여 가장 중요한 과제 중 하나는 실행 및 보급 연구 분야에 있다. 마지막으로, 이 고위험의 복잡한 건강 불균형 그룹의 특별한 요구를 충족시키기 위해 특별히 맞춤화된 증거 기반 예방 및 치료 모델을 제공함으로써 빠르게 증가하는 심각한 정신질환을 앓고 있는 노인 인구에 대한 결과를 개선할 수 있는 능력과 인센티브, 건강 지표 및 환급을 일관성 있게 펼쳐 나가는 건강 정책 및 재정 개혁을 추구해야 한다.

주석

1. U.S. Census Bureau. The next four decades: the older population in the United States: 2010 to 2050. 2010. www.census.gov/prod/2010pubs/p25-1138.pdf (accessed October 2018).
2. Cohen CI. Studies of the course and outcome of schizophrenia in later life. *Psychiatric Services* (Washington, DC). 1995; *46*(9): 877-879, 889.
3. Jeste DV, Alexopoulos GS, Bartels SJ, et al. Consensus statement on the upcoming crisis in geriatric mental health: research agenda for the next 2 decades. *Archives of General Psychiatry*. 1999; *56*(9): 848-853.
4. Cohen CI. Practical geriatrics: directions for research and policy on schizophrenia and older adults: summary of the GAP committee report. *Psychiatric Services* (Washington, DC). 2000; *51*(3): 299-302.
5. Walker ER, McGee RE, Druss BG. Mortality in mental disorders and global disease burden implications: a systematic review and meta-analysis. *JAMA Psychiatry*. 2015; *72*(4): 334-341.
6. Olfson M, Gerhard T, Huang C, Crystal S, Stroup TS. Premature mortality among adults with schizophrenia in the United States. *JAMA Psychiatry*. 2015; *72*(12): 1172-1181.
7. Jeste DV, Gladsjo JA, Lindamer LA, Lacro JP. Medical comorbidity in schizophrenia. *Schizophrenia Bulletin*. 1996; *22*(3): 413-430.
8. Rystedt IB, Bartels SJ. Medical comorbidity. In: Mueser KT, Jeste DV, eds. *Clinical Handbook*

of Schizophrenia. New York: Guilford; 2008: 424-436.

9. Bartels SJ, Mueser KT, Miles KM. A comparative study of elderly patients with schizophrenia and bipolar disorder in nursing homes and the community. *Schizophrenia Research*. 1997; *27*(2-3): 181-190.
10. Horan ME, Muller JJ, Winocur S, Barling N. Quality of life in boarding houses and hostels: a residents' perspective. *Community Mental Health Journal*. 2001; *37*(4): 323-334.
11. DE Hert M, Correll CU, Bobes J, et al. Physical illness in patients with severe mental disorders. I. Prevalence, impact of medications and disparities in health care. *World Psychiatry*. 2011; *10*(1): 52-77.
12. Corbin JM, Strauss AL. *Unending Work and Care: Managing Chronic Illness at Home*. San Francisco, CA: Jossey-Bass Publishers; 1988.
13. Whiteman KL, Naslund JA, DiNapoli EA, Bruce ML, Bartels SJ. Systematic review of integrated general medical and psychiatric self-management interventions for adults with serious mental illness. *Psychiatric Services* (Washington, DC). 2016; *67*(11): 1213-1225.
14. Druss BG, Zhao L, von Esenwein SA, et al. The Health and Recovery Peer (HARP) Program: a peer-led intervention to improve medical self-management for persons with serious mental illness. *Schizophrenia Research*. 2010; *118*(1-3): 264-270.
15. Lorig KR, Sobel DS, Stewart AL, et al. Evidence suggesting that a chronic disease self-management program can improve health status while reducing hospitalization: a randomized trial. *Medical Care*. 1999; *37*(1): 5-14.
16. Wingood GM, DiClemente RJ. The ADAPT-ITT model: a novel method of adapting evidence-based HIV Interventions. *Journal of Acquired Immune Deficiency Syndromes*. 2008; *47*(Suppl 1): S40-46.
17. Druss BG, Singh M, von Esenwein SA, et al. Peer-led self-management of general medical conditions for patients with serious mental illnesses: a randomized trial. *Psychiatric Services* (Washington, DC). 2018; *69*(5): 529-535.
18. Sajatovic M, Dawson NV, Perzynski AT, et al. Best practices: optimizing care for people with serious mental illness and comorbid diabetes. *Psychiatric Services* (Washington, DC). 2011; *62*(9): 1001-1003.
19. Bauer MS, McBride L. *Structured Group Psychotherapy for Bi-polar Disorder: The Life Goals Program*. New York: Springer; 2003.
20. McKibbin CL, Patterson TL, Norman G, et al. A lifestyle intervention for older schizophrenia patients with diabetes mellitus: a randomized controlled trial. *Schizophrenia Research*. 2006;

86(1-3): 36-44.

21. Sajatovic M, Gunzler DD, Kanuch SW, et al. A 60-week prospective RCT of a self-management intervention for individuals with serious mental illness and diabetes mellitus. *Psychiatric Services* (Washington, DC). 2017; *68*(9): 883-890.

22. Mueser KT, Bartels SJ, Santos M, Pratt SI, Riera EG. Integrated illness management and recovery: a program for integrating physical and psychiatric illness self-management in older persons with severe mental illness. *American Journal of Psychiatric Rehabilitation*. 2012; *15*(2): 131-156.

23. Bartels SJ, Pratt SI, Mueser KT, et al. Integrated IMR for psychiatric and general medical illness for adults aged 50 or older with serious mental illness. *Psychiatric Services* (Washington, DC). 2014; *65*(3): 330-3307.

24. Mueser KT, Corrigan PW, Hilton DW, et al. Illness management and recovery: a review of the research. *Psychiatric Services* (Washington, DC). 2002; *53*(10): 1272-1284.

25. Pratt SI, Van Citters AD, Mueser KT, Bartels SJ. Psychosocial rehabilitation in older adults with serious mental illness: a review of the research literature and recommendations for development of rehabilitative approaches. *American Journal of Psychiatric Rehabilitation*. 2008; *11*(1): 7-40.

26. Pratt SI, Bartels SJ, Mueser KT, Forester B. Helping older people experience success: an integrated model of psychosocial rehabilitation and health care management for older adults with serious mental illness. *American Journal of Psychiatric Rehabilitation*. 2008; *11*(1): 41-60.

27. Bartels SJ, Pratt SI. Psychosocial rehabilitation and quality of life for older adults with serious mental illness:recent findings and future research directions. *Current Opinion in Psychiatry*. 2009; *22*(4): 381-385.

28. Bartels SJ, Forester B, Mueser KT, et al. Enhanced skills training and health care management for older persons with severe mental illness. *Community Mental Health Journal*. 2004; *40*(1): 75-90.

29. Patterson TL, McKibbin C, Taylor M, et al. Functional adaptation skills training (FAST): a pilot psychosocial intervention study in middle-aged and older patients with chronic psychotic disorders. *American Journal of Geriatric Psychiatry*. 2003; *11*(1): 17-23.

30. McQuaid JR, Granholm E, McClure FS, et al. Development of an integrated cognitive-behavioral and social skills training intervention for older patients with schizophrenia. *Journal of Psychotherapy Practice and Research*. 2000; *9*(3): 149-156.

31. Mueser KT, Pratt SI, Bartels SJ, et al. Randomized trial of social rehabilitation and integrated health care for older people with severe mental illness. *Journal of Consulting and Clinical Psychology*. 2010; *78*(4): 561-573.
32. Bartels SJ, Pratt SI, Mueser KT, et al. Long-term outcomes of a randomized trial of integrated skills training and preventive healthcare for older adults with serious mental illness. *American Journal of Geriatric Psychiatry*. 2014; *22*(11): 1251-1261.
33. Vaccaro JV, Liberman RP, Wallace CJ, Blackwell G. Combining social skills training and assertive case management: the social and independent living skills program of the Brentwood Veterans Affairs Medical Center. *New Directions for Mental Health Services*. 1992;(53): 33-42.
34. Patterson TL, Mausbach BT, McKibbin C, et al. Functional adaptation skills training (FAST): a randomized trial of a psychosocial intervention for middle-aged and older patients with chronic psychotic disorders. *Schizophrenia Research*. 2006; *86*(1-3): 291-299.
35. Patterson TL, Bucardo J, McKibbin CL, et al. Development and pilot testing of a new psychosocial intervention for older Latinos with chronic psychosis. *Schizophrenia Bulletin*. 2005; *31*(4): 922-930.
36. Mausbach BT, Bucardo J, Cardenas V, et al. Evaluation of a culturally tailored skills intervention for Latinos with persistent psychotic disorders. *American Journal of Psychiatric Rehabilitation*. 2008; *11*(1): 61-75.
37. Beck AT, Rush AJ, Shaw BF, Emery G. *Cognitive Therapy of Depression*. New York: Guilford; 1987.
38. Kingdon D, Turkington D. *Cogntitive-Behavioral Therapy of Schizophrenia*. New York: Guilford; 1994.
39. Liberman RP, Van Putten T, Marshall BD, Jr., et al. Optimal drug and behavior therapy for treatment-refractory schizophrenic patients. *American Journal of Psychiatry*. 1994; *151*(5): 756-759.
40. Psychiatric Rehabilitation Consultants. *Modules in the UCLA social and independent living skill series*. Camarillo, C.A.: Psychiatric Rehabilitation Consultants; 1991.
41. Granholm E, McQuaid JR, McClure FS, et al. A randomized, controlled trial of cognitive behavioral social skills training for middle-aged and older outpatients with chronic schizophrenia. *American Journal of Psychiatry*. 2005; *162*(3): 520-529.
42. Laursen TM, Munk-Olsen T, Vestergaard M. Life expectancy and cardiovascular mortality in persons with schizophrenia. *Current Opinion in Psychiatry*. 2012; *25*(2): 83-88.

43. Yarborough BJ, Janoff SL, Stevens VJ, Kohler D, Green CA. Delivering a lifestyle and weight loss intervention to individuals in real-world mental health settings: Lessons and opportunities. *Translational Behavioral Medicine.* 2011; *1*(3): 406-415.

44. Svetkey LP, Harsha DW, Vollmer WM, et al. Premier: a clinical trial of comprehensive lifestyle modification for blood pressure control: rationale, design and baseline characteristics. *Annals of Epidemiology.* 2003; *13*(6): 462-471.

45. Yarborough BJ, Leo MC, Stumbo S, Perrin NA, Green CA. STRIDE: a randomized trial of a lifestyle intervention to promote weight loss among individuals taking antipsychotic medications. *BMC Psychiatry.* 2013; *13:* 238.

46. Green CA, Yarborough BJ, Leo MC, et al. The STRIDE weight loss and lifestyle intervention for individuals taking antipsychotic medications: a randomized trial. *American Journal of Psychiatry.* 2015; *172*(1): 71-81.

47. Van Citters AD, Pratt SI, Jue K, et al. A pilot evaluation of the In SHAPE individualized health promotion intervention for adults with mental illness. *Community Mental Health Journal.* 2010; *46*(6): 540-552.

48. Bartels SJ, Pratt SI, Aschbrenner KA, et al. Clinically significant improved fitness and weight loss among overweight persons with serious mental illness. *Psychiatric Services.* 2013; *64*(8): 729-736.

49. Samitz G, Egger M, Zwahlen M. Domains of physical activity and all-cause mortality: systematic review and dose-response meta-analysis of cohort studies. *International Journal of Epidemiology.* 2011; *40*(5): 1382-400.

50. Larsson UE, Reynisdottir S. The six-minute walk test in outpatients with obesity: reproducibility and known group validity. *Physiotherapy Research International.* 2008; *13*(2): 84-93.

51. Wise RA, Brown CD. Minimal clinically important differences in the six-minute walk test and the incremental shuttle walking test. *Journal of Chronic Obstructive Pulmonary Disease.* 2005; *2*(1): 125-129.

52. Rasekaba T, Lee AL, Naughton MT, Williams TJ, Holland AE. The six-minute walk test: a useful metric for the cardiopulmonary patient. *Internal Medicine Journal.* 2009; *39*(8): 495-501.

53. Bartels SJ, Pratt SI, Aschbrenner KA, et al. Pragmatic replication trial of health promotion coaching for obesity in serious mental illness and maintenance of outcomes. *American Journal of Psychiatry.* 2015; *172*(4): 344-352.

54. Elmer PJ, Obarzanek E, Vollmer WM, et al. Effects of comprehensive lifestyle modification on diet, weight, physical fitness, and blood pressure control: 18-month results of a randomized trial. *Annals of Internal Medicine.* 2006; *144*(7): 485-495.

55. Whelton PK, Appel LJ, Espeland MA, et al. Sodium reduction and weight loss in the treatment of hypertension in older persons: a randomized controlled trial of nonpharmacologic interventions in the elderly (TONE). *JAMA.* 1998; *279*(11): 839-846.

56. Daumit GL, Dickerson FB, Wang NY, et al. A behavioral weight-loss intervention in persons with serious mental illness. *New England Journal of Medicine.* 2013; *368*(17): 1594-1602.

57. Casagrande SS, Jerome GJ, Dalcin AT, et al. Randomized trial of achieving healthy lifestyles in psychiatric rehabilitation: the ACHIEVE trial. *BMC Psychiatry.* 2010; *10*: 108.

58. Vazin R, McGinty EE, Dickerson F, et al. Perceptions of strategies for successful weight loss in persons with serious mental illness participating in a behavioral weight loss intervention: a qualitative study. *Psychiatric Rehabilitation Journal.* 2016; *39*(2): 137-146.

59. Leutwyler H, Hubbard E, and Dowling G. Adherence to a videogame-based physical activity program for older adults with schizophrenia. *Games for Health Journal.* 2014; *3*(4): 227-233.

60. Leutwyler H, Hubbard E, Cooper B, and Dowling G. The impact of a videogame-based pilot physical activity program in older adults with schizophrenia on subjectively and objectively measured physical activity. *Front Psychiatry.* 2015; *6*: 180.

15

조현병 환자의 연령 증가에 따라 변화하는 보호자의 요구

Harriet P. Lefley Ph.D. & Brian R. Ghezelaiagh

조현병 환자들은 다양하다. 한쪽 극단에는 John Nash[1)]나 Elyn Saks[2)] 같은 매우 생산적인 사람들이 있는데, 이들은 자신들이 인지한 결함을 극복하고 심지어 사회에 매우 중요한 기여를 할 수 있는 강점을 가졌다. 현재의 치료 목표로서의 회복은 치료 및 돌봄 시스템에 의한 지속적인 감독보다는 자율성에 초점을 맞추고 있다. 그러나 많은 조현병 환자들이 독립적으로 살 수 없다는 것은 분명해 보인다. 이 장에서는 평생 동안 지속적인 정신과적 감독과 어느 정도의 돌봄이 필요한 대다수의 조현병 환자들에 대해 다룬다.

조현병 환자들이 나이가 들어감에 따라, 그들의 보호자들도 대부분 그들의 요구를 충족시킬 수 있는 능력 면에서 노화되어 간다. 이 장에서는 봉급을 받는 가정 도우미나 돌봄 시설의 직원보다는 가족 구성원인 보호자들에 대해 주로 다룬다. 일반적으로 수년에 걸쳐 보호자들은 한 명의, 혹은 그 이상의 부모인 경우가 많고, 상대적으로 그 수가 적지만 배우자, 형제자매, 다른 친척, 또는 심지어 가까운 친구인 경우도 있다. 우리는 먼저 함께 나이 들어가는 것(parallel aging)의 몇 가지 유익한 측면을 살펴본 다음, 관계의 안정성에 심각한 위협을 가하는 측면들로 넘어갈 것이다.

협조적인 환자: 이상적인 상호성(reciprocity)

보호자 부담에 관해 수 년간 많은 연구가 이루어졌음에도 불구하고, 돌봄을 받는 사람이 의존성으로 인해 갖는 부담에 대해서는 거의 알지 못한다. 때로 이는 역할 전환을 통해 해결될 수 있다. 이런 상황에서, 조현병이 독립적으로 살 수 있을 정도로 완화되지 않았고 보호자의 감독하에 계속 집에서 살고 있는 사람이 가족 경제에서 기능적인 역할을 발전시켰다. 대부분, 이는 젊은 신체를 필요로 하는 운전, 쇼핑, 무거운 물건 들기 및 기타 작업을 하여 고령의 부모를 도울 수 있는 젊은 사람이다. 증상이 조절된 일부 장기 환자들은 자신들의 노년의 시련을 겪고 있는 부모에게 사랑과 동반자로서의 지원을 제공할 수 있다. 만약 보호자가 홀로 남은 부모가 되었다면 환자의 존재는 특히 가치 있을 수 있다.

이는 모든 당사자와 환자의 자존감에 실제로 도움이 되는 생산적인 역할이다. 이러한 역할이 아직 나타나지 않았다면, 가족 심리교육의 문제해결 단계와 단기 가족치료에서 환자가 가계에 기여할 수 있도록 하는 것을 확립하고 강화할 수 있다.

까다롭고 잠재적으로 폭력적인 환자

정신질환자가 자신이 의존해 온 보호자들이 점점 취약해지고 있음을 인식하기 시작하면 가족 역동은 크게 변할 수 있다. 의존해야 한다는 느낌 자체가 분노를 유발하여 폭력으로 폭발할 수 있고, 특히 편집증적 사고에 의해 강화될 때 그렇다. 학대를 일삼는 성인 정신질환자 자녀와 함께 사는 사례에서 폭력을 견디며 사는 것의 딜레마가 잘 기술되어 있다.[3] 저자들이 제안한 개입은 환자와 가족 보호자 모두를 위한 사회적 네트워크 강화에 초점을 맞추지만, 후자의 자기 보호 권리도 강조한다.

보호자의 자기 보호 권리를 충족시키는 것은 심리치료적 개입의 범위를 넘어서는 행동을 포함할 수 있다. 일반적으로 고령의 보호자들에게 폭력이 가해질 때 가능한 대처는 경찰을 부르는 것이다. 하지만 사랑하는 사람이 치료 시설로 보내질 것이라고 기대했던 가족들은 대부분 그들이 감옥으로 보내진 것을 발견했고, 일부는 훈련되지 않은 경찰관들에 의해 테이저건을 맞거나 거칠게 다루어지는 것을 봐야 했다. 심지어 조현병을 앓는 범죄자를 치료 시스템으로 전환하는 정신건강 법원이 있는 몇몇 도시에서도, 이 해결책은 일반적으로 경미한 경범죄나 덜 심각한 비폭력 중범죄에 대한 것이다.[4] 이는 고령의 부모에 대한 폭행의 경우에 적용될 가능성은 거의 없다.

비폭력적 위기

우리는 모두 정신병적 삽화로 인해 발생하는 위험 상황을 잘 알고 있다. 환자는 언어적으로 자신이나 타인을 위협할 수 있고, 잠재적으로 위험한 상황에서 비합리적으로 행동할 수 있으며, 분명히 전문적인 개입이 필요한 상황에서도 의심할 여지없이 이를 거부할 것이다. 많은 보호자들은 위기 상황에서 대안이 될 수 있는 자원을 알지 못한다. 특히, 조현병을 앓는 가족의 행동에 오랜 세월에 걸쳐 양쪽 모두 만족할 수 있거나 수용 가능한 타협점을 찾았지만 이제는 그 짐을 감당할 수 없게 되었다고 느끼는 고령의 보호자들의 경우에 더욱 그렇다. 이제 그들이 이용할 수 있는 자원에 대한 지식이 매우 중요해졌고, 특히 정신질환을 다룰 수 있도록 훈련된 경찰 부대가 있는 지역에 거주하는 경우는 더더욱 그렇다. 하지만 이러한 자원은 여전히 드물고, 오랜 시간 동안 조용히 어렵고 때로는 위험한 행동을 감내해 온 고령의 보호자들은 이제 경찰의 개입이 반복적으로 필요한 상황을 피할 만큼 지쳤을 수도 있다. 보통 이런 상황들은 응급실이나 위기 개입 병동, 심한 경우 감옥에서의 너무 짧고 의미 없는 체류로 이어졌다. 그 여파는 대개 좋지 않다. 환자는 보호자들에게 분노하고 약물을 자발적으로 복용하는 것을 거부한다. 이 경우, 가족 역동을 변화시키기 위해 사례 관리자나 장기적인 정신과 주치의의 개입이 필요할 수 있다. 많은 경우, 이것은 노화하는 보호자의 요구를 충족시키면서도, 환자들로 하여금 그 동안 의존해 왔지만 이제는 붕괴되고 있고 잠재적으로 파괴적인 가족관계에서 벗어날 수 있도록 계획하는 것을 포함한다.

환자가 가족의 돌봄을 받아들이는 것은 물론 그 혹은 그녀가 돌봄을 제공하는 사람들과의 이전 경험이 어땠는지와 돌봄의 수혜자로서 종속적인 위치를 얼마나 받아들일 수 있는지에 따라 다르다. 환자의 과거 경험에 따라 이것은 상당히 다르게 나타나며, 대개 스스로 필요한 것을 충족하기 어려워하는 사람들에게 가족은 마지막 자원이기 때문에, 시간이 지남에 따라 그 관계는 이전의 관계와 닮게 될 가능성이 높다.

부모 보호자

거의 모든 장애에서 돌봄의 필요성이 발생하면 주로 여성들이 부담을 짊어지게 된다. 하지만 남성들이 고통받는 경우도 있다. Ghose와 Greenberg[5)]는 성인 자녀가 조현병을 앓고 있는 95명의 고령(평균 나이 70세)의 기혼 아버지와 정신질환이 없는 가정을 가진 잘 짝지어진 95명의 대조군을 비교했다. 환자의 주요 보호자는 그들의 배우자였음에도 불구하고, 조현병을 앓고 있는 성인 자녀를 둔 아버지들은 더 높은 수준의 우울증, 더 저조한 인지된 건강 상태, 낮은 심리적 웰빙, 그리고 낮은 결혼 만족도를 보였다. 따라서 책임 분담과는 관계없이, 돌봄 부담 그 자체와는 무관한 심리적 비용이 있는 것으로 보인다.

나이가 들면서 부모들은 체력을 잃고 까다로운 행동에 대한 인내심의 한계가 낮아진다. 하지만 앞서 언급한 바와 같이, 동반자 및 가사에 도움을 줄 수 있는 사람으로서 동거 중인 조현병 환자 가족 구성원에게 의존하게 될 가능성도 있다. Lefley[6), 7)]는 가족 지원 그룹과 오랜 기간 일하면서, 조현병을 앓고 있는 고령의 가족 구성원이 수많은 집안일에 필요한 도움을 제공할 수 있다는 것을 발견했다. 젊고 힘이 센 사람은 고령의 보호자에게 크게 도움이 될 수 있으며, 이러한 역할을 수행하는 것 자체가 치료적일 수 있다. 환자와 가족이 함께 참여하는 대부분의 심리교육적 개입에는 일반적으로 모든 구성원이 참여하는 문제해결 요소가 있다. 문제는 가구 전체의 문제(예: 여름휴가를 어디로 갈지, 집을 칠할지, 지붕을 고칠지 등)로 제한되며 절대 환자의 행동에 대한 것이 아니다. 환자가 의견을 제시하고 문제해결에서 자신의 역할을 구체화할 수 있을 때, 이는 가족 구성원 모두에게 이익이 된다. 이 연습은 환자의 자존감을 높여 주고 가족 역동도 변화시킬 수 있다.

고령의 가족 보호자가 지속적으로 재정적으로, 사회적으로 지원하지만 집을 제공해 주지 못하는 경우도 있다. 환자의 회복 및 독립 생활 가능성을 강화하는 것이 현재 많이 강조되고 있고 필요하지만, 혼자 살아갈 수 없는 조현병 환자가 다수라는 것 역시 명백하다. 가족과 함께 집에서 살 수 없는 환자들의 경우, 보통 생활 지원 시설에서 거주하게 된다. 그런 경우, 가족은 환자가 최적의 진전을 이루기 위해 환자의 담당 돌봄 직원, 정신과 의사 및 사회복지사와 지속적으로 접촉해야 한다. 이러한 과정에서 가족들을 의도적으로 배제하던 일이 있었던 것은 이미 오래전이지만, 여전히 본질적으로 치료적이지 못한 신념을 고수하는 정신건강 전문가들이 있다. 최근에야 건강 보험 이동성 및 책임법(Health Insurance Portability and Accountability Act: HIPAA) 규정이 변경되어 환자의 보호자와 필요한 정보를 공유할 수 있게 되었다.

고령의 보호자에 대한 연구 결과

심각한 정신질환을 가진 가족을 위한 주요 조직인 전국정신질환동맹(National Alliance on Mental Illness: NAMI)의 회원들을 대상으로 여러 연구가 진행되었다. 일부 연구는 고령의 보호자에게 필요한 서비스에 초점을 맞추었고, 다른 연구는 보호자가 사망한 후의 대안과 관련한 미래 계획에 중점을 두었다. 한 연구[8)]에서는 심각한 정신질환을 가진 노인들의 서비스 이용과 충족되지 못한 요구에 대해 조사했는데, 41개 주에서 196명의 보호자(우편 설문지에 대한 응답률 90% 이상)가 자신들의 건강 악화와 가정 상황을 충족되지 못한 중요한 요구로 보고했다. 응답자의 평균 연령은 67세(범위 50~88세)였고, 90%가 65~79세 사이였으며 10%는 80세 이상이었다. 대부분은 어머니(79%)였고, 57%가 기혼이었다. 정신질환을 앓고 있는 자녀는 주로 남성(76%)이었고, 평균 연령은 38세였다. 이들 중 3분의 1만이 주간 치료나 지원 고용과 같은 외부 활동에 참여하고 있었다. 절반 이상은 대부분의 시간을 집에서 보내며 모든 서비스를 어머니에게 의존하고 자신을 위해서는 거의 아무것도 하지 않았다. 보호자가 자신의 노화와 관련된 변화를 더 많이 인식할 때, 자녀가 외부 자극 없이 집에서 하루를 보낼 때 지원 서비스를 특별히 필요로 하였다. 사회적 활동, 특히 외래 지원 그룹에 대한 요구가 명확해 보였지만, 표준 임상 환경에서 이것은 거의 제공되지 않았다.

Smith의 고령의 보호자에 대한 연구는 보호자 사망 후의 대안에도 초점을 맞췄다. 인용된 연구[8)]에서는 196명의 노인 보호자가 영구 계획에 대한 설문 조사를 완료했다. 설문 조사는 미래 돌봄을 위한 주거 및 재정 계획의 정도, 다른 가족 구성원이 돌봄을 맡고자 하는 의지, 그리고 서비스 시스템이 계획을 지원할 필요성에 초점을 맞추었다. 결과에 따르면, 응답자의 절반 가까이가 정신질환을 앓고 있는 자녀가 미래에 어디에서 살지에 대해 거의 노력을 기울이지 않은 것으로 나타났다. 그러나 66%는 주로 신탁(34%)이나 아픈 자녀를 대신하여 다른 친척에게 유산을 남기는 형태(24%)로 재정 계획을 일부 세워 둔 것 있는 것으로 나타났다. 대다수(76%)는 자신이 사망했을 때 다른 자녀 중 한 명이 돌봄을 맡기를 원했지만, 이것이 실제로 가능할 것이라고 생각하는 사람은 25%뿐이었다.

두 동부 주에서 NAMI의 노인 보호자들을 대상으로 추가 연구가 시행되었는데, 해당 연구는 보호자들이 자신이 사망한 후 사랑하는 사람에게 벌어질 일들에 대해 어떤 우려를 갖고 있는지를 탐구하였다.[9)] 이 연구에서는 노인 보호자의 미래 돌봄 계획 문제를 식별하기 위해 네 개의 포커스 그룹이 소집되었다. 이 논의에서 도출된 설문 도구는 노인 보호자를 대상으로 적용되었고 메릴랜드와 플로리다의 NAMI 소식지에 실렸다. 응답자 선정 기준은, ① 65세 이상이며, ② 중증의 지속적인 정신질환을 가진 사람의 주요 보호자여야 한다는 것이었다. 객관식 항목들은 ① 보호자의 개인 생활, ② 정신질환자의 태도와 행동, ③ 서비스 시스템의 한계와 관련된 잠재적 장벽들을 다루었다. 수합된 설문지 중 210개의 유효한 응답이 있었다. 보호자의 대다수(79%)는 어머니였고, 90%는 65세에서 79세 사이였으며, 10%는 80세 이상이었다. 정신질환이 있는 가족의 4분의 3은 조현병 진단을 받았고, 나머지는 양극성 장애 진단을 받았다. 돌봄이 필요한 이들의 연령대는 다음과 같았다. 30대가 33%, 40대가 56%, 50세 이상이 11%.

응답자들에게 미래 계획에 대해 물었을 때, 44%는 전혀 계획을 세우지 않았다고 답했고, 38%는 일부 계획을 완료했다고 했으며, 18%는 계획을 완료했다고 답했다. 주요 장애물은, ① 계획 수립 방법에 대한 보호자의 지식 부족(50%), ② 질환을 앓는 가족의 변화 거부(52%), ③ 지역 정신건강 시스템의 제한된 주거 자원(48%)이었다. 43%가 가족이 대부분의 시간 동안 불안정하다고 답한 반면, 비슷한 수(44%)는 가족이 이용 가능한 자원의 활용을 거부한다고 말했다. 사례 관리와 연계된 주거 서비스가 있는 프로그램에 가족 구성원을 입소시키는 선택지는 실현 가능성이 낮아 보였다.

연구 결과에 따르면, 고령의 부모 보호자들은 자신의 노화와 장애 또는 사망이 예상됨에도 불구하고 미래 계획을 세우는 데 어려움을 겪고 있다. 그들은 이를 서비스 시스템의 결함보다는 자신의 실패나 환자의 저항 때문이라고 생각하는 경향이 있지만, 시스템 자체도 고령 보호자의 사망 시 환자들을 위한 미래 계획, 즉 실질적이고 심리적인 준비의 필요성을 간과해 왔다. 노인 조현병 환자들을 돌보는 정신건강 전문가들은 노년의 부모 보호자의 불가피한 상실에 환자들을 어떻게 대비시킬지 고민해야 할 것이다.[10)]

형제자매 보호자

앞에서 언급된 연구에서 대부분의 부모들은 자신들이 사망한 후 다른 자녀들이 일부 보호 책임을 맡을 것이라고 가정했지만, 그에 대한 기대 정도는 훨씬 낮왔다. 일반적으로 이는 가끔의 방문과 약간의 경제적 도움에 국한되었고, 자신의 집에 데려오는 것은 포함되지 않았다. 부모들은 분명한 딜레마에 직면했다. 그들은 아픈 자녀를 걱정하면서도 동시에 그 책임을 환자의 형제자매에게 지우기를 꺼렸다.

당연히 과거의 관계가 큰 영향을 미친다. 조현병 가족 관계에 대한 문헌들은 상당한 형제자매 간의 원망을 보여 주는데, 특히 10대 시기에 그렇다.[6] 그들은 종종 아픈 형제자매를 부끄러워했고, 그들과의 관계를 공개하는 것을 꺼리고 심지어 인정하지 못했으며, 부모가 아픈 가족 구성원에게 과도한 관심을 주는 것에 대해 원망했다. 어린이와 10대 시절에 그들은 종종 아픈 형제자매나 자매와 공공장소에서 함께 있는 것을 두려워했다. 많은 형제자매들은 나중에 과거의 태도에 대해 죄책감을 느끼고 이를 만회하려고 노력하기도 한다. 다른 이들은 여전히 갈등되고 억압된 적대적 감정을 가지고 있어 그 요구가 아무리 작더라도 보호자 역할을 맡는 것에 분개할 수 있고, 따라서 억눌렸던 분노의 감정으로 인해 오히려 관계가 악화되어 치료에 부정적인 영향을 미칠 수 있다. 400명의 노년 부모와 60명의 형제자매를 대상으로 실시한 미래 계획 워크숍에서, 형제자매들에게 미래의 보호 기대, 예상되는 어려움, 도움의 필요성에 관한 설문을 진행했다. 대부분의 응답자가 관여할 것으로 예상한다고 답했지만, 부모가 제공하는 것과 같은 실질적인 지원보다는 사회적 · 정서적 지원을 제공할 가능성이 더 높았다. 절반 가까이 되는 응답자가 환자의 적대감과 비협조가 효과적인 돌봄을 받아들이는 데 주요 장애물이라고 지적했다.[9]

이 그룹이 형제자매의 질병에 대해 더 많이 배우고 부모를 돕고자 하는 의욕이 높은 참가자들로 구성되었다는 점을 고려해야 한다. 하지만 더 큰 영향을 주는 것은 구체적인 진단과 이전의 애정 정도이다. 다행히도 이제는 성공한 성인 형제자매들이 관계를 인정하고 정신질환에 대한 사회적 낙인에 맞서 함께 싸우는 역할을 발전시키고 있다고 보고하는 문헌들이 증가하고 있다.

배우자와 자녀 보호자

조현병 환자들은 결혼율이 낮고, 결혼한 경우에도 이혼과 별거가 흔하다. 서로 사랑하고 존중하는 부부 사이에서도 주기적으로 찾아오는 정신병의 부담이 너무 커질 수 있는데, 특히 자녀가 있는 경우에 그렇다.[1] 환자 곁을 지키며 보호자 역할을 맡는 배우자들은 종교적 이유나 개인적 심리적 요구, 또는 많은 경우 아픈 배우자에 대한 사랑 때문에 그렇게 할 수 있다. 환자의 기능 수준과 비합리적 행동 정도에 따라 관계가 더 가까워질 수도 있다. 그러나 부모의 돌봄과 비교할 때, 조현병 환자의 고령 배우자에 의한 돌봄은 상대적으로 적다. 노년기 돌봄에 관한 대부분의 연구는 치매에 초점을 맞추고 있다. 치매 환자의 고령 배우자들과 비교하면 조현병 환자의 고령 배우자들의 돌봄은 분명히 적은 편이다. 치매 환자의 보호자들은 대개 배우자가 기능적이었던 모습과 행동 변화가 일어나기 전 생산적이었던 삶, 그리고 서로의 행복을 위해 기여했던 경험을 기억하고 있다. 일부 조현병 환자들은 자녀를 두기도 한다. 알츠하이머병 환자를 돌보는 성인 자녀들에게 주어지는 관심과 달리, 조현병을 앓는 고령의 부모를 돌보는 자녀들은 연구와 사회복지 서비스에서 간과되어 왔다(http://schizophrenia.com/family/longbereave.htm 참조).

환자를 돕고 보호자의 부담을 완화하는 서비스

노인 조현병 환자들을 위한 특별한 서비스는 매우 부족하며, 그들의 고령 보호자들을 위한 서비스는 더욱 드물다. 일반 노인 센터 프로그램들은 대체로 노인 조현병 환자를 대상으로 하지 않으며, 이 특정 집단을 위한 정신건강 센터도 거의 없는 실정이다. 정신건강 관련 예산 축소로 인해 가정 방문을 통해 도움을 제공하는 사례 관리자나 고령 보호자들의 특별한 요구를 충족시키는 사회복지사도 감소하고 있다. 노인 정신과 의사들이 환자를 진료하고 보호자들을 지원할 수 있지만,

이는 아직 표준 진료 절차로 자리 잡지 못했다. 많은 주에서 Stein과 Test[11]의 적극적 지역사회 치료 프로그램(Program of Assertive Community Treatment: PACT)을 도입했다. 이 프로그램의 가정방문 서비스는 고령 보호자들에게 큰 도움이 될 수 있지만, 본래 이 프로그램은 젊은 환자들이 자립적인 삶을 살아가는 기술을 습득하도록 개발되었다.

우리는 앞서 고령 보호자들이 점점 더 관리하기 어려워지는 간헐적인 정신병적 악화 기간에 대해 언급했다. 이런 상황에서 경찰에 의존하는 것은 대개 예상보다 더 부정적인 결과를 낳았다. 다행히 오늘날 많은 주에서는 치료를 강제할 수 있는 법적 조치를 마련하고 있는데, 이는 더 이상 상황을 감당할 수 없는 가족들에게 마지막 희망이 될 수 있다.

강제 외래 치료(AOT)

반복적인 입원이나 체포 이력이 있는 환자의 경우, AOT가 해결책이 될 수 있으며, 이는 '외래 치료 명령(outpatient commitment)'이라고도 불린다. 치료 옹호 센터(Treatment Advocacy Center: TAC)는 수년간 AOT 법안을 지지해 왔다. 이는 법원이 정신과 치료를 명령하며, 불이행 시 제재가 따르는 것을 포함한다. AOT는 환자와 의료진이 함께 개발한 치료 계획을 환자가 준수하도록 한다. 이러한 계획에는 일반적으로 사례 관리, 개인 치료, 교육 및 회복을 촉진하기 위한 기타 재활 프로그램이 포함된다. TAC는 "AOT 참가자는 적법 절차를 통해 보호받으며, 판사 앞에서의 청문회를 거친 후에만 명령이 내려진다"고 강조한다(www.treatmentadvocacycenter.org/fixing the system/promoting-assisted-outpatient-treatment; 2018년 10월 접속). 미국에서 AOT는 정부와 전문가들로부터 폭넓은 지지를 받고 있다. 2017년 2월 기준으로, 50개 주 중 46개 주와 워싱턴 D.C.가 AOT 시행을 허가하는 법을 제정했다.

그러나 AOT가 NAMI의 지지를 받았음에도 불구하고, 일부 소비자 단체와 그

지지자들은 이를 강력히 반대해 왔다는 점에 주목해야 한다. 여기에는 기본적인 시민권과 개인의 자율성 문제가 크게 작용한다. 소비자 단체가 대변하는 현재 또는 과거 환자들은 주로 회복을 목표로 할 수 있고 높은 수준의 기능을 유지하여 보호자에게 의존하지 않아도 되는 사람들로 보인다. NAMI는 상당한 규모의 활동적인 소비자 회원을 보유하고 있지만, 본질적으로는 심각하고 만성적인 정신질환, 특히 정신병적 증상을 가진 환자들의 가족들에 의해 설립되었고 여전히 그들을 대표하는 주요 조직으로 남아 있다. 이들 가족 중 많은 이들이 평생 동안 의존적이고 돌보기 힘든 성인 자녀들을 노년에 이르기까지 돌보아 왔다.

국제적 관점

심각한 정신질환자에 대한 지속적인 돌봄은 국가적 문제일 뿐만 아니라 국제적 문제이기도 하다. 많은 정신건강 보건 시스템에서 가족이 가정에서 환자를 돌보는 것을 당연하게 여긴다.[12] 예를 들어, 중국 문화에서는 정신질환을 가진 성인 자녀와 함께 사는 것이 일반적이다. 하지만 이는 지역 정신건강 시스템이 제공하는 서비스에 크게 영향을 받는다. 최근 홍콩과 광저우의 조현병 환자 가족 보호자를 비교한 연구에서 보호자 중 72.5%가 정신질환을 가진 가족과 함께 살고 있었다.[13] 그러나 광저우에서는 이 비율이 90%인 반면, 홍콩에서는 41%에 불과했다. 연구자들은 이러한 차이가 두 도시 간 정신과 재활 및 지역사회 정신건강 서비스의 이용 가능성 차이에서 비롯되었을 가능성이 높다고 지적했다. 따라서 문화적 관행은 대체 돌봄 자원의 이용 가능성에 따라 변화할 수 있는 것으로 보인다. Zeng 등[14]이 시행한 다규모(multi-scale) 연구는 광저우의 가족 구성원이 홍콩의 가족 구성원보다 훨씬 더 큰 돌봄 부담을 경험했다고 밝혔다. 보호자들이 느끼는 부담에 영향을 미치는 요인으로는 환자와 함께 보내는 시간, 주관적 및 객관적 지원(재정 지원 포함), 전반적인 삶의 질 등이 있었다.

비서구권 세계 대부분에서는 가족이 만성 정신질환자를 돌보는 주된 보호자로 남아 있다. 인도에서는 이러한 만성 정신질환자의 90% 이상이 가족과 함께 살고 있다. Chadda 등[15]은 인도에서 핵가족화가 증가하고 있지만 만성 정신질환자에 대한 제도적 지원은 여전히 미흡하다고 지적했다. 이러한 요인들이 결합하여 보호자의 부담을 가중시킨다. 보호자가 맡아야 할 책임에는 환자의 일상적인 요구 돌보기, 정신 상태 모니터링, 그리고 종종 멀리 있는 의료 서비스 이용하기 등이 포함된다. 이러한 지속적인 스트레스로 인해 보호자들 중 약 80%가 번아웃을 경험하는 것으로 추정된다.[15]

이란에서는 조현병 및 기타 만성 정신질환자의 65~75%가 가족과 함께 살고 있다. von Kardoff 등[16]에 따르면, 이러한 가족들은 돌봄이 필요한 정신질환자를 가족 내에 두는 것을 선호한다. 그러나 이들은 정서적 · 신체적 · 재정적 어려움, 여가 활동 제한, 사회적 낙인, 관계의 마찰, 정부 지원 획득의 어려움을 겪는다. 연구자들은 강한 가족 간 유대감과 의무감에도 불구하고 정신질환이 여전히 문화적으로 큰 금기라고 지적한다. 비서구권 대부분에서 가족 돌봄이 여전히 표준에 가깝고 가족이 흩어지기보다는 모이는 경향이 있기 때문에, 고령 보호자의 돌봄 과제는 나중에 그 부담을 분담하고 이어받을 다른 가족 구성원이 있을 때 상대적으로 더 수월할 수 있다. 그러나 이는 아직 추가 연구가 필요한 가설이다.

대조적으로, 미국에서는 NAMI 연구의 설문 결과가 메릴랜드 대학 정신건강 서비스 훈련 협력체 및 메릴랜드 보건위생부의 실질적인 계획 및 가족 교육을 위한 기초 자료로 활용되었다. Hatfield는 심각하고 지속적인 정신질환을 가진 가족 구성원의 미래 돌봄 계획에 관한 유용한 문헌을 작성했다.[17] NAMI 응답자의 설문 조사 결과를 살펴보면, 수년간 부모의 돌봄에 의존해 온 많은 환자들이 변화에 대한 두려움을 가지고 있음을 알 수 있다. 일부는 보호자의 상실뿐만 아니라 그들에게 안정감을 주는 익숙한 환경을 잃는 것에 대해서도 불안을 경험할 수 있다. 메릴랜드의 기획 문서에는 계획에 대한 저항 극복, 요구 사항 평가, 옹호자(advocate)나 후견인(guardian) 선정, 정신질환자에게 보호자 상실에 대한 준비 등의 섹션이 포함되어 있다.[17]

부모가 자녀에게 남길 재산이 있는 경우, 예비 생애 지원 프로그램(Planned

Lifetime Assistance Program: PLAN)은 부모가 사망하거나 더 이상 돌볼 수 없을 때 장애를 가진 성인 자녀를 지원하기 위해 개발되었다. PLAN은 모든 유형의 장애에 적용된다. 이는 본질적으로 장애를 가진 가족 구성원의 지속적인 사례 관리와 안전을 보장하기 위해 설계된 구체적인 미래 계획이다. 특수 요구 신탁이나 제3자 신탁과 같은 금융 수단을 통해 자금을 마련하여 이러한 활동과 서비스 비용을 충당한다. 계획의 실행을 보장하기 위해 서비스 제공자 및 또는 신탁 관리인이 지정된다. 추가 정보는 NAMI 웹 사이트(www.nami.org)에서 얻을 수 있다. 그러나 특수 요구 신탁을 설정하고자 할 때 가장 좋은 자문을 구할 수 있는 곳은 지역 변호사 협회일 수 있으며, 여기서 장애법 전문 변호사를 소개받을 수 있다.

우리는 가족 보호자들의 '노화'를 목격하고 있는가: 영국의 지표들

영국에는 Carers' Trust라는 주요 기관이 있는데, 이는 심각하고 만성적인 신체 및 정신질환자들의 보호자를 위한 기관이다. [이 역할을 맡은 가족들을 지칭할 때 '보호자(caregiver)'보다는 영국식 용어인 '돌보미(carer)'가 더 적절해 보인다.] 이 기관은 모든 장애를 다루지만, 왕립정신의학회와 함께 특별 캠페인을 진행해 왔다. '돌봄의 동반자(Partners in Care)'라고 불리는 이 연합은 정신과 의사들이 중증의 만성 정신질환자를 돌보는 보호자들의 문제에 대해 교육하고 스스로도 배우려는 노력을 반영한다.

Carers' Trust의 최근 연구는 영국의 고령 보호자들이 겪는 구체적인 문제들을 조사했다. 설문 결과는 미국의 연구 결과와 놀랍도록 유사했다. 그들의 보고에 따르면, 가장 최근(2011년) 영국 인구조사에서 60세 이상의 보호자가 180만 명이었고, 그중 80~84세가 151,674명, 85세 이상이 87,346명이었다. 100명의 고령 보호자로 구성된 포커스 그룹 표본의 결과는 미국과 유사한 문제들을 보여 주었다. 돌봄 조정, 보호자 자신의 건강 문제 및 휴식 필요성, 교통, 혜택과 재정, 미래 계획,

주거지 찾기 문제 등이다.

이 보고서는 Meriden 가족 프로그램의 소식지인 『Meriden』의 최근 호[18)]에 실렸다. 이 프로그램은 영국 정부의 국민건강서비스(National Health Service: NHS)의 지원을 받아 조현병 및 기타 주요 정신장애를 가진 성인 환자의 가족 보호자들을 위해 운영되고 있다. NHS의 일환으로, Meriden 가족 프로그램은 지난 20년간 다양한 정신건강 분야의 전문가들에게 이러한 가족 보호자들을 돕는 방법을 교육하는 데 초점을 맞춰 왔다. 이 프로그램은 심각한 정신질환에 대해 심리치료가 필요하다고 가정하는 것과는 달리, 가족 정신교육(family psychoeducation: FPE)을 제공하는 데 중점을 둔다. FPE는 조현병에 대한 증거 기반 치료 접근법이다.[19), 20)] 이는 가족 보호자들이 전문가들로부터 오랫동안 요구해 온 것, 즉 교육, 지원, 문제 해결, 질병 관리 기술이 필요하다는 전제를 바탕으로 한다.

Carers' Trust는 미국에서 먼저 드러난 현상을 다시 지적했다. "사람들은 더 오랫동안, 더 늦은 나이까지 돌봄을 제공하고 있다"[주석 18), p. 19]. 이 현상은 미국 NAMI 표본에서도 나타나며, 심각한 정신질환에 대한 사회적 접근 방식의 역사적 추세를 반영할 수 있다. 이제는 폐쇄된 정신병원의 장기 입원을 대신한 가족 보호자들은 돌봄 제공 능력 면에서 점점 고령화되고 있을 수 있다. 그러나 약속된 지역사회 주거 자원은 수요를 충족시키기에 충분히 제공되지 않았다. 우리는 병원 병상이 교도소 감방으로 대체된 불합리한 상황을 이미 알고 있다. 가족과 함께 사는 운 좋은 환자들에게도, 특히 자녀들이 독립하여 자신의 미래를 책임지도록 기대되는 문화에서는 가족 돌봄의 지속이 점점 어려워질 수 있다. 탈원화가 환자들의 회복 가능성을 입증하는 데 많은 긍정적인 효과를 가져왔다는 것은 분명하지만, 심각하고 지속적인 정신질환을 앓고 있는 사람들에게는 점점 더 부정적인 영향이 늘어나고 있다.

결론

서구 세계에서 부모 보호자들이 나이 들어 돌봄을 할 수 없게 되고, 다른 가까운 친척들이 그들의 역할을 맡을 가능성이 적다면, 누가 그들을 대신할 것인가? 그리고 장애인을 위한 정부 지원이 정치적 변화에 좌우된다면, 그 자금은 어떻게 마련될 것인가? NAMI 연구에서 제시된 미래 재정 계획은 당연히 그것을 감당할 수 있는 매우 제한된 집단에게만 유효하다. 고령 보호자의 세계는 문화적 · 사회적으로 다양하며, 보호자들은 주로 NAMI나 Mental Health America에 속한 중산층 가정 출신이 아니다. 대부분의 고령 조현병 환자들은 경제적으로 어렵다. 그들은 일반 사회 보장에 의지할 만큼의 충분한 근로 이력이 거의 없으며, 대부분은 제한된 장애 수당으로 생활해야 한다. 미국에서 점점 더 많은 노인 조현병 환자들이 거주하게 될 유료 요양 시설들은 대체로 자극이 부족하고 정신건강 시스템의 충분한 지원을 받지 못한다. 대부분의 경우, 환자들은 소수의 방문 정신과 의사를 만나거나 정신건강 센터에서 간단한 월간 약물 평가를 받는 정도다. 또한 그들은 종종 일반 노인들이 이용할 수 있는 유형의 사회 활동을 위한 자원이 크게 부족하다.

가족 구성원들은 대체로 치료 시스템에서 소외되어 왔으며, 그들의 돌봄 기술은 주로 전문가들의 도움 없이 독자적으로 발전시켜 왔다. NAMI 데이터가 보여주듯이, 조현병을 가진 가족 구성원들은 자신의 돌봄에 적극적으로 참여하도록 충분히 격려받지 못하고 있다. 만약 조현병 환자들이 정신건강 전문가들과 충분히 일찍부터 의미 있는 상호작용을 시작했다면, 그들의 노년기가 더 활기차고 풍요로울 수 있었을 것이다. 이러한 상호작용은 정신과 재활 프로그램, 직업 개발 프로그램, 토론 그룹, 치료 그룹 등을 통해 이루어질 수 있었을 것이다.[21] 또한 많은 이들이 소비자 네트워크 활동 참여를 통해 혜택을 받을 수 있었을 것이다. 이는 정신건강 시스템의 일환으로 외부 활동과 수업 등에 참여하는 정신질환자들 사이의 네트워크를 말한다. 현재 많은 주에서 정신건강 소비자 업무 담당 부서가 이러한 네트워크에 자금을 지원하여, 환자들의 참여를 돕고 있다. 한편, 정신건강 시스템은 치매 환자의 보호자들에게 제공하는 것과 동일한 수준의 지원을 고령의 조현병 환자를 돌보는 고령 보호자들에게도 제공해야 한다. 치매 환자와 조현병 환자의 보호자 모두에게 이러한 지원이 절실히 필요한 상황이다.

주석

1. Nasar, S. (1998). *A Beautiful Mind: A Biography of John Forbes Nash*. New York: Simon & Schuster.
2. Saks, E.R. (2007). *The Center Cannot Hold: My Journey Through Madness*. New York: Hyperion.
3. Band-Winterstein, T., Avieli, H., Smeloy, Y. (2015). "He is still my son": aging and living in the shadow of an abusive adult child with mental disorder. In S.R. Maxwell, S.L. Blair (eds.), *Violence and Crime in the Family: Patterns, Causes, and Consequences*. (Contemporary Perspectives in Family Research, Volume 9). Bingley, UK: Emerald Groups Publishing Limited, 155-176.
4. Iglehart, J.K. (2016). Decriminalizing mental illness: the Miami model. *New England Journal of Medicine, 374*, 1701-1703.
5. Ghose S., Greenberg, J. (2009). Aging fathers of adult children with schizophrenia: the toll of caregiving on their physical and mental health. *Psychiatric Services, 60*, 982-984.
6. Lefley, H.P. (1996). *Family Caregiving in Mental Illness*. Thousand Oaks, CA: Sage.
7. Lefley, H.P. (2010). Treating difficult cases in a psychoeducational family support group for serious mental illness. *Journal of Family Psychotherapy, 21*, 253-2568.
8. Smith, G.C. (2003). Patterns and predictors of service use and unmet needs among aging families of adults with severe mental illness. *Psychiatric Services, 54*, 871-877.
9. Hatfield, A.B., Lefley, H.P. (2000). Helping elderly caregivers plan for the future care of a relative with mental illness. *Psychiatric Rehabilitaion Journal, 24*, 103-107.
10. Lefley, H.P., Hatfield, A.B. (1999). Helping parental caregivers and mental health consumers cope with parental aging and loss. *Psychiatric Services, 50*, 369-375.
11. Stein, L., Test, M. (1980). Alternative to mental hospital treatment. *Archives of General Psychiatry, 37*, 392-397.
12. Lefley, H.P. (2010) Mental health systems in cross-cultural context. In T.L. Shcheid, T.N.

Brown (eds.), *Handbook for the Study of Mental Health: Social Contexts, Theories, and Systems*. 2nd edn. New York: Cambridge University Press, 135-161.

13. Lam, P.C.W., Ng, P., Pan, J., Yung, D.W.K. (2015). Ways of coping of Chinese caregivers for family members with schizophrenia in two metropolitan cities: Guangzhou and Hong Kong, China. *International Journal of Social Psychiatry, 61*, 591-599.

14. Zeng, Y., Zhou, Y., Lin J. (2017). Perceived burden and quality of life in Chinese caregivers of people with serious mental illness: a comparison cross-sectional survey. *Perspectives in Psychiatric Care, 53*, 183-189.

15. Chadda, R.K. (2014). Caring for the family caregivers of persons with mental illness. *Indian Journal of Psychiatry, 56*, 221.

16. Von Kardoff, E., Soltaninejad, A., Kamali, M., Eslami Shahrbabaki, M. (2016). Family caregiver burden in mental illesses: the case of affective disorders and schizophrenia: a qualitative exploratory study. *Nordic Journal of Psychiatry, 70*, 248-254.

17. Hatfield, A.B. *Planning for the Future Care of Relatives with Mental Illnesses*. Baltimore: Maryland Department of Health and Mental Hygiene.

18. Meriden. (2017). *The Meriden Family Programme. Meriden*, (2017). *4*(4), 19.

19. Lefley, H.P. *Family Psychoeducation for Serious Mental Illness*. (Evidence-Based Practice Series: V.1.) New York: Oxford University Press.

20. Dixon, L., McFarlane, W.R., Lefley, H., et al. (2001). Evidence-based practices for services to families of people with psychiatric disabilites. *Psychiatric Services, 52*, 903-910.

21. Lefley, H.P. (2009). A psychoeducational support group for persons with serious mental illness. *Journal for Specialists in Group Work, 34*, 369-381.

16

일생 동안 조현병과 함께 살아가는 개인적 경험: 대처 전략과 주관적 관점

Tova Band-Winterstein Ph.D., Hila Avieli Ph.D., & Peli Mushkin

의학, 심리학, 노년학 분야의 연구들은 노화가 균일한 과정이 아님을 보여 주었다. 이는 개인마다 노화 양상이 다르며, 같은 사람 안에서도 장기와 신체 계통에 따라 노화 속도가 다르다는 것을 의미한다.[1] 이러한 불균일성은 노화하는 조현병 환자에게서 더욱 두드러진다. 대부분의 연구는 조현병 환자의 노화가 정신병적 증상의 완화, 정신과적 재발의 감소, 그리고 자기 관리 능력 향상과 관련이 있다고 지적한다.[2] 반면, 나이가 들면서 흔히 음성 증상이 증가하여 감정 표현의 둔화, 활동 시작과 지속의 어려움, 사회적 상호작용 감소, 그리고 자기 방치가 나타난다.[3)~6)] 그러나 최근의 종단 및 횡단 연구 데이터를 종합한 리뷰에 따르면, 양성 증상 감소와 음성 증상 증가라는 기존의 통념이 조현병 환자의 노화를 정확히 반영하지 않을 수 있다고 한다. 따라서 노년기의 조현병은 안정적이거나 고정된 상태로 볼 수 없으며, 오히려 증상과 기능 수준이 계속 변화하는 상태로 이해해야 한다.[7] 이처럼 노년기 조현병의 복잡하고 가변적인 특성 때문에, 노화하는 조현병 환자에 대한 지식에는 여전히 공백과 모호함이 존재한다. 따라서 노화하는 조현병 환자들 자신의 목소리와 개인적 경험은 이 현상을 더 폭넓게 이해하는 데 도움을 줄 수 있다.

조현병 환자로서 노화하는 것에 대한 주관적 경험

조현병 환자로서 살아가는 삶을 완전히 이해하기 위해서는 증상과 진단을 넘어서 인간 경험의 전체 스펙트럼에 대한 연구가 이루어져야 한다는 공감대가 늘어나고 있다. 직접 경험해 본 환자들의 어려움과 기쁨에 대한 지식이 포함된다.[8), 9)] 주관적인 이야기들은 노화하는 조현병 환자들이 자신의 상황을 어떻게 인식하고 해석하는지에 대해 심층적인 이해를 제공할 수 있다. 노화하는 조현병 환자들의 개인적 이야기를 분석한 연구들에 따르면, 많은 환자들이 '왜 내가 이 병에 걸렸는지'에 대해 끊임없이 고민하는 것으로 나타났다. 조현병의 원인에 대해 다양한 학문 분야에서 여러 가지 설명이 제시되어 왔지만,[10)] 정작 노화하는 조현병 환자들이 자신의 병에 대해 어떻게 생각하는지를 다룬 연구는 매우 적다.[11)~13)] 노화하는 조현병 환자들이 자신의 병을 이해하는 방식은 대개 외부인들의 견해와 크게 다르다. 그러나 환자들의 이러한 생각을 이해하는 것은 매우 중요하다. 왜냐하면 이는 환자들이 자신의 병의 진행 과정과 치료에 대해 가지는 기대와 선호에 영향을 미칠 수 있기 때문이다.[14)] 또한 이는 환자들이 더 적극적으로 도움을 요청할 수 있게 만들고,[15)] 치료를 더 잘 따르도록 할 수 있다.[16)] 노화하는 조현병 환자들의 개인적 이야기에서 자주 나타나는 또 다른 중요한 주제는 일상생활에서의 대처 방법과 전반적인 대처 전략을 발전시키는 것이다.[17)] 이와 관련하여 여러 연구들은 두 가지 주요 대처 방식을 살펴보았다. 하나는 적극적으로 행동하는 방식(예: 새로운 치료법을 찾아보는 것)이고, 다른 하나는 수동적으로 회피하는 방식(예: 증상을 무시하는 것)이다.[18)~20)]

노화하는 조현병 환자들의 대처 방식은 실제로 더 복잡하다. 그들의 이야기에는 슬픔과 상실감이 있지만, 동시에 희망을 잃지 않고 사회에서 의미 있는 역할을 하고자 하는 강한 열망도 드러난다. 그들은 자립적으로 살기를 원하고, 지역사회에서 일하기를 희망하며, 가족의 돌봄이 어려워질 때를 대비해 미래를 계획한다. 이를 통해 그들은 고립과 무력감을 피하려 노력한다.[17), 21)]

삶의 의미를 찾으려는 노력은 노화하는 조현병 환자를 포함한 많은 노인들에게 공통적이다. 기존 연구들은 주로 객관적 관점에서 이들의 삶을 조사했고, 그 결과 평생의 빈곤, 소외, 약물 문제,[22] 삶의 질 저하,[23] 노년기 고독[24] 등을 밝혀냈다. 그러나 이런 연구들은 조현병 환자들의 삶을 단편적으로만 보여 주어, 평생 정신질환과 함께 살며 의미를 찾으려는 그들의 총체적 경험을 제대로 반영하지 못할 수 있다. 노화하는 조현병 환자들과의 직접 대화를 통해, 우리는 그들이 자신의 삶을 어떻게 이해하는지 알 수 있다. 그들은 삶을 돌아보며 다양한 의미를 발견하고, 이는 그들의 노년기를 형성한다. 어떤 이들은 깊고 복잡한 고통을 겪었다고 말하는 반면, 다른 이들은 삶을 더 잘 즐길 수 있게 되었다고 한다.[25), 26)]

노화하는 조현병 환자들의 경험을 연구에 포함시키는 것의 중요성이 인식되고 있지만, 여전히 그들의 직접적 관점을 다룬 연구는 부족하다.[27), 28)] 최근 일부 질적 연구들이 이들의 경험에 초점을 맞추어 다양한 측면을 조사했는데, 여기에는 노년 여성의 조현병 경험,[29] 기능적 능력,[30] 노숙 경험,[22] 존엄성과 정체성[31] 등이 포함된다.

이 장에서는 노화하는 조현병 환자들의 개인적 경험을 더 깊이 이해하고자 한다. 이를 통해 노화와 조현병에 대한 우리의 지식을 확장하고 풍부하게 할 수 있을 것이다. 특히, 환자들의 이야기에서 반복되는 세 가지 핵심 질문에 주목할 것이다. 왜 하필 나에게 이런 일이 일어났는가? 나는 이 상황을 어떻게 극복하고 있는가? 이 모든 경험이 내 삶에 어떤 의미를 갖는가?

연구방법에 대한 설명

조현병과 노화는 모두 경험자의 직접적인 설명을 통해 얻는 지식이 중요한 영역이다. 따라서 우리는 감정, 반응, 행동이 사회적 상황에 영향을 받는다는 현상학적 원칙을 적용했다.[32]

노화하는 조현병 환자들의 경험을 폭넓고 다양하게 이해하고 해석하기 위해 대상자를 선별했다.[32] 표본은 18명의 참가자(남성 11명, 여성 7명)로 구성됐다. 선정 기준은 다음과 같았다. 현재 나이 60세 이상, 40세 이전 조현병 스펙트럼 장애 진단, 지역사회 거주, 심층 인터뷰에 응답할 수 있는 적절한 언어, 인지, 정신 상태 능력. 참가자들의 나이는 60세에서 69세 사이였고, 평균 나이는 63세였다. 대부분은 인터뷰 당시 미혼이거나 이혼 상태였으며, 지역사회 지원 주택에 거주하고 있었고, 일부는 보호 고용 상태였다. 최종 표본 크기는 Morse의 이론적 포화 원칙에 따라 결정되었다.[33]

자료 수집은 인터뷰 가이드를 기반으로 한 심층 인터뷰를 통해 이루어졌다.[34], [35] 인터뷰 가이드는 네 가지 주요 영역을 포함했다. ① 참가자 본인 및 가족 관계(예: "자신에 대해 말씀해 주세요"), ② 조현병과 함께하는 일상생활 및 그 변화, ③ 조현병과 함께 나이 들어가는 경험(예: "나이와 조현병에 대해 생각할 때 무엇이 떠오르나요?"), ④ 웰빙, 노년기, 조현병에 대한 회고적 관점(예: "현재 자신의 삶의 질을 어떻게 평가하시나요?").

질적 연구 경험이 있는 연구팀이 녹음된 인터뷰 내용을 분석했다. 분석 과정은 다음과 같다: ① 현상학적 관점에서 원고를 깊이 있게 읽기, ② 연구 목적과 관련된 의미에 따라 데이터를 코딩하고 분류한 후 고유한 이론적 범주로 개념화, ③ 이론적 수준에서 해석적 수준으로 전환하여 주요 주제 조직. 이 분석을 통해 노화하는 조현병 환자에 대한 새로운 정보를 얻었고, 조현병과 함께 나이 들어가는 경험의 핵심 주제들을 발견했다. 이 중 일부를 이 장에서 다루는데, 여기에는 질병에 대한 설명, 질병이 삶의 사건들에 미친 영향, 그리고 나이 들어가면서 삶의 의미를 찾는 방법 등이 포함된다.

조현병을 가진 사람들의 이야기: "왜 이런 일이 나에게 일어났을까?"

오랫동안 조현병과 함께 살아온 사람들은 종종 자신의 삶에 대해 이야기할 때 특별한 방식으로 말하곤 한다. 그들은 자신의 질병을 받아들이고 그 병이 어떻게 자신의 삶에 영향을 주었는지를 이해하려고 노력한다. 과학적으로 입증된 사실과는 달리, 이들이 말하는 경험은 여러 가지 개인적인 해석을 포함한다. 첫 번째는 흔히 들을 수 있는 말이나 많은 사람들이 믿는 생각들로 서술된다. 예를 들면,

> 이건 그냥 운명이에요. 우리에게 선택권이 없죠……. 우리는 마치 영화 속에 던져진 것 같아요. 그리고 그 영화는 우리가 좋아하든 말든 이렇게 될 거라고 말하죠……. 이제 저는 이 모든 것이 그저 운명이라는 걸 알게 되었어요.
>
> 주석 13)에서 Taylor & Francis Ltd의 허가를 받아 인용함. www.tandfonline.com

또 다른 방식으로, 어떤 사람들은 자신의 상황을 미신이나 외부 요인 탓으로 돌린다. 예를 들면,

> 누군가가 저주를 걸어서 제가 아픈 것 같아요……. 누군가 제 커피에 뭔가를 넣었을 거예요……. 그들이 저에게 부적을 줬는데, 그게 2년 반 동안 효과가 있었어요……. 그러다 그 효력이 없어졌죠.
>
> 주석 13)에서 Taylor & Francis Ltd의 허가를 받아 인용함. www.tandfonline.com

이 참가자는 이 인생의 단계에서 자신의 질병의 본질을 이해하는 데 도움이 될 수 있는 일관된 설명을 찾고 있는 것을 볼 수 있다.

질병을 설명하는 또 다른 방식은 '보상과 처벌'에 대한 믿음과 관련이 있다.

> 솔직히 말씀드리면, 제가 죄를 지었어요……. 제 인생에 좋은 일이 없었죠……. 저는 신을 저주하고 부정했어요. 제가 신에게 죄를 지었죠, 하느님 맙소사. 이제 제가 나이 들었으니, 언젠가는 그분이 저를 용서해 주실 거예요. 그래야 제가 천국에 갈 수 있을 테니까요.
>
> 주석 13)에서 Taylor & Francis Ltd의 허가를 받아 인용함. www.tandfonline.com

마지막으로, 어떤 이야기들은 조현병 환자의 삶에서 실제로 일어난 사실과 사건을 바탕으로 한다. 하지만 이런 이야기들의 구조가 반드시 논리적인 인과관계를 갖는 것은 아니다. 예를 들면,

> 그래서 제 아내가 저를 떠났어요……. 그리고 아이들을 데리고 갔죠. 그 후로 아이들을 보지 못했어요……. 열세 살 이후로요……. 가끔 30분 정도만 보고 가버리곤 했어요……. 힘들었죠, 정말 힘들었어요. 저는 그들을 너무 사랑했어요……. 그래서 제가 아프게 된 거예요.
>
> 주석 13)에서 Taylor & Francis Ltd의 허가를 받아 인용함. www.tandfonline.com

이 모든 이야기들은 조현병 환자들이 자신의 경험을 이해하고 설명하려는 다양한 방식을 보여 준다. 어떤 이들은 운명이나 미신을 믿고, 또 어떤 이들은 종교적인 관점에서 해석하며, 또 다른 이들은 자신의 삶에서 일어난 실제 사건들과 연결지어 생각한다. 이러한 설명들이 항상 논리적이거나 사실에 기반한 것은 아니지만, 이들에게는 자신의 상황을 이해하고 받아들이는 데 도움이 되는 중요한 방법이다.

이러한 예시들에 비추어 볼 때, 노인 조현병 환자들은 평생 동안 조현병과 함께 살아온 경험에 의미를 부여하고 이해하기 위해 자신만의 병인론을 구축하려고 노력하는 것으로 보인다.

조현병: 인생의 주요 요소인가 배경인가, 그리고 평생 동안 정신질환에 대처하는 법

이러한 주관적인 질병 서술 방식은 노인 조현병 환자들로 하여금 자신의 이야기에 가장 잘 부합하는 두 가지 주요 대처 전략을 발전시키도록 이끈다. 첫 번째 전략은 질병이 삶을 압도하는 중심적인 요소라는 기본 가정에 기반을 두고 있다.

반면 두 번째 전략은 질병을 개인의 삶의 다른 측면들과 반드시 연관되거나 영향을 미치지 않는 하나의 독립적인 실체로 보는 것이다.

"질병이 나를 통제해요": 삶의 본질로서의 조현병

조현병이 삶의 본질로 인식될 때, 그것은 한 사람의 삶을 전체적으로 장악하며, 주관적으로는 모든 것을 소모하는 요인으로 묘사된다. 이 경우, 조현병은 노인 조현병 환자들이 사회적 관계를 형성하고 유지하는 것을 방해하여, 회피 행동을 강화한다.

> 저는 친구가 없어요……. 직장에서도 그래요. 저는 못해요……. 질병이 저를 못하게 해요……. 질병이 저를 통제해요—그게 문제예요. 질병이 저를 통제해서, 다른 사람들의 집에 가는 것을 두려워하게 만들어요……. 저는 남자와 연락할 수 없어요……. 이제 결혼이나 데이트할 가능성조차 없어요. 어떤 관계도 없죠…….

조현병이 삶의 중심 요소가 되는 또 다른 방식은 다른 참가자의 이야기에서 명확히 드러난다. 그는 질병에 너무나 집중된 삶을 이야기하는데, 그것은 거의 그의 전체 존재를 '물들이는' 듯하다. 이는 극단적인 감정 폭발과 가슴 아픈 감정으로 표현되며, 다른 어떤 것을 위한 감정적 여유도 남기지 않는다:

> 9학년 때 시작됐어요. 그게 첫 번째였고, 그 이후로 점점 더 나빠졌어요. 저는 앉아서 울곤 했고, 끔찍한 기분이 들었어요……. 학교에 갈 수 없었고, 어머니에게 화를 폭발시키곤 했죠. 정신과 시설에 3개월 동안 입원해서 치료를 받았어요. 그 이후로, 이게 제 삶이 되었어요. 기분이 안 좋을 때마다 입원을 해요. 이렇게 살아가는 게 힘들어요. 일하기도 힘들고, 이렇게 사는 것 자체가 힘들어요.

"나는 강한 사람이에요……": 조현병을 관리하면서 살아가기

두 번째 전략은 조현병을 삶의 모든 측면에 영향을 미치고 형성하는 지배적인 힘으로 보지 않고, 오히려 일종의 배경 '소음'으로 보는 것에 기반을 둔다. 이는 조현병을 가진 노인들이 질병에도 불구하고 세상 속에서 살아갈 방법을 찾는 것을 방해하지 않는다. 이 전략은 노인 조현병 환자들이 자신의 삶을 돌아보고 다른 측면들을 인식할 수 있게 해 준다. 다음 인용문에서 이를 볼 수 있다.

> 병을 가진 사람으로서, 제가 먹는 모든 약에도 불구하고, 저는 제 삶에서 많은 일을 해냅니다. 모든 사람이 일주일에 두 번씩 정원을 가꾸고 컴퓨터를 공부하는 건 아니에요. 그리고 저는 여전히 강하게 살아가고 있어요……. 사람은 기능해야 해요. 저는 이전에도 힘든 시기가 있었지만 그것을 극복했어요……. 저에게는 엄청난 힘과 강한 인내심이 있어요. 제가 도움이 필요하면 스스로를 돕습니다. 저를 도와줄 다른 사람은 없어요……. 저는 살아 있는 사람들 사이에 있고 싶어요. 그리고 그것은 노력이 필요해요. 이것이 삶이고 사람은 있는 그대로의 상황을 다뤄야 해요. 울거나 다른 사람들이 저를 불쌍히 여기게 하는 것은 도움이 되지 않아요. 저는 삶에서 멀어지고 싶지 않아요. 저는 현재를 생각하고 최선을 희망해요. 저는 기능하기를 고집합니다. 그렇지 않으면 제 인생 전부를 병원에서 보내게 될 거예요.

이 인용문에서 참가자는 질병의 어려움을 극복하고 다른 사람들의 동정의 대상이 되는 것을 피하기 위해 힘이 필요하다는 생각을 반영한다. 질병을 통제하는 또 다른 방법은 다음 인용문에서 볼 수 있다.

> 저는 질병에 관해서 무엇이 옳고 그른지 알고 있어요……. 저는 오랫동안 그것을 통제해 왔어요. 수년간 고통받았죠. 이제 저는 통제하고 있어요……. 저 스스로 관리하고, 일상적인 일들을 해내요. 심지어 다른 사람들이 (그들의 어려움을)

극복하도록 돕기도 해요…….

주석 36)에서 SAGE Publications의 허가를 받아 인용함.

노인 조현병 환자들은 이 특정한 인생의 단계에서 조현병이 그들의 삶에서 어떤 역할을 하는지 돌아보는 경향이 있는 것 같다. 일부는 조현병의 중심성을 강조하지만, 다른 이들은 그것에도 불구하고 기능할 수 있음을 보여 준다.

역경과 개인적 성장 사이: 조현병과 함께 나이 들어감의 의미 만들기

노년기는 노인 조현병 환자들이 평생의 역경 경험과 현재의 성장 경험 사이의 간극을 메움으로써 마무리 감각을 얻는 수 있게 해 준다. 다시 말해, 삶의 과정에서 겪은 조현병의 주관적 경험은 신체적 · 정신적 고통과 여러 주요 삶의 영역에서의 상실로 구성된 다차원적이고 누적된 형태의 고난으로 서술된다. 반면에, 노년기는 일부 노인 조현병 환자들에게 마침내 '정상적인' 삶을 살 수 있는 '기회의 창'을 제공할 수도 있다.

일생 동안의 역경 경험

참가자들의 이야기에서 드러난 어려움의 여러 측면은 다음과 같다. 사회와 가족으로부터의 거부, 조현병에 동반되는 심한 증상들, 입원의 고통과 약물의 부작용, 일자리와 독립적인 주거 상실, 그리고 배우자와 부모가 될 수 있다는 희망의 상실. 다음의 인용문들은 이러한 다양한 형태의 어려움을 보여 준다.

사람들과 대화를 시도했어요. 오직 마약 중독자들만이 나를 받아 줬죠. 이웃들은 내가 그들을 괴롭혔기 때문에 나와의 모든 관계를 끊었어요. 그들은 나에게 문

> 을 열어 주지 않았어요. 나는 공중전화 부스로 가서 거기 앉아 있었고, 길거리에서 잤어요. 길에서 많은 사람들과 이야기를 나누고, 담배 스탬프를 모았어요……. (침묵) 나는 정말 비참했어요……. 누가 나를 원하겠어요? 그들은 나를 쓰레기처럼 버렸어요…….
>
> 주석 26)에서 Elsevier의 허가를 받아 인용함.

이 참가자가 사회적 관계의 비극적인 상실을 강조하는 반면, 다른 참가자는 그의 가족 상실에 대해 이렇게 말한다.

> 나는 지옥 같은 일을 겪었어요. 맹세컨대, 이런 일은 누구에게도 일어나지 않았으면 좋겠어요, 그리고 항상 혼자, 완전히 혼자였죠. 어머니가 한 번 하루 동안 여기 계셨다가 도망가셨어요, 나와 함께 있는 것이 고통이라고 하셨죠……. 한 번 부모님 집에 갔더니 그들은 나를 내쫓았어요……. 어머니는 84세인데, 나는 그분을 내 어머니로 여기지 않아요. 그분이 돌아가시면, 장례식에 가지 않을 거예요. 나는 그분에게서 아무것도 받지 못했어요, 아무것도, 돈도, 아무것도 없어요, 어머니가 있는 것 같지만 없는 것 같아요…….
>
> 주석 26)에서 Elsevier의 허가를 받아 인용함.

세 번째 인용문은 가족 관계와 가정생활을 잃는 것의 힘든 개인적 경험을 보여준다.

> 그는 다른 사람을 찾았어요, 내가 받은 모든 치료 때문에 그는 더 이상 견딜 수 없었나 봐요……. 한 달 반 동안 병원에 있다가 집에 돌아오니, [그는 없었어요]. 그는 아무 말도 없이 그냥 떠났어요……. 나에겐 두 아이가 있어요. 아들은 가끔 와요, 하지만 딸은 연락하지 않아요. 휴일 이후로 딸을 보지 못했어요. 그때 내가 딸에게 문제를 일으켰거든요……. 그 이후로 딸은 오지 않아요…….
>
> 주석 26)에서 Elsevier의 허가를 받아 인용함.

모든 참가자들은 가족과 친구들로부터 소외되고, 배신당하고, 낙인찍힌 느낌을 강조했다. 그들은 자신들의 삶에서 겪는 사회적 관계가 복잡하고 불안정하다고 설명한다. 이러한 주관적인 목소리는 노화하는 조현병 환자들이 사회와 접촉할 때 직면하는 어려움을 반영하는 것으로 보인다.

앞의 내용 외에도, 노화하는 조현병 환자들은 질병의 증상과 관련된 어려움을 다음과 같이 설명한다.

> 나는 항상 나쁜 생각들을 했다……. 특히 그녀가 나를 배신하는 것에 대해서. 목소리들도 들렸다……. 나쁜 것들…… 그 목소리는 내가 견딜 수 없는 나쁜 말들을 했다……. 이 모든 목소리들 때문에 끔찍한 두통이 생겼다……. 그냥 두통이 아니었다……. 머리에 상처가 난 것 같았다…….

주석 26)에서 Elsevier의 허가를 받아 인용함.

이 참가자가 자신의 양성 증상을 설명하는 것과 대조적으로, 다음 인용문은 심각한 고통을 유발하는 또 다른 증상들을 언급했다.

> 체중이 줄어 40kg밖에 안 됐다. 먹지도 자지도 못했다……. 내가 죽어 가는 끔찍한 환상을 봤다……. 침대 밑에 숨곤 했다. 죽을 것 같은 무서운 공포감이 들었다. 자살하고 싶은 마음이 굴뚝같았다…….잠들면 다시 깨어나지 못할까 봐 무서웠다…….

다음 인용문들은 약물 부작용을 강조한다.

> 아침에 Artan[1] 5mg, 점심에 11mg, Assival[2]이랑 같이 먹어. 졸리고, 힘도 없고,

1 Trihexyphenidyl의 상품명.
2 Alprazolam의 상품명.

미치겠어. 근데 의사가 그렇게 하라더라고……. 아침에는 일하러 일어날 수가 없어. 겨우 일어나도 기분이 엉망이야……. 텅 빈 것 같아…….

주석 26)에서 Elsevier의 허가를 받아 인용함.

마지막으로, 오랜 입원 병력을 이야기하는 것이 큰 고통의 원인으로 묘사됐다.

강제로 4~5번 입원시켰어……. 내가 무슨 이야기를 할 수 있겠어? 거기에서는 나를 발판처럼 취급했어. 병원의 폐쇄 정신과 병동에 범죄자들이랑 마약 중독자들이랑 같이 넣더라고. 그들은 날 죽여 버렸어…….

주석 26)에서 Elsevier의 허가를 받아 인용함.

조현병 환자들은 자신의 병을 무력감, 무가치함, 인간 취급을 받지 못한다는 느낌, 그리고 계속되는 신체적 고통과 괴로움을 수반하는 일종의 고문처럼 느낀다. 게다가 일자리를 잃고 혼자서 생활하기 힘들어지는 것도 노화하는 조현병 환자들에게 큰 문제이다. 그들은 마치 질병이 자신의 직업적 · 개인적 이상을 실현할 모든 기회를 '빼앗아간' 것처럼 느낀다. 결과적으로, 이러한 부족함은 실망, 좌절, 고통의 주요 원인이 된다.

의대를 다니고 있었는데, 병이 나서 중퇴했어. 지금은 하루에 4시간씩 보호 작업장에서 일해.

주석 26)에서 Elsevier의 허가를 받아 인용함.

내가 시도한 일에 모두 실패했어……. 집중을 못해서 목수 일도 못 하고, 모든 걸 잊어버리거든……. 내 집에서 자유롭게 살고 싶어……. 호스텔에서 사는 건 정말 자유롭지 않아.

주석 26)에서 Elsevier의 허가를 받아 인용함.

노화하는 조현병 환자들은 결혼이나 육아의 꿈을 잃었다는 걸 인식하면서 또 다른 차원의 고통을 느낀다.

> …… 슬퍼, 정말 슬퍼; 사랑 없이 살아도 되는 사람은 없어…… . 나에게는 사랑이 없다는 게 힘들고 짜증 나……. 여기서는 다들(보호 시설 직원들) 날 사랑해 주지만, 부부간의 사랑과는 달라. 이게 조현병 환자들에게 가장 힘든 일이야, 가장 큰 비극이지…… .
>
> 주석 26)에서 Elsevier의 허가를 받아 인용함.

충족되지 못한 친밀한 관계는 부모가 되는 경험을 못해 본 상실감으로 더 악화된다.

> 임신했었는데, 아이를 낙태했어. 38살이었지……. 공황이 왔어—이런 불안감을 안고 어떻게 엄마가 되지? 사람들이 내게서 아이를 빼앗아 가고 말 것 같았어……. 겁에 질려서 의사한테 낙태하고 싶다고 말했어……. 내 두려움 때문에 아이도 결국 정신병에 걸렸을 거라고 스스로를 위로했어……. 지금은 건강한 사람들이 너무 부러워. 그들은 사랑도 받고 결혼도 하고 아이도 가져. 나만 혼자야…….

노화하는 조현병 환자들이 일상에서 겪는 어려움을 정리해 보면, 참가자들은 많은 것을 잃었다고 느끼며 이를 슬퍼한다. 그들이 가장 먼저 떠올리는 것은 사회생활의 상실과 거부당했던 경험이다. 또한 병 때문에 몸과 마음이 힘들어지는데, 이로 인해 부끄러움을 느끼고 당황하며 자신감도 떨어진다. 사랑을 잃은 것도 큰 문제이다. 이는 원가족과의 관계, 연인이나 배우자와의 관계, 그리고 부모가 되는 경험 등에서 다양하게 나타난다. 결국 환자들은 이 병 때문에 삶을 제대로 살지 못했으며 앞으로도 그럴 거라고 생각하게 되고, 이런 생각 때문에 다른 사람들을 질투하고, 슬퍼하며, 인생의 기회를 놓쳤다고 강하게 느낀다.

성장의 현재 경험들

노화를 경험하면서 정신질환을 가진 사람들은 삶과 그 의미에 대해 새롭고 독특한 성찰을 하게 됐다. 일부 참가자들은 현재의 삶을 기회의 창으로 여겼다. 건강한 사람들이 경험하는 것처럼 삶을 있는 그대로 바라봤다. 이는 노년기를 긍정적인 시기로 보는 것으로 설명됐다. 이런 시각은 노화하는 조현병 환자들에게 새로운 삶의 질을 제공하고, 개인으로서 그리고 주류 사회의 가치 있는 구성원으로서 새로운 자아 인식을 만들어 낼 수 있다고 봤다.

이러한 인식은 다음과 같은 주제로 표현됐다. 노년기 삶의 질을 위한 기반으로서의 균형 잡힌 질병 경과; 삶의 질을 증진시키는 자아실현; 소속감 경험하기; 정상화의 기회로서의 노화.

일부 참가자들은 노년기에 질병이 더 균형 잡히고 관리하기 쉬워진다고 이야기하기도 했다. 노인이 되면 약물에 의존하는 것은 일반적인 현상이다. 따라서 노년기에 접어들면서, 약을 복용하는 이 일상적인 행위가 조현병 환자들에게 새로운 의미를 갖게 된다. 그들은 자신들이 다른 만성 질환을 가진 많은 사람들과 비슷한 상황에 있다고 느끼게 된다. 이를 통해 조현병도 다른 질병들처럼 충분히 견딜 수 있는 것이라고 생각하게 된다.

이 시기에 참가자들은 자신의 질병 증상을 분명히 알고 있었다. 하지만 그들은 다른 만성 질환 환자들과 마찬가지로 약물을 통해 증상을 조절할 수 있다고 믿게 되었다. 이러한 생각의 변화는 정신질환을 가진 사람들에게 자신이 정상이라는 감각을 주었다.

> 그렇게 나쁘지 않아. 당뇨병이나 다른 질병처럼 함께 살아가는 거야……. 약은 목발 같아서 너를 지탱해 주지……. 어떤 사람들은 당뇨가 있고, 다른 사람들은 콜레스테롤이 높거나 고혈압이 있어. 우리도 다른 사람들처럼 우리만의 약이 있어……. 때로는 특히 밤에 귀찮은 생각이 들어. 약을 먹으면 그런 생각들이 사라

> 져. 내 두려움을 [완화하기 위해] Clonex, Seroqusat, Clopicsol[3]을 먹어. 그것들은 나에게 안경이나 목발 같아……. 나는 약을 좋아해……. 매우 도움이 돼…….
>
> 주석 36)에서 SAGE Publications의 허가를 받아 인용함.

노년기의 삶의 질에 대해 이야기할 때, 참가자들은 자신의 행복을 높이는 여러 가지 생활 영역을 언급했다. 일부는 일을 하거나 자신을 표현하는 활동을 통해 자아실현을 경험했고, 또 다른 이들은 창작 활동이나 예술 작품을 만들면서 그런 경험을 했다. 참가자들은 병의 급성기에 잃어버렸던 능력들을 다시 찾을 수 있었다. 어떤 경우에는 이런 '르네상스'가 본인은 물론 주변 사람들에게도 인정과 칭찬을 받기도 했다.

> 때때로 나는 그림 수업에 가거나 음악 수업에 간다……. 그래, 나는 예술가이다. 우리 가족의 예술가이다. 다음 달에 박물관에서 내 전시회를 열 예정이다……. 이미 초대장을 나눠 주고 있다. 이 전시회를 위해 5개월 동안 기다렸고, 이미 50점 정도의 그림이 있다……. 지난 2년 동안 그림을 그려 왔는데, 그들이 나를 잘 대해 준다……. 미술 선생님이 내 작품에 대해 꽤 많이 이야기해 주고, 접수처의 여자아이도 나에게 친절하다……. 나는 행복하다. 그곳이 좋다.
>
> 주석 36)에서 SAGE Publications의 허가를 받아 인용함.

다음 인용문은 호스텔 생활에서 중요한 역할을 하면서 느끼는 자신감과 만족감을 보여 준다. 이 시기에 일부 참가자들은 자신의 경험을 바탕으로 다른 조현병 환자들을 돕는 조언자 역할을 하게 된다. 이들은 자신의 인생 경험과 얻은 지혜를 나눌 수 있는 위치에 있음을 깨닫게 된다. 이렇게 사회적으로 인정받는 느낌은 그들에게 큰 보람과 만족을 준다. 다음 인용문은 이러한 경험을 잘 보여 준다.

3 각각 Klonex(clonazepam의 상품명), Seroquel(quetiapine의 상품명), Clopixol(clonazepam의 상품명)을 가리키는 것으로 보인다.

> 나는 이 호스텔의 '당직자'이고 여기 사람들이 나를 정말 좋아한다. 그들은 나와 함께 앉아 커피를 마시러 온다. 호스텔의 여러 아파트에서 나와 함께 이 정원에 앉으러 온다. 얼마 전에 만난 한 남자가 호스텔에 가기 싫다고 해서, 내가 이곳, 내 호스텔로 오라고 초대했다. 그에게 이 호스텔은 괜찮고 맛있는 음식도 먹을 수 있을 것이라고 말해 줬다. 이제 그는 나 때문에 여기 있다고 이야기한다. "당신은 이 호스텔에서 내 아버지 같은 분이에요" 라고 나에게 말해 준다(웃음)…….

노화하는 조현병 환자들의 삶에서 소속감을 느끼는 것은 또 다른 형태의 개인적 성장이다. 오랜 입원 생활과 질병으로 인해 본래의 가족들과 멀어지고 소외감을 느꼈지만, 이제 그들은 호스텔이나 보조 생활 시설에서 가족 같은 분위기를 경험하며, 진정한 가족 생활의 대안이 되어 주는 새로운 형태의 가족을 찾았다. 이런 환경은 그들에게 안전함과 소속감을 주는 동시에, 개인적인 공간도 확보할 수 있게 해 준다.

> 나는 일어나서 커피를 마시고 일하러 간다. 지쳐서 집에 돌아와 TV를 보고, 먹고, 성경을 읽는다. 룸메이트와 함께 라디오 프로그램을 듣는다. 우리 각자는 자기만의 일이 있다—한 명은 요리하기를 좋아하고, 다른 한 명은 빨래를 하는데, 보통 가족에서처럼 그렇다. 일단 아파트로 돌아오면, 나는 그저 집에 있고 싶어진다.

만성 정신질환자라는 고정관념과 달리, 노화하는 조현병 환자들의 실제 경험을 들어보면 그들에게 노화는 일종의 기적처럼 경험된다는 것을 알 수 있다. 모든 어려움을 이겨내고 노년에 도달했다는 사실 자체가 큰 승리이자 인생의 성취로 여겨지는 것이다. 보통 사람들은 나이 들어가는 것의 단점을 강조하지만, 이 연구에 참여한 조현병 환자들은 오히려 노화를 정상성의 징표로 여기며 환영했다. 이러한 인식 덕분에 그들은 노년을 수용하고 즐길 수 있게 되었다.

> 나는 심각한 조현병으로 육체적 · 정신적 고통을 겪었지만—이제 나는 강하다. 나는 운 좋은 사람이다. 살아 있어 다행이고, 죽지 않아 다행이며, 사는 것이 정말 좋다……. 감사하게도, 많은 사람들이 더 젊은 나이에 죽는데 나는 노인이 될 때까지 살았다. 살아 있다는 게 좋다. 그래, 나는 늙어 가는 것이 기쁘고, 그것을 두려워하지 않는다……. 내가 이 나이까지 살 수 있을 줄은 믿지 못했다. 이건 기적이다. 내게 일어난 모든 일에도 불구하고, 나는 이 나이에 도달했다…….

주석 36)에서 SAGE Publications의 허가를 받아 인용함.

노화하는 조현병 환자들: 목소리를 찾아서

조현병과 함께 살아가며 나이 들어가는 경험은 '내부자'의 시각을 제공하는데, 이는 조현병에 대한 '외부'의 관점과 항상 일치하지는 않는다. 이 장에서 우리는 평생 조현병과 함께 살아온 사람들의 개인적인 이야기를 소개하고자 하였다. 이 이야기들은 그들의 삶의 역사, 변화, 그리고 주관적 경험을 통해 전해지며, 여기에는 회복과 성장의 순간뿐만 아니라 어려움도 포함된다. 이렇게 다양한 모습을 통해 우리는 기존의 정량적 연구 방법으로는 파악하기 어려운, 노화하는 조현병 환자들의 일상생활을 그려낼 수 있었다. 이는 '사물 그 자체'에 기반하여 '마치 그곳에 있는 듯한 감각'을 제공한다는 하이데거의 현상학적 관점과 맥을 같이한다.[37] 질병의 원인, 대처 방법, 개인적 성장과 인내에 대한 환자들의 주관적 견해를 서술하는 것은 정신질환의 회복 모델과 일치한다.[38] 회복 모델에 따르면, 의미를 찾는 과정과 자기 옹호(self-advocacy)는 노화하는 조현병 환자들의 삶의 질을 높이는 데 중요할 뿐만 아니라 회복 과정에서도 중요한 역할을 한다.[39] 이 접근법은 또한 정신질환을 가진 사람들의 살아 있는 경험과 통찰력에 주목하며, 정신과적 진단이 부과하는 한계를 넘어선 개인의 정체성이 중요함을 강조한다.[40]

문헌에 따르면 사람들은 자신의 질병의 '정체성'을 찾으려는 경향이 있다.[41], [42] 의료계가 제시하는 정체성이 그들의 주관적 경험과 잘 맞지 않을 때, 그들은 자신들이 더 설득력 있다고 생각하는 '대안적 정체성'을 계속 찾는다.[43] 즉, 정신의학 체제에 내재된 '논리적 진실'—원인과 결과 간의 일관되고 명확한 상관관계에 기반한—은 노화하는 조현병 환자들의 다양한 개인적 이야기를 반영하는 '형이상학적 진실'과 항상 일치하지는 않는다.[44]

노년기는 때때로 생리적 · 기능적 · 사회적 변화로 인한 어려움과 쇠퇴의 시기로 묘사되지만, 노화하는 조현병 환자들에게 이 삶의 단계에서 정상이 된 듯한 느낌을 받을 수 있다. 노년기가 더 질병 관리 체제가 더 안정되기 때문이다. 더욱 주목할 만한 점은, 조현병 환자들이 노년에 도달하는 것 자체를 일종의 '기적'으로 인식한다는 것이다. 이는 이들이 실제로 일반 인구와 비슷한 장수를 누리는 첫 세대의 조현병 환자들이기 때문이다. 몇몇 환자들에게 노년기는 많은 역경을 성공적으로 극복해 삶을 통합된 전체로 볼 수 있게 되었고, 늦게 찾아온 만발의 시기를 즐길 수 있는 기회가 된다. 삶의 주요 사건과 궤적을 돌아보고 성찰하며, 이러한 사건들에 부여된 의미를 재평가하는 능력[45]은 모두 '인생 회고'의 자연스러운 과정의 일부이다.[46], [47]

'인생 회고'란 노년층이 자신의 삶을 일정한 주제에 따라 정리하려는 시도를 가르키는 말이다. 이를 통해 그들은 과거의 갈등을 해결하고, 죽음이라는 개념에 대처한다. 또, 일부 사건은 더 중요하게 여기고, 다른 사건들의 의미는 잊어버림으로써 과거 사건들을 더 잘 이해할 수 있게 된다. 최근 인생 회고는 특히 노인들에게 의미를 재정립하고 자존감을 높이는 치료적 방법으로 점점 더 널리 사용되고 있다.[48] 노화하는 조현병 환자들은 건강, 생산성, 독립성을 중시하는 사회 속에서 자신의 삶과 업적을 돌아보는데, 이는 정신질환과 같은 장애를 가진 성인에 대한 낙인과 사회적 배제가 여전히 만연한 상황에서 이루어진다.[49] 이러한 상황에서 그들은 자신의 삶을 되돌아보며, 인생의 마지막 장을 더 의미 있고 평화롭게 마무리하려고 노력한다.

참고

출처가 표기되지 않은 인용문들은 이 장의 저자들이 직접 수행한 인터뷰 내용이며, 아직 다른 문헌에 출판되지 않았다.

주석

1. P.B. Baltes and M.M. Baltes. Psychological perspectives on successful aging: the model of selective optimization with compensation. In *Successful Aging: Perspectives from the Behavioral Sciences*, ed. P.B. Baltes and M.M. Baltes, Cambridge, UK: Cambridge University Press, 1990: 1-34.
2. D.V. Jeste, C.A. Depp, and I.V. Vahia. Successful cognitive and emotional aging. *World Psychiatry* 2010; *9*(2): 78-84.
3. C.I. Cohen. Outcome of schizophrenia into later life: an overview. *Gerontologist* 1990; *30*: 790-797.
4. S. Karim, R. Overshott, and A. Burns. Older people with chronic schizophrenia. *Aging and Mental Health* 2005; *9*(4): 315-324.
5. T.H. McGlashan and J.O. Johannessen. Early detection and intervention with schizophrenia: rationale. *Schizophrenia Bulletin* 1996; *22*(2): 201-222.
6. J. Bobes, C. Arango, M. Garcia-Garcia, et al. Prevalence of negative symptoms in outpatients with schizophrenia spectrum disorders treated with antipsychotics in routine clinical practice: findings from the CLAMORS study. *Journal of Clinical Psychiatry* 2010; *71*(3): 280.
7. C.I. Cohen, P.D. Meesters, and J. Zhao. New perspectives on schizophrenia in later life: implications for treatment, policy, and research. *Lancet Psychiatry* 2015; *2*(4): 340-350.
8. E.H. Flanagan, L. Davidson, and J. S. Strauss. Issues for DSM-V: incorporating patients' subjective experiences. *American Journal of Psychiatry* 2007; *164*(3): 391-392.
9. J.S. Strauss. Prognosis in schizophrenia and the role of subjectivity. *Schizophrenia Bulletin* 2008; *34*(2): 201-203.
10. E. Walker, L. Kestler, A. Bollini, et al. Schizophrenia: etiology and course. *Annual Review of Psychology* 2003; *55*: 401-430.

11. B. Williams and D. Healy. Perceptions of illness causation among new referrals to a community mental health team: "explanatory model" or "exploratory map"? *Social Science and Medicine* 2001; *53*: 465–476.

12. A.E.Z. Baker and N.G. Procter. A qualitative inquiry into consumer beliefs about the causes of mental illness. *Journal of Psychiatric and Mental Health Nursing* 2013; *20*(5): 442–447.

13. T. Araten-Bergman, H. Avieli, P. Mushkin, et al. How aging individuals with schizophrenia experience the selfetiology of their illness: a reflective lifeworld research approach. *Aging and Mental Health* 2016; *20*(11): 1147–1156.

14. S.R. Khalsa, K.S. McCarthy, B.A. Sharpless, et al. Beliefs about the causes of depression and treatment preferences. *Journal of Clinical Psychology* 2011; *67*(6): 539–549.

15. S. Sheikh and A. Furnham. A cross-cultural study of mental health beliefs and attitudes towards seeking professional help. *Social Psychiatry and Psychiatric Epidemiology* 2000; *35*(7): 326–334.

16. K. Bhui and D. Bhugra. Explanatory models for mental distress: implications for clinical practice research. *British Journal of Psychiatry* 2002; *181*: 6–7.

17. C.H. Stein and V.A. Wemmerus. Searching for a normal life: personal accounts of adults with schizophrenia, their parents and well-siblings. *American Journal of Community Psychology* 2001; *29*(5): 725–746.

18. N.H. Solano and S.K. Whitbourne, Coping with schizophrenia: patterns in later adulthood. *International Journal of Aging and Human Development* 2001; *53*(1): 1–10.

19. C. Barrowclough, K.K.L. Berry, E.E.J. Byrne, and N. Purandare. Coping processes in older people with schizophrenia: an investigation of appraisals, coping and social support in patients and non-clinical controls. *Social Psychiatry and Psychiatric Epidemiology* 2006; *41*(4): 280–284.

20. C.I. Cohen, S.K. Hassamal, and N. Begum. General coping strategies and their impact on quality of life in older adults with schizophrenia. *Schizophrenia Research* 2011; *127*(1): 223–228.

21. L.P. Ogden. "My Life as it is has Value": A Narrative Approach to Understanding Life Course Experiences of Older Adults with Schizophrenia. Doctoral thesis, Columbia University, 2012.

22. T. Shibusawa and D. Padgett. The experiences of "aging" among formerly homeless adults with chronic mental illness: a qualitative study. *Journal of Aging Studies* 2009; *23*: 188–196.

23. S.J. Bartels and S. Pratt. Psychosocial rehabilitation and quality of life for older adults with serious mental illness: recent findings and future research directions. *Current Opinion in*

Psychiatry 2009; *22*: 381-385.

24. L. Magliano, A. Fiorillo, C. Malangone, et al. Social network in long-term diseases: a comparative study in relatives of persons with schizophrenia and physical illnesses versus a sample from the general population. *Social Science and Medicine* 2006; *62*(6): 1392-1402.
25. B.W. Palmer, A.S. Martin, C.A. Depp, et al. Wellness within illness: happiness in schizophrenia. *Schizophrenia Research* 2014; *159*(1): 151-156.
26. H. Avieli, P. Mushkin, T. Araten-Bergman, et al. Aging with schizophrenia: a lifelong experience of multidimensional losses and suffering. *Archives of Psychiatric Nursing* 2016; *30*(2): 230-236.
27. E.B. Larsen and J. Gerlach. Subjective experience of treatment, side-effects, mental state and quality of life in chronic schizophrenic out-patients treated with depot neuroleptics. *Acta Psychiatrica Scandinavica* 1996; *93*(5): 381-388.
28. G. Higginbottom and P. Liamputtong (eds.) *Participatory Qualitative Research Methodologies in Health*. Thousand Oaks, CA: Sage, 2015.
29. W. Pentland, G. Miscio, S. Eastabrook, et al. Aging women with schizophrenia. *Psychiatric Rehabilitation Journal* 2003; *26*: 290-302.
30. S. Shepherd, C.A. Depp, G. Harris, et al. Perspectives on schizophrenia over the lifespan: a qualitative study. *Schizophrenia Bulletin* 2012; *38*: 295-303.
31. G. Martinsson, I. Fagerberg, C. Lindholm, et al. Struggling for existence: life situation experiences of older persons with mental disorders. *International Journal of Qualitative Studies on Health and Well-being* 2012; *7*(1): 18422.
32. M.Q. Patton. *Qualitative Research and Evaluation Methods*, 3rd edn. Thousand Oaks, CA: Sage, 2002.
33. J.M. Morse. Determining sample size. *Qualitative Health Research* 2000; *10*: 3-5.
34. S. Kvale. The 1,000-page question. *Qualitative Inquiry* 1996; *2*(3): 275-284.
35. D.K. Padgett. *Qualitative Methods in Social Work Research*, Thousand Oaks, CA: Sage Publications, 2016.
36. P. Mushkin, T. Band-Winterstein, and H. Avieli. "Like every normal person": like every normal person?! The paradoxical effect of aging with schizophrenia. *Qualitative Health Research* 2018; *28*(6): 977-986.
37. M. Heidegger. What is metaphysics? *Basic Writings*, New York, NY: Routledge, 1993: 89-110.
38. K.S. Jacob. Insight in psychosis: an independent predictor of outcome or an explanatory

model of illness? *Asian Journal of Psychiatry* 2014; *11*: 65–71.

39. M. Leamy, V. Bird, C. Le Boutillier, et al. Conceptual framework for personal recovery in mental health: systematic review and narrative synthesis. *British Journal of Psychiatry* 2011; *199*(6): 445–452.
40. R. Andresen, L G. Oades, and P. Caputi. *Psychological Recovery: Beyond Mental Illness.* Chichester, UK: John Wiley & Sons, 2011.
41. H. Leventhal and D. Nerenz. The assessment of illness cognition. In *Measurement Strategies in Health Psychology*, ed. P. Karoly. New York: John Wiley, 1985.
42. D.A. Karp. Illness ambiguity and the search for meaning. *Journal of Contemporary Ethnography* 1992; *21*(2): 139–170.
43. Y.S. Lincoln and E.G. Guba. *Naturalistic Inquiry*, Thousand Oaks, CA: Sage, 1985.
44. F. Correia and B. Schnieder (eds.) *Metaphysical Grounding: Understanding the Structure of Reality*. Cambridge, UK: Cambridge University Press, 2012.
45. G. T. Reker, J. Birren, and C. Svensson. Restoring, maintaining, and enhancing personal meaning in life through autobiographical methods. In *The Human Quest for Meaning: Theories, Research, and Applications*. New York, NY: Routledge, 2013: 383–408.
46. M. Beaver. Life review/reminiscent therapy. In *Serving the Elderly*, ed P. Kim. New York, NY: Aldine DeGruyter, 1991: 67–88.
47. R.N. Butler. The life review: an interpretation of reminiscence in the aged. In *New Thoughts on Old Age*. Berlin Heidelberg: Springer, *196*: 265–280.
48. J.E. Birren and K.N. Cochran. *Telling the Stories of Life through Guided Autobiography Groups*. Baltimore, MD: Taylor & Francis, 2001.
49. M. Oliver and C. Barnes. *Disabled People and Social Policy: From Exclusion to Inclusion.* London, UK: Addison Wesley Longman, 1998.

17

개발도상국의 노인 조현병 환자에 대한 돌봄

Rujvi Kamat Ph.D., & Samir T. Mukherjee M.D.

서론

개발도상국의 연구들에 따르면 조현병의 추정 유병률은 베트남의 1,000명당 0.07명에서 에스와티니 왕국의 1,000명당 5.7명까지 다양하다.[1)] 세계적으로 기대수명이 증가함에 따라 중증 정신질환의 전 세계적 부담도 증가했다. 노인 정신질환의 부담은 개발도상국이 불균등하게 많이 짊어지고 있다. 세계보건기구의 추정에 따르면 2025년이 되면, 개발도상국에 세계 노인 인구의 75%가 거주할 것으로 예상된다.[2)] 최근 추정치에 따르면 2050년이 되면 노인 조현병 환자가 1,000만 명에 이를 것으로 예상된다.[3)] 일반 인구와 비교했을 때, 조현병 환자들은 나이가 들면서 더 많은 의학적 동반 질환과 잦은 조기 사망을 겪는다.[4)] 노인 조현병 환자들은 신체적 건강 악화의 위험이 더 크며, 조기에 발병하여 평생 지속되는 경도인지장애를 가질 수 있다. 종합해 보면, 이 집단이 노화와 정신질환에 있어 독특한 궤적을 가지고 있다는 것을 시사하는 데이터가 늘어나고 있다. 이는 특히 개발도상국의 노인 조현병 환자들에게 해당된다.

이 장에서는 다음 질문들을 다룰 것이다.

1. 전 세계적으로 노인 조현병의 부담은 어떠한가?
2. 개발도상국에서 노인을 위한 조현병 관련 서비스를 개선하는 데 있어 구체적인 과제와 우선순위는 무엇인가?
3. 전세계적으로, 민간요법과 가족 기반 치료, 그리고 양방 의료 서비스(allopathic medical services)는 어떻게 경쟁하고 공존하는가?
4. 이 집단에게 문화적으로 민감한 요소를 고려하면서 정보와 컴퓨터 기술에 기반한 새로운 접근법을 도입하고 사용하려면 어떻게 해야 하는가?

조현병의 문화권별 양상

조현병은 세계적인 질환이다. 추정에 따르면 1,000명당 유병률이 최빈국에서는 3.05명, 신흥경제국에서는 5.7명이다. 선진국의 경우 1,000명당 5.8명으로 추정된다.[5] 모든 국가에 조현병 환자는 존재하지만, 그 증상과 표현 방식은 문화에 따라 다르게 인식된다. 서로 다른 문화들을 비교한 연구들에서 사회별로 조현병의 양성 및 음성 증상 차이를 조사해 보았다. 예를 들어, 유럽의 환자들에 비해 아프리카와 중동 환자들에게서 환시와 환촉이 더 흔하다고 보고된다.[6] Bauer 등[6]은 비서구 사회의 조현병 환자들에게서 환시가 더 흔한 이유가 인지하는 방식과 질병 원인에 대한 인식 차이 관련될 수 있다고 제안했다. 비서구 문화에서는 신체적 또는 영양적 요인이 증상을 유발한 것으로 여겨지고는 하지만, 서구 사회에서는 정서적 스트레스 증가와 관련하여 증상이 발발한다고 생각하는 경향이 있다. 음성 증상은 문화에 상관없이 비슷하게 경험되지만, 증상이 기능에 영향을 미치는 정도는 환자가 살아가는 문화적 맥락의 요구에 따라 다를 수 있다는 증거도 있다.[7]

거의 모든 사회에서, 조현병의 원인, 증상, 결과에 대해 사람들이 갖는 생각이 무엇이든, 이 질환은 심각한 낙인이 된다. 일부 사회에서는 '광기'가 전염되거나 가족을 통해 전해진다고 여겨진다. 환자와 가족들은 지역사회에서 외면당할 수 있다. 어떤 문화에서는 환자를 귀신 들린 것으로 여기거나 병든 것으로 간주하면서도, 여전히 그들을 돌봐 주고 지역사회 활동에 어울릴 수 있도록 해 준다. 낙인은 고립과 방치로 이어질 수 있다. 예를 들어, 인도에서 이루어진 많은 연구들은 남성보다 여성이 낙인의 영향을 더 많이 받으며, 낙인은 환자들이 치료를 받는 데 큰 장벽이 된다고 보고한다.

문화권별 조현병에 관한 리뷰에 따르면 낙인과 함께, 정신질환에 대해 의학에서의 설명 방식과 다르게 설명하는 모델들이 질병의 경과뿐만 아니라 환자가 치료를 받는 정도에도 영향을 미친다.[8] 일부 저자들은 건강을 찾으려는 행동이 종교적 신념, 심신의 구분, 신체화 경향 등 다른 요인들의 영향을 받을 수 있다고 제안했다.[9)~11)] 예를 들어, 아시아의 중증 정신질환자들에게는 가족들이 보다 지속적이고 강하게 개입한다.[12] 조현병을 겪는 환자와 가족들에게, 고통에 대한 다양한 설명들이 질병에 대한 도움을 요청하는 단계에서 겪게 되는 갈등에 기여한다.[13] 일반적으로 이러한 사회의 사람들은 현대 의료 시스템에 진입하기 전에 전통적인 치료자들에게 도움을 요청한다.[14] 환자의 사회적 · 정신적 기능이 치료에 반응하여 개선되면, 지역사회의 조현병에 대한 인식이 비의학적 · 신비적 병인을 믿는 것에서 의학적 병인을 믿는 것으로 변화하는 것으로 보인다.[18]

노인 조현병

60세 이상 인구의 조현병 유병률을 0.5%로 가정하면, 2050년이 되면 약 1천만 명의 노인 조현병 환자가 있을 것으로 예상된다.[3] 노인 조현병 환자들에 대한 돌봄의 가장 큰 부담은 수명과 인구 증가가 가장 두드러진 개발도상국들이 지게 될 가능성이 높다. 개발도상국들이 점점 도시화되면서 사회 구조와 가족 역동도 노인들(특히, 중증 정신질환자들)이 고립되고 버려질 위험이 높아지는 방향으로 변화하고 있다.[15), 16)]

노인 조현병 환자군은 삶의 대부분 기간 동안 이 질환을 가지고 있었던 사람들과 후기에 발병한 사람들을 모두 포함한다. 40세에서 60세 사이에 발병한 사람들을 후기 발병군으로 분류하고, 60세 이후에 정신병적 증상이 시작된 사람들을 초후기 발병군으로 분류한다. 노인의 경우, 정신병적 증상을 유발할 수 있는 다른 요인들이 다양하기 때문에 후기 발병 조현병을 진단하는 것이 어려울 수 있다. 노인에서 환각과 망상은 기분장애, 다중약물요법, 의학적 질환, 치매, 또는 감각 저하 등과 관련하여 발생할 수 있다.[3] 개발도상국의 지역사회에서도 조기, 후기, 초후기 발병의 구분은 유사할 것으로 예상되지만, 이러한 환경에서의 실제 비율과 경과에 대한 데이터는 아직 체계적으로 수집되지 않았다.

노화와 조현병이 함께 오면 장애 위험이 증가할 수 있다는 우려가 있다. 조현병 환자들은 일반 인구에 비해 높은 이환율과 사망률을 보이는 것으로 나타났다. 조현병 환자들이 보이는 가속화된 노화는 다양한 생물학적 요인(예: 염증, 산화 스트레스)과 관련이 있다고 여겨진다.[17] 다른 동반 질환으로는 울혈성 심부전, 만성폐쇄성폐질환, 갑상선기능저하증 등이 있다.[18] 이러한 동반 질환들은 특히 자원이 제한된 환경에서 문제가 되는데, 환자들이 이러한 의학적 상태에 대해 적절한 치료를 받기 어려운 경향이 있기 때문이다. 이러한 환경에서 살아가는 노인 조현병 환자들은 발견되지 않았거나 적절하게 관리되지 못한 의학적 질환의 위험이 더 높을 수 있으며, 이는 결과적으로 그들의 예후를 악화시킨다.[19] 노화와 조현병 사이의 상호작용, 그리고 조현병과 문화 사이의 상호작용에 대한 기존 데이터는 개발도상국에서 노인 조현병 환자들의 요구를 신중히 이해하여 적절하고 최적화된 돌봄을 제공할 수 있도록 해야 한다는 필요성을 강조한다.

노인 조현병 환자를 위한 돌봄

조현병의 일생에 걸친 경과는 세 가지 요소로 구성된다고 여겨진다. 질병 초기에는 증상이 악화되는 것으로 보이다가, 환자가 나이 들면서 증상이 안정화되는 것으로 보인다. 이후 노인이 되어 점진적인 개선 단계가 시작되지만,[20] 많은 환자들이 여전히 증상의 변동을 경험한다.[3] 다른 연구들은 만성적으로 입원한 조현병 환자들이 반드시 이러한 안정화와 개선을 보이지 않는다고 주장한다. 사실, 초고령의 환자에서는 증상의 악화 가능성이 있다.[21)]

노인 조현병 환자의 이상적인 삶의 여정은 다음과 같은 단계를 거친다고 볼 수 있다. 먼저 정신병적 증상과 기능 장애가 줄어들고, 이어서 지역사회에 적응하며, 마지막으로 행복감과 건강을 누리는 성공적인 노년기에 도달하는 것이다.[3)] 이러한 이상적인 과정을 실현하려면 효과적인 치료가 필수적이다. 하지만 안타깝게도 개발도상국의 노인 환자들은 여러 이유로 필요한 치료를 받지 못하는 경우가 많다. 2001년 의학연구소 보고서에 따르면, 개발도상국의 조현병 환자 중 3분의 2가 아무런 치료도 받지 못하고 있었다. 예를 들어, 중국에서는 많은 중증 정신질환자들이 치료를 받지 못하고 있으며, 시설에 입원하는 비율도 상대적으로 낮다.[22)] 중국 농촌 지역에서는 노인 조현병 환자를 돌보는 책임이 주로 가족에게 맡겨진다. 환자들이 어느 정도 지역사회 생활을 할 수는 있지만, 그들은 치료를 받기 어렵거나 아예 받지 못해 증상 개선에 어려움을 겪을 수 있다. 정신건강에 대한 치료를 제대로 받지 못하면 환자들의 삶의 질과 만족도에 부정적인 영향을 미치게 된다.

개발도상국의 노인 조현병 환자들도 다른 사회의 노인 환자들과 비슷한 요구와 우선순위를 가진다. 이들을 돌볼 때는 신체적 · 정신적 요구 모두에 세심한 주의를 기울여야 한다. 일차 진료와 정신과 서비스를 통합하고 의사와 다른 정신과 치료진 간의 소통을 개선하려는 노력은 환자와 의료 시스템 모두에게 좋은 결과를 보여 주었다. 노인 조현병 환자들에게 종합적인 의료와 정신과 진료를 제공하면 분명 이점이 있지만, 이들을 돌보는 비용은 다른 노인들(예: 치매, 우울증, 신체적 질환을 앓는 노인들)보다 훨씬 높은 편이다. 이런 높은 돌봄 비용은 지금까지 주로 영유아와 산모의 건강 개선과 같은 다른 의료 목표에 더 많은 금전 및 기반 시설 자원 자원을 투자해 왔던 개발도상국[23)]에 큰 부담이 된다.

정신과와 일차 의료 간의 협력 전략의 실행은 모든 조현병 환자에게 유용하지만, 노인들의 경우, 노인의학과 노인정신의학 전문 교육을 받은 의료진이 있어야 그들의 특별한 요구를 가장 잘 해결할 수 있다. 예를 들어, 젊은 사람들에 비해 노인들은 약물의 부작용에 더 취약한데, 이는 조현병 관리에서 특히 중요한 문제이다. 최근 연구들은 노인 조현병 환자들이 인지 교정 치료, 사회기술 훈련, 정신증이나 기분 장애를 위한 인지행동치료 같은 맞춤형 비약물치료에서 더 큰 혜택을 받을 수 있다고 제안한다[자세한 내용은 주석 3) 참조]. 따라서 노인 조현병 환자의 돌봄에는 협력 진료와 사례 관리 전략을 결합한 다차원적 접근이 필요하다.

저소득 국가에서 노인 조현병 환자들은 그들에게 필요한 전문적이고 다면적인 돌봄을 받는 데 여러 사회문화적 · 재정적 · 제도적 장벽에 직면한다. ① 가족들이 환자의 증상과 동반 질환을 제대로 이해하지 못해 증상이 매우 심각해질 때까지 도움을 구하지 않을 수 있다, ② 가족들이 노인의 증상은 치료에 반응하지 않을 거라고 잘못 믿을 수 있다, ③ 제한된 재정 자원으로 인해 돌봄에 대한 접근이 제한될 수 있다, ④ 적절히 훈련된 정신건강 전문가가 부족하다[예: 주석 8), 24)].

충분히 훈련된 정신건강 제공자의 부족은 심각한 문제이다. 세계 여러 지역에서 50만에서 100만 명당(그리고 이에 따르는 조현병 환자 5,000명당) 자격을 갖춘 정신건강 전문가가 1명도 채 없는 것으로 추정된다.[8] 결과적으로 조현병 환자들이 공식적인 돌봄을 받을 가능성은 매우 낮다. 이 문제는 정신과적 증상뿐만 아니라 의학적 동반 질환이 복잡한 경우가 많아 면밀한 모니터링이 필요한 노인 조현병 환자들에게 더욱 심각하다.

조현병 치료의 문화 간 차이

지금까지 많은 연구들이 다양한 문화권에서 여러 가지 상충하는 질병 모델이 존재함을 보여 주었다. 비서구 문화에서는 비의학적 믿음(예: 신의 벌, 업보, 악령)이 질병의 생물의학적 개념과 공존하며, 만성 질환은 비의학적 원인에 의한 것으로 여겨질 가능성이 더 높다.[25] 이런 다원적 사회의 환자와 보호자들은 질병의 다양한 측면에 대처하기 위해 이러한 상충하는 모델을 동시에 사용할 수 있다.

세계보건기구(WHO)의 지침에 따라 모든 회원국은 양방 의료 시스템(allopathic systems of care)에 기반한 표준화된 치료, 예방, 역학 관행을 따른다. 개발도상국에서는 이를 '현대' 의학이라고 부른다. 그러나 인도, 중국, 중동, 아프리카 같은 지역에서는 전통 의학 체계가 양방 또는 현대 의학과 병행해서 존재한다.[26] 전통 의학에서는 정신질환을 종종 신비적이거나 종교적인 믿음과 연관지어 이해한다(예: 신의 벌, 업보나 악령의 결과, 또는 체내 정신적 불균형의 반영). 전통 의료 체계의 치료법은 종교적 행위, 신비주의, 합리적 치유 방법을 함께 사용하는 경향이 있다.[26] 전통 치료사들은 그 문화에서 인정하는 정신과적 증상의 원인을 다루기 위해 의식이나 약초 치료를 활용하기도 한다.

전통적 치료법이 문화마다 다양한 것과 달리, 현대 정신의학은 세계적으로 비슷한 방식으로 실천된다. 현대 의학 교육을 받은 정신과 의사들은 정신적 고통의 원인에 대한 지역의 믿음과 상관없이 서로 유사한 약물치료 방법을 사용한다. 하지만 개발도상국의 정신과 의사들은 여러 가지 의료 체계가 공존하는 사회에서 일하면서 독특한 어려움을 겪는다. 예를 들어, 그들은 종교적 치료사나 전통 치료사들과 경쟁해야 하며, 동시에 그 지역의 문화를 고려하면서 환자와 가족들에게 질병의 본질과 생물학적 원리를 설명해야 한다. 또한 그들은 조현병 같은 정신질환에 대한 문화적 인식과 수용을 높이는 데 앞장서고 있다. 흥미롭게도, 여러 문화권의 보고에 따르면 많은 환자들이 조현병의 원인에 대한 전통적 믿음을 가지고 있으면서도 현대 정신과 약물을 기꺼이 복용하려 한다고 한다. 이는 이러한 복잡한 사회에서 정신과 진료를 제공하는 일이 얼마나 까다로운지를 잘 보여 준다.

전통적 치료 체계와 현대 의학적 치료의 결과를 비교하는 연구가 늘고 있다. 한 리뷰는 아유르베다 의학(전통적인 인도의 전인적 의료 체계)과 항정신병약물의 조현병에 대한 치료 효과를 비교했다. 연구자들은 아유르베다 약초 요법만 사용했을 때의 결과는 명확하지 않았지만, 이러한 치료법이 항정신병약물의 보조 요법으로 사용될 수 있다고 언급했다.[27] 조현병 치료에 전통 요법을 사용하는 것을 지지하는 확실한 근거는 부족하지만, 많은 비서구 의학 체계가 정서적·정신적 웰빙의 중요성을 강조한다는 점을 주목해야 한다. 이는 최근까지 서구 정신의학에서 간과되어 온 부분이다. 환자들이 갖고 있는 비의학적 질병 개념을 정신과 의사들이 인식하고 이해하면 긍정적인 치료 결과를 얻을 수 있다. 따라서 현대 의학과 전통 모델을 결합할 필요가 있어 보인다.

전세계적으로 사회경제적 자원과 심리사회적 네트워크가 서로 매우 다르기 때문에, 보편적으로 적용할 수 있는 정신의학 진료 모델을 만드는 것은 어려운 과제였다. 전통적 모델과 현대 의학적 진료 모델의 결합은 지역사회 기반 현장 방문 프로그램에 중점을 둔 분산형 정신건강 관리 시스템을 통해 달성될 수 있다. 예를 들어, 인도에서는 보건 요원들이 정신질환자를 찾아 일차 진료 센터로 보내고, 그곳에서 의료 전문가들이 평가한 후 필요하면 정신과 전문 진료를 받도록 한다. 이 모델은 정신병 증상, 가족의 부담, 장애를 줄이는 데 효과가 있는 것으로 나타났다.[28] 또한 현장 방문 요원 모델은 치료받지 않은 조현병 환자를 찾아내고 약물 복용을 확실히 하는 데도 도움이 되는 것으로 보인다. 아직 엄격히 연구되지는 않았지만, 이러한 모델은 특히 신체적 동반 질환 때문에 정신과적 증상 치료를 위해 먼 거리를 이동하기 어려운 노인 조현병 환자들에게 특히 유용할 수 있다. 전반적으로, 이러한 지역사회 기반 모델은 농촌 지역의 조현병 환자들에게 제공되는 돌봄의 질과 범위를 개선하는 데 효과적인 도구로 보인다. 현장 방문 요원들은 또한 환자와 가족들에게 조현병의 특성과 이용 가능한 치료 자원에 대해 교육하는 데 도움을 준다. 지역사회와 긴밀한 관계를 맺음으로써, 정신건강 요원들은 만연한 사회문화적 믿음의 맥락에서 맞춤형 돌봄을 제공하고 조현병과 관련된 낙인을 줄이는 데 도움을 줄 수 있다.[8] 현장 방문 요원들은 종종 서로 불신하고 적대하는 전통적 의료 서비스와 현대 의료 서비스 간의 소통을 증진하는 역할을 할 수 있다. 물론 개발도상국에서 조현병 환자를 돌보는 노력은 현장 방문 요원으로 끝날 수 없다. 환자가 확인되면 숙련된 의료인이 진단을 내리고 약물치료를 시작하며, 동시에 환자의 신체적 건강 요구에도 주의를 기울여야 한다. 급성 정신병 환자의 단기 치료를 위한 입원 병동도 필요하다.[8] 특히 노인의 경우, 이러한 입원 병동에 노인 전문의가 있다면 이상적인 돌봄 모델이 될 것이다.

노인 조현병 환자를 위한 혁신적 기술

노인 정신의학에 대한 전문가는 전세계적으로 부족하다. 훈련받은 노인정신의학 전문의의 부족은 특히 개발도상국에서 문제가 되는데, 이곳에서는 노인 환자들이 적절한 정신과 진료를 받는 데 이미 여러 장벽이 있기 때문이다. 서구 세계에서는 기술을 활용해 환자와 의료진 간의 소통을 촉진하는 혁신적 전략을 개발하고 구현하는 데 관심이 높아지고 있다. 정보통신기술을 통해 원격 지역에 살거나 집을 떠나기 어려운 환자들에게 통신과 인터넷 기반 시스템을 사용해 진료를 조율하고 정신건강 서비스를 제공할 수 있다. 노인들이 기술을 받아들이는 것에 아직 한계가 있지만, 노인들도 유용하고 사용하기 쉽다고 생각하는 전화기와 같은 익숙한 기술은 받아들이는 경향이 있다. 이러한 방식을 노인 조현병 환자에게 적용하는 데 관심이 늘고 있다. 예를 들어, Rotondi 등[29]은 조현병 환자와 그들의 보호자 집단에서 원격의료 기반 심리사회적 개입이 스트레스 감소와 사회적 지지 향상에 도움이 된다는 것을 보여 주었다. 무선 기기와 그에 따른 기반 시설이 더 널리 보급되고 정신과적 증상을 모니터링하고 평가하는 데 더 적합해짐에 따라, 이들은 조현병 환자의 일생에 걸친 치료 결과를 개선하는 데 점점 더 중요한 요소가 될 수 있다.

개발도상국에서 휴대전화 기술은 의료진과 환자를 연결하는 특히 유망한 도구다. 전 세계적으로 휴대전화 가입자 수는 유선전화의 수요를 크게 앞질렀다. 신흥국의 이동통신기술은 상대적으로 저렴하며 경제적으로 안정된 사람들뿐만 아니라 가난하고 교육받지 못한 사람들과 같은 일반적으로 소외된 계층도 이용할 수 있다. 자원이 제한된 환경에서 나오는 새로운 데이터는 다양한 사회 계층의 사람들이 이 기술에 접근하여 정보를 전파하고 혁신적인 전략을 개발하는 데 사용할 수 있었음을 보여 준다.[30] 휴대전화 기반 개입은 환자들에게 예약이나 약물 복용 알림, 질병 관리 및 모니터링 도구, 증상 교육을 제공하는 데 사용되었다. 여러 인구 집단에서 이러한 정보통신기술의 개입은 약물 순응도, 질병 결과, 지속적인 의료 참여의 개선을 보여 주었다. 자원이 제한된 환경에서 휴대전화 기술의 높은 보급률, 노인들의 휴대전화 수용, 그리고 표준 치료를 향상시키는 데에 도움이 된다는 기존 데이터는 이것이 개발도상국의 노인정신의학 제공자들이 활용할 수 있는 유용한 도구임을 시사한다. 특히, 휴대전화에 기반한 개입은 신체적 제한으로 이동이 어렵거나 농촌 지역에 살면서 대도시에 있는 제공자에게 접근할 수 없는 노인 조현병 환자들에게 적합할 수 있다.

개발도상국의 노인 조현병 환자들에게 정보통신기술 기반 개입을 적용할 때는 현지의 문화적 맥락에 맞게 전략을 조정하는 데 특별한 주의를 기울여야 한다. 세계 각 지역의 노인들은 기술에 대한 친숙도가 다를 수 있으며, 정보통신기술 기반 개입을 배치하기 전에 기기 사용을 위한 맞춤형 교육 세션이 필요할 수 있다. 서로 다른 문화권의 노인들에게 기술을 적용하고자 하는 의욕과 실제 적용을 조사한 연구들은 각 문화의 독특한 예측인자의 양상을 보고했다. 예를 들어, Pan과 Jordan-Marsh[31)]는 중국의 노인들 사이에서 인터넷 사용이 용이하다고 인지하는 것이 인터넷 사용 의욕의 강력한 예측 요인이라는 것을 발견했다. 그들의 연구에서는 사용이 쉽다고 느끼는 정도와 주변에서 기술 사용이 일반적인지 여부도 노인들의 기술 수용에 영향을 미쳤다. 이러한 결과는 다른 문화권의 노인들을 위해 새로운 기술을 개발할 때 고려해야 할 중요한 점들을 보여 준다. 즉, 노인들이 그 기술에 대해 어떤 기대를 가지고 있는지, 그들의 사회에서 그 기술 사용이 얼마나 보편적인지, 그리고 얼마나 사용하기 쉽다고 느끼는지 등을 반드시 고려해야 한다는 것이다.

개발도상국의 노인들, 특히 정신질환을 가진 노인들은 세계적인 정보통신기술 개발자들의 목표 소비자가 되는 경우가 거의 없다. 대부분의 기술은 서구 국가에서 만들어져 개발도상국으로 들어온다. 따라서 이들 국가의 정부와 민간 단체들이 나서서 노인들에게 적합한 기술을 제공하고, 이를 사용하는 방법을 가르쳐야 한다. 또한, 그 지역의 의사소통 방식을 고려한 맞춤형 정보통신기술 서비스를 개발하도록 장려하면 노인들이 이러한 기술을 더 쉽게 받아들이고 자주 사용하게 될 것이다.

개발도상국의 노화와 조현병에 관한 향후 연구 방향

개발도상국의 노인 조현병 환자 수가 증가하면서 전 세계적인 인구 구조가 변화하고 있다. 하지만 세계 각 지역의 사회경제적 · 문화적 특성이 다양하기 때문에, 서구에서 만들어진 노인 조현병 환자 돌봄 모델을 그대로 다른 환경에 적용하기는 어렵다. 따라서 개발도상국의 노인 조현병 환자들에게 맞는 진단 방법, 질병 경과를 예측할 수 있는 사회문화적 · 생물학적 요인, 그리고 치료에 대한 접근성을 높이는 방안 등이 계속 연구되어야 한다. 특히, 환자들과 같은 문화적 배경을 가진 연구자들의 연구를 지원하는 것이 중요하다. 이런 연구자들은 해당 문화의 미묘한 차이를 더 잘 이해할 수 있어, 질병, 환경 요인, 문화적 변수들을 더 정확하고 신뢰성 있게 분석하는 연구를 설계할 수 있기 때문이다.

개발도상국의 조현병 환자들이 더 좋은 결과를 보인다는 주장에 대해 신중히 살펴볼 필요가 있다. 국제 조현병 예비 연구(International Pilot Study of Schizophrenia: IPSS), 중증 정신질환 결과 결정 요인 연구(Determinants of Outcome of Severe Mental Disorder: DOSMeD), 국제 조현병 연구(International Study of Schizophrenia: ISoS) 등 세 연구에서 산업화가 이루어지지 않은 사회의 조현병 환자들이 더 나은 예후를 보였다고 보고했다. 이런 차이의 원인으로는 가족 지원의 특성, 가족 간 상호작용 방식, 그리고 산업화와 도시화의 정도 등이 제시되었다.[32)]하지만 최근에는 이와 반대로, 개발도상국 환자들이 더 심한 장애를 겪고 정신과적 증상도 잘 나아지지 않는다는 새로운 증거들이 나오고 있다[자세한 내용은 주석 32) 참조]. 각 연구마다 방법론에 한계가 있어 개발도상국의 조현병 환자들의 상태에 대해 확실한 결론을 내리기 어렵다. 따라서 소외될 위험이 큰 개발도상국의 노인 조현병 환자들이 겪는 장애와 정신적 고통의 정도를 체계적으로 파악하는 것이 여전히 시급한 과제이다.

문화에 따라 사람들은 노화를 매우 다르게 경험하며, 각 지역사회마다 노화 과정에 영향을 미치는 요인과 그 결과가 다를 수 있다. 예를 들어, 개발도상국에서 흔히 볼 수 있는 집단주의 문화에서는 노인들이 서구의 개인주의 사회에서 자주 보고되는 고독감이나 삶의 목적 상실 같은 감정을 덜 경험할 수 있다. 반면에 의료 자원이 부족한 개발도상국의 사람들은 선진국 사람들에 비해 노화와 관련된 예방 가능한 질병(예: 당뇨병, 심혈관 질환, 감각 기능 저하)에 더 취약할 수 있다. 이러한 여러 요인들이 어떻게 상호작용하고, 각국의 노화 과정에 어떤 영향을 미치는지는 아직 완전히 밝혀지지 않았다. 조현병과 관련해서도, 각 문화권의 특징적인 노화 패턴이 전 세계적으로 이 질병의 경과에 어떤 영향을 미치는지는 아직 확실하지 않다. 최근 긍정 정신의학에 대한 관심이 높아지고 있는 만큼, 노인 조현병 환자들의 성공적인 노화를 예측하는 요인과 그 비율에 관한 연구도 면밀히 진행할 가치가 있다.

마지막으로, 개발도상국의 노인 조현병 환자들을 위한 지역사회 기반 자원과 지원 프로그램을 연구하고, 개발하여 실행에 옮길 필요가 있다. 이를 위해서는 사회 및 경제 정책의 변화가 도움이 될 수 있다. 정부와 민간 단체들은 노인 정신과 환자들과 특히 관련된 의료, 주거, 소득 보장, 장기 요양 같은 문제들에 주목해야 한다. 개발도상국은 노인들의 정신건강 관리에 대한 요구를 충족시키는 데 어려움을 겪을 수 있다. 이를 해결하기 위해 정신과 약물에 대한 보조금 지원과 함께, 정신건강 관련 종사자들에게 노인 환자를 식별하고 치료하는 방법에 대한 전문 교육을 제공할 수 있다. 또한, 현지 연구자들이 자신들의 지역사회에 있는 노인 조현병 환자들의 요구에 맞는 프로그램을 개발하고 실행할 수 있도록 연구비 지원, 해외 협력 기회, 필요한 자원을 제공하는 것도 개발도상국에 도움이 될 것이다. 이러한 노력들은 모든 관계자들의 적극적인 참여와 투자를 필요로 하지만, 그동안 충분한 도움을 받지 못했던 이들에게 큰 혜택을 줄 수 있는 잠재력이 있다.

결론

요약하면, 전세계적으로 예상되는 노인 조현병 환자의 수는 이들의 돌봄뿐만 아니라 보건 정책과 연구에도 중요한 의미를 갖는다. 개발도상국들은 이미 노인 조현병 환자들을 돌보는 데 상당한 부담을 지고 있으며, 2050년이면 1천만 명 이상의 노인 조현병 환자들이 있을 것이고, 이들 중 상당수가 신흥경제국에 살게 될 것이다. 전세계 환자들은 증상 관리 개선, 장애 감소, 사회 통합, 삶의 질 향상이라는 비슷한 목표를 가지고 있지만, 각국의 문화적, 사회경제적 현실은 매우 다르다. 특히, 개발도상국의 노인 조현병 환자들은 사회적 낙인, 의료 서비스 접근성 부족, 노인 전문가 부족 등으로 필요한 돌봄을 받는 데 어려움을 겪고 있다. 문화적 규범도 선호하는 치료 방식에 영향을 미쳐, 전통적 방법이 현대 의학적 접근과 경쟁하는 경우가 많다. 현대 의학을 실천하는 의료진들은 환자들을 효과적으로 치료할 수 있지만, 너무 많은 노인 환자를 돌봐야 하는 부담이 있다. 소수의 정신건강 전문가들에 대한 부담을 줄이기 위해, 새로운 개입 방법을 모색해야 한다. 휴대전화와 인터넷 기반 서비스 같은 기술적 접근이 유망해 보인다. 이러한 혁신적 기술들은 소외된 지역사회에 다가가고 자원이 부족한 환경에서도 환자들과 연락을 유지하는 데 도움이 될 수 있다. 노인 조현병 환자들을 돌보는 데 있어 문화, 교육, 기술을 아우르는 통합적 접근이 시급하다. 이 질병에 대한 사회적 인식과 편견을 개선하고, 정신건강 전문가들에게 노인 관련 교육을 제공하며, 문화적 특성을 고려한 노인 친화적 기술을 개발함으로써, 전세계 노인 조현병 환자들의 삶의 질을 향상시킬 수 있을 것이다.

주석

1. Nuevo R, Chatterji S, Verdes E, et al. The continuum of psychotic symptoms in the general population: a crossnational study. *Schizophrenia Bulletin*. 2010; *38*: 475–485.
2. World Health Organization. *World Health Statistics 2009*. World Health Organization; 2009.
3. Cohen CI, Meesters PD, Zhao J. New perspectives on schizophrenia in later life: implications for treatment, policy, and research. *Lancet Psychiatry*. 2015; *2*: 340–350.
4. Jeste DV, Wolkowitz OM, Palmer BW. Divergent trajectories of physical, cognitive, and

psychosocial aging in schizophrenia. *Schizophrenia Bulletin.* 2011; *37*: 451–455.

5. Saha S, Chant D, Welham J, McGrath J. A systematic review of the prevalence of schizophrenia. *PLoS Medicine.* 2005; *2*: e141.
6. Bauer SM, Schanda H, Karakula H, et al. Culture and the prevalence of hallucinations in schizophrenia. *Comprehensive Psychiatry.* 2011; *52*: 319–325.
7. Myers NL. Update: schizophrenia across cultures. *Current Psychiatry Reports.* 2011; *13*: 305–311.
8. Patel V, Farooq S, Thara R. What is the best approach to treating schizophrenia in developing countries? *PLoS Medicine.* 2007; *4*: e159.
9. Lauber C, Rössler W. Stigma towards people with mental illness in developing countries in Asia. *International Review of Psychiatry.* 2007; *19*: 157–178.
10. Ng CH. The stigma of mental illness in Asian cultures. *Australian and New Zealand Journal of Psychiatry.* 1997; *31*: 382–390.
11. Yip K-S. Taoism and its impact on mental health of the Chinese communities. *International Journal of Social Psychiatry.* 2004; *50*: 25–42.
12. Lin K-M, Inui TS, Kleinman AM, Womack WM. Sociocultural determinants of the help-seeking behavior of patients with mental illness. *The Journal of Nervous and Mental Disease.* 1982; *170*: 78–85.
13. Campion J, Bhugra D. Experiences of religious healing in psychiatric patients in South India. *Social Psychiatry and Psychiatric Epidemiology.* 1997; *32*: 215–221.
14. Al-Krenawi A, Graham JR, Dean YZ, Eltaiba N. Cross-national study of attitudes towards seeking professional help: Jordan, United Arab Emirates (UAE) and Arabs in Israel. *International Journal of Social Psychiatry.* 2004; *50*: 102–114.
15. Hooyman N, Kiyak HA. *Social Gerontology: A Multidisciplinary Perspective*, 9th edn. Boston, MA: Allyn & Bacon; 2011.
16. Levkoff SE, Macarthur IW, Bucknall J. Elderly mental health in the developing world. *Social Science and Medicine.* 1995; *41*: 983–1003.
17. Kirkpatrick B, Messias E, Harvey PD, Fernandez-Egea E, Bowie CR. Is schizophrenia a syndrome of accelerated aging? *Schizophrenia Bulletin.* 2007; *34*: 1024–1032.
18. Hendrie HC, Tu W, Tabbey R, et al. Health outcomes and cost of care among older adults with schizophrenia: a 10-year study using medical records across the continuum of care. *American Journal of Geriatric Psychiatry.* 2014; *22*: 427–436.
19. Vahia IV, Diwan S, Bankole AO, et al. Adequacy of medical treatment among older persons

with schizophrenia. *Psychiatric Services.* 2008; *59*: 853–859.

20. Jeste D, Twamley E, Eyler Zorrilla L, et al. Aging and outcome in schizophrenia. *Acta Psychiatrica Scandinavica.* 2003; *107*: 336–343.

21. Putnam KM, Harvey PD, Parrella M, et al. Symptom stability in geriatric chronic schizophrenic inpatients: a one-year follow-up study. *Biological Psychiatry.* 1996; *39*: 99–99.

22. Ran M, Xiang M, Huang M, Shan Y. Natural course of schizophrenia: 2-year follow-up study in a rural Chinese community. *British Journal of Psychiatry.* 2001; *178*: 154–158.

23. Subedi S, Tausig M, Subedi J, Broughton C, Williams-Blangero S. Mental illness and disability among elders in developing countries: the case of Nepal. *Journal of Aging and Health.* 2004; *16*: 71–87.

24. Ran M-S, Xiang M-Z, Conwell Y, et al. Comparison of characteristics between geriatric and younger subjects with schizophrenia in community. *Journal of Psychiatric Research.* 2004; *38*: 417–424.

25. Johnson S, Sathyaseelan M, Charles H, Jeyaseelan V, Jacob KS. Insight, psychopathology, explanatory models and outcome of schizophrenia in India: a prospective 5-year cohort study. *BMC Psychiatry.* 2012; *12*: 159.

26. Vahia IV, Vahia VN. Schizophrenia in developing countries. In *Clinical Handbook of Schizophrenia*, ed. KT Mueser, DV Jeste. New York: Guilford Press; 2008: 549–558.

27. Agarwal V, Abhijnhan A, Raviraj P. Ayurvedic medicine for schizophrenia. *Cochrane Database of Systematic Reviews.* 2007;(4): CD006867.

28. Chatterjee S, Naik S, Dabholkar H, et al. Trials of interventions for people with psychosis. In *Global Mental Health Trials*, ed. G Thornicroft, V Patel. London: Oxford University Press, 2014: 141–159.

29. Rotondi A, Haas G, Anderson C, et al. A clinical trial to test the feasibility of a telehealth psychoeducational intervention for persons with schizophrenia and their families: intervention and 3-month findings. *Rehabilitation Psychology.* 2005; *50*: 325.

30. Kaplan WA. Can the ubiquitous power of mobile phones be used to improve health outcomes in developing countries? *Globalization and Health.* 2006; *2*: 9.

31. Pan S, Jordan-Marsh M. Internet use intention and adoption among Chinese older adults: from the expanded technology acceptance model perspective. *Computers in Human Behavior.* 2010; *26*: 1111–1119.

32. Patel V, Cohen A, Thara R, Gureje O. Is the outcome of schizophrenia really better in developing countries? *Revista Brasileira de Psiquiatria.* 2006; *28*: 149–152.

Section 6

보건 정책 및 연구: 향후 방향

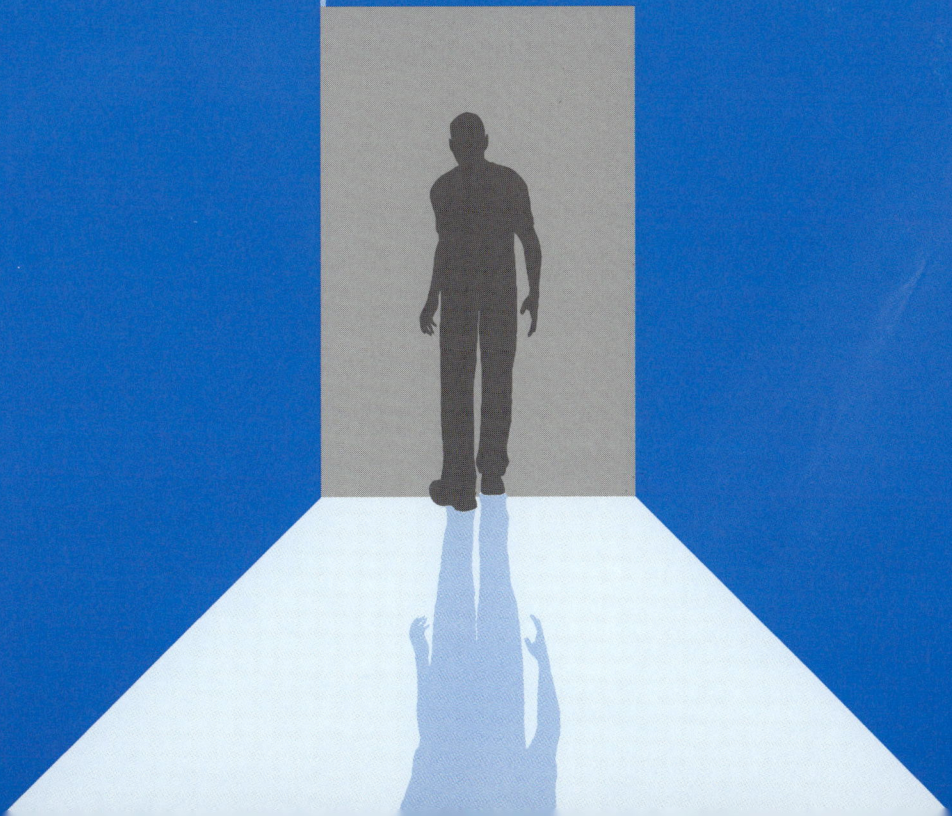

Schizophrenia and Psychoses in Later Life

18

노년기 조현병:
미국의 공공 정책 문제

Michael B. Friedman M.S.W., Lisa Furst M.S.W., M.P.H., Paul S. Nestadt M.D.,
Kimberly A. Williams M.S.W., & Lina Rodriguez M.S.W.

현재 조현병 및 기타 장기간 정신병적 장애를 가진 노인들의 삶이 과거 수십만 명의 노인들이 주립병원에 수용되었던 시절보다 나아졌음에는 의심할 여지가 없다. 그러나 시설 기반에서 지역사회 기반 정신건강 시스템으로 전환한 지 반세기가 지난 지금까지도 이 인구 집단은 여전히 많은 심각한 문제에 직면해 있다.

이 장은 정신건강 정책의 중대한 변화가 조현병 및 기타 장기간 정신병적 장애를 가진 노인(55세 이상)의 삶을 개선할 수 있다는 전제에 기초한다. 이러한 장애는 일반적으로 수명과 삶의 질 모두에 심각한 영향을 미친다. 조현병 및 기타 장기간 정신병적 장애가 있는 사람들은 일반 인구보다 10~20년 더 일찍 사망한다.[1] 이들은 장애인이 될 가능성이 높고, 지역사회에서 살기 위해 공적 재정 지원[2]에 의존할 가능성이 높다. 이들은 노숙자가 되거나[3] 주거가 불안정할 가능성이 높다.[4] 그들이 사람들에게 두려움을 주기도 하지만, 실제로 이들은 자신에 대한 폭력을 제외하고는 폭력의 가해자이기보다 피해자가 될 가능성이 더 높다.[5] 이들은 일반 인구보다 자살할 가능성이 훨씬 더 높다.[6), 7] 또한, 이들은 주류 사회에서 환영받지 못하며, 이는 주택 및 양질의 의료 서비스, 직업 전망, 가족 및 사회생활, 여가 활동 기회, 교회에 대한 접근성 등에 영향을 미친다.

조현병 환자의 심리적 상태는 시간이 지남에 따라 개선되는 경향이 있기는 하지만[8] 나이가 들어감에 따라 추가적인 문제가 나타날 가능성이 있다. 당뇨병, 심장 질환 및 호흡기 문제와 같은 만성 신체 질환에 대해 다른 노인들보다 위험이 더 높을 수 있다.[1), 9)] 이들은 또한 치매 발병 위험이 약간 더 높을 수도 있다.[10] 또한, 노숙자 및 약물 남용 기간을 포함하는 힘겨웠던 인생의 후유증에 시달릴 가능성도 높다.

나이가 들어감에 따라 장기간 정신병적 장애를 가진 노인은 적절한 정신과 치료를 받을 가능성이 낮아지는데, 그 이유의 일부는 노인 정신과 의사와 기타 정신건강 전문가가 많이 부족하기 때문이며 또 다른 이유는 항정신병약물과 관련된 부작용과 너무 일찍부터 시작된 장애 및 사망 위험 증가로 인해 젊은 사람보다 노인을 관리하기가 더 어렵기 때문이다.[11] 또한 조현병 환자를 위한 심리사회적 지원은 일반적으로 젊은 성인을 위해 고안되었으며 대부분의 경우 노인에게 맞추어져 있지 않다. 예를 들어, 재활 프로그램은 노인에게 보다 적합한 사회화 및 여가선용과 같은 목표 보다는 직업상의 목표에 주로 초점을 맞추고 있다.

가장 중요한 것은, 중증 정신장애자를 위한 특별 주택 프로그램은 젊은 사람들에게도 공급이 부족하여 장기적인 심각한 신체 및 행동 문제를 동반한 사람들을 돌볼 수 있는 여지가 거의 없다는 것이다. 결과적으로 심각한 장기적인 정신장애를 가진 노인들은 요양원이나 젊고 신체적으로 보다 건강한 집단을 위해 설계된 다양한 지원 주택 프로그램 등 그들에게는 적합하지 않은 시설에서 생활하는 경우가 많다.

또한 정신장애를 가진 일부 노인들은 매우 고령이고[12] 점차 더 장애가 심해질 수 있는 부모나 다른 가족 보호자와 함께 사는 경우가 많은데 이들 모두 환자가 필요한 돌봄을 제공하는 데 어려움을 갖고 있으며 그들 자신도 상당한 지원이 필요한 경우가 많다.

이러한 모든 어려움에도 불구하고 노년기까지 살아남은 조현병 환자는 만족스럽고 의미 있는 삶을 살 수 있다. 조현병이나 기타 장기간 정신병적 장애의 진단을 받았다고 해서 끔찍한 삶을 살아야 하는 운명이 되는 것은 아니다. 이들의 삶의 질은 더 좋아질 수도 있고 나빠질 수도 있는데, 이는 이들이 받는 치료와 돌봄

뿐만 아니라 이들이 살아가는 환경에 따라 상당히 달라진다.

여기에는 공공 정책이 중요한데, 이 장에서는 공공 정책의 변화가 조현병 및 기타 정신질환을 앓고 있는 사람들이 나이가 들어도 적절한 삶을 영위하는 데 어떻게 도움이 될 수 있는지에 대해 살펴보고자 한다.

다음 섹션에서는 다음과 같은 정책적 시사점에 대해 논의하고자 한다.

- 사망률 격차
- 소득 지원
- 주택 수요
- 치료 문제
- 사회심리적 개입
- 시스템 조정 및 리더십 인력 문제
- 연구 필요성

사망률 격차

앞서 언급했듯이 심각한 장기적인 정신질환을 앓고 있는 사람들은 일반 인구보다 10~20년 더 일찍 사망한다.[1] 이는 미국 내 이 인구 집단의 기대 수명이 60~70세임을 시사한다. 따라서 기대 수명을 약 80세까지 늘리는 것이 노인 정신건강의 주요 목표가 되어야 한다.

심각한 만성 정신질환자의 기대 수명은 왜 이렇게 낮은가

이 인구 집단의 주요 사망 원인은 다른 사람들의 경우와 마찬가지로 신체 질환,[9), 13)] 특히 심장 질환, 암, 호흡기 질환 및 당뇨병이다. 그러나 사망률의 차이는 신체 질환의 높은 유병률뿐만 아니라 자살과도 관련이 있다.[1]

신체 질환의 위험 증가는 의심할 여지 없이 이 인구 집단의 높은 흡연율[14), 15)]과 비만[16)]을 반영한다. 비만은 영양 부족과 운동 부족의 결과일 수도 있지만, 부분적으로는 항정신병약물 사용의 결과일 수 있다. 따라서 정신병 증상을 개선하기 위해 이러한 약물을 복용하는 것이 기대 수명을 줄일 수 있다는 추정으로 이어진다.[12)] 그러나 적어도 한 연구는 적절하고 안전한 용량으로 처방된 2세대 항정신병약물을 지속적으로 복용하는 것이 사람들의 삶을 개선하는 데 기여하기 때문에 결과적으로는 수명을 연장한다는 결론을 내리고 있다.[17)]

또한 심각하고 만성적인 정신장애가 있는 사람들의 사망률이 높다는 것은 높은 물질 남용 비율과 생활 조건이 가혹하고 위험한 길거리에서 상당 기간 살아온 결과[18)]와 관련이 있는 것 같다. 노숙자로 정신질환을 안고 살아가는 사람들은 조기에 치료하지 않으면 매우 심각해질 수 있는 신체적 건강 문제를 자주 겪는다.[19)] 그들은 또한 신체적 폭행이나 성폭행[20)]의 피해자가 되는 경우가 많으며, 이로 인해 장기적으로 지속되는 신체적 · 정신적 피해가 초래될 수 있다. 또한, 그들은 HIV+를 포함한 성병에 걸릴 확률이 높으며,[21)] 성병 감염은 안전하지 않은 성행위, 성폭행, 물질 남용을 포함한 복합적인 요인과 관련되어 있다.

또한 심각하고 만성적인 정신장애가 있는 사람들은 좋은 1차 의료 서비스를 받을 가능성이 적고[22)] 치료를 받는다 하더라도 또래보다 부적절한 치료를 받을 가능성이 더 크다. 이는 부분적으로 심각한 장기적인 정신장애가 있는 사람들이 의료 서비스를 받기를 꺼리는 것을 반영하지만, 많은 1차 진료 및 전문의료 제공자들이 이 인구 집단에게 서비스를 제공하는 것을 꺼리는 것을 반영하기도 한다.

사망률 격차를 해소하기 위해 무엇을 할 수 있는가

현재 대부분의 노력은 양질의 의료에 대한 접근성 개선, 신체 및 행동 의료의 통합 촉진,[23)] 금연, 스트레스 감소, 영양 개선, 운동 및 체중 조절에 중점을 둔 '웰니스(wellness)' 계획 개발에 중점을 두고 있다.[24)]

또한 자살을 예방하기 위한 효과적인 대책을 개발하는 것이 중요하다. 조현병 환자에서 자살은 많은 사람에서 정신병 발병 전에 가졌던 장래의 계획을 이룰 수 없다는 절망감을 경험하는 첫 번째 조현병 발병 직후에 일어날 가능성이 높지만 [26), 27)] 노인 조현병 환자들은 일반 인구보다 자살을 더 자주 시도한다.[25)] 이것이 중년 및 노년의 첫 발병(후기 발병 조현병)에 어느 정도 적용될 수 있는지는 알려져 있지 않았다. 또한 1차 진료에서 자살 위험에 대한 선별 검사가 일부 자살을 예방할 수 있으며(이를 뒷받침하는 증거가 거의 없지만[28)]), 자살 생각을 인정하는 사람들을 위한 안전 계획[29)]과 같은 조치가 자살을 예방할 수 있다고 믿어지고 있다. 좋은 정신과 치료에 대한 접근은 또한 자살의 발생률을 감소시킬 수 있다.[30)]

또한 자살 수단, 특히 총기에 대한 접근을 제한하면 미국의 자살률을 줄일 수 있을 것으로 보인다.[31)] 총기는 자살을 시도하는 가장 치명적인 수단이며 특히 고령의 미국인들 사이에서 자살을 확실하게 수행하는 가장 일반적인 방법이다.[32)]

사망률 격차의 공공 정책적 의미

조현병 및 기타 정신병적 상태가 있는 사람들의 기대 수명을 늘리려면 어떤 정책 변화가 필요한가?

- 양질의 의료 서비스에 대한 접근성 향상
- 신체 및 행동 의료 서비스의 통합 강화
- 정신건강 및 물질 남용 치료의 통합 개선
- 정신병적 장애를 가진 1차 진료 노인환자의 자살 위험에 대한 관심 증대
- 임상적으로 적절한 항정신병약물의 사용에 특히 주의를 기울여 정신건강 및 물질 남용 치료 개선
- 환자의 초발 정신병 발병 중 그리고 발병 이후에 자살 예방에 특히 주의를 기울이면서 치료적 개입을 개선
- 신체적 건강 문제와 관련된 이환율 및 사망률을 줄이기 위한 더 많은 ‘웰니스 건강’ 프로그램

- 노숙자를 줄이기 위한 더 광범위한 노력
- 심각한 정신장애가 있는 사람들의 총기 접근과 관련된 위험에 대한 주의
- 위에 언급된 조치에 대한 자금 지원을 용이하게 하기 위해 Medicare 및 Medicaid 프로그램의 재설계

소득 지원

공적 소득 지원—사회 보장 장애 보험(SSDI), 생활 보조금(SSI), 사회 보장 퇴직 수당, 영양 보충 지원 프로그램(SNAP)(또는 '푸드 스탬프'라고도 함)은 정신장애를 가진 무직자가 지역사회에서 생활하는 것을 가능하게 한다.

일반적으로 소득 지원은 최저 생계비 수준의 지원으로, 이는 많은 지역에서 연간 생활비 조정보다 훨씬 빠르게 상승하는 주택 비용을 충당하기에 적절할 수도 있고 그렇지 않을 수도 있다.[33] 이로 인해 장기간 정신장애를 가진 많은 사람들이 지역사회에서 안정적인 주거를 유지하는 것이 어렵고 의심할 여지 없이 노숙자가 되어버리게 된다.

소득 지원은 또한, ① 지역사회 거주지, ② 지원 주택, ③ 노인 주택, ④ (거동 불편자를 위한) 생활 지원 시설, ⑤ 요양원을 포함한 다양한 형태의 주거 비용을 지불하는 데 사용된다.

불행히도, 소득 지원은 장기적으로 볼 때 지속되기 어려운 상황에 처해 있다. 사회 보장 장애 및 퇴직 급여는 사회 보장 신탁 기금에서 자금을 조달하며, 이 글을 쓰는 현재 신탁 기금의 장애 부분은 2034년에 고갈될 것으로 예상된다.[34] 또한 SSI, SNAP 및 일반 복지 혜택은 항상 변덕스러운 정치의 영향을 받는다.

소득 지원에 대한 의존의 공공 정책 의미

가까운 장래에 재정적으로 실행 가능하도록 미국의 현재 사회 보장 시스템을

수정하는 것이 중요하다는 데 널리 동의가 이루어지고 있다. 그러나 보수주의자들은 퇴직 연령을 높이거나 장애 기준을 강화하는 등 지원을 줄이는 것을 주장하는 반면, 진보주의자들은 예를 들면 과세 소득 상한선을 높여 기금의 수익을 증가시켜야 한다고 주장한다. 두 가지 접근 방식 모두 기금을 보존하기 위해 필요할 수 있지만 오늘날 미국의 이념적 분열을 고려할 때 정치적으로 타협이 어렵다.

또한 소득 지원은 일반적으로 지역의 주거 비용에 맞게 조정되지 않는 것이 문제이다. 이런 측면에서의 변화는 장기적인 정신장애를 가진 사람들이 보다 안전하고 안정적인 주거를 유지하는 것을 가능케 할 것이다.

주거 및 주거형 돌봄 시설

안정적이고 안전하며 적절한 주거와 양질의 주거형 돌봄 시설(residential care)은 조현병이나 기타 정신병적 질환을 가지고 있는 노인들에게 매우 중요하지만 이를 이루기는 어렵다.

심각하고 장기적인 정신장애를 가진 노인들이 다양한 환경에서 살고 있기 때문에 이는 매우 복잡한 문제이다. 일부는 독립적으로 생활하고, 일부는 돌보는 가족이나 친구와 함께 살고 있다. 또 다른 일부는 노인 주택, 지원 주택, 지역사회 거주지, 생활 지원 시설, 성인 주택, 요양원 또는 노숙자 쉼터 보호소 등 잘 갖추어진 주거형 돌봄 시설의 도움을 받는다. 일부는 말 그대로 노숙자이며 '거리에서' 살고 있다. 그리고 일부는 구치소나 교도소에 수감되어 있다.

독립적 생활

심각하고 장기적인 정신장애가 있는 사람들은 독립적으로 생활하는 데 여러 가지 어려움을 겪는다. 첫째, 생활비 지원에 대한 조정이 증가하는 주거비를 따라가지 못하는 상황에서 임대료를 지불하는 데 어려움이 있다. 소득의 30~40%가 넘는 임대료[35]를 충당하는 섹션 8과 같은 주택 보조금을 받는 사람들은 이로부터 보호를 받지만, 그러한 보조금을 받는 사람은 상대적으로 적다. 둘째, 장기간 입원하면 살 곳을 잃을 수 있다. 셋째, 집에서 살기 위해 필요한 재택 의료 및 정신과 서비스와 같은 재택 서비스가 제공되지 않는 경우가 많다. 넷째, 매우 중요한 것은 독립적으로 생활하는 것이 사회적 고립을 초래하여 우울증 수준을 높이거나 그 결과로 우울증이 나타날 수 있다는 것이다.

가족과 함께 살기

돌보는 가족 및 친구와 함께 사는 심각하고 만성적인 정신장애가 있는 사람들도 집에 머무르는 데 어려움을 겪을 수 있다. 보호자는 일반적으로 스트레스가 심하기 때문에 신체적 · 정신적 장애 발생률이 높고, 장애가 있는 가족 구성원을 주거형 돌봄 시설에 맡기는 경우가 증가한다.[36] 또한, 보호자 자신이 나이가 들어감에 따라 스스로 장애인이 되거나 사망할 가능성이 높아져 도움이 필요한 사람이 필요한 돌봄을 받지 못하고 지역사회에 남아 있게 된다. 불행히도, 성인이 지역사회에서 안전하게 살 수 없을 때 개입해야 하는 성인 보호 서비스는 질이 매우 고르지 못한 것으로 악명이 높으며 적절한 대안이 없기 때문에 어려움을 겪고 있다.

지원 환경에서의 생활

지원이나 돌봄을 제공하는 환경에서 생활하는 심각하고 만성적인 정신장애가 있는 노인들은 필요한 서비스를 받지 못하는 경우가 많다.

지역사회 거주지 및 기타 전문 정신건강 주거 프로그램은 일반적으로 신체적으로 건강한 젊은 성인을 위해 설계되었다. 동반 질환이 있는 사람은 이러한 시설에 입소할 수 없거나 입소하더라도 적절한 치료를 받을 수 없는 경우가 많은데[37] 특히 치매에 걸린 사람들이 그러하다.

반대로, 생활 지원시설, 노인 주택, 지원 주택, 노숙자 보호소, 요양원과 같은 기타 주거 요양 시설에 거주하는 사람들은 일반적으로 양질의 신체 건강 관리나 치매 치료를 받을 수는 있어도 정신 또는 물질 남용 장애에 대한 적절한 치료를 받을 수 없다.

구치소나 교도소에서 생활

미국의 구치소와 교도소에 있는 노인의 수와 비율은 빠르게 증가하고 있으며 고령화가 거세지면서 계속 증가할 것이다.[38] 수감된 노인의 정신질환에 대한 추정치는 다양하지만 그 비율은 분명히 일반 인구보다 훨씬 높다.[39] 일반적으로 이들의 상태가 매우 나쁘다는 것은 말할 필요도 없다.

다른 사람에게 위험하지 않은 중증 정신 장애 및 또는 치매를 앓고 있는 노인이 교도소에서 선고된 전 기간을 복역해야 하는지 여부는 논란의 여지가 있다. 투옥의 목적이 형벌이라고 믿는 사람들은 일반적으로 조기 석방을 반대한다. 투옥의 목적이 재활과 공공 안전이라고 믿는 사람들은 일반적으로 조기 석방을 지지한다.[40]

주거 문제에 대한 공공정책적 시사점

공공 정책의 변경은 다음을 위해 필요하다.

- 감당할 수 없는 임대료 인상으로 인한 퇴거 또는 입원 또는 구금에 기인한 장기간의 부재로 인한 퇴거로부터 보호
- 집에서 안전하게 생활하는 데 필요한 개보수에 대한 자금 제공
- 재택 의료 및 정신 보건 서비스에 자금을 지원하도록 Medicaid 및 Medicare 수정
- 노인 센터, 사회적 성인 데이 케어, 의료 데이 케어, 정신과 재활, 낮병원 및 부분 입원을 포함하는 사회적 고립에 대응하는 다양한 활동에 대한 접근성

제공

- 가족 보호자를 위한 휴식, 상담, 지원 그룹 및 세금 감면을 포함한 지원 제공
- 신체 및 행동장애를 동시에 가진 사람들에게 적절한 보살핌과 치료를 제공하면서도 가능한 많은 자유와 지역사회 접근을 제공하는 주거 요양 대안을 개발[1]
- 현재 사회에 위협이 되지 않는 심각한 장기적 행동장애를 가진 노인을 구치소와 교도소에 수감되지 않도록 하거나 조기 석방

치료 문제

조현병 또는 기타 정신병적 상태를 가진 노인(및 젊은) 성인의 요구에 대해서 대개는 정신과 치료에 우선 초점을 맞춘 다음 재활과 같은 보조적이고 유용한 개입에 대하여 언급한다. 우리의 견해로는 조현병 및 기타 정신병적 상태가 있는 사람들은 입원 및 외래 치료뿐만 아니라 주거, 소득 지원, 재활, 기타 지역사회 지원, 신체 건강 관리 및 사례 관리를 포함하는 포괄적인 개입이 필요하다는 것이다.

이 장의 이 섹션은 임상 치료에 중점을 둔다.

어떤 형태의 치료가 도움이 되나

지역사회 정신 보건 정책 시대에는 외래 진료가 우선이다. 입원 치료는 최후의 수단으로 간주되며 가능한 한 주립 또는 사립 정신과 병원이 아닌 지역, 종합병원에서 이루어진다. 치료 목표는 일반적으로 급성 정신병적 상태를 안정시키는 동시에 환자를 가능한 한 지역사회 및 가족과 가깝게 있게 하는 것이다.

1 장애인이 가능하면 독립적으로 생활하는 것이 바람직하다는 현재의 공공 정책의 가정은 사회적 고립의 위험에 비추어 재검토할 필요가 있다.

입원환자 치료에 대한 이러한 입장은 논란의 여지가 있으며, 일부에서는 노숙자가 되거나 성인 가정, 요양원 또는 교도소[41] 등으로 옮겨져 수용되는 심각한 장기 정신질환자의 수를 줄이기 위해 장기 입원을 늘려야 한다고 주장한다. 지역사회 기반 치료를 옹호하는 사람들은 심각한 정신질환이 있는 사람들을 위한 외래 치료와 주거가 충분하다면 장기 입원 치료가 거의 필요 없을 것이라고 반박한다.[42]

그러나 불행히도 외래 환자를 위한 치료가 충분하지 않다. 노인 정신과 의사, 심리학자, 사회복지사 및 간호사가 부족하고 정신 및 또는 물질 남용 장애가 있는 노인을 지원할 수 있는 임상 능력을 갖춘 직원이 있는 외래 환자 프로그램이 거의 없다.[43] 결과적으로 행동 –장애 치료는 대개 해당 업무에 대한 준비가 제대로 되어 있지 않은 1차 진료 제공자에게 점점 더 많이 맡겨지고 있다.

좋은 치료에는 항정신병약물과 정신치료가 모두 포함되며,[44] 둘 다 노인을 위해서는 특별한 기술이 필요하다는 점을 분명히 하는 것이 중요하다. 노인에게 항정신병약물을 처방하는 것은 치료 효과를 얻으면서도 노인의 조기 장애와 사망의 가장 큰 원인인 집중 능력 감소, 혼란 증가, 에너지 손실, 피로 및 심장 질환 및 낙상 위험 증가와 같은 위험한 부작용을 피하기 위해 평소보다 적은 용량을 사용해야 하기 때문에 매우 어렵다. 처방자들은 2008년 FDA가 노인성 치매 환자의 돌연사 위험에 대한 블랙박스 경고를 모든 항정신병약물로 확대한 이후 이러한 약물을 추천하는 데 더욱 주의를 기울이게 되었다.[45] 노인을 위한 정신치료는 특별한 기술이 요구되며, 1차 진료 제공자가 제공할 수 있는 것보다 더 많은 시간을 필요로 한다.

현재 개발되고 있는 해결책은 신체 및 행동 건강에 대한 통합적 관리이다. 통합치료에는 몇 가지 증거 기반 모델이 있다.[46] 1차 의료 기관에서는 정신 및 물질 남용 장애에 대한 선별을 일상적으로 시행하고, 진료 조정 및 치료 관리를 제공하고, 행동 건강 서비스 제공자(behavioral health providers)를 현장에 포함할 수 있다. 정신건강 및 물질 남용 센터에는 해당 시설에 신체적 건강 관리가 포함될 수 있으며 현재 Medicare와 Medicaid는 돌봄 관리자가 중증 복합질환 환자가 다양한 지역사회 기반 제공자로부터 필요한 도움을 받도록 돕는 '건강 가정(health homes)’ 및 ’돌봄 조직(accountable care organizations)’과 같은 복잡한 통합 관리형 케어 구조의 사용을 장려하고 있다.

효과적인 치료를 가로막는 장벽

제한된 역량, 불균등한 임상 능력, 통합치료의 느린 성장 외에도 정신병적 장애가 있는 노인을 위한 치료에 대해 증거 기반 치료 방법을 개발하기 위한 연구가 불충분하다. 임상 연구에는 노인이 전혀 포함되지 않는 경우가 많으며, 포함할 경우 동반되는 신체장애가 있는 노인을 배제하는 경우가 많다.[43] 이 때문에 실제로는 대부분 신체장애를 동시에 가지고 있는 행동장애가 있는 노인에 대한 효과적인 치료에 대한 지식이 크게 제한되어 있다.

또한 제한된 문화적 능력, 특히 이중 언어 제공자의 부족으로 인해 노인을 위한 임상 서비스의 질도 저하되고 있다. 이것은 소위 ‘소수’ 인구가 미국인의 다수가 되는 미래에 점점 더 큰 문제가 될 것이다.

많은 노인 조현병 환자들은 치료를 전혀 받지 않는다. 이용률이 낮은 것은 부분적으로 서비스 부족 때문이기도 하지만 접근성 문제 때문이기도 하다. 예를 들어, 많은 노인들은 거동이 제한되어 재택 치료나 좋은 교통수단을 필요로 하지만 두 가지 모두 얻기가 어렵다. 또한 낮은 이용률은 정신건강 서비스에 대한 무지 또는 ‘낙인’으로 인해 서비스 이용을 주저하기 때문이기도 하다. 다른 한편으로 정신질환, 치료의 가능한 효과, 그리고 그것을 어디서 구할 수 있는지 등에 대한 무지와 정신건강 서비스 이용에 대한 수치심을 구별하는 것이 중요하다. 일반적으로 권장되는 공공 교육 캠페인은 수치심의 문제보다 무지의 문제에 더 도움이 될 가능성이 높다.[47]

서비스 제공자

공공 정신 보건 시스템은, ① 종합병원, ② 지역사회 정신 보건 및 보건 기관,

③ 약물 남용 치료 기관, ④ 주립 정신의료 센터, ⑤ 재향 군인회 및 ⑥ Medicare 및 Medicaid를 받거나 비임상 의료 제공자, 특히 요양원과 제휴한 민간 기관 및 개업의를 포함하는 다양한 (서비스) 제공자로 구성된다. 모든 서비스 제공자는 수용 능력, 자금 및 규제와 관련된 문제에 직면하고 있다.

치료 기금

불충분한 자금 지원은 종종 치료의 주요 장벽으로 언급된다. 보장 범위의 부족, 형평성의 결여, 치료 관리, 봉사활동 및 참여, 병원 외 서비스와 같은 기존과는 다른 개입이 보장되지 않는 것 등이 문제점으로 지적되고 있다.[48)]

보장 범위 문제는 정신 또는 물질 사용 장애가 있는 다른 사람들보다 지역사회에 거주하는 조현병 및 기타 장기 정신병적 상태를 가진 사람들에게는 덜 중요한 문제이다. 건강보험 개혁법(Affordable Care Act: ACA)이 통과되기 전에도 이 인구 집단의 7%만이 정부 건강보험에 가입되어 있었다. 대다수(93%)는 Medicaid 또는 Medicare(85%) 및 또는 재향군인회(7%)의 보장을 받았다.[49)] 2010년에 보장되지 못했던 일부 사람들이 의료 교류(health exchanges) 또는 ACA에 따라 확장된 Medicaid를 통해 보장을 받았다고 봐도 무방할 것 같다. 그러나 대부분의 보장은 약물, 진료실 기반 심리치료 및 주간 치료에 대한 것이다.[50)] 주거 및 사례 관리와 같은 다른 형태의 개입은 여전히 Medicaid 또는 Medicare를 통해 자금을 조달하기가 어렵다.

치료와 관련된 문제에 대한 정책적 영향

조현병 또는 기타 장기간 정신병적 상태가 있는 사람들의 낮은 이용률과 불균등한 치료 서비스 품질에 대처하기 위해 필요한 정책 변경은 다음과 같다.

- 입원 환자 진료 확대 필요성 논쟁 해결

- 외래 진료 확대
- 임상 및 문화적으로 유능한 인력 확충
- 다음과 같이 돌봄의 질 향상
  - 1차 진료 및 행동 건강 서비스 제공자의 임상 및 문화적 역량 강화
  - 신체 및 행동 건강 서비스의 통합 강화
  - 노인에 대한 항정신병약물의 적절한 사용에 관한 규제, 권고, 감독 및 교육
  - 건강 가정 및 돌봄 기관 등에 대한 평가
  - 노인에 대한 임상 연구를 강화하고 연구 결과를 실제적으로 적용
- 지역사회 지원활동 및 참여, 옥외/재택 서비스, 교통편을 위한 자금 지원
- 외래 신체 및 정신건강 프로그램에서 치료 조정 및 치료 관리 서비스 자금 지원
- 동등성 요구에 대한 충분한 이행
- 대중 교육 및 낙인 방지 캠페인

심리사회적 치료와 개입

치료와 더불어 심리사회적 개입은 조현병 및 기타 장기간 정신병적 질환을 앓고 있는 노인의 생존과 삶의 질에 매우 중요하다. 앞서 언급한 바와 같이 주거가 가장 중요하다. 기타 심리사회적 개입에는 회복 지향적인 정신과 및 물질 남용 재활, 사례/치료 관리, 적극적 지역사회 치료, 비활동성 및 사회적 고립에 대처하기 위한 프로그램, 동료 지원 및 옹호, 금연 및 체중 관리를 포함한 건강 프로그램, 주류 사회, 여가 및 종교적 기회에 대한 접근, 가족 지원 등이 포함된다. PORT(Patient Outcomes Research Team, 환자 결과 연구팀)의 최신 연구 결과에 따르면 장기 입원 또는 거주 요양 시설에 있는 사람들을 위한 지원 고용(일부 노인에게 적용 가능하지만 전부는 아님), 기술 훈련 및 토큰을 보수로 주는 행동 요법도 권장되고 있다.[44]

회복 지향적 재활

다양한 연구에 따르면 조현병에서 완전한 회복, 즉 장기간의 증상 관해는 드물다는 사실이 밝혀졌다.[8), 10)] 이러한 사실에도 불구하고 회복에 대한 믿음은 정신과적 재활 및 물질 남용 재활의 강력한 구성 요소가 되었다. 그러나 이 개념은 다시 정의 되고 있고 더 이상 '완치됨'을 의미하지 않는다. 그 대신, 심각한 정신 및 또는 물질 남용 장애가 있는 사람들이 환각 및 망상과 같은 두드러진 증상을 계속 가지고 있을 수 있는 장애가 있음에도 불구하고 만족스럽고 의미 있는 삶을 영위할 수 있다는 것을 의미한다.[51)]

정신과적 재활에는 기술 개발, 지속적인 지원 및 환경 변경과 같은 여러 가지 주요 구성 요소가 있으며, 이 모든 요소는 소속감을 형성하고 주류의 기회에 접근하는 데 기여한다.

정신과적 재활에는 다양한 모델이 있으며, 그중 일부는 Medicaid에서 환급을 받을 수 있고 일부는 그렇지 않다. 대부분은 직업 재활을 강조하는 데, 이는 노인 조현병 환자에게 해당될 수도 있고, 그렇지 않을 수도 있다.

지역사회 지원 활동 및 적극적인 지역사회치료

조현병 및 기타 장기간 정신병적 질환을 가진 많은 사람들, 특히 정신건강 시스템에 대해 나쁜 경험을 하였거나 물질을 남용하는 사람들은 치료를 위해 공식적인 정신건강 시설에 가는 것을 극도로 꺼린다. 이들의 경우 지역사회 지원 활동과 참여 노력이 매우 중요하다. 폭넓은 치료, 재활, 의료 서비스, 전담 사례 관리를 포함하는 적극적인 지역사회 치료는 치료를 거부하는 사람들을 참여시키는 입증된 방법이다.[52)]

주류 사회에 대한 접근

조현병 및 기타 장기간 정신병적 질환을 앓고 있는 노인들은 주류 사회에서 쉽게 받아들여지지 않는다. 특히, 그들의 복장과 태도로 보아 심각한 행동 문제를 가지고 있는 것이 분명한 경우 더욱 그렇다. 따라서 사람들이 적절한 사회적 기술을 개발하도록 돕는 것도 중요하지만 지역사회에 잘 받아들여질 수 있도록 노력하는 것도 중요하다. 예를 들어, 지원 고용 프로그램은 사람들이 직업을 가질 수 있도록 준비시킬 뿐만 아니라 적절한 숙소를 제공할 의향이 있는 고용주를 찾는 데에도 도움이 된다. 종교에 대한 영적 경험과 참여는 정신질환이 없는 사람들과 마찬가지로 심각한 정신질환을 앓고 있는 많은 사람들에게도 매우 중요하기 때문에 교회에서 잘 받아들여질 수 있도록 하는 것은 특히 중요하다.[53)]

주택, 직장, 공공 장소 접근에 대한 차별을 불법화하기 위한 수년간의 노력에도 불구하고, 심각하고 지속적인 정신질환을 앓고 있는 사람들은 종종 계속해서 일반적으로 그들을 원치 않는다는 느낌을 받고 그만두거나 다시 자신들을 위해 마련된 프로그램으로 되돌아간다.

고립과 비활동성에 대처하는 프로그램

고립과 비활동성을 해결하는 다양한 종류의 프로그램이 있다. 많은 정신과적 재활 프로그램은 내담자가 사회적 상호작용과 활동을 할 수 있는 장소를 제공한다. 예를 들어, 클럽하우스는 평생 회원 자격과 자원봉사 및 사회화를 위한 기회를 제공한다.[54)] 또는 그룹 치료 활동이라는 명목으로 사회화 및 활동의 기회를 제공하는 정신과 주간 치료 프로그램이 있다.

정신건강 시스템 외에, 정신장애를 가진 노인들은 주로 치매 및 또는 신체장애가 있는 사람들을 위해 설계된 성인 의료 데이 케어 프로그램에서 서비스를 받을 수 있다. 심각하고 지속적인 정신질환을 가졌지만 차분한 노인들은 이러한 프로그램에 적합한 경우가 많으며 모두 Medicaid 자격이 있기 때문에 이 프로그램에 매력을 느낄 수 있다. 이러한 프로그램은 또한 신체적 및 정신적 장애가 동시에 앓고 있는 사람들에게도 도움이 될 수 있는 의료 서비스를 제공한다.

정신건강 시스템에서 장기 요양으로 이동

심각하고 지속적인 정신장애가 있는 많은 노인들을 위한 정신건강 시스템에서 장기 요양 시스템으로 일종의 이동이 생긴다. 이러한 이동은 거주 돌봄에서도 사람들이 지역사회 거주지, 지원 주택 등에서 요양원으로 이동함에 따라서 발생한다.

추상적으로는 사람들이 한 시스템에서 다른 시스템으로, 한 프로그램에서 다른 프로그램으로 이동하는 것이 합리적일 수 있지만, 실제로는 새로운 프로그램으로 이동하는 것은 사람들의 삶의 중심이 되고 수년 동안 지속되어 온 인간관계가 깨지는 것을 의미한다. 이는 인생의 마지막 무렵, 프로그램 직원과 클라이언트들이 유일한 중요한 관계이고, 임종을 앞두고 친구들을 방문하거나 함께 시간을 보내는 것이 불가능해질 때 특히 문제가 된다.

또한, 장기 요양 프로그램은 일반적으로 조현병 및 기타 장기 정신병적 상태에 대한 유능한 치료 제공자가 아니다. 예를 들어, 주로 Medicaid에서 자금을 지원하는 요양원은 핵심 서비스로서 정신건강 치료를 보장하기에 충분한 환불을 받지 못한다. 대신, 일반적으로 사적인 정신건강 제공자(개인 또는 그룹)와 계약을 맺는데 그들은 그들이 제공하는 서비스에 대해서 별도로 비용을 청구한다. 이 그룹 중 일부는 꽤 좋은 반면, 다른 그룹은 그 가치가 의심스러운 약물을 처방하고 환자와 짧은 접촉을 하는 것 외에는 거의 하는 것이 없는 것으로 유명하다.[55), 56)]

웰니스 프로그램

열악한 건강은 조현병 및 기타 장기간 정신병 상태를 가진 사람들의 기대 수명이 짧은 주요 원인이다. 흡연, 비만 및 열악한 신체 조건은 건강 악화의 주요 원인 중 하나이며 치료비를 증가시킨다. 이러한 이유로 금연, 영양, 운동을 강조하는 웰니스 운동이 확산되고 있다. 이러한 프로그램 중 일부는 지역사회 센터에 조직되어 있어 종종 주류 사회와 고립된 사람들을 연결하는 데 도움이 된다. 신체적 제약이 있는 사람들이 웰니스 프로그램을 쉽게 이용할 수 있는지 여부는 해결되지 않은 문제이다.

사례/치료 관리

1970년대 후반부터 심각하고 지속적인 정신질환을 앓고 있는 사람들에 대한 공공 정책이 탈시설화 부족에 대한 해결책으로서 광범위한 지역사회 지원과 함께 포괄적인 지역사회 정신건강 시스템이 강조되기 시작한 이후 사례 관리는 정신건강 시스템의 연결 조직으로 인식되어 왔다. 사례 관리자는 다양한 서비스 프로그램 사이를 이동하며 때때로 서비스와 연결이 끊기는 클라이언트와 직접적인 관계를 맺고 있다. 사례 관리자의 임무는 적절한 서비스를 제공하고, 특히 위기 상황에서 지원을 제공할 수 있도록 하는 것이다.

사례 관리(때때로 '치료' 관리라고도 함)는 심각하고 장기적인 행동 및 신체적 건강장애를 함께 가지고 있는 사람들을 위해 등장한 '건강 가정(health home)'과 같은 다양한 관리 돌봄 운동의 핵심이기도 하다.[57), 59)] 이들은 빈번하게 비용이 많이 드는 위기를 경험할 가능성이 가장 높은 인구 집단이다.

다른 형태의 치료 관리는 정신장애 진단을 받고 약물을 처방받은 환자를 위한 1차 진료에서 매우 효과적인 것으로 입증되었다. 치료 관리자는 환자가 치료 계획을 준수하도록 돕는 것을 포함하는 후속 조치를 제공한다. 어떤 경우에는 이러한 치료 관리자가 문제를 해결하는 치료를 제공하기도 하는데, 이는 특히 우울증 치료에 효과적이다.[60)]

가족 지원

조현병 및 기타 장기 정신병적 장애가 있는 많은 사람은 가족이나 친구들과 함께 살고 이들이 1차 보호자로 역할을 하고 있다. 앞서 언급했듯이 보호자가 된다는 것은 매우 힘들고 스트레스가 많다. 많은 사람들이 소진되기도 하고, 환자는 집을 떠나 요양원과 같은 시설에 입소하게 된다. 치매 가족을 돌보는 사람에 대한 가족 지원에 관한 연구[61]에서는 위기 개입, 지지 그룹, 상담 등 가족 지원 서비스를 편리한 시간과 장소에서 제공하면 우울증, 불안, 신체장애가 감소하고 집에서 거처하는 기간을 최대 18개월까지 늘리는 것으로 나타났다.[61] 그 외 가족 지원 조치에는 밤에 외출을 나가서 지내거나 휴가를 갖는 등의 휴식과 장애인이 집에서 생활하게 하는 데 드는 비용을 충당하는 데 도움이 되는 세금 감면이 포함된다.

심리사회적 개입의 가치에 대한 정책적 의미

필요한 정책 변경 사항은 다음과 같다.

- Medicare와 Medicaid를 의료 행위만을 지원하는 재정 모델에서 재활 및 회복 치료에 대한 지원을 포함하는 재정 모델로 전환
- 지역사회 지원 활동 및 참여를 지원하기 위한 규정 변경
- 웰니스 운동 및 가족 지원을 위한 Medicaid 및 Medicare 자금 지원
- 장애인 가족을 돌보는 가족에 대한 세금 감면
- 다음과 같은 방법을 통해 의학적 합병증으로 인해 정신건강 시스템에서 장기요양 시스템으로 전환할 때 발생하는 문제를 방지할 수 있는 방법
  - 신체적 건강 문제를 정신건강 프로그램으로 관리하거나 또는 그 반대로 관리할 수 있는 역량 구축
  - 특히, 죽음이 다가올 때 인간관계의 연속성 제공
- 지지 운동, 정치적 행동 및 소송을 통해 낙인과 차별에 대한 투쟁을 지속하고 강화함

시스템과 리더십의 조정

최근의 정부 회계 감사원 보고서에 따르면 행동 건강 문제를 다루는 100개 이상의 연방 기관 및 프로그램이 있지만 제대로 협력이 되지 않고 있다고 한다.[62] 여기에는 국립 정신건강 연구소(NIMH), 약물 남용(NIDA), 알코올 남용(NIAAA), 약물 남용 및 정신 보건 서비스국(SAMHSA), 보건 자원 서비스국(HRSA), 의료 연구 및 품질보증 기구(AHRQ), 지역사회 생활 관리국(ACL), 사회 보장국, 메디케어 및 메디케이드 센터(CMS), 질병 통제 센터(CDC), 주택 도시 개발부(HUD), 법무부 등이 있다.

이러한 기관들 사이의 빈약한 협력과 조율에 대한 우려 때문에 2016년 21세기 치료법에는 SAMHSA를 이끌고 행동 건강을 다루는 다양한 연방 기관 및 프로그램을 감독하고 조정하는 보건복지부 차관보를 만드는 조항이 포함되어 있다.[63]

많은 주에서 행동 건강을 다루는 부서가 더 큰 보건 부서의 일부이기는 하지만 주 차원에서 비슷한 분열을 볼 수 있다. 그럼에도 불구하고 행동 건강 지도부와 주 Medicaid 기관의 지도부, 공중 보건 지도부, 주지사 사무실 직원, 특히 예산 담당자 간의 의사소통 및 조정의 실패와 갈등이 빈번하게 발생하고 있다.

또한, 노인 행동 건강은 행동 건강을 다루는 연방 및 주정부 기관에서 후순위로 밀리는 경향이 있다.

조정 및 리더십 문제의 공공 정책적 의미

분명히 관련 연방 및 주 기관에서 노인 행동 건강에 대한 인지도와 우선순위를 높일 필요가 있다. 각 관련 기관에 영향력을 가질 수 있을 만큼 높은 수준으로 대표를 임명하는 것은 노인 정신건강이 다른 우선 순위와 관심의 그늘에서 벗어나는 데 도움이 될 수 있다. 또한 연방 차원에서 노인 행동 건강 부차관보를 신설하여 차관보실에 두는 것도 도움이 될 수 있다.

인력 문제

조현병 및 기타 장기간 정신병적 상태를 가진 노인을 위한 적절한 치료 시스템을 개발하기 위해서는 현재 인력의 부족한 규모와 능력을 해결하는 것이 기본이다. 노인 정신과 의사, 심리학자, 사회복지사, 간호사가 너무 적고 이러한 상황은 가까운 장래에 개선될 것 같지 않다.[43)]

자주 제시되는 해결책 중 하나는 1차 의료 전문가가 제공하는 치료의 양을 늘리는 것인데, 이는 치료의 질을 떨어뜨릴 수 있는 위험성이 있는 해결책이다.

지원을 얻고 있는 것처럼 보이는 또 다른 접근 방식은 '노인 정신건강 및 물질 남용 장애에 대한 선별 및 간단한 개입을 제공하도록 훈련된 보건 코치 및 일반인 지역사회 보건 종사자'를 비롯한 비전문 인력으로 인력을 다양화하는 것이다.[43)] 이 접근 방식은 또한 더 많은 노인과 다양한 비전문가를 제공자로 참여시키는 것을 가능하게 할 것이며, 이는 아마도 서로 다른 세대 및 문화를 대하는 역량 향상에 기여할 수 있다고 주장된다. 또한 동료를 돌봄 조정자, 돌봄 관리자, 가정 방문자 및 의료 경호로 활용하는 것은 업무 부담과 옥외 서비스에 대한 부적절한 보상으로 인해 종종 사무실에서만 일하기 쉬운 전문가에게 큰 도움이 될 수 있다.

또한 원격 의료 및 인터넷 기반 응용 프로그램 등 인력 부족에 대한 기술적 해결책도 있다.[43)]

인력 부족의 공공 정책적 의미

필요한 공공 정책 변화는 다음과 같다.

- 대출 탕감 등의 인센티브를 통하여 우수한 전문 인력을 채용, 교육 및 훈련하기 위한 노력 강화
- 전문적인 학교에서 노인과 정신 및 물질 남용 장애에 관한 교육 강화
- 노인 및 조현병 또는 기타 심각한 정신 또는 물질 사용 장애의 병력이 있는

사람('동료')의 활용에 중점을 둔 비전문가 대안의 개발
- 원격 의료를 보다 널리 이용할 수 있도록 원격 의료에 대한 자금 지원 관련 규정 수정
- 인터넷 기반 개입 활용의 혁신을 장려

연구

조현병이나 기타 장기간 정신병적 장애가 있는 노인에 대한 연구는 젊은 인구에 대한 연구만큼 풍부하지 않다.[64] 이것은 아마도, ① 역사적으로 노인이 미국 인구에서 차지하는 비율이 적고 ② 정신과 의사와 기타 정신건강 전문가는 노인 정신의학에 상대적으로 관심이 적었고 다른 영역의 진료와 연구 분야를 선호했다는 사실을 반영하는 것이다.

그러나 이제 노인 인구는 미국 인구의 25%로 증가하는 과정에 있으며 이는 18세 미만 어린이 인구보다 많다.[65] 심각하고 장기적인 정신 또는 물질 남용 장애가 있는 미국인의 수는 그에 따라 증가할 것이다. 이제 다른 인구만큼 노인의 행동 건강에 많은 관심을 기울여 할 때이다.

향후 연구의 초점은 무엇에 맞추어져야 하는가

이것은 논란의 여지가 매우 많은 문제이다. 정신질환 연구의 주요 연구비 지원 기관인 NIMH와 물질 남용 연구의 연구비 지원 기관인 NIDA와 NIAAA는 모두 생물의학 연구에 집중하고 있다. 대규모 연구 자금 지원자이기도 한 제약 회사들은 새롭고 특허로 보호되는 더 나은 약물을 개발하는 데 중점을 둔다.

이러한 종류의 연구가 어느 정도 결실을 맺은 것은 확실히 사실이지만, 지난 25년 동안 큰 돌파구나 심지어 완치에 가까워진 것처럼 기대되었던 것에는 미치지 못한다. 슬프지만, 큰 돌파구는 없었고 곧 있을 것이라고 믿을 만한 이유는 거의 없다.

이는 조현병 및 기타 심각한 장기적 행동장애를 가진 성인의 기대 수명과 삶의 질을 높이는 방법에 대해 더 많은 연구에 집중해야 할 때임을 시사한다. 여기에는 항정신병약물의 효과와 안전성에 대한 추가 임상 연구, 이 인구 집단의 우울증 치료에 대한 추가 연구, 정신치료 효과에 대한 추가 연구 등이 포함될 것이다.

그러나 임상 연구에 그치지 않고 주거 옵션, 노숙자 예방, 회복 중심 재활, 사례/간호 관리, 가족 지원 등을 포함하여 생존과 삶의 질을 향상시키는 심리사회적 개입을 탐구하는 것이 중요하다. 여기에는 자살 예방, 재발 방지 및 건강 증진을 포함한 가능한 예방적 개입이 포함되어야 한다.

효과적인 개입에 관한 증거 기반 연구 결과는 불행히도 효과적으로 진료에 적용되지 못하고 있다. 따라서 실험실에서 현장으로 어떻게 옮겨 갈 것인지에 대한 추가적인 연구가 매우 중요하다.

또한 신체 및 행동 건강 서비스의 통합이 환자에게 더 나은 결과를 가져올 뿐만 아니라 전반적인 비용 절감을 가져올 것이라고 널리 믿어지고 있는 이 시기에 개편된 시스템의 평가도 매우 중요하다. 건강 가정 및 책임 의료 기관과 같은 새로운 이니셔티브가 잘 작동할 수 있을 것인가? 그들이 젊은 사람들 뿐만 아니라 노인들에게도 작동할 수 있을 것인가?

또한 공공 교육과 낙인 방지 노력은 대부분의 의제에서 높은 순위를 차지하고 있다. 이러한 것들이 효과적인지, 그리고 어떻게 하면 효과적일 수 있는지는 향후 연구의 중요한 주제이다.

향후 연구 요구에 대한 공공 정책적 의미

- 심각한 행동장애가 있는 노인을 위한 연방 연구 계획의 다음과 같은 개발
  - NIMH, SAMHSA, HRSA, AHRQ 등 다양한 연방 기관의 연구 조정
  - 생물학적 의학 연구의 우위를 낮추고, 특히 심리 사회적 개입과 관련된 임상 및 서비스 연구를 늘림으로써 연구 우선순위 균형의 재조정
- 현 행정부가 제안한 삭감으로부터 연방 연구비 예산을 보호

요약

기대 수명 연장과 삶의 질 향상은 조현병과 기타 심각하고 장기적인 정신병적 상태가 있는 노인에 대한 공공 정책의 기본 목표가 되어야 한다. 이를 위해서는 다음과 같은 사항이 요구된다.

1. 개선된 의료 서비스에 대한 접근성 개선, 신체 및 행동 건강 서비스 통합 강화, 건강 활동 증가, 자살 예방, 노숙자 감소 등을 통해 사망률 격차를 해소
2. 사회 보장 신탁 기금의 미래를 보장하고 안정적인 주거를 보장하기 위해 소득 지원 방안 수정
3. 노숙자, 주립 병원 및 요양원에 수용된 사람, 구치소 및 교도소에 수감된 사람을 포함하여 행동 및 신체적 건강 문제가 동반된 노인을 위해 특별히 지역사회 주택 프로그램 및 비시설 거주 돌봄 프로그램을 확대
4. 치료 서비스와 회복 지향적 심리 · 사회적 개입을 포함하여 이 인구 집단에 고품질의 통합된 행동 건강 및 의료 서비스를 제공할 수 있는 역량을 확대
5. Medicaid 및 Medicare의 구조 조정을 통해 전통적인 치료 개입뿐 아니라 심리사회적 개입(특히 주택, 지역사회 참여 활동, 옥외 서비스, 재활, 사례 관리, 가족 지원)에 대해 자금을 사용할 수 있도록 보장함
6. 국가를 위해 큰 희생을 치른 재향군인에게 서비스를 제공하는 데 문제가 있는 것으로 악명 높은 재향군인회 등 서비스 제공자들의 역량과 품질 문제를 해결
7. 공공교육 강화 및 낙인 방지 캠페인 강화
8. 교육 강화, 인력 다양화, 기술적 대안 추구를 통해 인력 부족 문제(규모, 임상 및 문화적 역량 모두)의 해결
9. 서비스 개선 및 증거 기반 방법을 실행에 옮기는 데 중점을 둔 연구의 확대 및 다양화

10. 이 인구 집단에 서비스를 제공하는 행동 건강 및 기타 시스템을 감독하는 연방 및 주 기관의 조율을 강화하고 각 시스템이 특히 노인 정신건강과 관련하여 리더십을 갖도록 보장

주석

1. N.H. Liu, G.L. Daumit, T. Dua, et al. Excess mortality in persons with severe mental disorders: a multilevel intervention framework and priorities for clinical practice, policy and research agendas. *World Psychiatry* 2017; *16*(1): 30–40.
2. S. Danziger, R. Frank, E. Meara. Mental illness, work, and income support programs. *American Journal of Psychiatry* 2009; *166*(4): 398–404.
3. D.P. Folsom, W. Hawthorne, L. Lindamer, et al. Prevalence and risk factors for homelessness and utilization of mental health services among 10,340 patients with serious mental illness in a large public mental health system. *American Journal of Psychiatry* 2005; *162*(2): 370–376.
4. G. Browne and M. Courtney. Schizophrenia, housing, and supportive relationships. *International Journal of Mental Health Nursing* 2007; *16*(2): 73–80.
5. J.S. Brekke, C. Prindle, S.W. Bae, J.D. Long. Risks for individuals with schizophrenia who are living in the community. *Psychiatric Services* 2001; *52*(10): 1358–1366.
6. B.A. Palmer, V.S. Pankratz, J.M. Bostwick. The lifetime risk of suicide in schizophrenia: a reexamination. *Archives of General Psychiatry* 2005; *62*(3): 247–253.
7. K. Hawton, L. Sutton, C. Haw, J. Sinclair, J.J. Deeks. Schizophrenia and suicide: systematic review of risk factors. *British Journal of Psychiatry* 2005; *187*(1): 9–20.
8. D.V. Jeste, J.E. Maglione. Treating older adults with schizophrenia: challenges and opportunities. *Schizophrenia Bulletin* 2013; *39*(5): 966–968.
9. C. Crump, M.A. Winkleby, K. Sundquist, J. Sundquist. Comorbidities and mortality in persons with schizophrenia: a Swedish national cohort study. *American Journal of Psychiatry* 2013; *170*(3): 324–333.
10. C.I. Cohen, P.D. Meesters, J. Zhao. New perspectives on schizophrenia in later life: implications for treatment, policy, and research. *Lancet Psychiatry* 2015; *2*(4): 340–350.
11. D.V. Jeste, J.E. Maglione. Atypical antipsychotics for older adults: are they safe and effective as we once thought? *Journal of Comparative Effectiveness Research* 2013; *2*(4): 355–358.

12. R.G. Frank, S.A. Glied. *Better but not Well: Mental Health Policy in the United States since 1950*. Baltimore, MD: Johns Hopkins University Press, 2006.
13. World Health Organization. Premature death among people with severe mental disorders. 2015. www.who.int/mental_health/management/info_sheet.pdf (accessed October 2018).
14. J. de Leon. Smoking and vulnerability for schizophrenia. *Schizophrenia Bulletin* 1996; *22*(3): 405-409.
15. M. Šagud, A. Mihaljević-Peleš, D. Mück-Šeler, et al. Smoking and schizophrenia. *Psychiatria Danubina* 2009; *21*(3): 371-375.
16. D.A. Wirshing. Schizophrenia and obesity: impact of antipsychotic medications. *Journal of Clinical Psychiatry* 2003; *65*: 13-26.
17. B.A. Cullen, E.E. McGinty, Y. Zhang, et al. Guideline-concordant antipsychotic use and mortality in schizophrenia. *Schizophrenia Bulletin* 2013; *39*(5): 1159-1168.
18. J.J. O'Connell. Premature mortality in homeless populations: A review of the literature. Nashville, TN: National Health Care for the Homeless Council; 2005. http://santabarbarastreetmedicine.org/wpcontent/uploads/2011/04/PrematureMortalityFinal.pdf (accessed October 2018).
19. National Health Care for The Homeless Council. Homelessness and health: what's the connection? 2011. www.nhchc.org/wp-content/uploads/2011/09/Hln_health_factsheet_Jan10.pdf (accessed October 2018).
20. L. Roy, A.G. Crocker, T.L. Nicholls, E.A. Latimer, A.R. Ayllon. Criminal behavior and victimization among homeless individuals with severe mental illness: a systematic review. *Psychiatric Services* 2014; *65*(6): 739-750.
21. S. Williams, K. L. Bryant. Sexually transmitted infections among homeless persons: a literature review. In *2012 National STD Prevention Conference*. Atlanta, GA: Centers for Disease Control; 2012. https://cdc.confex.com/cdc/std2012/webprogram/Paper30143.html (accessed October 2018).
22. V. Hausswolff-Juhlin, M. Bjartveit, E. Lindström, P. Jones. Schizophrenia and physical health problems. *Acta Psychiatrica Scandinavica* 2009; *119*(s438): 15-21.
23. Substance Abuse and Mental Health Services Administration and Health Resources and Services Administration. *Growing Older: Providing Integrated Care for an Aging Population*. HHS Publication No.: (SMA) 16-4982. Rockville, MD: Department of Health and Human Services; 2016. https://store.samhsa.gov/shin/content//SMA16-4982/SMA16-4982.pdf (accessed October 2018).

24. NYS Center of Excellence for Cultural Competence. Improving the physical health of people with serious mental illness: a systematic review of lifestyle interventions. *A report from the NYS Center of Excellence for Cultural Competence at the New York State Psychiatric Institute*. New York: NYS Psychiatric Institute; 2010. http://nyculturalcompetence.org/wp-content/uploads/2014/04/ImprovingthePhysicalHealthofPeoplewithSMIASystematicReviewofLifestyleInterventions.pdf (accessed October 2018).

25. C.I. Cohen, C.G. Abdallah, S. Diwan. Suicide attempts and associated factors in older adults with schizophrenia. *Schizophrenia Research* 2010; *119*(1): 253-257.

26. K. Hawton, L. Sutton, C. Haw, J. Sinclair, J.J. Deeks. Schizophrenia and suicide: systematic review of risk factors. *British Journal of Psychiatry* 2005; *187*(1): 9-20.

27. R.K. Heinssen, A.B. Goldstein, S.T. Azrin. *Evidence-based treatments for first episode psychosis: components of coordinated specialty care*. Bethesda, MD: National Institute of Mental Health. 2014. www.nimh.nih.gov/health/topics/schizophrenia/raise/nimh-white-paper-csc-for-fep_147096.pdf (accessed October 2018).

28. M.L. LeFevre. Screening for suicide risk in adolescents, adults, and older adults in primary care: US Preventive Services Task Force recommendation statement. *Annals of Internal Medicine* 2014; *160*(10): 719-726.

29. B. Stanley, G.K. Brown. *Safety Plan Treatment Manual to Reduce Suicide Risk: Veteran Version*. Washington, D.C.: United States Department of Veterans Affairs; 2008. www.mentalhealth.va.gov/docs/va_safety_planning_manual.pdf (accessed October 2018).

30. M. Taylor, K. Hor. Suicide and schizophrenia: a systematic review of rates and risk factors. *Journal of Psychopharmacology* 2010; *24*(s4): 81-90.

31. Drexler M. (ed.) Guns and suicide: the hidden toll. *Harvard Public Health Magazine*. 2013: 25-31. www.hsph.harvard.edu/magazine/magazine_article/guns-suicide/ (accessed October 2018).

32. S.B. Vyrostek, J.L. Annest, G.W. Ryan. Surveillance for fatal and nonfatal injuries: United States, 2001. *Morbidity and Mortality Weekly Report: Surveillance Summaries*. 2004; *53*(s7): 1-57.

33. E. Cooper, L. Knott, G. Schaak, L. Sloane, A. Zovistoski. *Priced Out in 2014: The Housing Crisis for People with Disabilities*. Boston, MA: Technical Assistance Collaborative, Inc.; 2015. www.tacinc.org/media/52012/Priced%20Out%20in%202014.pdf (accessed October 2018).

34. Social Security Administration. *A Summary of the 2016 Annual Reports: Social Security and*

Medicare Board of Trustees. Washington, D.C.: Social Security Administration; 2016. www.ssa.gov/oact/TR/2016/tr2016.pdf (accessed October 2018).

35. U.S. Department of Housing and Urban Development. Housing Choice Vouchers Fact Sheet. https://portal.hud.gov/hudportal/HUD?src=/topics/housing_choice_voucher_program_section_8 (accessed October 2018).

36. R. Schulz, P.R. Sherwood. Physical and mental health effects of family caregiving. *Journal of Social Work Education*. 2008; *44*(s3): 105-113.

37. M.B. Friedman. Housing for older adults with psychiatric disabilities: a continuing critical need. *Behavioral Health News*. 2014. http://michaelbfriedman.com/mbf/images/HOUSING_FOR_OLDER_ADULTS_WITH_PSYCHIATRIC_DISABILITIES_Print_Friendly.(accessed January 2019).

38. J. Fellner, P. Vinck. Old behind bars: the aging prison population in the United States. *Human Rights Watch*; 2012. www.hrw.org/sites/default/files/reports/usprisons0112webwcover_0.pdf (accessed October 2018).

39. S.J. Prins. Prevalence of mental illnesses in US state prisons: a systematic review. *Psychiatric Services* 2014; *65*(7): 862-872.

40. S.K. Roberts, ed. *Aging in Prison: Reducing Elder Incarceration and Promoting Public Safety*. New York: The Center for Justice at Columbia University. 2015. http://centerforjustice.columbia.edu/files/2015/10/AgingInPrison_FINAL_web.pdf (accessed October 2018).

41. D.A. Sisti, A.G. Segal, E.J. Emanuel. Improving long-term psychiatric care: bring back the asylum. *JAMA*. 2015; *313*(3): 243-244.

42. L. Sederer. No Asylum for Asylums: 19th-century measures for treating the mentally ill have no place in today's health care system. 2015. www.usnews.com/opinion/blogs/policy-dose/2015/05/20/bringing-back-asylums-will-nothelp-mentally-ill-people (accessed October 2018).

43. S.J. Bartels, J.A Naslund. The underside of the silver tsunami: older adults and mental health care. *New England Journal of Medicine* 2013; *368*(6): 493-496.

44. J. Kreyenbuhl, R.W. Buchanan, F.B. Dickerson, L.B. Dixon. The schizophrenia patient outcomes research team(PORT): updated treatment recommendations 2009. *Schizophrenia Bulletin* 2010; *36*(1): 94-103.

45. M. Steinberg, C.G. Lyketsos. Atypical antipsychotic use in patients with dementia: managing safety concerns. *American Journal of Psychiatry* 2012; *169*(9): 900-96.

46. M. Nardone, S. Snyder, J. Paradise. Integrating physical and behavioral health care:

promising Medicaid models. *Kaiser Commission on Medicaid and the Uninsured.* 2014. https://kaiserfamilyfoundation.files.wordpress.com/2014/02/8553-integrating-physical-and-behavioral-health-carepromising-medicaid-models.pdf (accessed October 2018).

47. K.M. Griffiths, B. Carron-Arthur, A. Parsons, R. Reid. Effectiveness of programs for reducing the stigma associated with mental disorders: a meta-analysis of randomized controlled trials. *World Psychiatry* 2014; *13*(2): 161-175.

48. Substance Abuse and Mental Health Services Administration and the Administration for Community Living. Older Americans behavioral health. Issue brief 9: financing and sustaining older adult behavioral health and supportive services. 2013. www.acl.gov/sites/default/files/programs/2016-11/Issue%20Brief%209%20Financing%20Sustaining.pdf (accessed October 2018).

49. E. Khaykin, W.W. Eaton, D.E. Ford, C.B. Anthony, G.L. Daumit. Health insurance coverage among persons with schizophrenia in the United States. *Psychiatric Services* 2010; *61*(8): 830-834.

50. R. Golden, M. Vail. The implications of the Affordable Care Act for mental health care. *Generations Journal of the American Society on Aging* 2014; *38*(3): 96-103.

51. W.A. Anthony. Recovery from mental illness: the guiding vision of the mental health service system in the 1990s. *Psychosocial Rehabilitation Journal* 1993; *16*(4): 11.

52. G.R. Bond, R.E Drake. The critical ingredients of assertive community treatment. *World Psychiatry* 2015; *14*(2): 240-242.

53. C.I. Cohen, C. Jimenez, S. Mittal. The role of religion in the well-being of older adults with schizophrenia. *Psychiatric Services* 2010; *61*(9): 917-922.

54. C. McKay, K.L. Nugent, M. Johnsen, W.W. Eaton, C.W. Lidz. A systematic review of evidence for the clubhouse model of psychosocial rehabilitation. *Administration and Policy in Mental Health and Mental Health Services Research* 2016; *45:* 1-20.

55. S.J. Bartels, G.S. Moak, A.R. Dums. Mental health services in nursing homes: models of mental health services in nursing homes: a review of the literature. *Psychiatric Services* 2002; *53*(11): 1390-1396.

56. D.C. Grabowski, K.A. Aschbrenner, V.F. Rome, S.J. Bartels. Quality of mental health care for nursing home residents: a literature review. *Medical Care Research and Review* 2010; *67*(6): 627-656.

57. U.S. Centers for Medicare and Medicaid Services. Physical and mental health integration. [No Date Available] www.medicaid.gov/state-resource-center/innovation-accelerator-program/

physical-and-mental-healthintegration/physical-and-mental-health-integration.html (accessed October 2018).

58. U.S. Centers for Medicare and Medicaid Services. U.S. Centers for Medicare and Medicaid Services. Health homes. 2017. www.medicaid.gov/medicaid/ltss/health-homes/index.html (accessed October 2018).

59. U.S. Centers for Medicare and Medicaid Services. Accountable care organizations. 2017. www.cms.gov/medicare/medicare-fee-for-service-payment/aco/ (accessed October 2018).

60. Committee on the Mental Health Workforce for Geriatric Populations; Board on Health Care Services; Institute of Medicine. Workforce implications of models of care for older adults with mental health and substance use conditions. In *The Mental Health and Substance Use Workforce for Older Adults: In Whose Hands?* ed. J. Eden, K. Maslow, M. Le, et al. Washington, D.C., National Academies Press; 2012.

61. M.S. Mittelman. Translating an evidence-based intervention for spouse-caregivers into community settings [PowerPoint Presentation]. Center of Excellence for Brain Aging and Dementia, NYU Langone Medical Center. [No Date Available] www.rosalynncarter.org/UserFiles/MITTELMAN(1).pdf (accessed October 2018).

62. L.T. Kohn. HHS Leadership Needed to Coordinate Federal Efforts Related to Serious Mental Illness: Testimony Before the Subcommittee on Oversight and Investigations, Committee on Energy and Commerce, House of Representatives. United States Government Accountability Office, GAO-15-375T. 2015. www.gao.gov/assets/670/668429.pdf (accessed October 2018).

63. Substance Abuse and Mental Health Services Administration. *Office of the Assistant Secretary for Mental Health and Substance Abuse*. 2017. www.samhsa.gov/about-us/who-we-are/offices-centers/oas (accessed January 2019).

64. National Institutes of Health. Estimates of funding for various research, condition, and disease categories (RCDC). 2017. https://report.nih.gov/categorical_spending.aspx (accessed October 2018).

65. S.L. Colby, J.M. Ortman. *Projections of the size and composition of the US population: 2014 to 2060, Current Population Reports*. Washington, D.C.: U.S. Census Bureau; 2015. www.census.gov/content/dam/Census/library/publications/2015/demo/p25-1143.pdf (accessed October 2018).

||| 19 |||

에필로그:
논란, 추측, 그리고 미래 방향

Carl I. Cohen, M.D. & Paul D. Meesters, M.D.

이 책의 각 장은 노년기 조현병에 대한 마지막 개론이 출판된 이후 지난 10년 동안 축적된 주목할 만한 연구 내용을 담고 있다. 또한 문헌에서 잘 다루지 않은 주제인 노년기 정신병적 증상의 역학 및 평가와 진단에 대한 장을 추가했다. 저자들은 문헌에서 주의를 요하는 수많은 방법론적 문제와 한계를 확인했다. 또한, 분석해야 할 다양한 추측과 가설을 제기했다. 다음에서 우리는 몇 가지 연구 결과와 우려 사항을 소개하고자 한다.

1. 중요한 문제 중 하나는 진단이다. 노인은 임상적 의미는 있지만 공식적인 진단 기준을 충족하지 않는 역치 이하의 정신질환이 발생할 가능성이 더 높을 수 있다(제1장). DSM-5에서 제안한 것처럼 차원적 요소를 추가하면 간과하기 쉬운 증상들이 포함되게 된다. 또한 신체장애의 동반 발생으로 인해 진단은 더욱 복잡해진다. 예를 들어, 동반된 신체 질환이 노인 조현병 환자에게서 흔히 과잉으로 발견되는 우울증 및 인지장애의 발병 기전, 증상 발현, 경과를 어느 정도 변화시킬 수 있을지? 많은 저자들은 표본 전반에 걸친 일반화를 더 어렵게 만드는 일관성 부족을 지적했다(제1장, 제6장, 제8장). 결과 기준은 다양했다. 40대를 포함한 '고령층 표본'이 많아 연령 범위가 다양했다.

일부는 조기 및 후기 발병 장애를 모두 포함하는 반면, 다른 일부는 조기 발병 장애를 가진 노인으로 한정하여 분석을 하였다. 일부는 입원 환자를 포함하는 반면, 다른 일부는 다양한 수준의 자립성을 유지하며 거주하는 지역사회 거주자에 초점을 맞췄다. 분명히 이러한 차이는 결과에 영향을 줄 수 있다. 증상을 파악하는 방법은 자가 보고된 증상을 사용하는 경우가 많았고 정보 제공자 또는 이전 기록에서 부수적인 정보를 얻은 연구는 극소수에 불과했다. 마지막으로, 종단적 데이터를 사용한 노인 조현병 환자에 대한 연구는 거의 없었다. 횡단면 데이터는 개인이 경험할 수 있는 증상 및 장애의 유병률을 과소평가한다. 이는 많은 환자가 시간이 지남에 따라 증상이 변하고 일부 증상이 관해되는 기간을 경험할 수 있기 때문이다(제8장).

2. 노년기에 새로 발병하는 정신병적 질병의 진단의 어려움을 다룬 연구는 거의 없다(제3장과 제4장). 특히, VLOSP(very late-onset schizophrenia-like psychosis)와 정신병적 특징이 있는 초기 치매를 구별하는 것이 어렵다. 인지 결핍과 정신병적 증상의 패턴에는 미묘한 차이가 있지만 초기 단계에서 두 장애를 구별하는 것은 임상적으로 어려운 경우가 많다. 또한 VLOSP 아형의 일부가 치매에 걸리기 쉬운 소인이라는 것도 이론적으로 타당하다. VLOSP에 대한 종단적 연구, 바이오마커 사용, 보다 정교한 신경 영상 기술(예: PET 스캔, fMRI)은 발병 시점에서 조현병과 치매를 구별하는 데 도움이 될 수 있는 가능한 요인에 대한 추가적인 통찰력을 제공할 수 있다.

3. 이와 관련된 진단적 난제는 점진적인 인지 기능 저하를 보였지만 현재 경도 신경인지장애 또는 초기 치매에 대한 인지 및 기능 기준을 충족하는 조기 발병 장애 노인을 어떻게 분류하는지에 관한 것이다(제6장 및 제8장). 노인 조현병 환자가 이제 두 가지 장애를 모두 가지게 된 것인지? 신경인지장애로 전환된 것인지? 아니면 새로운 복합적인 상태에 있는 것인지? DSM-5의 차원적 접근에서는 현재 특별 섹션으로 밀려나 있지만, 다양한 수준의 인지장애를 조현병의 특징으로서 허용한다는 점에 유의해야 한다. 후자의 기본 틀을 사용하면 인지장애를 동반한 조현병이 반드시 신경인지장애로 발전하지는

않는다는 것이다. 그러나 조현병 환자 중 보통 오랜 기간 시설에서 생활했던 병력을 가진, 그러면서 65세 이후 인지 저하가 보다 가속화되지만 조현병의 일부 특징을 유지하는 일부 집단을 어떻게 분류해야 할 것인가?

4. 조현병이 노년에도 다양한 궤적을 보일 수 있다는 것은 분명하다. 임상적(예: 관해, 인지장애, 우울증) 및 사회적(예: 지역사회 통합, 삶의 질) 측면에서는 절반 이상이 안정된 상태를 (바람직한 또는 바람직하지 않은)을 보이지만 상당한 소수는 이러한 상태들 사이에서 변동이 있는 등 가변성을 보여 준다(제8장 및 제10장). 결과는 대부분 서로 독립적이기 때문에 수백 가지의 결과 조합이 가능하다. 다양한 궤적을 예측할 수 있는 방법이 있을까? 몇 가지 잠재적인 임상적 · 사회적 예측 변수가 확인되었지만, 종단적 분석에 따르면 그 수가 놀라울 정도로 적다(제8장). 이는 그러한 예측 변수가 없다는 것을 반영하는 것일 수도 있고, 더 가능성이 높은 것은 우리가 그러한 예측 변수를 적절하게 식별하거나 측정할 능력이 없다는 것을 반영하는 것이다. 결과적으로 더 큰 규모와 세분화된 분석을 통해 다른 변수를 파악할 수 있을 것이다. 이러한 임상적 및 사회적 결과의 차이는 젊은 조현병 환자 표본의 생물학적 수준에서도 반영된다. 뇌의 형태학적 변화, 특히 노화와 함께 발생하는 백질 변화와 특정 염증성 바이오마커의 증가는 조현병에서 '가속화된 노화' 과정의 가능성과 일치한다(제5장). 그러나 이는 집단적 경향이며 개인차가 상당히 크다. 유전적 요인이 역할을 할 수 있지만 생활 방식, 약물 노출 또는 질병 자체가 설명할 수 있는 부분이 있다. 마지막으로, 뇌 형태의 변화 중 일부는 장애 초기에 발생하고 그다음에는 감소되어 또래와 비슷한 것으로 보인다(제5장). 마찬가지로, 긍정적인 심리사회적 요인이 낮은 수준의 염증 및 인슐린 저항성 바이오마커와 관련이 있고, 특히 조현병 환자에서 그러하다는 일부 증거가 있다(제5장 및 제9장). 따라서 조현병 환자에서 일반적으로 더 낮은 긍정적인 심리사회적 요인은 실행 가능한 치료 목표가 될 수 있으며 이러한 사람들의 웰빙과 신체적 · 생물학적 건강까지 개선할 수 있다.

5. 앞서 언급한 바와 같이 이 책에서 제기된 흥미로운 질문은 노인 조현병 환자

가 노화를 가속화하는지 여부이다. 즉, 노인 조현병 환자에서 신체적 질병, 인지 결함, 또는 상당히 나이가 많은 조현병 환자가 아닌 사람에게서 발견되는 바이오마커가 조현병 환자에서 더 일찍 나타난다는 증거가 있는가?(제5장). 놀랍게도, 기존 데이터는 노인 조현병 환자의 많은 신체 장애의 유병률이 동년배보다 높지 않음을 시사하지만, 더 고령의 조현병 환자의 사망률은 여전히 동년배보다 훨씬 높으며, 아마도 이는 이러한 신체적 장애가 더 심각하거나 치료가 제대로 이루어지지 않고 있음을 시사한다(제7장). 마찬가지로, 노인 조현병 환자는 또래보다 인지 결함이 더 많지만, 종종 시설에 거주하는 최악의 예후를 가진 사람을 제외하고는 노년에 더 급격한 인지 기능 저하를 보인다는 증거는 거의 없다(제6장). 젊은 표본에서는 더 빠른 노화와 관련된 몇 가지 바이오마커가 확인되었지만, 노인 조현병 환자를 대상으로 한 연구는 거의 이루어지지 않았고 노년기의 종단적 데이터도 제한적이다(제5장). 추가 연구가 필요하지만 알려진 바가 거의 없다는 것은 노년기에 바이오마커의 증가가 없음을 시사한다. 예를 들어, hsCRP에 대한 연구에서는 조현병 환자의 경우 더 높은 수치와 연령은 관련이 없다고 밝혀졌다. 중요한 연구상의 문제는 이러한 발견이 '생존자 효과'를 반영하는지 여부이다. 다시 말해, 조현병 환자는 일생 동안 사망률이 더 높기 때문에 노년기에 접어든 사람들은 더 나은 건강 습관, 더 많은 사회적 및 재정적 지원 또는 더 나은 유전자를 가지고 있는 것일까?(제5장과 제7장). 이러한 질문을 해결하기 위한 최적의 접근 방식은 평생 동안, 특히 중년부터 노년까지 개인을 추적하는 장기 종단 연구를 개발하는 것이다. 임시적인 전략으로, 이러한 연령대 간의 횡단면 비교는 잠정적으로 가치 있는 데이터를 얻을 수 있다. 마지막으로, 노년기의 다양한 결과 범주 간의 궤적에 이질성이 있다는 것을 알고 있기 때문에 왜 어떤 사람은 노화가 가속화되는 패턴을 보이고 어떤 사람은 그렇지 않은 지를 이해하는 것이 중요하다. 이것은 인지 저하와 관련하여 특히 두드러진다.

6. 노인 조현병 환자에서 항정신병약물에 대한 무작위 대조 시험(RCT)이 놀라울 정도로 적다(제13장). 약효 면에서 1세대 또는 2세대 약물 간에는 거의 차

이가 없는 것 같다. 더욱이 더 가벼운 형태이긴 하지만2세대 약물이 1세대 약물과 거의 같은 빈도로 지연성 운동이상증을 유발할 수 있다는 증거가 있다(제5장). 후기 발병 장애가 있는 사람이 조기 발병한 사람보다 항정신병약물에 더 잘 반응할 수 있다는 일화적 증거가 있지만 이것은 어떤 RCT에서도 입증되지 않았다(제4장). 항정신병약물은 일상 기능에 영향을 미치는 것으로 알려진 노인 조현병 환자의 일반적인 문제인 인지 기능이나 우울 증상에 최소한의 긍정적인 영향을 미치거나 거의 영향을 미치지 않는 것으로 보인다. 어떤 환자가 약물을 줄이거나 중단하는 것이 도움이 될 수 있는지는 알려져 있지 않다. 지속적인 임상적 관해(약 4분의 1)에 있는 사람은 혜택을 받을 수 있지만, 그러나 약물의 효과를 보지 못하고 증상이 계속되는 사람들도 약물 중단의 대상이 될 수 있다. 새로운 약물에는 세로토닌 5-HT2A 수용체의 역길항제인 피마반세린이 포함되며 파킨슨병과 관련된 정신병 증상에 사용하도록 승인되었다. 알츠하이머병과 조현병에서 발견되는 신경 행동 증상에 대한 유용성을 조사하는 RCT가 있으며, 노인 조현병 환자에서 이것이 효과적이고 안전한지 여부를 모두 평가하는 것이 필요하다.

7. 마찬가지로, 노인 조현병 환자에 대한 비약물학적 개입에 대한 RCT는 극소수에 불과하다(제14장). 1세대 연구의 대부분은 의사소통, 사회 및 일상생활 기술과 같은 적응 기능 향상에 중점을 두었다. 아직 답이 나오지 않은 질문은 이러한 교육 프로그램이 실제적으로 어느 정도 도움이 되는지이다. 지금까지 개발된 인지치료 프로그램은 젊은 조현병 환자에게 도움이 되지만 고령의 사람에게는 도움이 되지 않는 것 같다(제6장). 노인 조현병 환자의 정신병적 증상과 관련하여 효과적인 대처 전략을 개발할 수 있다는 증거는 있지만 노인 조현병 환자에서 정신병적 증상의 영향을 줄이기 위해 인지행동 요법(CBT)을 사용한 RCT는 없었다. 2세대 심리사회적 프로그램은 서비스 제공의 일부로 동료 전문가를 활용하는 비용 효율적인 질병 및 자기 관리 접근 방식에 중점을 두었다(제14장). 이러한 유망한 전략은 다양한 노년 인구집단을 대상으로 더 넓은 규모로 재현될 필요가 있다. 또한 노인 돌봄 전문 인력의 부족은 웹

기반 및 스마트폰 제공, 웨어러블 센서 사용을 포함한 새로운 인력(예: 동료 및 지역사회 의료 종사자)과 기술의 개발에 박차를 가하고 있다(제15장). 이러한 모든 접근 방식은 실제 환경에서 광범위한 테스트가 필요하다.

8. 자신의 질병과 현재의 삶의 질에 대한 노인 조현병 환자의 주관적인 반응은 지금까지 소홀히 다루어져 온 연구 영역이다. 위에서 논의한 많은 항목과 마찬가지로 자가평가에는 상당한 이질성이 있다(제12장 및 제16장). 어떤 사람들은 자신의 삶을 역경, 기회 상실, 지속적인 고통의 연속으로 인식했다. 다른 사람들은 노년에 성장과 삶의 질 향상을 위한 새로운 기회를 보았다(제16장). 그들은 스스로를 약을 먹고 더 이상 일을 하지 않는 다른 노인들처럼 자신을 정상으로 여기고 역경을 이겨낸 것에 대해 자부심을 느낀다. 이것이 국가 또는 문화 그룹 전반에 걸친 보편적인 인식인지 여부는 알 수 없다. 또한 부정적인 평가를 가진 사람들을 어느 정도까지 치료할 수 있을 것인가?
9. 임상 치료 및 공공 정책과 관련된 문제는 주관적인 평가가 요구 사항을 평가하기 위한 표준이 되어야 하는지 여부이다. 회복 모델의 핵심 구성 요소는 환자의 자기 평가와 목표에 의존하는 것이지만 그러한 평가가 그들이 경험하고 있을 수 있는 보다 객관적인 요구를 반영하는지 여부에 대한 의문이 제기된다. 데이터에 따르면 객관적인 요인과 인지된 삶의 질 사이의 상관관계는 부분적으로는 그들이 어렸을 때 어떻게 지냈었는지와의 비교를 기반으로 하는 조현병 환자의 낮은 기대치로 인해 약화될 수 있다.[1] 더욱이 노인 조현병 환자의 약 3/5만이 지속적으로 정신질환이 있음을 인정하고 있으며, 이러한 장애에 대한 통찰력 부족은 생활 환경에 대한 평가에도 반영될 수 있다.[2] 따라서 향후 조사에서는 노인 조현병 환자의 요구를 객관적으로 평가해야 하며, 이는 주관적 평가를 보완할 수 있으며, 이 두 가지 모두 개인이 삶의 변화를 실현하는 데 도움이 될 수 있다.
10. 알츠하이머병이 보호자에게 미치는 영향에 대해서는 많이 기술되었지만 노인 조현병 환자의 가족 보호자의 요구를 해결하기 위한 정보와 증거 기반 실행은 부족하다(제15장). 이러한 보호자는 고령의 부모나 연로한 형제자매

일 수 있다. 많은 사람들은 이들이 죽거나 무능력해지면 누가 환자를 도울지 걱정한다. 최근까지 개발도상국에서는 대부분의 조현병 환자가 가족과 함께 살았다(제15장 및 제17장). 그러나 도시화와 산업화가 증가함에 따라 일반적으로 노인들은 농촌 지역에서 이용할 수 있는 사회적 지원이 줄어들고 일부는 잠재적인 버림에 직면하게 되며 도시 지역의 노인들도 마찬가지로 고립과 빈곤에 직면할 수 있다.

11. 당혹스러운 문제는 국가 보건 시스템과 문화의 영향을 받는 지리적 차이가 병의 결과와 치료 전략에 어느 정도 영향을 미치는가 하는 점이다(제17장). 다소 논란의 여지가 있지만 대부분의 증거는 개발 도상국의 조현병 결과가 종종 선진국보다 좋다는 견해를 뒷받침한다. 이것이 노년기에도 마찬가지일지 여부는 분명하지 않다. 문화 및 국가 간 차이가 노인 조현병 환자의 치료 전략에 얼마나 영향을 미치는지? 그 지역의 치료 요법이 공존하는 것인가, 아니면 시간이 지남에 따라 사라질 것인가? 세계화는 정신과 치료에서 더욱 획일화를 가져오고 있지만 이것이 개발 도상국의 노인 조현병 환자에 좋은지 나쁜지 평가할 데이터가 없다.
12. 과거에 대부분의 노인 조현병 환자가 정신병원에 있었을 때 그 시설에서 거의 모든 요구를 제공했다. 따라서 정신과, 의료 및 치과 진료, 영양, 사회화, 주거, 사회 및 직업 활동이 현장에서 제공되었다. 이것은 일반적으로 잘 수행되지는 않았지만 지역사회에 살고 있는 사람들을 돌보기 위해 불러야 하는 일련의 서비스 제공자들을 필요로 하지는 않았다.

〈표 19-1〉은 개별화된 치료 접근 방식을 사용하는 지역사회 거주 노인 조현병 환자의 가능한 요구에 대한 그림이다. 앞서 설명한 바와 같이 노인 조현병 환자는 광범위한 전반적 결과 측정 뿐만 아니라 표에 나열된 다양한 하위 범주 내에서도 이질적인 그룹이다(제12장). 따라서 예를 들어, 어떤 사람은 가벼운 수준의 양성 증상, 중간 수준의 음성 증상, 중간 수준의 의료 문제, 심각한 주거 문제 등을 가지고 있을 수 있다. 따라서 이러한 요소들 각각은 목표가 되어야 하며 대부분의 경

표 19-1 임상적 및 사회적 요구

	양성 증상	음성 증상	우울/ 자살 경향	인지 증상	지원금/ 재정	주거	신체적 건강	사회적 연결	사회적 기술
0									
1									
2									
3									

0 = 없음/문제 되지 않음; 1 = 경도; 2 = 중등도; 3 = 심각

우 서로 독립적일 수밖에 없다. 결과적으로 이 개별화된 치료 모델에는 수백 가지의 잠재적인 치료 패키지가 있을 수 있다.

이 책의 저자들이 반복해서 강조했듯이, 임상 증상에 대한 다양한 개입에 대한 RCT는 거의 없으며 노인 조현병 환자를 위한 최적의 주거 환경, 데이케어 시설 또는 기타 사회 프로그램에 대해 알려진 바가 거의 없다. 또한 중증 정신질환을 앓는 노인의 특수한 요구를 적절하게 충족 시키는 주거 및 요양원 내 특정 시설도 부족하다. 회복 운동에 영감을 받아 최근 몇 년 동안 정신건강 서비스의 방향이 바뀌기 시작하고 있으며 소비자의 구체적인 필요와 요구가 더 우선시 되기 시작하였다. 심리적 · 사회적으로 충족되지 않은 요구가 두드러진 관심사로 떠오르고 있다. 정신건강 서비스는 이러한 요구를 충족시키는 역할을 분명히 하고 있지만 단독으로 이러한 요구를 충족시킬 수는 없다. 이를 위해서는 정치적 · 사회적 차원에서 보다 폭넓은 노력이 필요할 것이다.

노인을 돌보는 기술을 갖춘 의료 전문가가 심각하게 부족하며 이는 향후 수십 년 동안 노인의 수가 증가함에 따라 기하급수적으로 부족해질 것이다(제17장 및 제18장). 전 세계적으로 2050년까지 60세 이상의 조현병 인구가 천만 명에 이를 것으로 보인다. 조현병을 앓고 있는 노인 수의 급증은 일반적으로 노인 인구의 증가와 함께 발생하고 있으며 이는 모든 국가의 경제와 돌봄 체계에 막대한 부담을 줄 것이다. 아직 밝혀지지 않은 문제는 조현병을 앓고 있는 새로운 세대의 노년층이 현재 세대와 어느 정도 다를 것 인지이다. 이 세대는 정신과 수용 시설에서 지

낸 시간은 거의 없었지만 약물 사용, 교도소 및 노숙자 보호소에 더 많이 노출되었을 수 있다. 이들은 건강 관리에 더 많이 접근할 수 있고 더 많은 교육을 받을 수 있을 것이다. '건강 코치' 또는 일반인 지역사회 활동가를 활용하여 검진을 지원하고 간단한 개입을 수행하고, 원격 의료를 통해 지리적으로 격리되고 집에 갇혀 있는 사람에게 개발도상 국가에서도 널리 사용되는 IT, 특히 휴대전화 사용과 같은 다양한 저비용 대체 치료 전략이 제안되었다(제15장, 제장17, 제18장). 이러한 모든 전략은 유용할 수 있지만 노인 조현병 환자에서 체계적으로 평가되지 않았다.

요약하면, 노년기의 정신병적 장애, 특히 조현병에 관한 임상 연구 결과가 상당히 늘어났음에도 불구하고, 조현병 문헌 중 노인을 대상으로 한 것은 아직도 단 1%에 불과하다. 많은 서구 국가에서 55세 이상 조현병 환자의 비율이 조현병 인구의 1/4에 근접하고 전 세계적으로 조현병을 앓고 있는 노인의 절대 수가 급격히 증가함에 따라 보다 기초 과학적 연구와 근거 기반 치료 연구가 절실하게 필요하다. 이 책은 미래 연구의 기초가 될 수 있는 이 분야에 대한 최신 정보를 제공하고자 하였다.

주석

1. Cohen CI, Vengassery A, Garcia Aracena EF. A longitudinal analysis of quality of life and associated factors in older adults with schizophrenia spectrum disorder. *Am J Geriatr Psychiatry* 2017; *25*(7): 755-765.
2. Mani A, Cohen C. Clinical correlates of insight in older adults in schizophrenia. *Am J Geriatr Psychiatry* 2017; *25*(3): S147-S148.

찾아보기

인명(학자, 연구팀)

내용(주제)

ㅈ

ㅊ

편저자 소개

Carl I. Cohen 박사는 SUNY Downstate Medical Center의 노인 정신과 부서의 SUNY Distinguished Service 교수이자 디렉터이다. 또한 그는 Brooklyn 알츠하이머병 지원 센터와 노인 정신과 펠로십 프로그램의 창립 이사이기도 하다.

Paul D. Meesters 박사는 네덜란드 Leeuwarden의 Friesland Mental Health Service 노인 정신과 부서에서 정신과 의사 및 강사로 근무하고 있다.

도움을 준 사람들

Hila Avieli, Ph.D.

Ariel University, Ariel, Israel

Tova Band-Winterstein, Ph.D.

University of Haifa, Haifa, Israel

Stephen J. Bartels, M.D., M.S.

Department of Psychiatry, Geisel School of Medicine at Dartmouth, The Dartmouth Institute for Health Policy and Clinical Practice, and Dartmouth Centers for Health and Aging, NH, USA

Michael B. Centorino, M.D.

James A. Haley Veterans Hospital, Mental Health and Behavioral Science and University of South Florida, Tampa, FL, USA

Carl I. Cohen, M.D.

Division of Geriatric Psychiatry, SUNY Downstate Medical Center, NY, USA

Alisa Coleman, M.D.

St John's Episcopal Hospital, NY, USA

Frank Copeli

Harvard South Shore, Brockton, MA, USA

Peter R. DiMilia, M.P.H.

The Dartmouth Institute for Health Policy and Clinical Practice and Dartmouth Centers for Health and Aging, NH, USA

Graham Eglit, Ph.D.

Department of Psychiatry and Sam and Rose Stein Institute for Research on Aging, University of California, CA, USA

Michael B. Friedman, M.S.W.

School of Social Work, Columbia University and Geriatric Mental Health Alliance, NY, USA

Lisa Furst, M.S.W., M.P.H.

Vibrant Emotional Health and Geriatric Mental Health Alliance, NY, USA

Brian R. Ghezelaiagh, M.D.

Department of Psychiatry, SUNY at Stony Brook, USA

Dina Ghoneim, M.D.

SUNY Downstate Medical Center, Brooklyn, NY, USA

Deborah Gustafson, Ph.D.

Department of Neurology, SUNY Downstate Medical Center, NY, USA

Dilip V. Jeste, M.D.

Department of Psychiatry, Sam and Rose Stein Institute for Research on Aging, and Department of Neurosciences, University of California, CA, USA

Rujvi Kamat, Ph.D.

Department of Psychiatry, University of California, San Diego, CA, USA

John Kasckow, M.D., Ph.D.

Deputy Director of Psychiatry, Perry Point VA Medical Center, Maryland VA Health Care System, Perry Point, MD 21902 and University of Pittsburgh Physicians, 3471 Fifth Ave, Pittsburgh, PA 15213

Harriet P. Lefley, Ph.D.

University of Miami, Miami, FL, USA

Heather Leutwyler, R.N., Ph.D., N.P.

Department of Physiological Nursing, University of California, San Francisco, CA, USA

Subramoniam Madhusoodanan, M.D.

St John's Episcopal Hospital and S.U.N.Y. Health Science Center at Brooklyn, NY, USA

Donna McAlpine, Ph.D.

Division of Health Policy and Management, School of Public Health, University of Minnesota, MN, USA

Ellen McCreedy, Ph.D.

Center for Gerontology and Healthcare Research, Brown University, School of Public Health, RI, USA

Paul D. Meesters, M.D.

Department of Research and Education, Friesland Mental Health Services, Leeuwarden, the Netherlands

Shifra Mincer

SUNY Downstate Medical Center, Brooklyn, NY, USA

Samir T. Mukherjee, M.D.

Center for Occupational and Environmental Health, University of California, Irvine, CA, USA

Tessa Murante, D.O.

Weill Cornell Medicine/New York Presbyterian Westchester Division, White Plains, NY, USA

Peli Mushkin, M.S.W.

University of Haifa, Haifa, Israel

Eric Nelson

SUNY Downstate Medical Center, Brooklyn, NY, USA

Paul S. Nestadt, M.D.

Department of Psychiatry and Behavioral Sciences, Johns Hopkins School of Medicine, Department of Mental Health Johns Hopkins Bloomberg School of Public Health, USA

Barton W. Palmer, Ph.D.

Department of Psychiatry, Sam and Rose Stein Institute for Research on Aging, University of California, and Veterans Affairs San Diego Healthcare System, CA, USA

Tarek K. Rajji, M.D., F.R.C.P.C.

Geriatric and Adult Neurodevelopmental Psychiatry Division, Centre for Addiction and Mental Health, and Department of Psychiatry, University of Toronto, Canada

Michael Reinhardt, M.D.

Geriatric Psychiatry Fellowship Program and the Center of Excellence for Alzheimer's Disease at SUNY Downstate Medical Center, Brooklyn, NY, USA

Lina Rodriguez, M.S.W.

Legal Advocates for Children and Youth: A Program of The Law Foundation of Silicon Valley, USA

Susan K. Schultz, M.D.

James A. Haley Veterans Hospital, Mental Health and Behavioral Science and University of South Florida, Tampa, FL, USA

Robert Sigström, M.D., Ph.D.

Department of Psychiatry and Neurochemistry, Institute of Neuroscience and Physiology, University of Gothenburg, Sweden

Paulina Vargas

SUNY Downstate Medical Center, Brooklyn, NY, USA

Aninditha Vengassery, M.D.

SUNY Downstate Medical Center, Brooklyn, NY, USA

Kimberly A. Williams, M.S.W.

Vibrant Emotional Health, Geriatric Mental Health Alliance, and National Coalition on Mental Health and Aging, NY, USA

역자 소개

김용식(Yong Sik Kim)

서울대학교 의과대학 졸업(1971)

서울대학교 의과대학원 의학박사(1976)

대한조현병학회 이사장(1998~2000), 대한신경정신의학회 이사장(2003~2005)

서울대학교병원 정신건강의학과, 서울대학교 의과대학 정신과학교실 교수(1980~2012)

동국대학교일산병원 정신건강의학과 교수(2012~2019)

현) 노원을지대학교병원 정신건강의학과 교수(2019~)

서울대학교 명예교수(2012~)

〈주요 저 · 역서〉

정신의학(저서), 정신분열병의 약물치료(저서), 비정형 항정신병제의 임상(저서), 클로자핀 임상 사용의 실제(저서), 항정신병 약물 장기지속형 주사제 사용의 이론과 실제(저서), 전기경련치료 이론과 실제(저서), 마음의 증상과 징후(역서), 정신 증상의 역사(역서), 초발정신병(역서), 고통스러운 환청 극복하기(역서)

주은정(Eun-Jeong Joo)

서울대학교 의과대학 졸업(1989)

서울대학교 의과대학원 의학박사(2003)

현) 을지대학교 의과대학 정신과학교실 교수(1998~)

정희연(Hee Yeon Jung)

서울대학교 의과대학 졸업(1988)

서울대학교 의과대학원 의학박사(1996)

현) 서울대학교병원운영 서울시보라매병원 정신건강의학과, 서울대학교 의과대학 정신과학교실 교수(1996~)

〈주요 저 · 역서〉

정신의학(공저), 정신분열병의 약물치료(공저) 비정형 항정신병제의 임상(공저), 노인 정신의학(공저), 노인병 약물요법(공저)

초발 정신병(공역), 사회인지와 정신분열병(공역), 건강심리학(공역), 정신의학과 영화(공역), 고통스러운 환청 극복하기(공역)

이규영(Kyuyoung Lee)

충북대학교 의과대학 졸업(1995)

충북대학교 의과대학원 의학박사(2005)

서울대학교병원 정신건강의학과 임상강사(2003~2004)

서울시 도봉구 정신건강복지센터장(2008~2017)

현) 노원을지대학교병원 정신건강의학과 교수(2008~)

대한조현병학회 부이사장(2024~)

서울시 노원구 정신건강복지센터장(2024~)

서울시 정신건강사업지원단장(2024~)

김세현(Se Hyun Kim)

서울대학교 의과대학 졸업(2001)

서울대학교 의과대학원 의학박사(2009)

동국대학교병원 정신건강의학과 조교수(2014~2018)

서울대병원 정신건강의학과 부교수(2018~2023)

현) 서울대병원 정신건강의학과, 서울대학교 의과대학 정신과학교실 교수(2024~)

〈주요 저 · 역서〉

클로자핀 임상 사용의 실제(공저), 인간행동의학(공저)

노년기 조현병과 정신병
치료, 연구 및 정책에 대한 새로운 관점
Schizophrenia and Psychoses in Later Life
New Perspectives on Treatment, Research, and Policy

2025년 7월 1일 1판 1쇄 인쇄
2025년 7월 10일 1판 1쇄 발행

편저자 • Carl I. Cohen · Paul D. Meesters
옮긴이 • 김용식 · 주은정 · 정희연 · 이규영 · 김세현
펴낸이 • 김진환
펴낸곳 • (주)학지사
04031 서울특별시 마포구 양화로 15길 20 마인드월드빌딩
대표전화 • 02-330-5114 팩스 • 02-324-2345
등록번호 • 제313-2006-000265호

홈페이지 • http://www.hakjisa.co.kr
인스타그램 • https://www.instagram.com/hakjisabook

ISBN 978-89-997-3448-9 93510

정가 27,000원

역자와의 협약으로 인지는 생략합니다.
파본은 구입처에서 교환해 드립니다.